中医健康管理奠基之作

中医健康管理学

主编 李灿东

中国中医药出版社
·北 京·

图书在版编目(CIP)数据

　　中医健康管理学 / 李灿东主编. —北京：中国中医药出版社，
2019.5
　　ISBN 978－7－5132－5344－4

　　Ⅰ．①中… Ⅱ．①李… Ⅲ．①中医学－预防医学
Ⅳ．①R212

　　中国版本图书馆 CIP 数据核字(2018)第 258845 号

中国中医药出版社出版

北京经济技术开发区科创十三街 31 号院二区 8 号楼
邮政编码　100176
传真　010－64405750
保定市中画美凯印刷有限公司印刷
各地新华书店经销

开本 787×1092　1/16　印张 26　字数 611 千字
2019 年 5 月第 1 版　2019 年 5 月第 1 次印刷
书号　ISBN 978－7－5132－5344－4

定价　128.00 元
网址　www.cptcm.com

社 长 热 线　010－64405720
购 书 热 线　010－89535836
维 权 打 假　010－64405753

微信服务号　zgzyycbs
微商城网址　https://kdt.im/LIdUGr
官 方 微 博　http://e.weibo.com/cptcm
天猫旗舰店网址　https://zgzyycbs.tmall.com

如有印装质量问题请与本社出版部联系(010－64405510)

《中医健康管理学》编委会

主　编
李灿东

副主编
王忆勤　陆小左　杨朝阳　林雪娟

编　委
（以姓氏笔画为序）

丁成华	马维骐	王洋	方朝义	师建平	朱龙	刘清君	李红
李杰	李绍滋	李琳荣	吴长汶	吴冬梅	闵莉	张立万	陈锐
陈云志	陈梅妹	陈淑娇	陈锦团	林平	罗志明	周常恩	俞洁
洪敏俐	梁文娜	董昌武	赖新梅	熊红萍	熊丽辉	戴红	魏红

参编人员
（以姓氏笔画为序）

王维斌	叶晟	叶露	吕佳守	朱立伟	朱景茹	刘瑞芳	安会如
许超强	阮璐薇	李丹	李永	李丹阳	李书楠	李思汉	李冠慧
李琛峰	李缘缘	连梨梨	吴敏	吴丽凡	吴惠雯	辛基梁	汪梦洁
宋丽珍	张伟	张佳	张萍	张雯	张斐	张晓芳	张梦婷
张傑屹	张鹏横	陈杭	陈佳	陈启亮	陈珍真	陈美芳	陈姝婷
陈锦明	陈聪明	范慧娟	周福	周亚男	周智慧	郑学堂	房盛懿
赵文	赵强	胡柳	夏淑洁	徐佳君	高雅	黄娜	黄亮亮
黄睿婷	章小燕	曾东萌	靳枫	蓝俊才	雷黄伟	詹杰	蔡锦松
魏佳							

前　言

"治未病"是中医的理念和优势之一。21世纪,随着医学模式由疾病医学转变为健康医学,从群体治疗发展为个体治疗,卫生工作的重心也由"以疾病为中心"逐渐转向"以人为本"的健康服务,各国都在探索适合本国国情的健康管理模式。《"健康中国2030"规划纲要》的发布,从顶层设计上把人民群众身体健康提升到国家优先发展战略高度,为努力实现全方位、全周期保障人民健康,全面推进健康中国建设提供了重要指导。

在此背景下,源于中、西医学的新的医学概念——"状态医学"应运而生,它为未来医学的发展提供了一个新的思路和方法。"状态医学"的诞生,为中医和西医的融合提供了可能,也为健康管理的中西优势互补、互相为用奠定了基础。

健康管理是以人为中心,家庭为单元,社区为范围的全程式、连续的健康服务。中医健康管理的优势主要体现在:把生命和健康放在天地之间、突出时空结合、注重个性化,其核心是转变被动的疾病治疗为主动的健康维护。

本人长期致力于中医诊断学研究,在健康医学的背景下,中医诊断的重心也逐步从对疾病的判断延伸到对生命全过程健康状态的辨识。经过近10年的探索,本人提出了"状态是中医健康认知的逻辑起点""把握状态是维护健康的关键"的基本观点,在此基础上构建了中医健康管理的理论基础、技术方法和数据平台。中医状态学理论和方法体系的构建,为人体健康状态的辨识、干预和效果评价提供了理论和方法学依据,实现了中医健康状态的可测量、可重复和可评价。现代科学技术的飞速发展从宏观、中观、微观"三观"延伸了四诊信息采集的范围,人工智能、大数据技术的融合为实现对人体健康状态整体、动态、个性化把握提供了技术支撑。

2016年本人主编的《中医状态学》正式出版,得到业内专家同行的充分肯定,被誉为"中医治未病理论研究的奠基之作"。本人所研发的"中医健康管理太空舱"系列设备先后应邀参加了中共中央对外联络部主办的"中国共产党的故事——绿色发展"专题宣介会,以及"中医中药中国行"在国家博物馆的展出、"创科博览"在香港会议中心的展出、"中医中药中国行"澳门站的展出,两度参展"6·18"中国海峡项目成果交易会,获得广泛好评!

近年来,中医健康管理理念被越来越多的人所接受,从服务实践、健康产品、仪器设备到人员培训、专业建设,中医健康管理事业如雨后春笋,但由于缺少理论指导,社会和业内普遍存在一些误区,如同质化替代个性化、体检中心替代健康管理、保健品滥用等,健康服务急需规范。因此,建立中医健康管理理论体系,构建人体健康状态辨识、干预、效果评价、服务模式、技术规范和标准体系,对于实施"治未病"健康工程,建设中国特色的健康管理新模式有着积极意义。

《中医健康管理学》的编写得到了国内外相关领域专家的积极支持和参与,他们为中医健康事业贡献了经验和智慧,也大大提高了本书的学术性和权威性。本书是第一部系统的中医健康管理理论专著,相信对于从事"治未病"、健康管理、养生专业人员有一定的参考借鉴价值。但是,由于中医健康管理事业刚刚起步,没有更多的资料和经验可以借鉴,错误在所难免,敬请各位同道批评指正!

本书的编写得到中国科学院院士、国医大师陈可冀教授的亲切关怀和指导,并题写书名,谨此表示衷心的感谢!

本书的出版得到了中国中医药出版社单宝枝主任的大力支持和帮助,谨此表示衷心的感谢!

在本书的编写过程中,福建中医药大学中医证研究基地的老师和研究生同学们付出了辛勤的劳动,谨此表示衷心的感谢!

世界中医药学会联合会中医健康管理专业委员会　会长
中华中医药学会中医诊断学分会　主任委员　　　　李灿东
福建中医药大学　校长

2018 年 10 月 1 日

目　　录

绪　　论

中医健康管理学是在中医学理论指导下,以中医状态学理论为依据,研究个体或人群生命全过程中的健康状态、影响健康的因素以及中医健康管理相关理论、方法、技术的一门学科。中医健康管理学是一门新兴的学科,是中医健康管理体系中的基础与主干课程。

一、中医健康管理学的主要内容

中医健康管理学的主要内容包括基础理论、基本技术和服务范式等。

(一) 中医健康管理学的基础理论

中医健康管理学的基础理论,是以中医学理论为根基,以中医状态学理论为依据,融合现代医学、全科医学、管理学、信息技术科学等对健康管理的认知,形成的独具中医特色的健康管理基础理论。

1. 中医学理论

《黄帝内经》的"天人合一""形与神俱""阴阳自和""正气为本"和辨证论治等思想为中医健康管理学提供了理论基础。"天人合一"是指人的健康与所处的环境和谐统一。人与自然界的天地相互协调,是维持健康的基本条件之一。《素问》中的"平人"和"阴平阳秘"充分体现了形与神俱、阴阳自和的思想。《素问遗篇·刺法论》说:"正气存内,邪不可干。"正气是维护人体健康的根本,是机体抵抗病邪的能力。正气充盛的人,可以更好地适应外在的环境变化,防止邪气侵犯人体,避免疾病的发生。辨证论治是体现了因时、因人、因地的三因制宜思想,根据性别、体质、年龄及所处的地域环境等不同来制订相应的健康管理方案。它们不仅是中医学的理论基础,也是中医健康管理学形成的理论根基。

2. 中医状态学理论

状态是人生命过程中受到自然、社会等因素变化的刺激,人体脏腑、经络、气血做出与之相适宜的调整而形成的生命态。中医状态学是以状态作为健康认知的逻辑起点,健康是人与自然、社会之间的协调以及自身阴阳动态平衡的结果,是体现"天人合一""形与神俱""阴阳自和"的功能状态。中医状态学根据疾病发生、发展的不同阶段,将人体状态分为四类,即未病状态、欲病状态、已病状态及病后状态。健康状态的辨识,是建立在四诊信息的基础上,通过望、闻、问、切四诊方法收集人的整体信息,全面、准确地分析、归纳、辨识、判断其健康状态,有利于对疾病进行预防和治疗,为中医健康管理提供理论依据。

3. 现代医学理论

现代医学是以解剖学、生理学、病理学、药理学和病原生物学等为基础发展起来的完整的医学理论体系，是指导防病和治病的依据。现代医学由临床医学、预防医学、基础医学组成。临床医学主要研究疾病的病因、诊断、治疗和预后，致力于提高临床治疗水平，促进人体健康，是医疗的核心。预防医学以一定的社会人群为对象，研究人群的健康情况和疾病在人群中的分布，主要探讨致病因素及相应的预防措施。基础医学主要研究人的生命和疾病现象的本质及其规律。三者均能对健康危险因素进行测量、评估，并为干预方案的制订提供参考，可为中医健康管理学有关于健康和疾病现象的研究提供理论依据和方法学基础。

4. 管理科学的理论

管理科学是一门研究人类管理活动规律及其应用的科学。它偏重于用一些工具和方法来解决管理上的问题，如用运筹学、统计学等来定量定性分析。从管理科学的角度可以把健康看作是个人和社会有限的资源，针对健康需求对健康资源进行计划、组织、指挥、协调和控制，即医生运用医学知识、信息技术等科学手段，对健康危险因素、人体健康信息进行监测、分析、评估、指导和干预的服务流程，从而达到对人体健康有效管理与社会健康资源优化配置的目的，可为中医健康管理学中管理科学的研究提供理论依据。

5. 信息技术理论

信息技术是主要用于管理和处理信息所采用的各种技术的总称。一切与信息的获取、加工、表达、交流、管理和评价等有关的技术都可以称为信息技术。它主要是应用计算机科学和通信技术来设计、开发、安装和实施信息系统及应用软件，它也常被称为信息和通信技术。中医健康管理的实现离不开信息技术，通过计算机可以对健康信息数据进行采集、存储、分析，运用互联网可以对健康进行动态管理和远程服务，提高健康管理的客观性、便捷性与准确性，并为健康管理服务的改进提供真实、科学的数据资源，进而为开展规模化中医健康管理提供理论依据和方法学基础。

（二）中医健康管理学的基本技术

中医健康管理是通过健康信息采集、健康状态辨识、健康状态调整、健康数据管理等基本技术对人体的健康状态进行分析、辨识、干预等，从而对人体健康进行有效的管理。

1. 健康信息采集技术

健康信息采集技术是中医健康管理的基本技术。健康信息采集是根据中医的望、闻、问、切，采集生命过程中的某一阶段所表现出的健康信息。其采集对象涵盖了所有个体，包括健康与非健康人群。采集内容涵盖先后天因素、环境因素、个体的主观感受、病理变化等。健康信息采集的准确性、全面性是状态辨识准确的保障。

2. 健康状态辨识技术

健康状态辨识技术是中医健康管理的核心技术。状态辨识是根据中医状态学理论，对生命过程中某一阶段表征参数（信息）进行分析归纳，辨别程度、部位、性质等状态要素，做出状态判断的思维认识过程。辨识内容涵盖了先后天因素、社会自然环境、体质、生理病理特点、证以及各种因素演变规律和预后转归。状态辨识适用于各类人群、个体，无论是未病、欲病还是已病和病后。此外，状态辨识还可用于早期诊断、临床干预和疗效评价。只要掌握了各种表征参数（信息）的获取方法以及状态要素的特征和辨别方法，就可以进行状态辨识。

3. 健康状态调整技术

基于中医状态的可分、可变、可辨和可调等特性,可实现对不同的中医状态进行调整,即未病状态、欲病状态、已病状态、病后状态可以在一定的条件下相互转换。健康状态调整技术是在审证求因、辨证论治原则的指导下,对采集的健康信息,有针对性地运用"自助与他助"的方法,如导引、食疗、针灸、推拿、方药、音乐、情志疗法等来调整人体的健康状态,使人恢复或保持良好的健康状态。

4. 健康数据管理技术

运用"互联网＋"、大数据、云计算、物联网等现代科技成果,采集、存储、处理个人或群体的健康信息,如通过网络声音、图像传播等先进处理技术,实现对个人的望、闻、问、切四诊信息实时动态采集,以及利用信息软件技术,研制系统化、智能化、网络化与科研一体化的中医健康管理软件,实现健康状态辨识系统与信息网络技术融合,实现跨领域的诊疗融合,服务中医健康管理及相关产业,提高中医药的服务质量与管理水平。

(三) 中医健康管理学的服务范式

1. 中医健康管理的服务流程

中医健康管理的服务流程由中医健康档案建立、中医健康状态评估、中医健康咨询服务、中医健康持续服务以及专项健康管理服务五个部分组成。

(1) 中医健康档案建立:中医健康档案建立来源于中医健康体检所获取的个人健康相关信息与资料,在中医个性化健康管理原则的指导下,以对疾病的早发现、早干预为目的来确定检查项目,制订满足于个人实际需要的检查项目,检查所得的信息可作为干预的基础数据,以档案形式保存。

(2) 中医健康状态评估:通过对个人的健康信息包括个人基本情况(性别、年龄等)、望闻问切采集到的信息、健康史、家族史、体格检查、生化实验室检查、生活方式、精神情况等健康数据,利用中医健康状态辨识系统进行分析、归纳、评估,辨别程度、部位、性质等状态要素,并做出状态诊断,辨别状态的思维认识过程。辨识的内容涵盖了先后天因素、社会自然环境、体质、生理病理特点以及各种因素演变规律和预后转归,形成个人总体状态评估报告等。

(3) 中医健康咨询服务:受检者完成以上两个步骤后,可以根据自身需要,选择相应形式的中医健康咨询。咨询的方式有:个人通过中医健康管理中心安排去相关咨询门诊进行咨询;也可以通过电话、电子邮件、网络在线实时咨询等方式与中医健康管理师进行沟通交流。咨询内容包括:解答状态评估结果,制订个性化的健康管理方案与跟踪随访方案等。

(4) 中医健康持续服务:根据受检者的实际需要为其提供个性化的中医健康持续服务。通过互联网等现代通信技术设备,为个人提供查询健康信息、跟踪监测、中医健康指导以及定时向个人发送中医健康管理资讯和健康维护提醒等个性化中医健康服务。跟踪监测服务是中医健康服务的重要内容之一。

(5) 专项中医健康管理服务:专项中医健康管理服务主要是为有需要的个人和群体提供专项的健康管理服务。例如对健康人群中的极高危人群和慢病人群等,提供有针对性的中医健康管理服务,以便于对相关健康危险因素和疾病危险因素有区别、有重点地进行专项管理,达到更好的健康管理效果。

2. 中医健康管理的服务内容

中医健康管理的服务内容主要分为中医健康教育服务与中医健康管理服务两部分。中医健康教育服务主要是通过健康教育帮助个人和群体树立正确的健康观念,改变不良的行为习惯,以维护良好的健康状态。中医健康管理服务主要是根据未病态、欲病态、已病态和病后态等不同的健康状态选择相应的管理服务方式,通过制订针对性强、个性化的管理服务方案,更好地维护人体的健康。

(1) 中医健康教育服务:健康教育是通过信息传播和行为干预,帮助个人和群体掌握卫生保健知识,树立健康观念,自愿采纳有利于健康行为和生活方式的教育活动与过程,其目的和重点是改变不良行为,消除或减轻影响健康的危险因素,从而预防疾病的发生,促进健康水平和提高生活质量。健康教育着眼点在于促进个人或群体改变不良行为与生活方式。

众所周知,不良行为和生活方式的改变常常需要政策、健康环境、卫生服务等相关因素的共同作用。中医健康教育,关注点不仅仅是将中医健康理念、养生保健知识、中医适宜技术等传播给人们,更重要的是借助健康教育的机会,发挥中医特色,对不同状态的个人或人群进行针对性的健康指导。通过有计划的学习,使大众了解基本的中医理论和中医适宜技术,坚持正确的中医健康理念,改变有损健康的行为与生活方式,强化大众的健康意识和养生保健能力,达到更好的中医健康管理效果。

中医健康教育能够最大限度满足人们对中医健康知识的渴求,帮助人们了解并掌握自身健康的状态,提高人们的生存质量和幸福指数。中医健康教育的开展也有利于政府服务百姓,创造良好的生活环境。健康教育的对象从社会、家庭到个人。在中医健康教育的过程中,教育者借助健康教育平台帮助人们改变不良的健康理念、行为与生活方式,树立新的、正确的健康理念,养成良好的生活习惯,建立养生防病保健思想,重视不同阶段、不同人群、不同状态的养生保健工作,普及健康知识,并自愿维护自己和他人的健康状态,传播正确的健康理念。

(2) 中医健康管理服务:按状态的分类可分为未病态、欲病态、已病态和病后态四种不同的中医健康服务模式,也包括慢性病健康服务模式。

1) 未病态的健康管理服务模式:从健康的角度讲,人始终处于健康与疾病两种状态的相互转化之中。未病态是指对于各种各样的刺激,人体可通过自我调整,维持人体脏腑、经络、气血等功能状态而处于稳态平衡,即机体处于"阴平阳秘"状态。正如《素问·上古天真论》中所载:"其知道者,法于阴阳,和于术数,食饮有节,起居有常,不妄作劳,故能形与神俱,而尽终其天年,度百岁乃去。"意思就是在疾病未发生之前要调摄情志,适度劳逸,合理膳食,谨慎起居,这样才能够更好地维持人体的健康状态。

中医学还倡导气功、导引等有益身心健康的健身方法,同时强调可以运用针灸、推拿、药物调养等方法调节机体的生理状态,以达到保健和防病作用。

2) 欲病态的健康管理服务模式:欲病态是介于未病态与已病态之间的状态。欲病之病,正如孙思邈所说:"凡人有不少苦似不如平常,即须早道,若隐忍不治,希望自差,须臾之间,以成痼疾。"意思是说很多人的痛苦在于身体不适,精神和体力今不如昔,要及早调理和治疗,如隐忍不治疗,希望可以自愈,很容易出现顽疾。这种侥幸心理在实际生活中屡见不鲜。欲病之病,在外表上虽然有不适的症状表现,但仅仅是"苦似不如平常",医生又不足以诊断为某一种疾病,因而易被人忽视。"消未起之患,治未病之疾,医之于无事之前。"字里行间无不强调对"无事之前"的养生防病及欲病早调的观点。

欲病态调理的方法很多,如调整饮食、起居、心态、运动等,关键是要通过中医健康管理服务模式,在医生的指导下进行正确的状态辨识。

3) 已病态的健康管理服务模式:已病态是指外在刺激或体内的应激能力超过了人体自身调节能力,脏腑、经络、气血的功能状态出现了偏颇,处于"阴阳失衡"状态。此时多应察其病因,审其病症,遏其病势,先安未受邪之地,防微杜渐,避免疾病向不好的方向转变。正如《金匮要略》所言:"上工治未病,何也? 见肝之病,知肝传脾,当先实脾。"应通过中医健康管理服务,做好早期干预,及时逆转不良之态势,对患者进行积极治疗、调养,做到早期诊断,早期治疗,截断疾病的发展、传变,达到更好的治疗疾病的效果。

4) 病后态的健康管理服务模式:病后态又称瘥(差)后,是指疾病的基本证候解除以后,到机体完全康复的一段时间,包括痊愈和好转。好转为疾病证候虽明显减轻,但未完全消失;痊愈为疾病证候虽完全消失,但正气未必完全恢复。因此,病后态的阴阳自和往往极不稳定,稍有不慎即可再次患病。病时正气消耗过多或病后饮食减少,精血无所生化所致的正气不足,均可以使机体处于正虚邪恋状态,稍有不慎即可引发他病或故疾再起。另外,病后之时,机体虽没有明显的实质性损害,但其脏腑功能未完全恢复正常,体用失谐,亦容易被邪气引导而生他患。因此,对于病后态,切不可掉以轻心,当认真调护,以免突生变故。

5) 慢性病的健康管理服务模式:慢性病不是特指某种疾病,而是对一类起病隐匿,病程长且病情迁延不愈,缺乏明确的传染性生物病因证据的疾病的总称。慢性非传染性疾病既是一类发病率、致残率和死亡率高,危害人口健康的疾病,也是可预防、可控制的疾病。预防慢性病最有效的措施是开展以社区为基础的防治工作。慢性病社区综合防治步骤包括社区健康诊断、综合防治规划的制订、社区综合干预、干预效果的评价和项目管理。

二、中医健康管理学的基本原理

中医健康管理是基于中医学发展而来,继承了天人相应、形神相合、表里相合的整体观点。中医学认为,事物之间存在着相互作用关系和因果联系。人体是一个有机的整体,局部的生理病理变化可以产生全身性的生理病理反应,全身的生理病理变化又可以反映于局部。因此,健康状态的变化本质虽然藏之于"内",但必有一定的现象、体征反映于"外"。通过审察其反映于外的不同的健康状态现象,在中医学理论的指导下,进行分析、综合、对比、思考,可以获得对健康状态的认识。中医健康管理是指对与健康相关的重要环节进行全面管理的过程。这个过程包括对健康状态的识别、把握、调整和全方位、生命全周期的管理。因此,中医健康管理的基本原理包括司外揣内、见微知著、以常衡变、因发知受、把握状态、调整阴阳六方面。

(一) 司外揣内

"外"是指身体表现于外的现象、体征;"内"是指脏腑等内在变化的生理病理本质。由于"有诸内者,必形诸外",所以《灵枢·论疾诊尺》说"从外知内",就是说通过诊察其反映于外部的现象,可以测知内在的变动情况。《灵枢·本脏》说:"视其外应,以知其内脏,则知所病。"说明脏腑与体表是内外相应的,观察外部的表现可以测知内脏的变化,从而了解内脏所发生的疾病,认识了内在的病理本质,可以解释显现于外的证候。

（二）见微知著

"微",指微小、局部的变化;"著",指明显的、整体的情况。见微知著,是指机体的某些局部、微小的变化常包含着整体的生理、病理信息,局部的细微变化常可反映出整体的状况,整体的生理病理变化可以从多方面表现出来。通过这些微小的变化,可以测知整体的情况。在中医健康管理中,中医对机体的现象、体征的获取是通过对脉、面、舌、耳等的诊察,都是这一原理的体现。

（三）以常衡变

"常",是指健康的、生理的状态;"变",是指异常的、病理的状态。以常衡变,是指认识正常的基础上,辨别、发现机体异常变化的有无、程度、太过、不及等生理、病理的现象、体征。在认识不同的健康状态时,一定要注意从正常中发现是否有异常,从对比中找出是否有差别,进而认识健康状态的生理病理本质。

（四）因发知受

"发",指人在偏离正常状态中出现的现象、体征;"受",指导致偏离正常状态的原因和机体的反应状态。因发知受,是根据机体在偏离正常状态中所反映的现象、特征,确定是阴是阳,是寒是热,是风是湿,通过对现象、体征辨别确定机体偏向的程度、性质、部位,并推求机体病理状态发生发展的内在机制和本质。

（五）把握状态

把握状态是指要充分了解、认识个人状态、自然状态以及人与自然的状态。人体是一个开放的、复杂的生命系统,人的健康是人与自然、社会协调以及自身阴阳动态平衡的结果,即"天人合一""阴阳自和"和"形与神俱"的功能状态。状态具有鲜明的个性,不同个体的健康状态都存在着不同程度的差异。在时间和空间上,状态不是一成不变的,它是处于相对稳定的动态变化过程。人的生活起居、行为习惯乃至生理病理都会受到外界自然的影响,将个人的状态与外界自然的状态相结合,把握自然状态,顺应自然规律变化,才能更全面地认识人的状态。通过对状态的认识,才能更好地把握健康。因此,状态是健康认知的逻辑起点。

（六）调整阴阳

阴阳是中国古代哲学的一对范畴,是对自然界相互关联的某些事物或现象对立双方属性的概括。所谓"阴阳者,一分为二也"。在自然界中,天为阳,地为阴;动为阳,静为阴;明为阳,暗为阴等。人也有阴阳之分,上为阳,下为阴;外为阳,内为阴;背为阳,腹为阴;六腑为阳,五脏为阴等。健康状态有狭义和广义之分,狭义的健康状态就是指未病状态,是人体的正常状态,即"天人合一""阴阳自和""形与神俱"的功能状态。

阴阳自和是机体自我调节,保持阴阳相对平衡的一种本能的高度概括,即生命体内阴阳两种属性在生理状态下的自我调节和病理状态下的自我恢复,以及人与所生活的自然环境的调节,从而达到的最佳平衡的能力。生命体内阴阳两种属性在体内相互制约、相互化生中处于大体均势平衡的结果,即阴阳协调和相对稳定,是阴阳自和在体内、外达到最佳的健康状态。阴阳自和状态分为三种类型:"阴平阳秘"为健,"阴阳失衡"为病,"阴阳离决"为亡。"阴平阳秘"的状态是阴阳自和的最佳结果。"阴阳自和"与否是健康、疾病、愈病的关键,治疗疾病的核心是要调动人体阴阳自和的能力,所以《黄帝内经》有"治病必求于本,本于阴阳"的说法。

三、中医健康管理学的基本原则

人是以五脏为中心,通过经络沟通四肢百骸、表里内外,拥有自我调节的能力。人在整个生命过程中,因受到自然环境、社会环境的影响,既要维持人体自身内部的阴阳平衡,还要维持人体内部与外部环境的协调统一。人体的阴阳二气,无论是在生理状态还是病理状态下均能够自我协调,处于动态平衡。中医健康管理须遵循以人为本、整体动态、四态并重、三观并用、防治结合、自助为主、全程管理七个原则。

（一）以人为本

人是健康管理的核心要素。中医健康管理项目的实施,应以人为中心,重视人的健康需求,培养人正确的健康理念,充分发挥健康管理师的健康助手作用,重视"三因制宜"原则,针对不同个体或人群的健康信息,制订相应的健康管理方案,实现利用有限的医疗资源,最大限度地提高人的健康素质、健康水平,改善生活质量。

因此,在设计、实施和评价健康管理项目时,要综合考虑个人或群体的实际健康情况、经济状况以及生活状态等,制订适宜的健康管理策略,保证个人健康管理的有效性和持续性,并从多维角度进行效果评价。

（二）整体动态

中医学认为影响健康的因素是多方面的,除来自自身躯体、心理和行为外,还包括自然界和社会,以及因素之间的相互影响,这些影响是动态、实时的。动静结合的中医思维模式,有助于全面、客观地反映和认识健康状态与疾病间的联系。基于中医健康观的整体动态性,中医健康管理需要从多维、动态视角去审察、测量健康与疾病,并实时、动态、全方位地维护和促进健康。

（三）四态并重

中医学认为疾病是致病邪气作用于人体,引起阴阳失调、脏腑组织损伤或功能障碍的过程。不同的疾病有其特定的症状和各阶段相应的证候。根据中医状态学理论,按照疾病发生、发展的不同阶段可将健康状态分为未病状态、欲病状态、已病状态与病后状态。"四态并重"将健康管理的理念渗透到未病、欲病、已病、病后四方面,涵盖临床前、临床中、临床后,实现生命全周期、全方位覆盖,可根据不同状态制订针对性的健康管理策略,更好地维护和促进人的健康,达到提高生活质量、延年益寿的目的。

（四）三观并用

中医在数千年的医疗实践中,对健康有着独特的认识。《黄帝内经》认为,健康必须做到"天人合一""形与神俱""阴阳自和"。简而言之,健康之人,必须做到以下几点:人体自身结构与功能相统一、人与自然环境相统一、人与社会环境相统一,这就是"三观并用"原则。"三观"指的是宏观、中观、微观。因此,在中医健康管理过程中,需要从宏观、中观、微观三个维度把握和维护人的健康状态,在信息采集过程、健康状态辨识过程以及制订个性化的健康风险因素干预方案过程中,从宏观、中观、微观三个维度采集表征参数信息,评估中医健康状态,制订个性化的健康维护或促进方案。

（五）防治结合

防治结合,主要体现在未病先防、既病防变、瘥后防复三方面。

未病先防:指的是在疾病未发生之前,主动采取积极的措施,防止疾病的发生。正如《素问·上古天真论》所指出的:"虚邪贼风,避之有时,恬淡虚无,真气从之,精神内守,病安从来。"未病先防主要针对的是健康人群,通过积极地调摄养生、颐养正气,提高机体抗病能力,并根据四时、节气的特点,实施有针对性的防范,保持良好的心态,适度劳逸,饮食得当,做好预防工作,防止疾病的发生。

既病防变:指的是在患病后,主动采取积极的治疗与养生调摄,截断疾病的发展或传变。《难经·五十四难》指出:"脏病所以难治者,传其所胜也;腑病易治者,传其子也。与七传、间脏同法也。"《金匮要略·脏腑经络先后病脉证治》也指出:"上工治未病,何也? ……中工不晓相传,见肝之病,不解实脾,惟治肝也。"

瘥后防复:指的是在大病初愈之时,通过适当的养生调摄,防止疾病复发或者变生他病。正如《伤寒论·辨阴阳易差后劳复病脉证并治》提到的"伤寒阴阳易之为病""伤寒大病初愈,因劳累过度而复发""病人脉已解,而日暮微烦,以病新差,人强与谷,脾胃气尚弱,不能消谷……"应以节房事、慎饮食、勿劳作等养生调摄的方法,防止旧病复发。

（六）自助为主

自助为主是指在健康管理的过程中提倡以自助为主、他助为辅的健康干预方式维护与促进健康。自助为主的原则是"以人为本"的体现,使每个人都自觉成为自己健康的主人。它要求健康管理师在实施中医健康管理项目过程中,时刻关注服务对象,充分调动服务对象的主观能动性,增强服务对象的健康意识和健康观念,促使服务对象融入并主动参与日常维护健康的过程中。

（七）全程管理

全程健康管理是一种促进人体身心健康的医学新模式,强调对人们在健康方面所涉及的日常性事情进行全面的管理,并借此让每个人成为自己的医生,自己把握自己的健康,而不再全由医生说了算。全程健康管理的"全程"二字包括全面性和连续性,这就决定了全程健康管理具有明显的普遍性、可操作性和经济实惠性。中医健康管理项目在实施过程中引入全程管理的原则,不断提高服务对象的健康意识和健康知识,自觉地参与到制订管理计划中,并严格按计划执行,定期到医疗点或利用移动客户端进行健康状态的评估与监测,获取新的健康维护与促进方案。

四、中医健康管理学的历史沿革

管理,包含着"观察""调理""调节""治理"等含义,是一个动态的过程,具有时空属性。中医健康管理,就是运用中医的知识、理论、方法,对人体的身体状态进行观察、调节和治理,从而达到或维持健康或相对健康状态的过程。它不但包括了思想精神层面的管理,也包括了生理物质层面的管理。中医健康管理学是以中国传统的养生保健思想和方法理论,如"养生""保健""预防""治未病""食疗""按摩""导引"等为基础,以中医状态学理论为依据,结合了时代发展和社会需求,对"养生""保健""治未病"相关思想、方法和理论进行一次大的总结发展和综合运用。

（一）先秦时期

中医健康管理思想的萌芽阶段起始于先秦时期。早在《周易》便有"安而不忘危，存而不忘亡，治而不忘乱""君子以思患而豫防之"的"居安思危"的思想。它对中医"治未病"的健康管理思想的形成具有非常深刻的哲学指导意义。

孔子强调修身养性，从自我内在的修养出发，对人体的思想精神状态进行调节，从而维持人体健康的状态。他认为"仁者寿""大德必寿"，有德行的人"内无思想之患，以恬愉为务，以自得为功，形体不敝，精神不散"，健康长寿。同时，他还提出了关于健康管理的具体可行的方法，比如说，君子养生有"三戒"："少之时，血气未定，戒之在色；及其壮也，血气方刚，戒之在斗；及其老也，血气既衰，戒之在得。"指出青年好色，壮年好斗，老年患得患失，乃常人易犯的通病，若不节制，必然招致损体、耗神、贻病在身。其次，孔子对饮食也有讲究，主张"食不厌精，脍不厌细"。所谓的"精"就是尽量挑选优质的好米，避免病从口入。"细"就是肉食切得细，更易于人体的吸收和消化。他还主张"八不食"，即八类食物不吃：不合时令不吃，胡砍乱割不吃，霉粮馊饭、烂鱼败肉不吃，颜色不好看的不吃，发臭的东西不吃，闹市买的酒或者熟肉不吃。这"八不食"就已经涉及了食品安全和卫生问题，对后世具有非常大的指导意义。"食不语""不多食"，有利于食物的消化和吸收。"长幼异食"，根据不同年龄选择食物，更有利于食物的消化吸收。此外，孔子还提倡体育锻炼，不赞成乱服药，看淡生死。这些思想都对"中医健康管理学"的发展和形成有非常重要的意义。

孟子提倡"存心养性"，即保留人的本心，培养人的本性。同时他又提出了"仁、义、礼、智"皆是人的本心和"人性本善"的观点。这些良好品质是一个健康长寿者所具备的。这也是强调从自我内在的修养出发，来维持人的健康状态。

老子在关于健康管理方面提倡"道法自然"的思想：起居、饮食、作息都要顺应自然界的变化，保持"恬淡寡欲、清净无为"的心态。同时他还主张"动静结合，体脑并用"，对健康状态的维持，既需要休息，也需要锻炼；既要身体的锻炼，还要配合大脑的运动。此外，老子还创立了关于健康管理的具体方法，如"玉泉驻颜、胜似金丹"的养生法："玉泉"是唾液的美称，"唾液"乃人身精华，故有"金精玉液"之称。老子是倡导"玉泉养生"的第一人，认为津既咽下，在心化血，在肝明目，在脾养神，在肺助气，在肾生精，自然而百骸调畅，诸病不生。

庄子在关于健康管理的方面主张"少私""寡欲""清净""豁达"的思想。"少私"就是做人要胸怀博大浩远，不斤斤计较，生活"取之有道"，才能知足常乐，心地坦荡，而获大寿。"寡欲"就是要抑制自己的情欲，不欺男霸女，损肾伤精；节食欲，就不会谋财害命，贪吃伤身；寡权欲，就不会投机钻营，逢迎伤神。"清净"就是要磨炼自我控制的能力，要善于在纷乱的环境中保持自我放松，自我稳定，做到轻松自如。"豁达"就是乐观处世的心态。为此，他首创了以"头空、心静、身松"为要领的"静坐功"。

荀子在关于健康管理的思想上提倡爱惜生命，肯定自身的生命价值，坦然地面对死亡；同时在关于健康管理的方法上他又主张形神兼养。

墨子在关于健康管理的思想方面提倡遵五行而生、逆五行而损的原则，并由此创立了一种通过调整呼吸以养脏腑的管理健康的方法——"五行吸气法"。

韩非子在关于健康管理上提倡"合度"的思想。"合度"就是适度、合乎尺度，对于任何事情都要保持一个"度"的原则,对于人的健康状态的调节和维持亦是如此。

这些思想,都可以视为"中医健康管理"思想的萌芽。

（二）两汉时期

"治未病"首见于《黄帝内经》,"治"者,"防治",蕴含有"管理""调节""治理"之义。"治未病"和"健康管理"具有相似的概念,均是指对健康状态进行"观察""调理""调节""治理"的一个动态的过程。《黄帝内经》中有三处明确提出"治未病"的概念,不但成为中医"治未病"的理论基础和实践框架,同时也对中医健康管理学的形成和发展具有重要的意义。另外,《黄帝内经》还提出作息、饮食要顺应自然规律的养生保健观点,指导着后世中医健康管理思想的实践和发展。《难经》中强调"未病先防"的思想、以五行生克规律为指导的整体防治观、以天人相应的内外统一整体观,对于后世疾病预防和健康保健的中医健康管理思想的发展具有非常深远的指导意义。

东汉末年张仲景重视"治未病"的思想,在其所著的《伤寒杂病论》中强调人生存于自然界当中,只有顺应自然的变化,才能保持人体的健康状态;重视用饮食防病治病;注重顾护胃气;注重食疗在维护人体健康方面的作用;强调"节制房事,保存精气";注重运动,强身健体。

华佗在健康管理方面上创立了著名的养生功法——"五禽戏",它依据虎的威猛、鹿的俊逸、熊的敦厚、猿的灵敏、鸟的潇洒,综合运用导引、吐纳、阴阳五行、藏象、经络、气血运行的理论来维护人体的健康状态,是世界上最早的医疗体操,开创了中国体育疗疾的先河,成为后世养生保健的重要手段,也是中医健康管理的重要保健方法之一。此外,华佗在《中藏经》中强调"顺应自然"的观点,重视"天人合一"的思想,提出了形神共养的养生观,要求人们要"悦愉爽神,和缓安气",保持精神愉悦、心情舒畅,减少不良的精神刺激和过度的情志波动,保持人体气机调畅,气血平和的状态,从而防止和减少疾病的发生;还提出饮食要规律,不宜过饥过饱。

这些思想观点和方法都和中医健康管理学的形成有着极深的渊源,两者息息相关,密不可分。

（三）魏晋时期

魏晋时期,黄老之学盛行。玄学,是魏晋时代的主潮,又进一步丰富了中医健康管理的思想。

皇甫谧在关于健康管理的思想方面主张"顺应自然,因人而异""恬淡适然,安享天年""安贫乐道,养德守神""窍静神清,品德高尚""安生静养,生方谈养"。

葛洪在《抱朴子·内篇》中提出了"精神休养,顺应自然"的关于健康管理的观点,强调在对人体状态的调理、调节过程中不能损害自身精气。葛洪将预防看作是维护人体健康状态过程中最应该注意的问题,他主张保持身体健康长寿就必须要防患于未然。他明确指出"至人消未起之患,治未病之病,医之于无事之前,不追之于既逝之后"（《抱朴子·内篇·地真》）的预防保健思想。这些思想的提出也正是体现了葛洪对《黄帝内经》"治未病"思想的继承与发展。

陶弘景在健康管理方面强调养生和修道是统一的观点,即"养生者慎勿失道,为道者慎勿失身",必须做到"道与身相守,生与道相保"。其次,陶弘景强调了"我命在我不在天"的积极预防养生思想,认为对疾病的预防要从身、心两方面入手,综合地采用存神、服气、导引按摩、服饵、食疗、房中等手段来对身体的状态进行调节。第三,讲求饮食卫生、起居宜禁。第四,提出服气疗病的自然疗法思想。第五,提出"御女损益"的房中养生思想。

（四）隋唐时期

隋代巢元方等撰写的《诸病源候论》创立了"补养宣导"的具体健康管理方法,同时提出"摄生法四时""邪风宜慎避""饮食当净节""居养守法度""女健节劳欲"等关于健康管理的观点,丰富了后世中医健康管理的思想。

唐代孙思邈的《备急千金要方》在食疗、养生、养老等方面做出了巨大贡献。孙氏主张养生要"啬神""节情""养情"和注重饮食;强调精神安定对健康的重要性;在养神的同时,也要注重养形,达到"形神合一""形动神静"的境界。此外,孙思邈重视按摩,他认为按摩可以促进人体气血的流通,帮助人体维持健康的状态。

（五）宋金元时期

宋金元时期,中医百家争鸣,促进了思想交融,极大地丰富了中医健康管理的思想与内涵。

《太平惠民和剂局方》共载方788首,记述了其主治、配伍及具体修制法,是一部流传较广、影响较大的临床方书。这些方剂组方简便,疗效彰著,对于疾病的预防、发病的治疗、病后的调理,以及对于身体状况的调整,都起到了非常便利惠民的作用,可以视为动用国家的力量进行健康管理的一次先河。

朱丹溪在关于健康管理思想方面主张"顾护阴精";认为要维持人的健康状态就要做到"调和饮食""收心养性""节制色欲""顺应四时"四方面。

张从正提倡"食补"的健康管理方法。他主张:"养生当论食补,治病当论药攻。""补者,以谷、肉、果、菜养口体也……若人无病,粱肉而已。"就是人在无病的状态下,应当合理应用"谷、肉、果、菜"等饮食物来维护人体的健康,患病后方可以用药物治疗;同时饮食"不可过饥过饱""食不可偏,注重素淡""饮食洁净""饮食因人而异""饮食顺应四时的变化"。

李杲认为人的元气就在于中焦——脾胃,而"百病皆由脾胃衰而生也",所以他对于脾胃的保健养生尤为重视,主要体现在"节饮食""慎起居""舒情志""少劳役"。这丰富了关于脾胃健康管理的内容。

刘完素重视气的修炼,认为"修短寿夭,皆在人为",人的寿命的长短是由自己所决定的,而决定生命长短的是"精气",所以,"精"要"专啬",就是保存真精,"气"要"专气抱一","专气"就是固守精气,"抱一"就是按人的本性去生存,去除后天加上去的东西,天然去雕饰。这些思想对于后世的养生、预防、保健等健康管理的思想、内容都有一定的借鉴意义。

（六）明清时期

明代张介宾在关于健康管理思想方面主张"命门为本,阴阳并重",重视阳气在养生上的作用,认为"阳强则寿,阳衰则夭"。同时张氏论养生也非常重视阴精的作用,主张养生应阴阳并重,不可有偏,以阴阳互根之故,只有阴阳并重、平衡才能使人的机体维持健康的状态。"重视先天,优生优育",张氏认为先天禀赋的强弱对人的寿夭有非常大的影响,所以提倡优生优育。张氏在重视先天禀赋强弱的同时,更加强调后天的调养,只要后天调养得宜,体质也能由弱转强。张介宾的这些观点,对后世中医健康管理思想的确立有非常重要的意义。

李时珍的《本草纲目》记载了许多养生保健的内容。其一,在食疗养生方面,《本草纲目》

药物众多,搜罗广博,主张辨证施膳,治病强身;倡导药粥药酒并重,食养尽之。其二,在药物养生思想方面,李时珍主张补肝肾,延年益寿;调脾胃,养生防病;脏腑虚衰,补通结合。这些记载也丰富了中医健康管理学的内容。

清代的叶天士在健康管理方面主张"节饮食",饮食要清淡,尽量不吃肥甘厚味、辛辣焙炽之品;"适寒温",要适应四时的变化,避免外邪侵犯人体;"戒嗔怒",保持良好的心态;"防劳累",劳作有节,避免过劳伤人正气。王孟英强调人每天都要摄入足够的水分以保证机体的日常需求,还注重饮水的清洁干净;主张根据不同肉类的性味功效,选择适合自己体质的肉类;食饮应有节,对于肥甘厚味不可过服,以免增加肠胃的负担;蔬菜瓜果应作为辅食,选择时要注意其偏性、宜忌。饮食习惯方面,王孟英提出饮食有"三化",尽量吃熟食,进食的时候尽量多咀嚼一会儿,这样食物才容易吸收消化,减轻肠胃的负担。这些医家的观点,丰富和发展了中医健康管理学的内容。

(七) 近现代时期

张锡纯注重顾护"大气",即胸中之气——宗气。它是"以元气为根本,以水谷之气为养料"。张锡纯强调保护大气,勿使大气伤损,主张在工作之余不忘顾护大气:一方面,要注意合理的休息,勿使体力、脑力透支过多,造成大气过分地耗损;另一方面,要保证三餐的质量,避免空腹劳作,且经常通风换气,吸入新鲜空气,使大气生成有源。张锡纯的顾护大气的思想,对于后世的治病、养生、保健等方面都具有重要的借鉴意义。

萧龙友在健康管理方面非常重视顾护脾胃,主张清淡饮食,这样有利于促进消化,减轻肠胃的负担;同时,他还重视调和情志,强调"怡情养性",从思想精神层面对人体的健康状态进行调节。

现代国医大师朱良春在健康管理方面的思想,概括起来就十六字——"生活规律,情绪乐观,适量运动,饮食合理"。国医大师邓铁涛提出并倡导"养生重于治病",其在关于健康管理方面上的思想,可概括为"德""静""动""杂""简",具体表现为:品行端正,方可长寿;研习经典与练习书法以安定心神;恒习八段锦以助气血流动;饮食宜杂更应有节制;日常保健如冷热水浴、沐足、三步按摩法及综合摇橹法简便易行;养生应意志坚定,持之以恒;作息以时,娱乐适宜,如此方可健康长寿。国医大师陆广莘在健康管理方面的观点可以概括为以下几点:一是吃喝皆养生,主张少吃、慢吃、多嚼;二是常做养生操;三是花椒泡脚;四是顺应自然,随遇而安。国医大师李辅仁于健康管理方面上主张随时随地坚持运动,不抽烟不喝酒,勤动脑勤动手。国医大师李济仁关于健康管理的思想,可以概括为两大方面:一是阴阳术数要遵循,主要表现在食饮有节、起居有常、不妄作劳、形与神俱四方面;二是重视五脏安和,分别表现在养心要先养神、养肝应心情舒畅、养肺要保证呼吸通畅、养脾胃重在饮食调节、养肾不能过度耗精。国医大师李振华主张"养生不必刻意,保养元气至关重要""保养元气不难,就是调四时,宁情志,适动静,节饮食,益肾精"。他关于健康管理思想主要体现在这几方面:生活规律适寒温,情志安宁气血畅,爱好广泛手脑灵,一日三餐有规律,常揉经穴勤活动。这些是现代国医大师给予我们的关于健康管理方面的宝贵经验。

随着 21 世纪医学模式的转变,我国人口老龄化、慢性病人群比例增高等社会问题日益显著,人们的健康需求不断扩大,导致人们的医疗费用不断上升,但享受到的医疗服务质量却没有相应的提高。党的十八大以来,习近平总书记把"推进健康中国建设"摆到重要地位和工作日程,提出"没有全民健康,就没有全面小康"的重要论断,指出必须把人民健康放在优先发展的战略地位,把以治病为中心转变为以人民健康为中心,树立"大健康"理念,提出将健康融入所有政策,努力全方位、全周期保障人民健康等一系列新思想、新要求。同时《中国防治慢性病中长期规划(2017—2025 年)》《"十三五"卫生与健康规划》《中医药健康服务发展规划(2015—2020 年)》《"健康中国 2030"规划纲要》等一系列政策出台,大力推进健康中国建设的宏伟蓝图和行动纲领。

近年来中医界开展了以中医状态辨识为核心的中医健康管理服务模式的研究,探索性地研发了一些中医健康信息采集系统及仪器设备,如中医状态辨识系统、问诊仪、舌诊仪等;在实际运用方面,借助互联网、人工智能等现代科学技术,运用健康信息采集系统、中医状态辨识系统、风险预警系统等系统采集了大量数据。中医健康管理学便是顺应时代潮流而产生的一门新兴学科。

总之,中医健康管理理论体系在中医学的发展历程中得到不断充实和完善,无数医家为之付出了辛勤的劳动。随着医学模式由"疾病医学"向"健康医学"的转变,以中医状态辨识为核心的中医健康管理服务也遇到了新的机遇。努力建立完整的中医健康服务体系,充分发挥中医药的独特优势,为人民群众提供公平可及、系统连续的卫生和健康管理服务,全方位、全周期维护人民健康,成为当前重要的中心工作。

五、学习中医健康管理学的方法

中医健康管理学是一门集理论、实践、科学为一体的综合性新兴医学学科,其内容与其他学科有许多交叉重叠之处。中医健康管理学既有理论知识,也有实际操作,还需要进行健康知识的传播,建立居民的健康理念,增强居民的健康意识,提升居民的健康素养,引导居民利用基本公共卫生服务,做到对疾病早预防、早发现、早诊断、早治疗,减少居民的健康风险因素,提高居民的健康状态与生活质量,提升全国人民的健康水平。因此,学习中医健康管理学,必须培养正确的学习方法。

(一)熟悉中医健康管理学的相关理论

医学的最终目的是提高人的健康水平和生活质量,而不是单纯地治疗疾病。中医健康管理学是在医学模式转变的大背景下提出的,丰富了中医学理论体系,将社会科学、行为科学、信息科学等诸学科理论与中医学相融合,是一门实践性较强的学科,其方法和技术以及服务模式等都贯穿着中医学及中医状态学理论。因此,要学习和掌握中医健康管理学,应当有扎实的理论基础,而后才能灵活运用、举一反三。学习中应时刻注意,在掌握基本知识的前提下,要善于分析、比较,善于自学参考资料,不断扩大知识面,进而达到深刻理解、融会贯通,为进一步进行实际操作奠定基础。

(二)积极进行中医健康管理学的临床实践

前人说"熟读王叔和,不如临证多",便说明了理论必须同实践相结合的道理,强调了临床实践在中医学习中的重要意义。如果不通过临床实际去观察、体会,单从书本上、口头上了解,恐怕难以真正认识中医健康管理。另外,在进行中医健康管理的实际操作和服务过程中会遇到各种问题,不像书中阐述的那样单纯和明确,如果不通过实际锻炼,面对服务对象往往是无所适从,不知从何做起。所以,学习中一定要主动,积极地参加临床实践,多和服务对象面对面,才能达到熟能生巧的目的,切记浅尝辄止,要充分发挥中医学在解决各类健康问题的优势,更好地为人的健康服务。

（三）理论联系实际,注重科学思维能力的培养

中医健康管理在健康管理领域是一种新兴的模式,是创建以个人为中心、家庭为单元、社区为范围的全程的、连续的中医健康管理服务模式,对健康管理领域的发展产生积极影响,其临床过程是一个完整的认识和服务过程,是从感性到理性认识的飞跃,是中医理论知识和科学思维的综合运用。因此,要想提高服务水平,仅有渊博的医学知识是不够的,还要有丰富的中医健康管理经验,并且还要学习伦理学、逻辑学、自然辩证法等相关思维科学,加强理论联系实际,提升自身科学思维与能力素养。

（李灿东）

第一章
中医健康管理学基础

随着现代医学模式的转变,对健康影响因素和有效干预措施的研究越来越深入,传统的医药卫生服务体系和格局已无法适应老龄化、疾病谱变化和生活方式转变等带来的巨大健康需求。基于这个瓶颈问题,中医健康管理学应运而生。中医健康管理是以中医理论,尤其是中医状态学为指导,融合现代健康管理的理念、模式、技术及方法,对人体生命活动全过程的健康状态进行动态化、个性化、全面化的管理,旨在打造全链条、多层次的健康产业,以满足人群多样化、个性化的健康需求,在保障人民健康的同时促进经济发展。

第一节　中医健康管理学的理论基础

中医健康管理学以中医学理论为基础,以现代技术手段为运用,汲取健康管理的理论及实践经验,契合健康产业的发展需求,在健康维护、健康促进、慢性疾病管理等方面具有独特的优势。中医健康管理现有模式是依托状态分类对未病状态、欲病状态、已病状态的健康危险因素进行全面的检测与分析评估,预防高危疾病及易发疾病,维护健康的全过程。其中包括健康状态信息采集、健康危险因素评价和预测、健康促进、行为干预、咨询指导等步骤,涵盖了中医基础理论、中医诊断学、中医内科学、中医状态学、康复医学、临床医学、健康管理学等多层次、多维度的基础理论和延伸知识。它的"治未病"理念与我国现有医疗卫生政策及"健康中国2030"战略方向一致。中医健康管理学是健康管理概念引入到我国后,充分吸纳中医学的特色形成的,经过十多年的发展,成了一门中医基础学科特别是中医状态学与健康管理学交叉互动的前瞻性和综合性学科。

一、健康与中医健康认知

(一)健康的概念

1. 健康的内涵认识

健康是一种正常的生命状态,是人体内部各生理系统之间的功能活动处于稳定协调的最佳状态。健康的认知最早源于古希腊人"医学之父"希波克拉底关于疾病的描述:"健康意味着(身体内)血液、黏液、黄疸液和黑胆汁四种液体达到平衡状态",认为机体要想保持健康状态必须要保持体液平衡。1946 年世界卫生组织（WHO）对健康的定义被公认为影响最广泛的健康定义，即健康是身体、精神和社会之完好状态，而不仅仅是没有疾病和衰弱。1948年，WHO 再次对健康的定义进行完善，指出："健康不仅仅是没有疾病和虚弱，而是一种身体、心理和社会上的完善状态。"1978 年，WHO 在发表的《阿拉木图宣言》中重申健康内涵，认为："健康是基本人权，它不仅仅是没有疾病和痛苦，而是包括身体、心理和社会功能各方面的完好状态。"随着社会的进步、生活物质的改善，人们对健康的认识也有了更深入的理解。1986 年，WHO 在发表的《健康促进渥太华宪章》中，重新对健康下了定义，认为："要实现身体、心理和社会幸福的完好状态，人们必须要有能力识别和实现愿望、满足需求以及改善或适应环境。因此，健康是日常生活的资源，而不是生活的目标。健康是一个积极的概念，它不仅是个人身体素质的体现，也是社会和个人的资源"，强调健康是身体、心理、社会适应性和道德的完好状态。1989 年，WHO 又进一步完善了健康的概念，指出健康应是"生理、心理、社会适应和道德方面的良好状态"。1990 年，WHO 又专门提出了"道德健康观"，也就是在原来的生理健康、心理健康、社会健康的基础上加上道德健康。至此，健康的概念得以初步确立。

健康主要包括两方面的内容：一是主要脏器无疾病，身体形态发育良好，体形均匀，人体各系统具有良好的生理功能，有较强的身体活动能力和劳动能力，这是对健康最基本的要求；二是对疾病的抵抗能力较强，能够适应环境变化，以及各种生理刺激和致病因素对身体的作用。1992 年，WHO 发表的《维多利亚宣言》则具体明确提出健康有四大基石，即"合理膳食、适量运动、戒烟限酒、心理平衡"。

2. 中医的健康观

中医最早关于健康认知的理念可以追溯到有两千余年历史的中医典籍《黄帝内经》，其中《素问》有言"阴平阳秘，精神乃治"，这句话可以作为中医对健康认知的总概括。中医将健康之人称为"平人"，即阴阳平衡、气血脏腑调和之人。一旦人体与自然、社会环境的平衡被破坏，极有可能打破人体自身的稳态，或者人体因自身的因素，如情志失调，造成内环境稳态的不平衡，都标志着欲病态或已病态的发生。此时阴阳是处在失衡而不是合抱平衡的趋势，而一旦离绝之势已成，精气乃绝，则人即死亡。中医更侧重从人体与自然整体平衡的视角来认识疾病，认为人体是一个内外联系、自我调节的整体。

近年来，越来越多的学者认为健康不只是局限在某个层面的一种状态，它还包括可能导致不健康的各种潜在因素等，它是一种趋势，是一个动态过程，认为健康是一个动态的以生理、精神和社会潜能为特征的完好状况，能够满足与年龄、文化和个人责任相当的生活的需求。如果潜能不足以使这些需求得到满足就是疾病。而这与古代中医学对健康的认识不谋而合，如"未病先防""既病防变""瘥后防复"的中医治未病思想，注重人整个身体变化的动态过程，而不仅仅是疾病时的某种状态。

健康是机体内部的阴阳平衡，以及机体与外界环境之间的阴阳协调。这种人体自身的稳态以及人与自然、社会环境协调的状态被破坏就是非健康状态。中医在健康方面的独特认知和应用优势，使其在新的医学模式下得到越来越多的认可和实践。

（二）中医健康认知

现代的医学，不管是中医还是西医，研究或者诊治主要针对的对象都是疾病，但是事实上,人的一生包括孕育、出生、生长、发育、衰老、疾病、死亡不同的阶段。在人类的生命过程中,疾病大多数只是短暂的过程,所以,仅仅对疾病的诊断难以完整地把握生命的现象。中医对健康认知的逻辑起点是状态。状态是指物质系统所处的状况,健康状态是对生命过程中不同阶段生命特征的概括。如中医辨证论治的"证",也是一种功能状态,辨证是指医者辨别患者的功能状态,然后通过药物或其他治疗手段使患者从不正常的病态调整到正常的功能状态。从某种意义上来说健康和病都是一种状态,所以说中医对健康认知的逻辑起点是状态。

1. 中医健康的概念

健康状态就是我们通常意义上的"健康",指的是未病状态。中医认为健康是指个体处于"阴阳自和""神与形俱""天人合一"的最佳功能状态。《黄帝内经》多以"平人"论之,"平人者,不病也"。

(1)阴平阳秘,形神合一:《素问·阴阳应象大论》曰:"阴阳者,天地之道也,万物之纲纪,变化之父母,生杀之本始,神明之府也,治病必求于本。"中医对于人体健康的认识讲究"阴平阳秘",不同学者理解的角度或不尽相同,但大体内涵却是一致的。中医就是用中庸之道调理人体健康的医学。具体而言,阴阳平衡,是把人看成是一个处于动态平衡的有机的整体,主要的生理特点是阴阳之间的互根互化、消长平衡,脏腑之间的相生相克、相互制约。形神合一,是一种中医学的生命观,五脏之形神合一是生命健康的重要标志之一。形神关系的"形"研究的是人体生物属性和自然属性层面,主要指人之形体,包括构成人体的脏腑、经络、精、气、血、津液、五官九窍、肢体以及筋脉肉骨皮等。"神"研究的是人体的心理、道德等社会属性层面,主要指狭义的神,是心神,包括精神、思维、意志、情感等。形和神是生命的两大要素,二者相互依存、相互制约,是一个统一的整体。《灵枢·天年》中云,"何者为神?岐伯曰:血气已和,荣卫已通,五脏已成,神气舍心,魂魄毕具,乃成为人"。人生命之初是形俱而神生,人的身体与精神紧密地结合在一起,即形与神俱、形神统一,才能维持健康的状态。正如《素问》所说,"故能形与神俱,而尽终其天年,度百岁乃去",当出现神志不清,精神意识活动出现问题时,同样也可能造成形体的虚弱甚至死亡,故有"得神者昌,失神者亡""神转不回,回则不转"等说法。形与神是可以相互影响、相互促进、统一和谐的,而人之衰老就是形与神离的结果,正如《灵枢》所言"百岁,五脏皆虚,神气皆去,形骸独居而终矣"。

(2)顺应自然,天人合一:顺应自然主要是通过人体顺应天地四时规律,让人体内环境与外界自然环境相适应,达到内外环境的协调统一,保养正气,使外来邪气不可干,从而保持健康的状态。健康的一大基础就是顺应环境,主要包括自然环境和社会环境。《灵枢》有言"两神相搏,合而成形,常先身生,是谓精",先天禀赋是个人体质的基础,中医理论以女子七为期、男子八为期划分了人体生长壮老不同阶段及其各阶段的形态变化和生理特点,只有清楚地认识不同性别、不同年龄的人具有的个体差异性,才能顺应人的生理特性,因人制宜。在《素问·疏五过论》中就要求医者"凡欲诊病者,必问饮食居处",认为人所处的地理环境、气候环境对健康的影响很大。此外,社会环境的刺激同样可以导致精神情志失调、脏腑气血逆乱从而影响人的健康,正如《类经·论治类》所言,"离者失其亲爱,绝者断其所怀,菀谓思虑抑郁,结谓深情难解",正是说明社会环境对人们情志方面健康状态的影响。是以顺应自然环境和社会环境,因地制宜,对保持人体健康同样具有重大意义。

"天人合一"观强调人与自然的和谐统一。老子说："人法地,地法天,天法道,道法自然。"人秉天地之气生,人和自然有着共同规律,人的生长壮老已受自然规律的制约,也随着自然的变化而产生相应的变化,人应当积极主动地适应自然,同时还要加强人性修养,培养"和"之道。但是,人的适应能力是有限的,一旦外界环境变化过于剧烈,或个体适应调节能力较弱,不能对社会或自然环境的变化做出相应的调整,则人就会进入非健康状态,乃至发生变化而患病。

2. 中医健康认知的影响因素

（1）先天因素：先天因素,也称为先天禀赋,指人出生之前已经潜伏可能致病的因素,包括各类遗传性疾病或先天禀赋虚弱导致的胎弱与胎毒等都可影响到人的健康状况。严格来说,所谓生的状态应该是从父母之精结合的那一刻算起。《灵枢·天年》云："人之始生……以母为基,以父为楯。"《灵枢·决气》云："两神相搏,和而成形。"《灵枢·经脉》云："人始生,先成精。"《素问·奇病论》中云："胎病,此得之在母腹中时,其母有所大惊,气上而不下,精气并居。"说明人之始生与父母的精神气血密切相关,子代的一切都是由亲代父母所赋予,子代承袭了父母的基因特质,构成了自身在体质方面的基础,形成不同的体质类型,导致机体对外邪的易感性和耐受性不同,甚至产生某些遗传性疾病,所以健康状态和健康水平也不同。

（2）后天因素：后天因素,指人出生之后感受到的致病因素,包括饮食习惯、居住环境、工作方式等各方面。孙思邈在《养生铭》中提出"寿夭休论命,修行在本人"。中医学认为,在生命出生后的活动过程中,正气始终在与自然界、社会和人自身的邪气做斗争,因此能够影响人体健康状态的后天因素分内在因素和外在因素两类。

1）内在因素：① 饮食起居习惯：历代医家均有饮食起居习惯会影响到人健康的记载。《素问》有言："上古之人,其知道者,法于阴阳,和于术数,饮食有节,起居有常,不妄作劳,故能形与神俱,而尽终其天年,度百岁乃去。"其中讲到人要达到阴平阳秘,形神统一,保持健康的状态,尽享天年,最基本也是最根本的就是饮食有节,起居有常。其中有节的饮食主要内容是谨和五味,《素问》所言："毒药攻邪,五谷为养,五果为助,五畜为益,五菜为充,气味合而服之,以补精益气。"五谷精微,加上五畜、五菜和五果的补益濡养,达到"谨和五味,骨正筋柔,气血以流,腠理以密,如是则骨气以精,谨道如法,长有天命"。苏轼在《上皇帝书》中也有类似的论述,"善养生者,慎起居,节饮食,导引关节,吐故纳新"。曹庭栋在养生名著《老老恒言》更是直白地说道,"食取称意,衣取适体,即是养生之妙药"。《灵枢·五味论》云："五味入于口也,各有所走,各有所病。酸走筋,多食之,令人癃;咸走血,多食之,令人渴;辛走气,多食之,令人洞心;苦走骨,多食之,令人变呕;甘走肉,多食之,令人悗心。"葛洪称："五味不欲偏多,故酸多则伤脾,苦多则伤肺,辛多则伤肝,咸多则伤心,甘多则伤肾。"② 情志性情：《素问》有言："喜怒不节则阴气上逆,上逆则下虚,下虚则阳气走之。"情志过度可以增加疾病的易感性,可以导致机体阴阳逆乱,失其常态,进而阴阳失调,气机紊乱,甚或经络受阻,脏腑受损,最终形体受伤而导致疾病的发生。未病之先,平素注重自我情志调节,精神内守,节欲养性,可以有效维持机体内环境稳态,保持健康。一些有关调节情志的锻炼方法已经慢慢在民众中得到推广,具体而言,如听适宜的音乐调畅情志,做适宜的运动舒畅气机,做所嗜之事愉悦身心,这些方式对于修身养性,且简单易行,正如龚廷贤《寿世保元》中有言："诗书悦心,山林逸性,可以延年。"《四圣心源》云："物情乐升而恶降。升为得位,降为失位,得位则喜,未得则怒，失位则恐，将失则悲，自然之性如此。""心之志喜，故其声笑，笑者，气之升达而醋适也。肾之志恐，故其声呻，呻者，气之沉陷而幽菀也。肝之志怒，故其声呼，呼者，气方升而未达也。肺之志悲，故其声哭，哭者，气方沉而将陷也。脾之志忧，故其声歌，歌者，中气结郁，故长歌以泄怀也。"从以上文献记载来看，情志性情对人体的健康有深刻的影响。③ 年龄：《素问》云："年四十而阴气自半也，起居衰矣；年五十，体重，耳目不聪明矣；年六十，阴痿，气大衰，九窍不利，下虚上实，涕泣俱出矣。"个体生命的存在就是一个生老病死的过程。处在不同的阶段，其内在功能活动和气血阴阳盛衰存在差异，这些差异的外在表现就是个体的健康状态的不同。就人群而言，不同年龄的个体健康状态存在差异；就每个个体而言，其健康状态随着年龄的变化而变化。由此可以看出年龄对人体的健康影响是巨大的，我们可以根据不同年龄段的人群做相应的健康维护。

2）外在因素：① 自然环境：《素问》有言："天复地载，万物悉备，莫贵于人。人以天地之气生，四时之法成。"此处足以说明自然环境对人体的影响，自然环境最主要包括气候和地域。如《素问·异法方宜论》载："故东方之域，天地之所始生也。鱼盐之地，海滨傍水，其民食鱼而嗜咸，皆安其处，美其食。鱼者使人热中，盐者胜血，故其民皆黑色疏理。其病皆为痈疡，其治宜砭石。"可见地域会影响人的健康。② 社会环境：在社会因素中，家庭环境、经济生活、社会地位、职业环境和社会动荡等都会影响健康状态。张仲景言："但竞逐荣势，企踵权豪，孜孜汲汲，惟名利是务，崇饰其末，忽弃其本，华其外而悴其内，皮之不存，毛将安附焉？卒然遭邪风之气，婴非常之疾，患及祸至，而方震栗，降志屈节，钦望巫祝，告穷归天，束手受败。"现代社会由于特定的人生观、价值观，促使人们重视自身的社会地位，由于各种原因导致的社会地位的变迁会明显影响一个人的健康状态；从科学意义上讲，不同的经济生活条件，如过于富裕或过于贫穷都可能成为人体健康状态恶化的因素之一。

总之，中医健康观以维持人体最佳的整体状态为根本出发点，旨在保持病前健康状态，调整疾病异常状态，调理病后虚弱状态，注重在治疗中要带动人体的自我平衡机制，符合自我调节规律，这也是为什么中医强调维护健康要以人体正气为本，不仅仅要着眼于疾病本身，更要重视人体自身平衡功能在其中的作用。《灵枢》有言："故智者之养生也，必顺四时而适寒暑，和喜怒而安居处，节阴阳而调刚柔，如是则僻邪不至，长生久视。"从整体出发，注重精神，在辨证中重视情志、环境和生活习惯等因素在疾病发生、发展和预后方面所起的作用，这些都是中医学对健康认识方面的特色。

二、中医状态学

中医状态学是一门在中医理论指导下研究人体生命全过程或特定阶段，整体或局部生命活动态势、特征和变化规律的学问。它所研究的范围涉及自然、社会、文化、教育和心理等因素对人体健康的影响，以及如何运用中医健康状态原理、中医健康状态辨识与干预技术和方法，帮助人们正确认识自身健康状态，可实现为个体或群体提供有针对性的健康状态科学干预方案，提高国民的健康水平。

（一）健康状态

状态是结构与功能的统一体，也是时间与空间的统一体。以状态作为人体认知的逻辑起点，探索状态下的人体结构与功能，是构建中医学理论基础的基本思维。从医学的角度来看,状是求医者客观存在的形式、情况;态是医生通过判断后得出的状的信息。从健康的角度来看,状是机体局部或整体的部位,形状与结构的概括;态是特定阶段生命活动的态势、特征和变化规律。有学者用系统论的概念给状态下了一个新定义:"状态是系统在其系统质不变时存在形式的差异的描述,这种差异是环境造成的,并由状态参数具体描述。"系统论被引入医学研究尤其是中医学是一个重大的突破。中医"证"的概念是建立在整体功能状态系统上,在最高层次上反映机体内功能的状态,它包容超越了整体层次下各个关系层次的功能变化,是内外环境变量导致机体正邪交争时,其功能信息在外、在整体边界系统上的显示,是机体积极的主动性功能与健康愈病反应。辨证就是通过对外在信息的观察分析,判断体内以五脏为中心的各关系层次的健康愈病机制。因此,中医辨证论治诊疗思想是在证的基础上对主体性健康愈病反应的整体调节,是依靠机体主动性健康愈病能力,以达到恢复整体阴阳平衡的健康目的。

健康状态是人体在一定时间内形态结构、生理功能、心理状态适应外界环境能力的综合状态,体现的是健康的状态和态势。中医对于健康状态的认识是一个基于"阴阳"的整体综合评价。"阴平阳秘"中的"平衡"更接近于一种动态的平衡,是不断变动、相涵相合的。阴阳相对的量也是不断变动的,就在这不断的变动之中呈现出"阴阳"的共生共涵、互依相合,因而保持人体的健康状态。据此,我们提出的健康新定义是人在生命过程中预期所处环境的身心和谐状态,及其表现的对自然及社会环境良好的自适调节能力。

（二）中医状态学的理论基础

中医状态学是以状态作为健康认识的逻辑起点,认为健康是人与自然、社会协调以及自身阴阳动态平衡的结果,是"天人合一""阴阳自和""形与神俱"的功能状态。其强调人与自然、人与社会、人与人体自身的统一性,与当代生物-心理-社会-环境模式高度吻合。中医状态学立足于生命个体的状态研究,具有明显的个体性。不同个体的健康状态都存在差异性。由于状态处于相对动态变化的过程,因此需要站在整体的观念的高度,才能正确把握状态的内涵。

1. 中医学理论

气的一元论、阴阳五行和天人合一等理论是中医基础理论形成的哲学基础和说理工具。脏腑是人体的核心,经络是人体运行气血、联络脏腑肢节、沟通上下内外的通道,中医经络学说是对藏象学说的补充,而气血是人体的物质本源。由于个体是中医状态学的研究对象,除了藏象、经络、气血学说之外,整个中医学理论系统都是中医状态学形成的理论基础。

2. 系统科学理论

系统科学是以系统为研究和应用对象的一门科学,着重考察各类系统的关系和属性。中医在认识论上立足于整体状态及规律的把握,从而避免了对生命活动和现象进行单纯的解剖认识,这与系统科学的观念相吻合。

3. 系统生物学理论

系统生物学主要研究实体系统的建模与仿真,生化代谢途径的动态分析,各种信号转导途径的相互作用,基因调控网络以及疾病机制等。其研究任务是对系统状态和结构进行描述,再是对系统演化进行动态分析,包括对系统的稳态特征、分叉行为、相图的分析,它是对系统演化机制的分析,更强调局部与整体的关系。因此,在整体的条件下,系统生物学作为中医状态学微观参数采集与从微观的角度把握整体提供了理论依据和技术支持。

4. 现代医学理论基础

医学是处理健康相关问题的一门科学,以治疗和预防生理与心理疾病和提高人体自身素质为目的。近几十年状态学的提出标志着现代医学开始重视对于功能性疾病的研究以及对传统西医临床思维模式的改革,为中医状态学有关生理病理状态,特别是所涉及的组织结构的研究提供了理论依据和方法学基础。

（三）中医状态学的基本理论

1. 状态的概念

状态是人生命过程中受到自然、社会等因素的变化刺激,人体脏腑、经络、气血做出与之相适应的调整而形成的生命态。状态是可观的,对于状态的形成起重要作用的是人体阴阳自和的能力。

2. 状态的分类

按照健康水平的不同,人体状态可分为未病状态、欲病状态、已病状态三种,其中未病状态是正常的状态,欲病与已病状态属于异常状态。按照疾病发生、发展的不同阶段,人体状态分为四类,即未病状态、欲病状态、已病状态和病后态。健康是一种正常的生命状态,是人体内部各生理系统之间的功能活动处于稳定协调的最佳状态。当这种平衡状态被破坏,就会出现异常的状态,异常状态包含"欲病态"和"已病态",以及疾病痊愈之后的"病后态"。从健康的角度来说,人体的整个生命过程就处于健康与疾病两种状态的相互转化之中。未病状态、欲病状态、已病状态体现了生命是一个连续的过程,是不断运动变化的。"三态理论"为中医状态分类构建了基本框架,拓展了中医体质、病理特点、证和病的内涵。中医体质是对个体所表现的阴阳气血津液偏颇状态的描述,实际上是反映人在先天遗传和后天环境影响下不同时期身心保持相对稳定的一种状态。中医病理特点是对人体欲病状态和已病状态下某一阶段机体整体反应状态的病理概括。体质、病理特点、证、病相互补充,构成整体的状态特征,也影响着状态的演变趋势。

3. 健康的状态辨识

人体状态是对特定阶段机体生理功能和病理变化的概括,尽管人体是动态、稳定的生命状态,是一个复杂的巨系统,但中医学认为状态仍然可以通过外在的"象"来认识。全面采集生命活动的表征参数,涵盖宏观、中观、微观三观参数,可以实现对状态比较准确的辨识。虽然健康是一个很复杂的过程,所包含的状态也是多种多样的,但是,无论状态怎么复杂,都可以用状态要素如程度、部位、性质等进行概括,通过对收集的信息进行分析、归纳,确定为某一种状态。结合系统工程和信息技术方法,对表征信息进行采集分析、建模计算,可以实现对健康状态的客观化、个性化的动态判断。随着科技的发展,新的信息采集和描述方法不断产生,如舌诊仪、脉诊仪、闻诊仪、电子鼻等,其所采集的数据以及现代理化检查数据都是状态表征参数,即四诊采集的信息参数,理化指标参数,舌诊仪、脉诊仪、闻诊仪、电子鼻等采集的信息参数,共同构成了状态表征参数体系。

（四）状态的调整与干预

1. 状态调整的核心

健康的基本内涵是形神合一,阴阳自和,疾病的基本病机是阴阳失衡。因此,调整阴阳就是调整状态,对于"未病之人"调护的关键是增强阴阳自和的能力。

2. 状态调整的依据

中医状态调整,表面上看是根据服药后患者症状有无改善,这是由中医临床信息采集和分析过程和方法所决定的,但归根到底疗效好坏还是落实到内在状态的变化。症是内在状态的反映,在大多数情况下,症状与内在状态是一致的。但有时候也存在外在症状与内在状态不一致的情况。例如,同样是里热炽盛,却可能因为邪热壅闭于内,阳气被遏不能外达而出现手足逆冷的假象。如果不能识别"热壅于内,阳气被遏"的内在状态,而仅据手足逆冷用温药治疗,则无异于抱薪救火,必将产生不良的后果。

3. 状态调整的法则

基于状态的可变性、可辨性和可调性,发挥中医药的优势,实现对不同中医状态进行调整。未病状态、欲病状态、已病状态这三态之间可以在一定条件下相互转化,推动转化的条件可包括中医手段的干预,如中药、针灸、推拿、食疗、情志调理、体育锻炼等。中医讲究理、法、方、药,这四个步骤缺一不可,是在辨证论治的基础上实施的,是在已病的基础上常用的方法。而未来健康医学发展的趋势将更多地倾向于未病状态和欲病状态的调整,辨证论治只能作为状态干预的一种手段,并非所有状态都适合。针对不同状态提供不同的调整原则和方法,即"据状立法"。

(五) 状态调整效果评价

1. 状态辨识是整体功能的评价

人是有机整体,因此状态辨识应立足于人的整体功能,由于五行生克关系和脏腑功能特点以及经络相互的关系,脏与脏、脏与腑、腑与腑之间存在密切联系,生理上相互关联,病理上相互影响。在病理的状态下,证的兼杂十分普遍,不同疾病、不同个体之间的差别主要体现在病后的基本病理特点,兼杂演变的趋势不同。如果将状态简单分为单一证型,就可能把整体功能割裂开来,不能反映个体状态的本来面目。

2. 状态辨识是体用结合的评价

中医学强调功能的同时尤其重视物质和功能的统一,脏腑、气血功能是一个统一体,状态是体用结合,同时相互影响。中医状态辨识除了轻重程度之外,必须包括部位、性质才能为干预和治疗提供立法依据。简单地认为可以用气血津液辨证或精气神辨证替代健康状态辨识是片面的,同时,"重体不重用",甚或简单地把中医的脏腑和西医的同名器官等同起来是走入误区的。

3. 中西医疗效评价标准不同

中医把机体是否恢复平衡作为最终痊愈的标准。当机体完全恢复平衡状态,大部分人的各种检测指标恢复到正常范围。相反,如果只是指标恢复正常,机体平衡没有完全恢复,则不算中医痊愈的标准。西医治疗以"对抗"为主,看中检测指标、影像学依据,只要指标恢复"正常范围"就认为疾病痊愈。这两者都具有片面性,所以状态学为解决中西医评价标准的不同提供了依据。

三、中医治未病学

(一) 治未病的概念

"治未病"是针对病之未生、病之未发、病之未成的状态进而干预调整,以达到未病先防、既病防变、瘥后防复的目的。唐代孙思邈指出："上医医未病之病,中医医欲病之病,下医医已病之病。"高明的医生应当把握状态医治"未病"。中医对健康认识的特点基于整体观念,健康在于"和"。人的个体、人与自然、人与社会和谐统一,便可称为良好的健康状态,即未病态。相对于未病态与已病态,还有一种状态介于两者之间,这便是欲病态。欲病态是疾病时期症状较少且又较轻的阶段。未病态、欲病态、已病态是一个连续的发展过程。欲病态可经过提早干预恢复到未病态,也可进一步发展为已病态。三者之间是一个动态发展的关系。

中医"治未病"的具体内容主要包括四方面,即未病养生保健、欲病防微杜渐、已病早治防变和病后调摄防复。就健康管理的角度而言,"未病"时期的干预治疗对于防止疾病进一步深入传变尤为重要。中医"治未病"理论以整体思想为指导,致力于调整机体整体功能状态,经过历代医家不断传承与发挥,目前已经贯彻在预防、诊断、治疗、养生等方面,对临床的健康管理起到了良好的指导性作用。

(二) 中医治未病学的理论基础

1. 五行学说

中医"治未病"学说广泛地应用了五行学说的生克乘侮理论。"五行"指的是木、火、土、金、水的运动变化。《黄帝内经》有云,"人秉天地之气生,四时之法成",这里的天地之气即指阴阳五行之气,中医认为人秉五行之气而生,五行分属五脏,五行保持一个动态的平衡则身体健康。

世间万物处于一种相互助长和制约的对立统一关系中,通过相生、相克达到五行之间的平衡。五行学说根据五脏的功能特点,将肝归属于木、脾归属于土、肺归属于金、心归属于火、肾归属于水,并运用五行的生克制化规律来解释人体五脏系统生理、病理的复杂关系,包括局部与局部、局部与整体的内在联系。五行学说在中医"治未病"学中主要用于预测人体疾病的病理变化,指导疾病的防治。五脏根据五行生克乘侮的理论,在生理上存在着相生相克的关系,病理上存在着相乘相侮的影响。当机体某一脏腑出现问题,必然影响其他脏腑的正常运行。脏腑功能的失调,是其相互滋生、相互制约关系遭到破坏的结果。因此,恢复脏腑之间正常的生克制化关系,便可恢复脏腑之间的功能。通过五行相生相克关系,中医"治未病"以虚实补泻等一系列措施干预五行运动,从而达到平衡五脏功能的目的。五行学说指导下的中医"治未病"的干预方法主要表现在两方面:其一,在相生理论基础上,以"补母泻子"为主要原则,运用滋水涵木、益火补土、培土生金、金水相生等方法;其二,在相克理论基础上,以"抑强扶弱"为主要原则,运用抑木扶土、培土制水、佐金平木、泻南补北等方法。中医"治未病"便是利用五行学说的推演规律,及时采取防治措施,"防患于未病之时",防止五脏疾病的传变,控制疾病的发生与进一步发展。

2. 阴阳学说

《素问·阴阳应象大论》言:"阴阳者,天地之道也,万物之纲纪,变化之父母,生杀之本始,神明之府也。"阴阳是对自然界相互关联的某些事物和现象对立双方的概括,阴和阳既可代表两个相互对立的事物,也可代表同一事物内部相互对立的两方面,事物的发展与变化均是阴阳两方相互作用的结果。"一阴一阳谓之道",阴阳双方通过对立、消长、依存、转化多种形式保持不断平衡运动的状态。人体的生命活动以阴精和阳气为基础,人体正常的生长、发育有赖于阴阳两方面的对立统一与协调发展。

"治未病"的根本在于保护阴阳平衡,守护正气。名医张介宾曾说:"春应肝而养生,夏应心而养长,长夏应脾而养化,秋应肺而养收,冬应肾而养藏。"因此,人体要保持健康无病,必须"法于阴阳",顺应自然阴阳变化的规律。"阳盛则阴病""阴盛则阳病",当人体的阴阳平衡遭到破坏时,疾病始发。疾病在中医八纲辨证中,其性质为里、虚、寒证者属阴,表、实、热证者属阳。"谨察阴阳而调之",医者运用阴阳总纲来辨证能更准确地抓住疾病本质,可为进一步治疗提供指导。道法自然,平衡阴阳,阳盛则滋阴,阴盛则助阳,损其有余而补不足;若阴阳两虚,则以"阴中求阳""阳中求阴"之阴阳双补法,此即张仲景所言:"阴阳自和者,必自愈。""以平为期""阴平阳秘"是中医治未病所追求的健康人体状态,以协调阴阳消长为基础,把握阴阳的对立统一,如此方能保持机体的最佳平衡状态以抵御疾病。

3. 体质学说

中医体质学是在中医理论指导下对人体不同体质的特点及规律进行研究的一门学科。通过体质学说辨识出不同人体的体质类型,根据体质的偏颇进行适当干预,防止疾病发生,这是治未病的重要手段。

体质是人类生命活动的一种重要表现形式,体现了人体功能的综合状态,与健康、疾病密切相关。不同的体质既具有五脏经络、形体官窍、气血津液等基本要素的共性,又有因先天禀赋不同和后天差异所影响而产生的特性。若先天禀赋强,脏腑功能良好,气血津液充足则机体抗病能力强,反之则易感邪发病。后天则受性别年龄、饮食居所、劳作情志等因素影响,使得脏腑功能、气血盈亏、阴阳消长、正气盛衰等要素产生变化,从而出现各种不同状态的体质。《中华中医药学会标准·中医体质分类与判定》根据人体不同的生理、病理特性,将体质类型分为平和质、气郁质、气虚质、阳虚质、阴虚质、湿热质、痰湿质、血瘀质、特禀质九种主要的体质类型。中医认为体质影响疾病的发病性质以及变化趋势。个体不同的体质特征将决定疾病是否发展和传变。如体质弱者,正气不能有效抵御邪气,较易患病,且病后恢复速度较体质强者慢。"正气存内,邪不可干",因此,增强患者的体质可以改善机体的抗病能力,从根本上干预疾病的发生和传变可能,这是未病先防、既病防变的重要方法。通过体质特征的把握,辨识不同的体质类型,分别予以解郁、补气、补阳、补阴、祛湿、活血等温清补泄的方法纠正体质的偏颇状态,从而达到调质防病的目的。通过中医体质辨识,提前做好体质优化,不仅可以改善亚健康状态,增强机体抵抗力,还能预防疾病的发生,控制疾病的传变。

(三) 中医治未病学的辨治原则

1. 整体观念

中医整体观念系统诠释了人与自身、社会环境的和谐关系。除了人体自身脏腑经络、精气血津液在生理、病理下相互影响,人与社会环境亦是相互联系的,如此人才能形成一个"形神合一""天人合一"的有机整体。关于"形神合一",《灵枢·天年》言:"血气已和,荣卫已通,五脏已成,神气舍心,魂魄毕具,乃成为人。"这说明五脏气血是精神魂魄生成的物质基础,而人的精神活动与身体是相互依存的。《素问》有云:"精神不进,志意不治,故病不愈。"因此,在"形神合一"的理论基础上,中医"治未病"不仅仅只是身体上的保健防护,同时也需要注重精神调摄、保障心理健康,这也符合现代生物-心理-社会医学模式。另一方面,中医养生学认为,人与自然是统一的共同体,要保持健康的生活状态,必须维持人与自然规律的协调统一。人是社会的组成部分,社会环境带来的各种变化也能够影响到人体的健康状态。《素问·宝命全形论》曰："人以天地之气生，四时之法成。"另有《素问·四气调神大论》道："春夏养阳，秋冬养阴，以从其根。"这表示人体与自然是息息相关的，人体五脏的生理活动必须"和于阴阳，调于四时"，才能适应外界环境，并与之保持协调平衡。"虚邪贼风，避之有时，恬淡虚无，真气从之，精神内守，病安从来。""治未病"总的指导原则便是以整体观念为指导，调整脏腑、气血、阴阳的失常，平衡人与社会环境、生理与心理之间的和谐稳定，由内而外改善身体状况。《黄帝内经》有言："法于阴阳，和于术数，食饮有节，起居有常，不妄劳作，故能形与神俱，而尽终其天年，度百岁乃去。"这便是对中医整体观念中"形神合一""天人合一"最好的概括。

2. 辨证论治

中医的证是一种状态，是指在疾病发展过程中某一阶段的病理概括，是症状与内在病机相结合的结果。相对于疾病的全过程，辨证对于治疗具有更多的可操作性。因为人体的未病状态仅表现出一定的不适症状及机体功能异常，并无内在实质性病变，所以尚无足够明显的证据可诊断为疾病。这时中医的辨证思想在"治未病"中便突显了优势。辨证首要是从病因、病位、病性和正气虚实等诸多方面进行综合考量，中医能够能动地研究不同"未病"状态时证的表现特征。中医通过四诊合参搜集证候资料，运用中医辨证思维进行分析辨证，既辨人之体质、辨证之性质，又辨病之发展倾向，并遵循中医"治未病"的原则进行分析辨证，最后做出诊断并"对症下药"。根据不同证候，在注重个体差异的同时把握"未病"状态的诊治规律，以理法方药与现代诊疗手段相结合，做到同病异治、异病同治、防治结合，积极防范未病状态，这也是中医"治未病"不可或缺的一条重要原则。中医"治未病"理论在坚持整体观念的同时，一定程度上也体现了以人为本、因人制宜的思想。从这一认识出发，掌握疾病发展变化规律，从整体上预防疾病的传变，从个体上以人为本权衡干预措施，大力弘扬中医学"治未病"的特色和优势，将为中医健康管理的保健与防治工作提供重要的指导性作用。

(四)治未病与健康管理的关系

据中国原卫生部公布的数据显示：我国处于亚健康状态的人数占总人口 73％～77％，慢性病患病率与社会老龄化程度逐年攀升，使得全民健康的需求日益增长，"治未病"理念逐渐得到重视。因此，随着医学的不断发展，社会健康需求不断扩大，"预防疾病与损伤，维持和提高健康"给"治未病"的发展带来了前所未有的机遇。2006 年 3 月，国家 16 部委联合发布了《国家中长期科学和技术发展规划纲要（2006—2020）》，将"人口和健康"作为重点领域之一，明确提出疾病防治重心前移，坚持预防为主，促进健康和防治疾病相结合的方针，研究预防和早期诊断关键技术，显著提高重大疾病诊断和防治能力。2007 年国家中医药管理局贯彻落实全民健康水平战略部署，实施"治未病"健康工程，积极探索和完善以"治未病"理念为指导，融合健康文化、健康管理、健康保险为一体的健康保障服务模式。

健康信息技术是治未病健康工程管理的核心技术之一。其利用信息科学和技术全面支持健康服务改革，通过利用中医"治未病"思想，结合现代科学技术对人体各个时期的健康状态进行各方面的量化评测，建立动态化、个性化的基础健康数据库。应用数据挖掘工具，探索证候度量指标与机体生理病理变化的表象指标，以及社会适应性和心理之间的关联关系，为进一步的健康管理提供可靠证据，促进中国健康服务改革，有利于提高全民健康水平，让人们更加充分地了解自身的健康状况。

在这种时代与技术背景下，中国科研团队结合移动互联网及大数据平台，积极研发中医

"治未病"管理产品,对人体有关的各种信息进行处理、共享和反馈,实现个体化健康状况的智能健康管理。"治未病"智能化健康管理主要表现在三方面:一是数字健康,即开发微型、智能、数字化人体穿戴式多参量医学传感终端等健康管理设备,和以IT和通信技术为基础的疾病预防、健康监测和生活方式管理系统;二是移动健康,即利用移动通信及信息技术应用于整个医疗过程的现代化医疗方式,另称为"移动医疗",它是面向社会的健康管理服务系统;三是智能健康,即研究并建立区域一体化协同的、交互式诊断与干预的智能健康管理服务体系。中医"治未病"健康管理即是采集、传输、存储标准化数据的中介,亦是向被管理者提供健康管理服务的平台。中医"治未病"已逐渐融入国家健康管理服务体系,逐渐建立起健康风险评估、健康促进和干预、疾病预警、主要医学指标的趋势分析、健康管理互动等标准化、规范化、信息化的健康管理方案。

"治未病"理念已形成一个独具特色的医学理论体系,对现今中医健康管理起到重要的主导作用。中医"治未病"与现代科技相融合,多学科交叉,利用大数据平台与电子信息系统,不断升级健康管理的方法、手段,使得健康管理服务更加精准化、明确化。在"治未病"思想的指导下,中医传统医疗健康逐渐发展为以社会需求为基础的新型健康管理产业。"治未病"服务产业发展前景极为广阔,具有很强的市场竞争力。其顺应了当今健康观念的深刻变化和医学模式的深刻变革,既可缓解人口老龄化压力,也能降低慢性病患病率,提高全民健康水平,减缓医疗压力,是医学模式、医疗政策、医疗经济改革和创新的强大推动力,对完善中国医疗卫生保健体系具有战略意义,有利于促进健康中国的长远发展。

第二节　中医健康管理学的科学基础

现代医学模式从以"疾病"为核心的生物医学模式向以"患者"为核心的生物-心理-社会医学模式转变,在经济发展与社会进步的推动下,人们对健康的需求正在发生巨大变化,逐渐追求多元化、多层次的健康服务。

虽然两千多年前的中医学与现代医学有着难以跨越的时间和空间梯度,但是中医"治未病""养生"等思想与现代健康管理理念却不谋而合,具有中医特色的健康管理走进大众视野,无论是从体系、评估手段、管理方式还是效果等方面都得到了前所未有的关注,二者的相结合为解决我国人口老龄化、医疗卫生体系矛盾日益尖锐激化等问题提供了新的思路。中医辨证论治思维能客观描述和评估健康状态的变化过程,避免了西医学注重体检量化指标及实质的病变,而对于未发生器质性疾病的病前状态缺乏干预手段的弊端。把中医"治未病""整体观"的理论、特色技术、方法与手段融入健康管理服务中,对个体的健康状态进行测量,中西医并重发展,才能形成具有中国特色的健康管理服务。

一、管理学科

随着对健康影响因素和有效干预措施研究的不断深入,越来越多的国家认识到传统的医药卫生服务体系和格局已无法适应老龄化、疾病谱变化和生活方式转变等带来的健康需求。如何打造全链条、多层次的健康产业,保障人口健康的同时促进经济发展,满足人群多样化、个性化健康需求,面临严峻挑战。

基于这个瓶颈问题,将现代先进的管理技术引入医学的整合管理的尝试开始出现,并不断成熟完善,学科交叉的优势在这个时候就显现出来,健康管理学科应运而生。

健康管理学兴起于西方国家,是研究人的健康与影响健康的因素,以及健康管理相关理论、方法和技术的新兴医学学科,是对健康管理医学服务实践的概括和总结,包括健康体检、健康指导、健康大数据的分析管理等几方面。这门学科集医学科学、管理科学与信息科学于一体,重点研究健康的概念、内涵与评价标准、健康风险因素监测与控制、健康干预方法与手段、健康管理服务模式与实施路径、健康信息技术以及与健康保险的结合等一系列理论和实践问题,本质上是对健康风险、医疗服务、伤残以及医疗保健花费进行全过程的管理。其主要目的是通过采取对健康危险因素的确认和去除等干预措施,进行疾病预防和管理,通过评估健康风险,帮助人们意识到各类潜在健康危险因素,并且据此提出相应的指导建议,制订最切合个体健康状态的健康干预方案,以此来进行个体化的健康管理。

中医健康管理迎合时代发展需求,以中医理论以及中医状态学为指导,运用整体观念、辨证论治等核心思想,将中医望闻问切的诊疗方法与现代健康管理的理念、模式、技术及方法相融合,提供信息采集、风险评估、健康干预、管理服务,对人体生命活动全过程的健康状态进行动态化、个性化、全面化管理。

不仅如此,中医健康管理既重视个体疾病在时间和空间中的发生发展的动态性和个体化以提升民众的健康水平,也注重多学科优势互补协助群体诊疗大健康体系的建设,完善一体化整合性健康管理服务。

中医健康管理将中医状态辨识与西医体检相结合来评估人体的健康状态,对未病、欲病、已病、病后人群采用中医的诊断治疗方法,从中医健康诊断和评估系统、养生处方学与健康教育培养系统、个体和群体的中医健康管理干预体系、成本与疗效评价健康管理监控系统四方面入手,提供疾病诊疗和慢性病管理、预防疾病与养生保健的理论基础及具体手段,达到有效维护健康、防止疾病发生发展的目的。其涵盖人体的整个生命周期,强调人与自然、社会的整体结合,涉及多领域、多学科并依托现代信息技术所形成的中医特色健康管理模式,正在不断推进中国健康事业的发展。

（一）中医健康管理与现代医学

中医健康管理与现代医学的交汇体现在临床医学、预防医学、营养学、全科医学等多方面。在近年来,随着基因技术和健康理念的发展,现代医学更加注重预防性、预测性、个体化、参与性,强调人的主动性。预防理念与健康管理理念在某种程度上高度集中,都是防患于未然,减少疾病的发生,延缓疾病的进展,使个体乃至群体获得优化生活质量。健康和疾病的动态平衡关系、疾病的发生发展过程及预防医学的干预策略是健康管理的科学基础,在个体尚未被做出临床诊断前,进行有针对性的预防干预,有可能成功地阻断、延缓甚至逆转疾病的发生和发展进程,从而实现维护健康的目的。中医健康管理结合营养学的内容,根据患者的状态变化及风险因素评估,给予个体化、均衡、全面的中医健康管理营养方案。

（二）中医健康管理与心理学

人体各种脏腑的病症都可以反映出人的心理状态,因此,要改善疾病或是祛除疾病,都可以通过调整心理来实现。在健康问题的研究中,中医学尤为重视对人的生理、心理等各种

"紊乱"状态的调治,以最大限度地减少疾病的发生,尽可能帮助患者恢复健康。中医对于情志问题尤为重视,认为"忧思伤脾""大怒伤肝",七情太过皆可伤人,五脏受累,病而由生,于是提倡情志疗法,开导疏泄,通调气机,使五脏平和。这与心理学在一定程度上相似,通过心理疏导,减少消极情绪,达到对不同人群的心理健康管理。心理健康管理是根据心理健康体检结果,对个体或群体提供心理健康训练、心理健康促进、心理问题调适、积极心理开发以及对心理健康风险因子进行预防干预的全面过程,其目的是提高个人或群体的心理健康状态、预防心理问题与疾病发生。中医健康管理其实已经涵盖了心理健康方面的干预。

(三) 中医健康管理与传统文化

《黄帝内经》提到的"是故圣人不治已病治未病,不治已乱治未乱,此之谓也。夫病已成而后药之,乱已成而后治之,譬犹渴而穿井,斗而铸锥,不亦晚乎?"是指医术高明的医生能够未雨绸缪,在病邪潜伏时掌握病情并早期治疗,若病患已经发病再来治疗,就好比口渴了才挖井取水,临到打仗才铸造兵器一般,为时已晚。这段文字是对"治未病"思想的最早概括,已经蕴含着"预防为主"的健康管理思想,与之相关的理论可以视为中医学体系中的健康管理理论基础。

中医学素来重视健康的维护和促进遵循"治未病"思想的指导,在健康状态辨识、养生保健、未病先防、既病防变、瘥后防复等领域积累了大量实践经验,总结形成了独有的理论体系和大量实践方法,是健康管理理论与实践的宝库。其中关于健康状态辨识的理论和方法已在当今我国的健康管理实践中应用,并显现出巨大的潜力;饮食调理的理论和方法在群众生活中广为运用,并有着无可比拟的文化基础和认同;对多因素所致的慢性非传染性疾病的预防、治疗和康复也引起越来越多的关注。因为思维方式和方法论的差异,中国传统中医学与以西方医学为代表的现代医学曾有诸多不和谐,健康管理有可能成为将二者联系起来的桥梁,在"治未病"思想指导下运用现代科学的手段和方法挖掘和传承中医学的宝库,维护和促进人类健康。

(四) 中医健康管理与信息科学

互联网健康医疗包括人工智能、云计算、健康医疗大数据、智能健康医疗设备等多方面。从互联网健康医疗本身出发,应该发挥互联网优势,提升医疗信息网络技术水平,从大数据的运用出发,快速获取有效的数据资源。不管是大数据的分析应用,还是人工智能的投入,归根到底,健康医疗大数据作为核心资源是一切应用的基础。中医健康管理正依托于互联网,将传统医学与现代技术完美契合。

二、信息技术应用

国家中医药管理局发布的《中医药信息化发展"十三五"规划》中提到 2020 年"基本建成统一高效、互联互通、惠民便民的中医药信息化业务平台,创新健康大数据应用,发展'互联网＋中医药',适应深化医改和中医药健康服务快速发展的需求"。

中医健康管理的发展借助于互联网,通过对健康信息进行查询、共享、传输、分析、评估和反馈,创新服务管理,扩大服务范围和提高服务质量,建立新型网络化的中医健康管理模式,为中医健康管理数据库平台、中医健康咨询、精准中医健康管理、慢病中医健康管理、社区中医健康管理、"治未病"健康管理的发展提供思路。

状态辨识是健康认知的落脚点,中医学自张仲景创立辨证论治的体系以来,对健康状态的判断更多地侧重于疾病状态辨识。随着医学模式的转变和健康产业的需要,状态辨识研究中正常状态及疾病前状态的辨识、状态辨识过程和结果的量化,以及各种因素间的兼杂、主次、缓急关系的处理这三方面问题亟须解决,而解决这些问题的突破口应借助现代信息技术。基于中医理论,结合计算机与信息技术,实现对信息数据的实时、动态的收集、分析与储存,具体操作包括采用现代数据挖掘、信息处理等手段,探索表征参数与状态要素之间从定性至定量转变的方法,判断人体状态各方面的演变趋势进行中医健康状态辨识,而不只是单纯描述疾病生物学的结局或变化(痊愈、显效、有效、无效、死亡)的结果;还有采用分析工具处理海量的健康状态表征参数,分析当前的健康状态,筛选易引发疾病的危险因素,挖掘分析健康状态数据与评估健康;并设置智能监控健康危险预警系统,来实现实时评估干预后状态,提供个性化干预方案,反馈及优化干预方案,实现对个人或群体中医健康状态管理,为中医健康管理提供一个良好的平台。目前由福建中医药大学中医健康管理研究中心开发的一款中医智能问诊仪,能为广大群众提供智能动态的健康状态辨识以及相应的养生保健服务。

应用系统科学的原理和方法,借鉴医疗技术相关探索如云计算、数字化医院、智能健康,开展中医健康状态辨识的模型算法研究,是中医基础理论研究领域重大的科学问题。中医健康状态辨识的模型算法研究一方面来自中医原创思维和健康认知理论的指导,另一方面又推动了中医健康理论的丰富与发展。从状态辨识角度开展涉及广泛参数及病证预判定结果的模型算法研究,目前尚属起步阶段,因此全面准确把握中医整体思维、高起点设计健康状态辨识模型算法研究的基本框架,对于中医健康管理的发展尤为重要。

三、精准医学发展

21世纪的医学将从"疾病医学"向"健康医学"发展,从群体治疗向个体治疗发展。"个体化医疗"就是当随着某些外在因素的变化,现有的治疗方案不能与变化的病情相适应。通过及时调整和改变治疗方案,适应病情变化的需要,可达到较高的临床疗效。长期以来现代医学是以"疾病"为研究重点的,侧重于研究人的"病",而忽略研究病的"人"。"个体化"的思想正逐步渗入到医学实践中,这昭示着21世纪的医学将不再是继续以疾病为主要研究对象。迄今已发现的疾病达3万多种,针对单一病因的拮抗疗法使许多疾病仍未能得到很好的控制,诸如过敏性疾病、免疫性疾病、代谢性疾病、心身疾病等,而且大量欲病态人群处于疾病与健康之间的中间状态;同时,辨病治疗带来的"一刀切"方法,在一定程度上阻碍了临床疗效的提高。不仅疾病治疗需要个体化,养生保健同样需要个体化。实践证明以研究"疾病"为主的医学模式是被动的,面临着诸多困惑,因而医学模式必须从"疾病医学"向"健康医学"转变,从"群体医学"向"个体医学"转变,树立以人为本的健康目的。个体化诊疗的提出顺应了医学发展与时代需求,不仅有助于实现医学治愈疾病的基本目标,更有助于实现医学向预防疾病和提高健康水平方向的调整。中医学辨证论治思想是最能体现中医诊疗特色与优势的技术,具有完整的理论体系、独特的临床思维和确切的临床疗效,是建立在整体观念上的个体化诊疗技术。辨证施治是中医学的精华与核心,强调个体的特异性,着重于整体观和时空观的分析。可以看出两者都是以个体化医疗为主,强调每个人的差异及有针对的个性化医疗。这些都给现代医学的发展提供了许多宝贵的经验和思路。

与此类似的是逐渐发展起来的精准医学，所谓"精准医学"，其核心是组学大数据跟医学的组合，以提高医疗诊断的准确度和治疗的效果。随着临床研究的发展，我们有了以基因组为代表的分子水平的人类信息，人们认识到遗传密码所包含的大量信息不仅仅是基因的信息，还有蛋白的信息，之后又发现了很多能够反映人类健康和疾病的信息。所以研究者提出，如果把这些信息应用到临床中，会提高临床的效果，这就是精准医学的本质含义。

但是，仅仅拥有这些遗传密码的信息是不够的。所有遗传密码的信息都是大数据，虽然这些大数据是可以测得的，但要读懂它，就需要发展大数据分析的理论方法和技术。所以，要把这些组学数据应用到临床中，必须结合组学数据和大数据分析方法。"精准医学"的临床使用就是每一次都给对的人在对的时间施加对的治疗，患者看病时医生会有他完整的基因资料，通过全面分析特征数据和疗效数据，然后比较多种干预措施的有效性，而针对基因和疾病来给予对应的精准治疗，是针对特定病患的最佳治疗途径，包含了疗效最佳以及成本效益最佳，乃至进一步减少可能带来较大副作用的过度治疗，相对也可避免治疗不足。这一套方法除了是个人的，也同样可以治疗其他人。而当这一措施启动后可以提高医疗过程数据的透明度，可以使从事医疗者、医疗机构的绩效更透明，间接促进医疗服务质量的提高。

精准医学和中医辨证论治理论中的同病异治、异病同治的概念不谋而合。所谓的同病异治是看上去是一种症状，其实它背后的病机是不一样的，我们不会因为你出现了头痛，我们就说头的一些问题。在中医看来，头痛症状相同，但发病的原因可能不同。如果是头两侧痛，是胆经出了问题；头顶痛，是肝经出现问题；后脑勺痛，是膀胱经的问题；前额痛，就是胃经出了问题；而左边偏头痛和右边偏头痛也是不同的，因为左主肝，右主肺，如果左边偏头痛很有可能是肝血的问题，而右边偏头痛可能是肺气问题。应根据头痛的原因，采用不同的治疗方法。异病同治，是指在不同的器官上表现出来的一些疾病特征，如果是同一种因素导致的，可以采用同一种治法，这是中医从系统的角度来看问题。举个例子，汉末医学家张仲景有个很典型的"异病同治"的案例。两个人，一个心慌、心跳、心烦，另外一个肚子痛，结果张仲景对这两个患者开的是同一个方子，都是小建中汤，用的治法都是温中虚补，其原因在于两人病机相同，都是气血两虚。心脏失养，就出现心慌、心跳，心神失养就出现了心烦，气血两虚，腹部经脉失养，经脉拘挛，就出现了腹部剧烈疼痛，所以都用一个方子来治疗，这就是异病同治，这也是抓病机的体现。中、西医学都致力于找到疾病的因、果、缘和治疗的靶点，并对一种疾病不同状态和过程进行精确的亚分类，最终实现个性化医疗的目的，提高疾病诊治与预防的效益。

现代精准医学精准化是在群体化基础上，利用基因组学技术实现个体化诊疗。精准医学发展既是公众对健康期望的需求，也是临床治疗发展的需求。

社会发展至今，公众对健康的需求也越来越高，不生病、少生病、生小病、早发现、治好病，这是每个人对健康的基本需求，这一需求推动着医学发展方向向着更高的层次前进。由于缺少精准医学的早期诊断指标和技术，很多疾病要发展到症状或者体征非常明显的时候才能被诊断，失去了疾病干预和治疗的最佳时期；疾病的治疗效果评价采用模糊的宏观指标或分子指标，无法准确预测疾病的预后和转归；忽略了患者与疾病个体差异的粗放式治疗手段大大降低了患者可能获得的最佳治疗效果，也增加了疾病治疗效应以外的潜在副作用，其至是额外伤害。精准医学的出现与发展,将极大提高治疗的针对性,以提高疗效,降低潜在副作用。现有的临床医疗模式对待疾病就像面对一座冰山,水上浮现的是患者的症状、体征、病因、临床检查等,而冰山之下的就现在医疗水平所不能了解的大部分。就以肿瘤为例,患者的肿瘤占位性病变可以提高影像学的检查手段确定,可以通过手术、化疗、放疗、生物治疗等手段进行治疗。但是经过一系列的治疗清除肿瘤肿块后,仍然有很大部分的患者在几年内死于肿瘤。其原因就是只看见冰山一角进行处理,而水下部分还未认识到或未有准确的认识,因而缺乏精确的治疗手段,这也是目前肿瘤难治的根本原因。只有精确认识分子水平的发病机制,找到科学合理的治疗措施,才能进行精准治疗。同样,在中医学科里面,辨证论治和整体观是中医的优势,但是过分强调辨证论治则存在治疗上靶向性不足的问题。中医精准化的发展方向是在个体化辨治基础上对群体化规律的探索,主要内容包括基于现代疾病诊断,提高辨病论治精准性;针对临床指标和症状,提高治疗的精准性;基于方药量效关系研究基础上方量、药量的精准化应用等具体内容。中医精准化未来发展的策略是中医的优势与弱势互补,实现模糊与精准、整体与局部、宏观与微观的结合。中药复方是由多种动、植物药和矿物等成分按照"君臣佐使"的原则配伍形成的具有多组分、多靶点、多途径整体作用的特点的组合。因此,应用现代分子生物技术从调节细胞周期、细胞凋亡、细胞新生及与疾病发生和发展相关的多个关键性调控靶点开始,发掘结构新颖、药理活性显著、机制相近或相同的中药成分及其可行的协同效应,多靶点治疗疾病应成为基础和临床精准治疗研究关注的热点和焦点。

　　未来中医精准化的发展方向是在个体化辨治基础上对群体化规律的探索。中医个体化诊疗是基于以人为本、因人制宜的思想,充分注重人的个体差异性;不但注意到了疾病的外因,更注意患者的内在因素,难能可贵的是还考虑到内外因之间的联系,我们可以称之为"缘",从而进行个体医疗设计,采取优化的、针对性的治疗干预措施,使之更具有效性和安全性,并据此拓展到个性化养生保健以及包括人类生命全过程,从而实现由疾病医学向健康医学的转化。基于网络、大数据分析,基于代谢组学、基因组学、蛋白组学等各类组学的发展,充分体现现代多学科交叉的技术,实现中医在个体化基础之上的群体化的研究,这也是中医健康管理的重要基础。中医健康管理不同于既往的西医体检,它不仅仅专注于生化指标、病理标本的收集,更多的是从整体出发,突出把人作为一个整体,强调天人合一、形神一体、四季养生、预防为主的方法,尤其注重调动患者的积极性,把"治未病"操作的主体由医者转为未病者,是一个具有中国特色的疾病预防控制体系。

　　中医健康管理强调的个体化诊疗是基于以人为本、因人制宜的思想,充分注重人的个体差异性,同时又满足大范围群体的诊疗管理,进行个体与宏观相结合的优化医疗设计,使之在具有效性和安全性的同时,有广泛的实用性,并据此拓展到群体乃至人类生命全过程。

　　中医健康管理是指对全社会的个人或群体的健康进行全面监测、分析、评估、提供健康咨询和指导,以及对健康危险因素进行干预的全过程。干预的对象是全样本而非抽样,研究的方法是大数据分析处理而非简单对照。健康管理是以个人和人群的健康为中心,借助医学、管理学和信息技术,通过制订具体实施方案来实现的。以人为本,以天人合一、形神一体的整体观念和"治未病"理论为指导,以中医健康养生保健指导为主要手段,以未病者或病者为主体,以自我饮食、运动、情志及起居养生为基础,以医助为辅,给予非药物或药物干预,从而构建科学的健康管理体系。通过健康理念的教育，提高人们健康素养，加强自己健康的第一责任人意识，从饮食起居、导引吐纳、道德修养和情志养生等多个角度着手，将中医学与个人生活融合在一起，贯穿始终。以人为本，是强调发挥本人的主观能动性是防治疾病的关键因素。

第三节　中医健康管理学的服务基础

党的十九大报告指出，要实施健康中国战略。随着经济全球化的深入发展，传染病疫情、抗生素耐药等跨国播散的公共安全威胁日益严峻。如果出现重大疾病流行而解决不好，就会造成人心恐慌、社会不稳，甚至消解多年社会经济的建设成果。实施健康中国战略，就是要坚持问题和需求双导向，最大限度降低健康危险因素，全面提升医疗卫生发展水平。人民健康是民族昌盛和国家富强的重要标志，要完善国民健康政策，为人民群众提供全方位、生命全周期健康服务，充分发挥中医药作用，维护人民健康福祉。深化医药卫生体制改革是我国医疗服务领域的重要举措，当前社会人口老龄化问题日趋明显，要求我们不断转变卫生服务理念，加强对慢性疾病的管理，牢固树立大卫生、大健康理念。在此社会背景下，如何建立科学合理的中医健康管理服务体系也将是我国医药卫生事业发展的重要战略。本书将从医疗体制改革、老龄化社会及慢性病管理三方面进行论述。

一、医疗体制改革

自中华人民共和国成立以来，我国的医疗体制改革取得了巨大的成就，建立了覆盖全民的医疗保障网，基本医疗保险参保人数超过 13.5 亿人，参保率稳定在 95％以上。医改的目标是重建医疗卫生制度，强调政府主导和公益性。医疗卫生自身的经济特征决定了政府在其中的主导作用，政府对医疗卫生不能撒手不管。医疗卫生的信息不对称特性要求我们必须借助于政府"有形的手"来提高效率。医疗卫生事业要求由政府来提供保障，确保国民的基本生存，实现人的生存价值。医疗卫生事业承载着社会公平，享受健康和幸福是人的基本权利。界定市场和政府在医疗卫生中的作用时，我们应更多地倚重于政府作用。新医改始于 2003 年"非典"带来的公共卫生危机，此次危机集中暴露了我国医疗卫生体制的深层问题。经多方探讨与不断修订，2009 年 4 月医改方案最终出台，中共中央、国务院发布了《中共中央国务院关于深化医药卫生体制改革的意见》和《医药卫生体制改革近期重点实施方案（2009—2011）》，之后国家通过发行国债等方式筹集资金大力完善疾病预防控制体系、医疗应急救治体系、疫情监测网络和重大疾病防治等。医疗改革推行的第一阶段主要做了四件事：第一，在预防方面，争取让老百姓不得病、少得病、不得大病，促进基本公共卫生服务逐步均等化；第二，在看病方面，努力健全基层医疗卫生服务体系，推进公立医院改革试点；第三，在吃药方面，初步建立国家基本药物制度；第四，在报销方面，加快推进基本医疗保障制度建设。医疗改革是一个世界性难题，连医疗保障制度比较完善的美、英等发达国家也在不断改革探索中。我国是发展中国家，农村人口占多数，推动医改的难度更大。"方向明确，前景光明，但我们要做好长期奋斗的准备。""中国的医改，必须从中国国情出发"，他国的医疗体制虽可借鉴,但我国是大国,贫富差距巨大,所以我们的医疗改革必须从国情、国力包括医疗保障、医疗服务体系的基础和公立医院的现状出发,制定符合中国国情的医改政策措施。

改革开放以来,中国医疗体制发生了翻天覆地的变化。与整个经济社会市场化的大环境相适应,中国的医疗部门经历了众多制度变革。在医疗保障方面,改革前覆盖了大多数国人的城市单位制医疗保障制度(即公费和劳保医疗)和农村合作医疗制度逐渐退出历史舞台。在城市,单位制医疗保障逐步为社会医疗保险所取代,而在农村,各级政府正在为建立新的医疗保障体系而奋斗。在医疗服务方面,各种类型的医疗服务提供者,尤其是医院,已经全面走向市场化。目前,中国的医疗体制改革来到了一个新的十字路口。"看病贵"和"看病难"的问题,以及医疗保障覆盖的不公平性已经成为当前中国急需解决的社会问题。健全医疗保障体系具有一石二鸟之效,一来可以解决社会的不公平问题,二来可以缓解所谓的"看病贵、看病难"的问题。医疗体制中出现的种种问题已经引起全社会的关注,政府对此也高度重视,将医疗体制的进一步改革提上了议事日程,要求继续深化医疗体制的市场化改革。我们认为,中国医疗改革的正确药方恰恰不是放弃市场化,而是走向"有管理的市场化",通过一定的制度安排,促使医疗服务市场上买卖双方的力量达到或接近某种平衡,从而保持其社会公益性。改革的方向基本上是明确的,即在现有大的制度架构维持不变的情况下通过渐进改革逐步实现全民医保。

"看病贵"和"看病难"的问题基于医疗服务提供者常常对患者进行重复检查、不必要的检查、开大处方等。对于这一问题的根源,无论各方意见如何,但大家众所公认的一个事实是,政府对医疗卫生事业的投入相对来说越来越少,而全社会投入医疗卫生的资金主要来自民众的腰包。这样一来,全社会的医疗资源配置由未受管制的市场力量所主宰。在这样的情况下,大部分医疗资源流向了医院,而且越高级的医院吸收的资源越多,从而一方面导致了低级的、基于社区的(或基层的)、农村的医疗机构服务量不足,效率滑落,另一方面导致了医疗资源日益向城市(尤其是大城市)、向高级医院集中。

"大医院人满为患,小医院门可罗雀""全国人民上协和,不到协和心不死",这是我国医疗资源配置不平衡的一个缩影。医疗卫生资源配置局面往往不仅会导致医疗服务可及性的分布不公平性,而且还会导致有限资源的浪费。近年来,我国有序推进了分级诊疗制度建设,促进了医疗卫生服务供给侧的优化,推进了医疗卫生服务模式的升级转型。医疗卫生供给侧改革要解决周期性、总量性、结构性问题,务必强化守职尽责的担当意识,树立克难奋进的必胜信念,坚定不移地把医疗卫生供给侧改革推向前进。其意义重大:一是深化医疗卫生供给侧改革有利于提升全民健康获得感。健康是幸福生活的重要基础。医疗卫生的基本使命是保障全民健康。当前我国医疗卫生领域的主要矛盾是供给相对滞后于人民群众迅速增长的需求,而矛盾的主要方面在于供给不合理,"看病难、看病贵"是这一矛盾的主要表现形式,因病是致贫返贫的重要因素。二是深化医疗卫生供给侧改革有利于提高医务人员尊严感。医疗卫生供给的本质是服务,根本是要以人为本,关键是对人才的拥有。医疗卫生智力密集、技术密集、劳动密集,医疗机构是供给的主阵地,医务人员是供给的主体,要深化改革,精炼医疗人员的培养方案,提高医务人员的工作积极性。三是深化医疗卫生供给侧改革有利于增强社会公众认同感。当前我国医疗卫生供给总量不足与结构扭曲并存,一系列医疗突发事件表明,供给侧改革迫在眉睫。强力维护群众切身利益,增加人们的社会责任感。

面对医疗卫生改革,我们提出了中医健康管理。中医健康管理的功能是提供"五位一体"的服务,即融预防、医疗、保健、康复、健康教育为一体的服务;其特征是提供有效的、经济的、方便的、综合的、连续的、覆盖全民的卫生服务;其宗旨是解决社会主要的卫生问题,满足人民的基本卫生服务需求,可以有效避免重复医疗,追求更高层次的医疗服务。

在医疗卫生改革中要充分发挥中医药和民族医药在防病治病中的重要作用,是基于对中医药"简、便、验、廉"特色优势的深刻认识,完全符合我国的现实国情和卫生事业、中医药工作的发展现状。中医药作为我国独具特色的卫生资源,和西医药共同担负着维护和增进人民健康的重要使命,是中国特色医药卫生事业不可或缺的重要组成部分。中医药作为我国原创的医药科学,是我国具有自主创新潜力的领域,它对建设创新型医学事业具有十分重要的意义。中医药作为有效防治疾病的手段,其对疾病的认知方法和治疗理念,与当今健康观念的深刻变化和医学模式的深刻变革趋势是一致的。这顺应了21世纪医学发展的新趋势和世界医药市场的新需求,展示出了强大的生命力和广阔的发展前景。中医药作为我国优秀文化的瑰宝,蕴含着丰富的人文科学和哲学思想,是我国文化软实力的重要体现。

21世纪的医学将从"疾病医学"向"健康医学"发展,以人的健康为研究对象与实践目标的健康医学将是未来医学发展的方向。个体化诊疗是基于以人为本、因人制宜的思想,充分注重人的个体差异性,进行个体医疗设计,采取优化的、针对性的治疗干预措施,使之更具有效性和安全性,并据此拓展到个性化养生保健以及包括人类生命前期的生命全过程,从而实现由疾病医学向健康医学的转化。因此,在传统理论的指导下,运用现代信息技术结合先进管理技术进行研究,实现动态化的健康跟踪、智能化的健康评估与个性化的健康干预,完善现代中医个体化健康管理服务也必将进一步促进中医药事业的大发展,推动中医学的现代化进程,满足人民群众对中医药预防、养生、保健、康复的不同需求。中医健康管理理念对我国医疗体制的改革具有重要意义。第一,健康管理理念包含了中医药的特色和优势。如《黄帝内经》所述:"圣人不治已病治未病,不治已乱治未乱,此之谓也。夫病已成而后药之,乱已成而后治之,譬犹渴而穿井,斗而铸锥,不亦晚乎?"第二,健康管理理念能为国民的健康护航。中医思想的"辨证施保",关注到疾病的发生前、发病、预后转归、病后等方面,能提高生存质量,明显降低疾病的发病率、后遗症、死亡率来延年益寿。第三,中医健康理念能降低医疗费用。中医的防治原则始终贯穿着以人为本的思想,要求医者在准(辨证准)、精(用药精)、廉(价格低廉)、便(使用方便)上做文章。所以,将中医健康管理的特色和优势加以发扬,在人们未病之前采取应对措施而不是病后用药,将会给民众带来更多的健康利益,也将节省更多的医疗费用。第四,健康管理理念能促进医学科学的发展。21世纪的医学应以人类健康作为医学研究的主要方向,而以大数据结合、克服传统中医缺陷的中医健康管理无疑是顺应时代方向的。

二、老龄化社会

老龄化社会是指老年人口占总人口达到或超过一定的比例的人口结构模型。按照联合国的传统标准是一个地区60岁以上老人达到总人口的10%,新标准是65岁老人占总人口的7%,即该地区视为进入"老龄化社会",若65岁以上人口比例超过14%,叫作"老龄社会"。2009年10月26日,在中国传统节日重阳节到来之际,中国正式启动了一项应对人口老龄化的战略研究,以积极应对持续加剧的人口老龄化危机。

我国老龄化呈现"未富先老"的特征。由于老龄化的加速,老年抚养比由1964年的6.4%上升到2002年的11.6%,城镇离退休人员由1978年的314万人增加至2002年的4223万人,24年内增长了12.4倍,与在岗职工的比例由1978年的31人降为2.5人,离退休金由1978年的17.3亿元增至3646亿元,增长了210倍,年均递增25%,按可比价格计算,实际递增了18.9%,快于同期国内生产总值递增9.4%的速度,占国内生产总值的比例由0.5%上升至3.6%,上述数字均反映了城镇离退休金的增速快于经济的增速。

瑞典、日本、英国、德国、法国等发达国家在进入老龄化时,人均GNP已达1万~3万美元,在全球72个人口老龄化国家中,人均GNP达1万美元的占36%,3000~1万美元的占28%,而我国在2002年只有980多美元,就提前进入了老龄化。这说明我国经济发展水平尚处于世界中下水平时,老龄化程度却已进入了发达国家的行列,呈现了"未富先老"的特征。老龄化的加速对经济社会都将产生巨大的压力。

我国老龄化问题存在阶段性和累进性。自我国改革开放以来,由于人口结构的特殊性导致人口的出生率是忽高忽低。在改革开放以来我国鼓励生育,因此,在20世纪70年代后出现了两次生育高峰,自实行计划生育以后导致出生率骤然下降,老龄化速度加快。我国老龄化的另一个特点便是人口老龄化在空间上存在很大的不平衡现象,东西部、城乡发展老龄化不平衡,城市的老龄化要比农村快得多。

我国经济发达地区率先进入老龄化。据2002年人口抽样调查,65岁及以上人口占全国人口的平均比重为8.2%,比2000年人口普查的7.0%高1.2个百分点;按地区分,老龄化程度以上海最高,达13.4%,进入8%以上的地区是浙江(11.2%)、北京(10.8%)、天津(10.7%)、江苏(9.9%)等14个省市,总人口达6.9亿人,占全国总人口的54%,西北地区和云、贵、藏等17个省区均在8%以下,呈现了经济发达地区率先跨入老龄化社会的特点。按城乡分组,2000年人口普查,城镇老龄化比例为7.3%,高于农村6.3%的1个百分点。

我国老年人生活质量有所提高。据老龄科研中心2000年年底对20个省2万多名60岁以上老年人的抽样调查显示:在1992—2000年的8年中的平均收入水平,城市老人增长3.1倍,农村老人增长1.7倍;城市老人每户拥有住房3间多,户均面积约70平方米,90%以上的老人有单独住房,农村老人户均住房4间,面积达80多平方米;城市老人主要家电已基本普及,农村老人户电视机普及率已达76%;对生活的满意度,城市达70%,农村达60%。

我国老龄化速度过快,社会养老压力加大。劳动年龄人口负担老年人口的系数,据2002年抽样调查为11.6%,比1982年的8.0%上升了3.6个百分点。随着生活水平的提高,传统的几代同堂已逐步解体,老少分住、家庭小型化已成为必然趋势。

城镇离退休人员增长过速,企业负担过重,养老金入不敷出。1978年31个职工有1个退休人员,2002年2.5个在岗职工中就有1个离退休人员,反映了离退休人员增长过速,给国家和企业增加了沉重的负担。由于养老保险金在"文革"后没有按规定预留,中断了养老保险金的提取和积累,养老保险的隐含负债的补偿问题并没有得到解决,据有关专家的估算缺口高达5万亿元左右;一些效益差的企业欠交保险费的现象很普遍,累计欠交达1500亿元,致使社保基金不足,个人账户空账运行,给养老保险造成了很大困难。

我国城乡老人收入水平较低,增长慢。首先是城镇人均离退休金的增幅低于在岗职工工资的增幅,人均离退休金相当于平均工资的比例呈逐年下降趋势,政府虽采取措施补发了大量被拖欠的退休金,但至 2002 年还有约四分之一的离退休人员不能足额领取。据社会保障杂志社调查,退休金不能足额发放的占 18.4%。越是退休早,收入越低,一般只有 300~500 元。由于退休人员退休金增长慢、部分退休金被拖欠,使部分老人生活拮据,约有五分之一入不敷出,五分之一略有结余。

农村养老金制度受农民收入增长慢的制约而进展缓慢,老年人主要靠家庭养老,由于青壮年大都外出打工,加大了老年人的劳动负担,七八十岁还需以劳动谋生,只有部分富裕地区建立了养老金制度。

我国老人服务和养老方式面临挑战。全国约有 2340 万 65 岁以上的空巢老人,据一些大城市调查,空巢家庭已占 30%,京、沪、津大城市已达 30% 以上;第五次人口普查,在 65 岁以上老年人中,80 岁以上的高龄老人有 1199 万人,占 13.6%,丧偶的老人占 38%。此外,患慢性病和老年痴呆症的就有 1000 多万人。以上几类老人共有几千万人,他们急需社会养老和社区服务。

随着独生子女家庭的增多、家庭的小型化和市场经济的发展,传统家庭养老已面临挑战,代与代之间的孝道、赡养、照料老人的观念日益淡化,家庭对老人提供最基本生活保障的传统不断削弱,获得子女经济支持的老人比例下降,在精神慰藉方面更为缺乏,还有一些虐待老人和侵权、占据房产与财产的现象时有发生,对老人身心健康带来较大冲击,一些孤独老人因无人照料导致早亡等现象应引起社会关注。传统的养老方式和观念应向社会养老转变,而当前社会养老和社区服务都还较为薄弱。据调查,全国约有 1400 万老年人要求进入老年福利机构养老,而各类福利院的床位只有 100 多万张,远远满足不了老年人的需要,但当前也存在养老机构总量满足不了需要和养老院利用率不高的矛盾,利用率远低于发达国家老人进福利院 5%~7% 的社会供养比例。

我国医疗保险覆盖率低,农村缺医少药。老年人是疾病的高发人群,据原卫生部调查,老年人发病率比青壮年要高 3~4 倍,住院率高 2 倍,老人因病和高龄老人生活不能自理的有 1000 多万人。而且,我国城镇医疗保险覆盖率较低。农村老年人由于医疗资源分配不合理,缺医少药、看不起病的现象更普遍。

城乡老年人不能得到完全的医疗保障,主要原因是政府投入的卫生支出增长缓慢、比例下降,其次是医疗费用增长过快。综合医院每一诊疗人次的医疗费,由 1990 年至 2002 年上涨了 8.1 倍,同期平均每一住院者的医疗费上涨了 6.6 倍,医疗费的上涨幅度超过了城乡居民收入的增幅和承受能力。由于广大农村缺乏基本的养老和医疗保障,致使全社会的养老、医疗保障的覆盖面均较低,基本保障的覆盖面还达不到国际最低标准。

我国老龄化增速快于世界。无论是增长速度还是比重,我国都超过了世界老龄化的速度和比重。到 2020 年我国 65 岁以上老龄人口将达 1.67 亿人,约占全世界老龄人口 6.98 亿人的 24%,全世界 4 个老年人中就有 1 个是中国老年人。发达国家老龄化进程长达几十年至一百多年,而我国只用了 18 年(1981—1999 年)就进入了老龄化社会,而且老龄化的速度还在加快。

2016 年 1 月 22 日人力资源社会保障部新闻发言人李忠指出,中国已经逐渐进入老龄化社会,截至 2014 年,60 岁以上老年人口达到 2.1 亿,占总人口比例的 15.5%,其中 2.1 亿人里有将近 4000 万人是失能、半失能的老人。据有关部门预测,到 2035 年老年人口将达到 4亿人,失能、半失能的老人数量会进一步增多。

自 20 世纪 90 年代起,人口老龄化对各国的经济社会发展产生了多个维度的影响,因而成为各方关注的焦点。大部分研究认为人口老龄化将造成劳动力供给下降、储蓄率下降、养老和医疗支出激增及经济增长停滞等后果。根据国家统计局数据显示,截至 2017 年年底,我国 65 周岁及以上人口为 1.58 亿,占总人口的 11.4%,且无论是规模还是占比都呈现出加速上升的态势。在可预见的未来,人类的平均预期寿命还会继续延长,而总和生育率却很难再回到过去的高水平,老年人口占比上升会是一个必然的趋势。

目前,我国正处在“老龄化”阶段,根据经济合作与发展组织(Organization for Economic Co-operation and Development, OECD)的人口发展预测,到 2030 年,我国 65 岁以上人口比重将超过日本,成为世界人口老龄化程度最高的国家,因此我国有向“老龄社会”迈进的必然趋势。与其他发达国家相比,我国人口的迅速老龄化还伴随着人口基数大、未富先老、未备先老、老龄化与“家庭小型化”相伴随等特点。由此,随之而来的对于健康维护与管理的需求也随之增长,传统的医疗服务模式已经难以满足这种日益增长的需求。

应对我国老龄化产生的挑战,应从以下几方面进行缓解。

第一,要改变传统的观念,向积极老龄化转变。我国老龄化速度是越来越快,若是我国老龄人能够充分发挥能动作用,必然会在一定程度上大大减弱老龄化的负面影响。应当使老年人群成为社会发展的建设性力量,使社会成为不分年龄、人人共享的社会。

第二,要积极建设一个以家庭为养老模式为基础的多元化的养老模式。我国传统的“父母在,不远游”的思想就宣扬了养老责任高于个人发展的理念。家庭养老模式相对于其他养老模式而言表现出了强大的生命力以及优越性,虽然这种养老形式随着社会的发展逐渐发生了改变,但是我国仍然应坚持这种养老模式不动摇。另外,为更好地适应老龄化的挑战,国家还必须积极地建立一套完善的社会养老服务模式,成为家庭养老模式的有益补充。

第三,我国应进一步推进老年立法,使得老年人的权益得到很好的维护。我国在 1996年颁布了老年人权益保障法,但是还不够规范,法律的建设仍然滞后于老龄化的发展。

最后,我国应实行比较具有弹性的退休制度,使得老年人才能够被合理地利用。我国可以适当借鉴国外的一些经验,针对一些具有技术含量的行业,可以有选择地适当提高退休年龄,缓解人口老龄化的压力。另外,为能够更加合理地利用人才,各地可以建立相应的老年人才市场,使得部分老年人才能够得到很好的利用。

健康老龄化的实质在于促进老年人与社会的融合,其一方面强调通过社会的支持,提高老年人生活质量;另一方面强调通过老年人主动积极地参与社会各项活动,促进健康老龄化社会的实现。此理念对于老年健康服务产业的发展具有重要指导作用。实施健康管理对提高老年人群健康素养和生活质量,实现健康老龄化具有重要的现实意义。近年来,中医“治未病”理论为老年预防保健和健康管理提供了科学的理论支撑和工作方法,在应对策略的制定以及老年健康管理的实践等方面被广泛应用,取得了许多宝贵经验。

当前,我国老年中医药健康服务已全面展开,老年中医医疗机构建设得到加强,老年中医养生保健服务广泛开展,中医药参与养老服务不断创新深化,中医药防治老年常见病取得了一定成效。中医药在养老卫生服务中的应用优势逐步显现,其具有社会基础的广泛性、"治未病"理念的适宜性、老年病种的针对性与方法技术的适用性四大特点。

中医健康管理作为 21 世纪的新兴学科,具有中医独特的理论和技术优势,受到了多方面的广泛关注。中医健康管理就是运用中医学"治未病""整体观念""辨证论治"的核心思想,结合现代健康管理学的理论方法,通过对健康人群、亚健康人群及患病人群进行中医的全面信息采集、监测、分析、评估,以维护个体和群体健康为目的,提供中医方面的健康咨询指导、中医健康教育以及对健康危险因素进行中医相关的各种干预。千百年来大量的医疗实践证明,中医药在促进人类健康方面具有独特的优势。中医学以天人合一的整体观、因时因地因人制宜的动态辨证观、中医"治未病"思想作为基石以维护人类的健康。中医"治未病"包含中医养生学、中医体质学等理论方法,它强调人们平素应该注重保养身体,培养正气,并根据体质偏颇的不同,结合运用传统中医疗法,以祛除病邪,扶助正气,使人体气血冲和,经络通畅,阴阳平衡,提高机体的抵御病邪能力。在中医"治未病"原则的指导下,中医对于各种疾病的预防,尤其对亚健康防治有着积极意义,逐渐为人们所公认和接受。同时,中医学的辨证论治思维则能客观描述和评估健康状态的变化过程,而不是局限于现代医学对疾病危险因素的评估。因此,中医在整体上对个人的健康状态进行衡量,是真正意义上的个体化健康管理,将"治未病"的内容与健康管理的各流程相结合,是具有中国特色的健康管理。

健康管理的核心是健康风险的评估和控制。中医健康管理系统为适应社会对健康的需求,发挥中医养生保健的优势,满足"治未病"需要,将中医"治未病"的有关理论与现代科学技术相结合,利用现代科学技术凝集众中医的智慧,实现"简、便、廉"地对普通人群健康状况进行评估预测,根据健康状况提出相应的中医健康养生保健计划,以确保实现预定的健康目标。

目前,已有学者开展了以中医状态辨识为核心的中医健康管理服务模式的研究,探索性地研究了一些中医健康信息采集系统及仪器设备,借助互联网、人工智能等现代科学技术,运用健康信息采集系统、中医状态辨识系统、风险预警系统等系统,逐步建立起较为完整的中医健康服务体系;同时,利用互联网、物联网等技术手段创新老年健康服务业模式,为老龄化社会的中医健康管理服务提供了新的思路与方法。

三、慢性病管理

随着社会经济的发展、生活水平的提高以及社会压力的加大,我国人群的疾病谱和死因谱发生了重大变化,以心脑血管疾病为代表的慢性非传染性疾病(以下简称慢性病)发病率逐年上升,甚至还出现了年轻化的趋势,已成为我国重要的公共卫生问题之一。

常见的慢性病主要有心脑血管疾病、癌症、糖尿病、慢性呼吸系统疾病,其中心脑血管疾病包含高血压、脑卒中和冠心病。慢性病的危害主要是造成脑、心、肾等重要脏器损害,易造成伤残,影响劳动能力和生活质量,且医疗费用极其昂贵,增加了社会和家庭的经济负担。慢性病由于其发病率高、病因复杂、知晓率低、控制率低、病程长等特点,对人群健康影响显著,社会负担增加明显,严重吞噬着我国经济发展的成果,这不仅是我国重要的公共卫生问题,也是当前世界面临的重大健康威胁。

　　我国居民慢性病情况：① 患病情况：2012 年全国 18 岁及以上成人高血压患病率为 25.5%，糖尿病患病率为 9.7%。根据 2013 年全国肿瘤登记结果分析，我国癌症发病率为 235/10 万，肺癌和乳腺癌分别位居男、女性发病首位，10 年来我国癌症发病率呈上升趋势。② 死亡情况：2012 年全国居民慢性病死亡率为 533/10 万，占总死亡人数的 86.6%。心脑血管疾病、癌症和慢性呼吸系统疾病为主要死因，占总死亡人数的 79.4%。其中心脑血管疾病死亡率为 271.8/10 万，癌症死亡率为 144.3/10 万，慢性呼吸系统疾病死亡率为 68/10 万。标准化处理后，除冠心病、肺癌等少数疾病死亡率有所上升外，多数癌症、慢性阻塞性肺疾病、脑卒中等慢性病死亡率呈下降趋势。③ 相关危险因素：吸烟、过量饮酒、身体活动不足和高盐、高脂等不健康饮食是慢性病发生、发展的主要行为危险因素。我国现有吸烟人数超过 3 亿，15 岁以上人群吸烟率为 28.1%，男性吸烟率高达 52.9%，非吸烟者中暴露于二手烟的比例为 72.4%。2012 年全国 18 岁及以上成人的人均年酒精摄入量为 3 升，饮酒中有害饮酒为 9.3%；成人经常锻炼率为 18.7%。

　　WHO 调查显示，慢性病的发病原因 60% 取决于个人的生活方式，同时还与遗传、医疗条件、社会条件和气候等因素有关。在生活方式中，膳食不合理、身体活动不足、烟草使用和有害使用酒精是慢性病的四大危险因素。

　　中国工程院院士、中华预防医学会会长王陇德表示，体能消耗过少，包括体育锻炼过少和日常活动的减少是慢性病发生的首要因素。因此，他建议每周至少要锻炼 3 次，且平均每次半小时以上。最佳的锻炼时间是下午 4～5 时，其次为晚间饭后 2～3 个小时。锻炼的方式以有氧运动为主，包括快走、慢跑、游泳等耐力型运动和器械、哑铃、拉力器等力量型的运动。他建议，耐力型和力量型运动要结合，即便是 65 岁以上老年人每周也应该进行 2～3 次 8～10 种的力量型锻炼。

　　除此之外，王院士提出 16 字"健康箴言"：合理膳食、适量运动、戒烟限酒、心理平衡。"吃饭先五六个肉菜，然后上一个素菜'点缀'，最后上水果，这是我们宴请的一般顺序。"王陇德说，这样的就餐顺序其实跟人体的消化过程是相反的。合理的膳食可以用"十个网球"原则：每天食用的肉类不超过 1 个网球的大小，每天食用的主食相当于 2 个网球的大小，每天食用的水果要保证 3 个网球的大小，每天食用的蔬菜不少于 4 个网球的大小。此外，每天还要加"四个一"，即 1 个鸡蛋、1 斤牛奶、一小把坚果及 1 块扑克牌大小的豆腐。

　　2012 年，原卫生部、国家发改委等 15 个部委联合印发了《中国慢性病防治工作规划（2012—2015 年）》，提出开展中医特色健康管理，将中医药优势与健康管理结合，以慢性病管理为重点。这是我国政府针对慢性病制定的第一个国家级的综合防治规划，通过明确我国慢性病管理规划，提出"将健康融入所有政策"的理念，即要从大健康、大卫生的角度出发，建立多部门参与和协调一致的有效机制，并将慢性病管理与医疗体制改革的推行及健康产业的发展等改革动向紧密结合，以促进公众健康。慢性病管理是指对慢性病个体进行教育、支持和管理的医疗服务，是健康管理的重要内容，其宗旨是调动老年个体、群体及整个社会的积极性，有效地利用有限的医疗卫生资源，以最小的投入获取最大的慢性病防治效果。其管理过程分为四方面：综合功能评估，制订可行的管理目标，根据目标制订管理计划，定期随访。目前，我国慢性病管理呈现出四大趋势：其一，管理对象范围扩大，由针对患者的"个案管理"，到针对病种的"疾病管理"，再到针对全人群的"健康管理"；其二，管理病种规模扩大,即由单病种防治,到对慢性病整个类型加以重视,再到向多病种综合管理发展,慢性病管理工作由"点"到"线"到"面",呈现出立体化倾向;其三,医疗模式由"有病医病"的被动状态转变为"未病先防"的主动状态;其四,管理服务公平性日趋完善,慢性病受到越来越多的重视,配套政策和措施也正逐步完善。

慢性病已经成为严重威胁人类健康的公共卫生问题。国外对慢性病管理模式的探索起步较早,已设计多种慢性病管理模式,以下三种管理模型已在世界各国得到广泛的认可和应用,学习其慢病管理成功经验和管理理念,对于我国慢病管理的发展有着重要的借鉴意义。

(一)慢性病管理模型(CCM)

美国是最早研究及初步应用 CCM 的国家,为动员政府、医护人员、患者均参与到管理活动当中,政府在政策上支持,把慢性病管理工作作为公共卫生服务重点投入的项目。此模式覆盖性广,调动了个人、集体、社会的积极性,增强了全民的健康意识,强调医疗资源的优化配置,满足了慢性病患者的健康需求,从根本上延缓了并发症的发生、发展,降低了医疗费用,提高了美国整体的健康水平。尽管这样,美国的慢性病管理仍存在一定的缺陷,由于缺乏经验和总结,并不能扭转慢性病"三高三低"的态势。据统计,美国成年人中慢性病患者比例高达 50%,其导致的死亡占总死亡人数的 70%,所产生医疗费用占美国总医疗费用的 86%。

近年来,随着信息技术的快速发展,美国学者开始重视医疗信息化建设,将信息技术应用到慢性病管理领域,在 CCM 基础上构建出慢性病远程管理模式,其主要是以家庭为基础的无线设备和应用程序,将网络技术应用到慢性病管理的领域,建立慢性病患者的专项档案,实时监测慢性病患者的相关指标,并上传患者院外的用药、治疗情况及病情控制情况,根据慢性病分级管理,一旦出现异常数据,经过专业培训的慢性病管理医生会及时联系患者、调整治疗方案,同时医护人员会为患者提供关于慢性病管理方面的相关知识,适时提醒慢性病患者加强自我管理。此模式同时可帮助临床医生对慢性病患者进行个体化、系统的干预,实现慢性病的全程动态管理,建立有效的信息化、个性化、系统化、管控同步化的慢性病管理模式,并实现慢性病患者的个体化家庭自我管理,合理利用医疗资源,显著改善了卫生保健的现状。通过远程网络的系统管理,慢性病患者的生活及行为方式得到极大改善,慢性病的发病率、病死率、致残率明显降低,从而达到促进健康、提高生活质量的目的。

(二)慢性病自我管理计划模型(CDSMP)

自 20 世纪 70 年代开始,一种新型慢性病健康管理模式在芬兰出现,其通过改善人群的生活、行为方式,发挥基层及社区卫生服务中心的预防功能,从根本上消除了危险因素。该模式的特点是与基层、社区团结合作,强调改变环境及社会规范,构建适当的流行病学和行为学研究框架,对慢性病患者行为进行良好的监测和干预,并定期由国家公共卫生学院进行慢性病健康管理项目评估。该模式鼓励基层及社区居民全面积极参与到管理活动中来,把基层、社区及其范围内的居民作为管理单元,并争取政府协助,确定管理单元中的健康问题及需求,动员管理单元的资源,使得管理单元的问题得到有步骤、有计划地预防和解决,培养慢性病患者自主监测、互相监测的意识,显著提高慢性病的管理水平,促进管理单元医疗水平的发展。这种模式不仅改善了人群健康状况,极大提高了其生命质量,而且还显著降低了医疗费用,得到了 WHO 的高度赞赏,并建议向全世界各国推广。

CDSMP 于 20 世纪 90 年代由美国斯坦福大学患者教育研究中心的学者 Kate Lorig 研发提出,随后在澳洲、欧洲、亚洲各国得到广泛应用。该计划在政府政策支持的基础上,重点干预和管理慢性病患者饮食、行为习惯、服药依从性、锻炼强度、疲劳程度、心理变化、疾病病程等因素,并整理、分析、评估疾病相关的基本资料,通过不断的健康教育与健康促进,使慢性病患者获得健康知识,制订慢性病管理的行为规范,建立健康的生活方式,逐步实现自我管理的目标,控制慢性病的发生、发展,延缓慢性病并发症的发展,使得慢性病患者的生活质量得到极大提高。

疾病是随时变化的,而治疗又因个体的差异而不同,该计划强调慢性病患者与慢性病管理者之间的沟通,加强患者主动参与健康管理,显著提高了慢性病患者的自我管理水平,从源头上降低了慢性病的发病率,从而建立了系统化、同步化的慢性病管理模式。

(三)慢性病创新照护框架(ICCC)

2002 年结合发展中国家卫生系统发展和人群健康状况,并结合以上管理模型,对某些要素进行调整,WHO 提出了 ICCC。相比而言,ICCC 更适合中低等收入国家。ICCC 强调政府及政策参与、支持及卫生系统内外相关部门的协作、协调筹资,增加慢性病管理经费来源,规范培养慢性病管理的全科医生。

开展签约服务,主要是以慢性病管理为切入点,以慢性病患者为重点签约对象并辐射至其家庭成员,以社区为单元,对签约慢性病患者及家庭成员提供基本诊疗服务、相关随访、健康教育等,将慢性病随访、健康教育、康复指导等基本公共卫生服务落到实处,调动慢性病患者的积极性,加强自主监测意识,熟知自身慢性病病程、可能出现的并发症及管理策略,同时开展慢性病患者健康分享会,加强慢性病患者间互帮互动及经验分享,提高患者的自我管理能力。

另外,通过不同级别的医疗卫生机构分工合作,建立双向转诊平台,转诊的同时将慢性病患者相关信息转诊,节省患者等待时间,保障慢性病管理的连续性及协调性。这种模式以预防为重点,为慢性病患者提供一体化、综合化的管理,增强自主管理意识及自我管理技能,从根本上实现初级卫生保健工作的目标。

目前我国慢性病管理模式主要依托社区来完成,但由于社区医疗系统技术较为薄弱,基层全科医生诊疗能力有限,综合性三甲医院专科医生诊治慢性病患者后,患者回到社区却无法完成后期针对性的管理,可见慢性病管理单纯依靠社区并不能达到最佳效果,仍需依托权威医疗机构与专业人士的参与。根据国内外研究表明,应对慢性疾病的有效措施之一是提高人们的健康素养情况和社会健康教育水平。促进老年患者对健康管理的积极性与主动性,对控制其慢性疾病的发生、发展具有重要的作用。

我们需要建立有效的慢性病管理制度:① 设专(兼)职人员管理慢性病工作,建立辖区慢性病防治网络,制订工作计划。② 对辖区高危人群和重点慢性病定期筛查,掌握慢性病的患病情况,建立信息档案库。③ 对人群重点慢性病分类监测、登记、建档、定期抽样调查,了解慢性病的发生、发展趋势。④ 针对不同人群开展健康咨询及危险因素干预活动,举办慢性病防治知识讲座,发放宣传材料。⑤ 对本辖区已确诊的三种慢性病(高血压、糖尿病、慢性呼吸系统疾病)患者进行控制管理;为慢性病患者建立健康档案,实行规范管理,跟踪随访,详细记录。⑥ 建立相对稳定的医患关系和责任,以保证对慢性病患者的连续性服务。

⑦ 村级医生及卫生院坐诊医生发现上述各类慢性病时，及时上报公共卫生组织，如有漏报、谎报等一经查实，必当严肃处理。

同时，我们也需要有效的慢性病信息管理系统。慢性病信息管理系统是采用计算机硬件技术和网络通信技术相结合为模式搭建的信息管理系统。该系统主要由服务对象管理、人群干预、个体追踪管理、效果评价等若干有机结合的功能组成，系统可以通过个案发现或人群筛查后自动建立慢性病专案，对专案对象进行诊疗、健康教育、追踪管理。该系统体现生物-心理-社会三个层次干预措施数码化和实用化，有利于达到降低病残率、并发症、病死率以及提高慢性病患者生活质量的慢性病管理目标。该系统主要适用于开展慢性非传染性疾病管理全部或部分业务的地段医院、防保科、门诊部、社区卫生服务机构和慢病院/站等。

慢性病的疾病特点决定了其防控措施的实施必须长期、持久方能见效，且慢性病防控尤其强调因地制宜，注重防控策略和措施的成本效果，使有限的资源发挥最大的作用。这就与中医"未病先防""三因制宜"的理论以及全方位、全周期、广覆盖的中医健康管理理念不谋而合。在我国悠久浩瀚的中医发展道路上，早已出现健康管理的思想火花。两千多年前的《素问·四气调神大论》"圣人不治已病治未病，不治已乱治未乱，此之谓也"已经孕育着预防为主的健康管理思想。中医"治未病"是中医学预防为主、注重养生思想的集中体现。"未病"不仅指疾病的萌芽状态，而且包括疾病在动态变化中可能出现的趋向和未来时段可能表现出的状态。这种"未病"状态在常规现代西医体检中应该是看不到任何异常的指标或者其他进展征象的，而通过传统的中医四诊"望闻问切""上工"（高明医生）却可以明了身体的当前状况和预判出可能会出现的疾病趋势，从而针对这一趋势来给出相应的预防措施。总而言之，中医的"治未病"就是通过中医的诊断结果综合运用相应中医行之有效的预防措施，通过食疗、药疗、针灸、推拿、药浴、茶饮、导引等传统中医疗法，达到增强体质、防患于未然或促进疾病的康复、防止疾病传变的目的。它的含义非常广泛，可以分为"未病先防""既病防变""病后康复"三个层次。

千百年来大量的医疗实践证明，中医药对于促进人类健康方面具有独特的优势。中医学以天人合一的整体观、因时因地因人制宜的动态辨证观、中医"治未病"思想作为基石以维护人类的健康。中医"治未病"包含中医养生学、中医体质学等理论方法，它强调人们平素应该注重保养身体，培养正气，并根据体质偏颇的不同，结合运用传统中医疗法，以祛除病邪、扶助正气，使人体气血冲和，经络通畅，阴阳平衡，提高机体的抵御病邪能力。在"治未病"原则指导下，中医对于各种疾病的预防有着积极意义，逐渐为人们所公认和接受。同时，中医学的辨证论治思维则能客观描述和评估健康状态的变化过程，而不是局限于现代医学对疾病危险因素的评估。因此，中医在整体上对个人的健康状态进行衡量，是真正意义上的个体化健康管理，将"治未病"的内容与健康管理的各流程相结合，是具有中国特色的健康管理。

（杨朝阳　梁文娜　张立万）

参 考 文 献

［1］　韩优莉.健康概念的演变及对医药卫生体制改革的启示[J].中国医学伦理学,2011,24(1)：84-85,99.

［2］　傅华,高俊岭.健康是一种状态,更是一种资源——对 WHO 有关健康概念的认识和解读［J］.中国健康教育,2013,29(1)：3-4.

［3］　刘远明.健康是生命的内在价值［J］.中国医学伦理学,2007,20(3)：49-51.

［4］　赵志芳,郭清.中医治未病与健康管理的相融性研究进展［J］.浙江中医杂志,2013,48(5)：386-387.

［5］　姜良铎.健康、亚健康、未病与治未病相关概念初探［J］.中华中医药杂志,2010,25(2)：167-170.

［6］　林江,刘强,杨继峰.谈谈中医的健康观［J］.广西中医药,2011,34(1)：22-24.

［7］　张宇鹏,杨威,于峥.浅论中医学的健康观［J］.中医杂志,2007,48(2)：186-187.

［8］　郭永胜.中医健康管理理论体系构建研究［D］.济南：山东中医药大学,2015.

［9］　程羽,孙增坤,袁萌,等.基于治未病思想探索中医健康管理新模式［J］.中华中医药杂志,2015,30(11)：3993-3995.

［10］　中华医学会健康管理学分会,中华健康管理学杂志编委会.健康管理概念与学科体系的中国专家初步共识［J］.中华健康管理学杂志,2009,3(3)：141-147.

［11］　李玲.中国新医改现状、问题与地方实践研究［J］.中国市场,2014(32)：52-56.

［12］　宋严.医养结合是实现健康老龄化的重要途径［N］.中国人口报,2018-06-07(003).

［13］　张会莹.积极老龄化视角下社会工作介入社区养老探究［J］.科学社会主义,2014(3)：93-96.

［14］　陈菲,雷雪.健康老龄化背景下重庆市老年健康服务产业业态模式研究［J］.保健医学研究与实践,2018,15(2)：14-16,34.

［15］　童元元,王燕平,苏庆民,等.我国老年中医药健康服务的特点、挑战与应对思路［J］.中国中医药图书情报杂,2015,39(5)：28-31.

［16］　刘晓娜,张华,赵根明,等.我国慢性病预防与控制发展历程［J］.公共卫生与预防医学,2015,26(2)：79-83.

［17］　吕兰婷,邓思兰.我国慢性病管理现状、问题及发展建议［J］.中国卫生政策研究,2016,9(7)：1-7.

［18］　王荣英,贺振银,赵稳稳,等.慢性病管理研究进展［J］.中国全科医学,2016,19(17)：1989-1993.

［19］　赵久华,崔玲,杨阳,等.高血压患者随访效果的影响因素的分析［J］.中华疾病控制杂志,2014,18(3)：204-208.

［20］　Karbalaeifar R, Kazempourardebili S, Amiri P, et al. Evaluating the effect of knowledge, attitude and practice on self-management in patients with type 2 diabetes［J］. Acta Diabetologica, 2016, 53(6)：1-9.

第二章
中医健康信息的采集与管理

中医健康信息的采集是中医健康管理的首要前提。中医健康信息的采集现阶段已逐步从传统人工采集向智能设备、平台采集转变。近几年,在"互联网＋"的背景下,伴随着大数据、云平台等技术的发展,中医健康管理行业也展现出蓬勃生机。这些技术的发展为中医健康管理信息的采集提供了更多的渠道、更丰富的平台。但是,中医健康管理行业尚不够成熟,健康信息采集设备、平台有待进一步发展,如采集设备的稳定性、各机构设备的差异性、多渠道多平台的信息采集的冗杂性等。所以,采集有效信息以及对采集的信息进行分析、管理是目前关键技术难点。

第一节　中医健康信息采集

中医健康信息采集的内容繁多,采集方法与途径多样。对于健康信息的采集要全面、客观和可行。中医健康状态表征参数可较为直观地反映个体的健康状况,"三观参数"是一种具有创新性、客观性的健康认识方法体系。中医健康信息采集后的集合筛选需要借助现代手段和方法对信息进行整合,使它们满足临床需要,把健康信息更加有效地利用起来,更好地服务于大众。

一、中医健康信息采集内容

中医健康信息采集就是用科学的方法采集与健康相关的信息,包括身体健康信息以及影响健康的饮食、运动、睡眠、心理、气候、居住环境等信息。通过对中医健康信息的采集,可以帮助医生评估个体健康状况及影响健康的相关因素,掌握个体的病情,确定防治重点和干预策略,制订个性化的健康管理方案,也为今后评估综合防治效果提供基础依据。健康信息的采集方法和内容要力求科学,设计合理,不能千篇一律。

人的健康状态受体质、年龄、性别、环境、气候、季节、心理、社会等诸多因素的影响,所以与个体健康状态相关的信息是非常多的,必须尽可能全面地获取健康信息,才有可能准确地判断健康状态,仅依靠少量的特异性指标是不够的。由于受到历史条件的限制,传统的中医健康信息主要包括症状、体征和病史,以及地理环境、气候条件、四时节气等。现代中医健康信息管理在传统的基础上增加了理化指标等,这些都是判断健康状态的重要依据。此外,诸如穿着习惯和颜色喜好等与心理、性格相关的信息也都属于健康信息的采集范畴,所以凡是基于"整体医学"的健康认知理论内容都属于中医健康信息。我们把中医健康信息分为三大类,即宏观参数、中观参数和微观参数。

宏观参数由各种宏观物体、宏观现象所组成,主要包括与健康状态相关的天时、气候、地理环境、季节、节气等参数。中观参数指的是人类日常生活中所接触到的,主要包括与健康状态相关的生物、心理、社会环境等表征参数。微观参数指的是借助于现代技术手段采集的参数,主要包括理化指标、病理检查等,以及部分中医可以量化的信息,如脉诊仪、舌诊仪等采集的信息。

例如,对于一个糖尿病患者来说,为具体了解其身体状况,除了采集患者的四诊信息外,还需要采集患者的一些理化指标,如空腹血糖、糖化血红蛋白等,当然也可以了解患者所处的地域环境,以便做到更全面的诊查。

二、中医健康信息采集途径与方法

(一) 传统中医健康信息采集途径与方法

传统中医的健康信息采集模式是通过医生感官观察和患者对病感的主观描述获取患者的症状和体征信息。这种获取机体功能状态特征信息的感性方法难以做出准确的定量描述,往往缺乏量化概念。如有汗、汗出、微汗、少汗、大汗、汗出不止、大汗淋漓等对汗出状况的描述不够具体、精确,具有模糊性,且这种差异性的描述具有一定的经验性。中医信息的处理、整合,如四诊合参、辨证论治,常常由医生根据个人的知识和经验完成,诊断准确性在一定程度上也取决于医生的个人经验、诊断技巧、认识水平和思维能力,主观性较强,其健康信息采集通常是一个"心中了了,指下难明"的过程,难以明确诠释和把握。

总结传统中医健康信息采集的途径与方法,可描述为图 2-1 所示。由此可见,传统的中医辨证过程除了受一般诊断学规律的制约外,还主要依赖于每位医生积累的理论水平和实践经验,带有较强的主观意识、经验因素,具有不确定性和模糊性的特点,往往缺乏客观指标。因而,不同的医生给同一患者所做的诊断,可能都会有很大差异。这样不仅阻碍了中医学与其他学科的融合,以及与现代科学技术的接轨,还会影响到中医学诊疗技术的科学应用和临床推广。

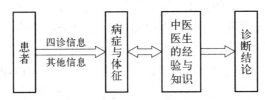

图 2-1　传统中医健康信息采集的途径与方法

常见的中医健康信息收集方法如下。

1. 日常工作记录和报告卡

如医院的门诊病历、住院病历、病理或其他医学检验记录等,恶性肿瘤的发病或死亡报告卡、出生报告卡和死亡报告单、疫情报告、传染病的发病资料、慢性病和肿瘤监测的资料。

2. 统计报表

统计报表一般来自医疗卫生单位和非医疗卫生单位两方面,通常是国家规定的报告制度,由医疗卫生机构和非医疗卫生机构将日常工作记录和报告卡定期整理逐级上报。统计报表有旬报、月报、季报、年报等。

3. 问卷调查

通过普查或抽样调查的方法,对特定人群中某种疾病或健康状况及有关因素的情况进行调查,从而描述该病或健康状况的分布及其与相关因素的关系。

4. 访谈

访谈是指健康管理师通过有计划地与被管理对象进行口头交谈,以了解有关信息的一种方法。其包括以下三种方法。

(1)面对面访谈:面对面访谈也称直接访谈。它是指访谈双方通过面对面的直接沟通来获取信息资料的访谈方式。它是访谈调查中一种最常用的收集资料的方法。在这种访谈中,健康管理师可以看到被管理者的表情、神态和动作,有助于了解更深层次的问题。

(2)电话访谈:电话访谈也称间接访谈,它不是交谈双方面对面坐在一起直接交流,而是由健康管理者借助某种工具(如电话)向被管理者收集有关资料。电话访谈可以减少人员来往的时间和费用,提高访谈的效率。电话访谈有它的局限性,比如,它不如面对面访谈那样灵活、有弹性,不易获得更详尽的细节,难以控制访问环境,不能观察被访者非言语行为等。

(3)网上访谈:网上访谈是健康管理者与被管理者用文字或视频交流的访谈方式。网上访谈同电话访谈一样属于间接访谈,它有电话访谈免去人员往返因而节约人力和时间的优势,而且网上访谈是用书面语言进行的,这便于资料的收集和日后的分析。可以预见,这种访谈方式将会成为健康管理师重要的谈话方式。

由于访谈是一种社会交往过程,健康管理者只有在互动中与被管理者建立起相互信任、相互理解的关系,才能使被管理者愿意积极提供资料。这就需要健康管理者认真地做好访谈前的准备工作:第一,要选择适当的访谈方法,掌握与访谈内容有关的知识;第二,要尽可能了解被访者的有关情况,并将访谈主题事先通知访谈对象;第三,要安排好访谈的具体时间、地点和场合。

访谈技术是健康管理者在进行访谈过程中为克服交谈障碍和获得真实资料所采取的一些方法。谈话技术首先是提问的技术,提问成功与否是访谈能否顺利进行的一个关键。因此,在提问过程中,健康管理者要做到问题明确具体,有礼貌耐心听,不要给访谈对象以任何暗示,同时还要注意访谈中非语言的交流。

在访谈过程中,访问者不仅要提问,而且需要引导与追问。引导的目的是为了帮助被访者正确地理解和回答已经提出的问题;追问则是为了使访问者能真实、具体、准确、完整地了解或理解健康管理者所要回答的问题。

5. 健康体检

体格检查是医生运用自己的感官(眼、耳、鼻、手等)或借助于一定的检查工具(听诊器、叩诊锤等)来了解接受体检者身体状况的一组最基本的检查方法。医生对被检者进行细致的观察和全面的体格检查后,根据结果提出对健康或疾病的临床判断,称为体检诊断。健康体检是获取健康管理信息的重要途径之一,主要包括常规体检、实验室检查、彩超、CT、MRI等,这些都可以帮助医生提高诊断的准确率。

进行体格检查时医生应做到以下几点。

(1)医生要仪表端庄,举止大方,态度和蔼,先做自我介绍,与患者进行简单的交流,说明检查目的,消除患者的紧张情绪,争取患者的配合。

(2)检查时应在适当的光线、室温和安静的环境中进行。医生应该手法轻柔规范,依次暴露各被检查部位,力求系统、全面。检查前,医生要注意自己双手是否冰冷,以免造成患者的不适。如患者病情严重,不允许做详细检查时,医生则应根据主诉和主要临床表现立即进行抢救,待病情好转后再做必要的补充检查。

(3)体格检查要按一定的顺序进行,通常先进行生命体征和一般状态检查,然后依次检查头、颈、胸、腰、脊柱、四肢、生殖器、肛门、神经反射等。为避免不必要的重复和遗漏,需经过反复实践,养成规范化的习惯。

(4)全身检查时应全面、系统、重点、规范,并及时根据病情变化进行复查,补充和修改诊断,采取相应的措施。

(二)智能中医健康信息采集途径与方法

在中医基础理论的指导下,运用大数据平台和云计算的手段,将中医信息与科学技术相结合,研制出具有中医学特色的现代诊疗设备,通过智能设备来采集健康信息,称为智能中医健康信息采集。中医学的现代化和国际化已成为目前国家科技发展的重要内容之一,具有中医学特色的现代诊疗设备将为提高中医药服务能力,满足人民群众日益增长的中医服务需求,实现中医药事业的全面健康可持续发展发挥越来越重要的作用。在整个医疗保障体系层面,国家也强调要重点研究开发常见病和多发病的监控、预防、诊疗,以及小型诊疗和移动式医疗服务装备、远程诊疗和技术服务系统。随着中医学多学科研究工作的不断深入,一些现代化仪器,如舌象仪、脉诊仪等的开发,改进了传统"四诊"中存在的缺陷,为中医辨证客观化和数字化创造了条件。与此同时,由于系统论、控制论、信息论、数理论的引入,辨证的概念也有了新的发展,被赋予新的含义。这就需要在中医学理论的指导下,对通过四诊(望、闻、问、切)所收集的症状、体征等辨证资料的全部信息,运用现代科学的最新技术手段与成果进行诊法与辨证客观化、规范化的研究,数学统计处理和分析,达到审查病因、辨明病态、阐述病机,指导和评价治疗等目的,并概括为完整证名的诊断思维过程。这一智能中医健康信息采集的过程,直接反映的就是中医学的辨证论治过程。可见,智能中医健康信息采集,就是运用现代科学的新技术,特别是诸如嵌入式数据采集系统,包括计算机技术、数据挖掘技术,可以自动地帮助医生给患者做出更加客观和可靠的中医学诊断的一类健康信息采集方法与技术。智能中医健康信息的采集可以减少主观因素带来的偏差,但由于科学技术的发展还有待进步,一些技术还不够成熟,必然会带来一定的局限性。

1. 智能中医望诊信息采集

面诊即医生通过观察患者面部颜色、光泽、形态等,以发现异常表现,了解病情的诊察方法。其主要依据医生的眼睛对患者面部的观察进行诊断,这样就容易缺乏客观定量的依据。通过运用现代面部识别技术和热成像技术,可以作为中医望诊的客观信息采集工具,如望诊仪。同时,亦可采用人工神经网络和图像分析算法为所采集的面像信息进行分析诊断。面像识别技术通过对面部特征和它们之间的关系来进行识别。用于捕捉面部图像的两项技术为标准视频和热成像技术。其中标准视频技术通过一个标准的摄像头,摄取面部的图像或者一系列图像,捕捉后,记录一些核心点(例如眼睛、鼻子和嘴等)以及它们之间的相对位置,然后形成模板;热成像技术通过分析由面部的毛细血管的血液产生的热像来产生面部图像,与视频摄像头不同,热成像技术并不需要在较好的光源条件下进行,即使在黑暗情况下也可以使用。面部图像捕捉完成后,通过特定的算法和人工神经网络系统配合转化机制就可将一幅图像变成数字信号,最终产生匹配或不匹配信号。面部识别技术的优点是非接触的,用户不需要和设备直接接触。但由于只有比较高级的摄像头才可以有效、高速地捕捉面部图像,因此采集图像的设备非常昂贵。此外,使用者面部的位置与周围的光环境都可能影响系统的准确性。

舌诊属于中医望、闻、问、切四诊中的望诊。从传统技法上来讲,舌象采集是指医师通过肉眼对舌质(包括舌神、舌色、舌形、舌态)、舌苔(包括苔色、苔质)的观察,进行舌象的采集及文字描述,可作为一个诊断依据。舌诊信息的客观化、标准化研究最初的构想起于20世纪80年代中后期,但真正开始进行则在20世纪90年代中期以后。早期的研究基于计算机信息技术,通过现代科技的手段研究舌诊,但在医理和临床应用上存在着明显的不足。随后,中医药领域的研究人员大量投身到舌诊的研究中,使得该研究更加符合中医理论和临床实践,更能体现中医自身的诊疗特色,也体现了"以中医为指导,以计算机技术为应用"的研究定位。现代的舌象采集和记录主要通过将舌象的光学信号转变为数字信号后,对采集到的舌象信息进行分析,并与已有的函数模型进行匹配诊断。现代技术用于舌象的采集,有重现性好、可存储、可详细分析等明确优势。从目前所取得的成果来看,大多数舌象采集设备都是基于数码相机而研制的,就采集阶段而言,保障标准光学条件的稳定和舌象色彩的重现是其关键问题。

2. 智能中医闻诊信息采集

闻诊,一般来说首先就是"听声音",属于声诊范围,也是中医临床重要的诊法之一。闻诊主要包括闻听语声、语言、呼吸、咳嗽、呕吐、呃逆、嗳气、太息、喷嚏、呵欠、肠鸣等的改变并辨识其临床意义。临床可通过闻听患者发出的声音来判断疾病的病位和性质,但存在的问题是,每个人的听觉认知不同,存在一定的主观性,而且随着医生年龄的增加,听力也会有不同程度的减退。因而研究声诊仪,促进闻诊的客观化发展在临床的研究应用显得极其重要。近年来有学者运用声谱仪、语声仪、喉声气流图仪、频谱分析仪等结合电子计算机对语声、咳嗽声、肠鸣音、呼吸声等的频率、振幅、持续时间进行初步分析,为闻诊的客观化积累经验。闻诊的另一个重要组成便是"闻气味"。近年来,不少学者提出借助化学方法,找出各种气味的物质源,再根据这些物质源的化学信息,用颜色光谱、pH试纸,乃至人工嗅觉——电子鼻等气味分析方法将其辨别,并与相关疾病或病证进行相关性分析。将中医闻诊与这些"听声音""闻气味"的诊断检测方法相结合,将会为中医闻诊提供一种新型客观化研究工具和方法,同时也将有助于建立无损、便捷的临床检测新途径。但这些设备依然存在着研制发展带来的障碍,如闻诊相关仪器,其应用领域还不够广泛,主要原因在于它的尺寸大和价格昂贵。

3. 智能中医问诊信息采集

中医问诊是传统中医四诊之一。问诊是获取患者主诉的重要途径,通过主诉可以了解患者就诊时最不舒适的症状或体征,得到诊断疾病的重要信息,而且通过问诊可以获得患者可能遗漏的重要症状。在问诊时给予适当的提示,还可以帮助患者补充遗漏的症状,表述出较为复杂的感觉,为疾病的诊断提供重要信息。一个经验丰富的医生通过简单的几句询问,就可对疾病做出准确诊断,而一个经验不足的医生则很难准确把握,有时甚至本末倒置,舍近求远。此外,伴随人们生活水平的不断提高,对于健康的认识及重视程度也在不断提升,主动获取健康信息及了解自身健康状况的需求在不断增强。因此,开发一种简便易行的智能化问诊系统,既可以辅助医师提高诊断的精准性,也可以满足人们就诊信息采集的需求。而问诊信息的易采集性以及在四诊中的相对独立性等优势,都决定了其与现代科技结合可以有更大的开发空间。问诊直接、简便,患者容易接受,并且是医生与患者直接对话的诊查方式,所获得的信息从形式上来说是客观的。问诊还可以融洽医患关系,为患者康复提供良好的心理支持。相对于望、闻、切三诊来说,问诊是最容易学习和运用的一种诊断方法,而且大量临床资料是通过问诊以获取。但是自古以来,这种诊治方法都是老中医通过自己的经验以中医辨证论治的思想来进行诊断和治疗,这种诊疗方法带有很强的主观性,而且不同的医生诊疗出来的结果也可能出现很大的差异,诊疗结果的好坏和医生经验及患者的表述清楚程度存在很大关系。直到近十几年模式识别技术才被应用在中医的辅助诊断中,同时一些进行相关信息采集的现代设备也出现了,这为中医治病提供了良好的帮助,大大提高了中医治疗的客观化、定量化及标准化。近年来,虽然问诊在相关研究领域有一定成绩,但中医问诊系统研究尚处于初级阶段。它的完善受中医问诊理论本身及智能化方法技术等条件的制约。就中医问诊理论本身而言,其面临标准化、客观化、规范化等因素制约,没有统一、规范、量化的症、证,则无法得到准确的诊断结果,随之应用范围和价值也会受限。而智能化过程中的信息获取、信息库的复杂、推理机制的单一、中医专家系统研究的重要技术的基础性问题等又制约了中医问诊智能化。因此,我们还需要在不断充实、规范中医问诊理论的同时,不断挖掘智能化途径及方法,使之更趋于成熟。

4. 智能中医脉诊信息采集

中医脉象诊断是中国传统医学诊断疾病的重要辅助手段,也是中医诊断的重要标志性方法。作为中医四诊中最具特色的一种诊断方法,脉诊已有几千年的历史,然而在利用其完成诊疗时,"在心易了,指下难明"的问题却时有发生。因此,利用现代科学技术在传统中医脉诊注入新的动力,从而实现脉诊客观化,已经引起广泛的关注。脉诊的数字化诊断起步较早,发展已经较为成熟。脉象仪是描记脉象的主要设备,一般由前端传感器、信号处理装置、模拟/数字转换器、微控制器等组成,对脉象信息进行采集、分析、处理,实现脉象的客观分类。传感器采集人体桡动脉寸、关、尺三个部位的脉搏信号,信号处理装置对脉搏信号进行放大、滤波等处理,模拟/数字转换器将处理后的脉搏信号输入微控制器,微控制器承担脉象信息的存储、分析及输出到通讯串口(如蓝牙、USB等)。中医脉诊仪的技术关键是用以采集脉象信息的传感器及脉象信息的分析与处理方法,而脉象信息的采集是其分析与处理的基础,因此传感器是脉诊仪研究的基础和重点之一。从测量原理上讲脉象传感器可分为压力传感器、超声传感器和光电容积传感器等多种,而现在绝大多数采用压力式原理。脉象传感器探头形式除了常用的单探头外,还有双探头复合式脉象传感器、三探头脉象传感器、五探头脉象传感器、多路脉象传感器和附指式脉象传感器。而对脉象信息的分析与处理方法目前主要有时域分析法、频域分析法、变换域分析法、数学模型方法和非线性动力学方法等。不同的分析方法分析不同的脉象所得到的信息可能更全面，更具有特异性。中医脉象虽然变化多端，但理论上它们都可以从脉搏应力和位移变量的角度用传感器进行探测，而且中医脉诊是对人体桡动脉搏动信息的分析、综合与判断，因此，在中医脉诊仪的研制和开发过程中，人们一直在尝试用不同的方法分析传感器所采集到的桡动脉脉搏信息，进而实现这些信息的自动分类，以期得出准确的中医脉象。

中医脉诊仪传感器所记录的脉搏波图，主要包括血管内压力、血管壁张力和血液移动综合力等参数，以及这些参数的时相变化的轨迹。所谓的脉象信息分析和处理，即是针对脉搏波图的分析和处理。中医脉象的位、数、形、势特征，可以在分析和处理脉搏波图的过程中辨别出来，从而可以将脉搏波图归纳为不同的中医脉象。目前，脉象信息的分析和处理可以说仍然还是处于摸索阶段，还没有建立起成熟而且被临床广泛采用的分析和处理方法。而且脉诊智能化还存在一些问题有待解决：首先，在利用脉搏采集设备获取脉搏信号时，仍然需要根据操作者的主观来判断信号的质量；其次，在脉搏信号的模式分类中，还未见较好的方法；最后，针对某些疾病，脉搏信号在病理方面的分析还做不到全面、透彻。

同时，中医学本身强调通过望、闻、问、切获取信息后进行四诊合参，因而不少研究机构致力于开发出能够进行四诊合参的辅助诊疗仪，以便采集数字化四诊合参数据，形成数字化、量化四诊合参数据集，最终指导中医临床工作。随着现代科学技术的飞速发展，包括人脸识别技术、虹膜检测技术、指纹识别技术、图像分析技术、声音识别技术、电子鼻气味检测技术，以及神经网络、模式识别等智能传感与多信息融合技术等诊断关键技术也取得了较大的突破，借助智能计算机建立中医数字化诊断的技术平台，完全有可能推动中医望、闻、问、切四诊方法学的发展，从而不断丰富中医诊断学的内涵和外延，提高中医健康管理水平。

三、中医健康状态表征参数

人体状态可以通过外部的表征反映出来，如症状、体征、理化指标等，称为状态表征，即每种状态所表现的、具有内在联系的外部征象。状态表征可以用适当的参数来描述。

（一）中医健康状态表征参数的含义

1. 状态表征参数的概念

用以描述状态表征的参数，称为状态表征参数。它是指与健康状态相关的，用以描述健康状态表征的参数或变量，或者是指对区分和辨识不同健康状态有贡献的参数或变量。状态表征参数中，有的是人体自身和状态相关的参数，如口渴、咽干、面色青、脉滑、体重、血压值等；除此之外，还有人体以外的和状态相关的参数，如二十四节气、气温、湿度、居住环境、工作压力、家庭关系、人际关系等。这些都可以看作状态的表征参数。状态表征参数是判断和辨别状态的主要依据，因而，它在中医状态辨识中具有重要的意义。

2. 状态表征参数的范围

人的健康状态受性别、年龄、体质、疾病、心理、气候、地理、季节、社会等诸多因素的影响，又通过人体的各种表现，如症状、体征、理化指标、病理变化等反映出来。因此，理论上讲，与人体健康状态相关的表征参数是无穷多的，任何单一的参数均难以全面、准确地描绘人的健康状态，因而必须尽可能获取全面的、与健康状态相关的表征参数。正如李时珍在

《濒湖脉学》中所说:"上工欲会其全,非备四诊不可。"

由于人们对健康状态的认识受到历史条件的限制,传统中医主要依据四诊获得的信息对病、证进行辨识和判断,而这些信息主要包括症状、体征和病史。那么,这些四诊信息与我们今天所提出的状态表征参数之间有何联系?如前所述,健康状态表征参数的范围广泛,传统中医诊断或各类"诊断标准"中与特定病、证诊断相对应的症状、体征、病史等都是表征参数。当然,不仅仅是这些信息,还有如气候条件、四时节气、地理环境,以及理化指标和病理变化等都是健康状态判断的重要依据,都可以看作是表征参数,甚至如颜色喜好、穿着习惯和睡卧姿势等都可能与心理、性格相关,也是表征参数。因此,基于"整体医学"的健康认知理念,应立足于整体观念,全面、准确、合理地构建健康状态表征参数体系。

(二)中医健康状态表征参数的分类

由于状态表征参数的范围广泛,内容繁多,在临床诊断的实际应用中存在一定的难度。因此,我们需要按照一定的分类原则,从不同的角度对参数进行适当的分类,以便能够合理地构建与应用健康状态表征参数体系。

1. 表征参数分类的原则

(1)可行性原则:状态表征参数可以用来描述人体的健康状态,应根据具体问题有针对性地选用。中医健康状态的评价,首先就是要选择、确定一组有判断意义并可供操作的参数,这些参数应既可以用来测定个体的健康水平,也可以作为临床研究中判断治疗效果的依据。因此,在选择参数时,应尽可能考虑其可行性与可操作性,选择容易获得的参数。如状态表征参数中的中观参数就包含了生物、心理、社会等内容,而心理指标中的人格、智力等这些参数有时很难直接获得,往往需要借助心理测评量表等心理学测量工具进行评价和分析。

(2)科学性原则:中医学认为健康与疾病作为一种生命活动状态是客观存在的,而且这种生命活动状态是可以被人们所认知的,它可以通过身体的一些表象反映出来,这些表象可以是人体自身的异常感觉,也可以没有异常感觉而只是身体出现的一些体征,并且可以通过某些特定的方法加以测量描述。基于中医学"司外揣内"等基本原理之上的中医健康测量是有一定科学依据的,这些基于中医学整体观基础上的状态表征参数具有一定的客观性。人体自身的生命活动是变化的,具有动态性,这种动态的变化是循着其自身的规律进行变化的。生命活动状态的这种规律性是其可认知性和可测量性的前提和基础。因此人体健康状态表征参数指标的分类应具有科学性和规律性。

(3)整体性原则:中医学关于健康的"天人合一"观、"形神合一"观,充分反映了中医学对于健康认识的整体性。基于这一认识,中医学认为,人是一个有机整体,人体的脏腑、经络、气血、形体官窍等之间相互联系,人体自身、人与社会、人与自然是和谐统一的。影响健康的因素也是多样的,有来自人体自身身体的、心理的,还有来自自然界(如气候、地理环境、温度和湿度等)和社会的,这些因素之间相互作用、相互影响,涉及人体多器官、多系统、多层面的物质和功能的变化。基于中医学的整体健康观,从多个视角去测量、审察、判断人体的健康状态是十分必要的。状态表征参数的选择除了四诊所收集到的临床症状、体征,还要包括心理、社会、环境三观因素。例如,中医学整体望诊中对于"神"的认识,就要具体通过两目、神情、气色、体态等几方面的状态表征参数来体现。又如,对于"湿证"的诊断,除身体困重、肢体倦怠、头重如裹、苔腻、脉濡等身体表征之外,久居湿地、阴雨天加重等这些自然环境因素也是诊断的一个重要依据,这些参数均与人体的健康状态有关。因此,状态表征参数体系的构建与分类应体现整体与局部相结合,宏观、中观、微观"三观并用"的整体性原则。

2. 表征参数分类的内容

按照上述表征参数分类的原则,根据参数的特点及临床应用的需要,我们对参数进行了适当的分类,常见的参数分类方法有按参数的类别划分、按参数的性质划分和按参数的特征划分。

(1) 按参数的类别划分

1) 宏观参数:"宏观"原本是物理学名词,与"微观"相对应,是指由各种宏观物体、宏观现象所组成的一个领域。宏观物体一般指空间线度大于 $10^{-6} \sim 10^{-4}$ 厘米的物体。宏观现象一般指宏观物体和场在较大尺度空间范围内的各种运动变化现象。宏观物体与宏观现象合称宏观世界,通常又指行星、恒星、星系等巨大物质领域。在健康状态表征参数体系中,我们借用"宏观"一词,将与健康状态相关的天时、气候、地理环境、季节、节气等参数称为宏观参数。人生活在自然环境中,自然环境必然影响了人体的生理功能和病理变化。因此,这些自然环境因素在一定程度上影响了人体的健康状态,而成为判断健康状态的表征参数。例如《素问·异法方宜论》指出,东方傍海而居之人易得痈疡,南方闷热潮湿之地易生挛痹;又如,湿为长夏的主气,因此长夏季节患病多夹有湿邪;另如,某些关节疼痛的病证,常在寒冷或阴雨天气时加重,说明是寒湿阻滞;再如,某些患者常在凌晨 $1 \sim 3$ 点期间疾病发作或症状加重,可以依此判断可能病在肝经(肝经循行时间为凌晨 $1 \sim 3$ 点)。这些都说明自然环境因素对人体健康状态的判断具有一定的意义。宏观参数主要包括"天、地、时"三个部分的参数,具体地说,"天"主要包括运气特点、天文现象(如日食、月食、太阳黑子等)、气候特点、天气现象、气象要素(如气温、气压、风、湿度、云、降水、蒸发、能见度、辐射、日照等)、空气质量、大气污染、自然灾害等;"地"主要包括地域地形、海拔、植被、土壤、水源、环境污染等;"时"主要包括季节、节气、日期、昼夜、时辰、时差等。其中有关"时"的参数内容可以通过就诊时间、发病时间等来确定,有关"天"和"地"的参数内容则需要参考或借助各相关管理部门发布的数据。

2) 中观参数:所谓中观,有多方面的意思,有宗教学解释,社会学解释,也有经济学解释。在健康状态表征参数体系中,我们借用"中观"一词用以指人类日常生活所接触到的世界,将与健康状态密切相关的"生、心、社"(解释请详见下文)等表征参数称为中观参数。人体的症状、体征、心理活动等直接反映了个体的健康状态,而社会环境则会对人的身心健康产生重要的影响。因此,症状、体征、心理、社会环境等人体自身的直接表现和密切接触下影响人体产生的表征,就成为辨识健康状态的重要表征参数。例如,长期焦虑抑郁的患者,就容易出现肝气郁滞从而导致各种病证;又如良好的社会环境,可使人精神振奋,乐观积极,勇于进取,有利于身心健康;而不利的社会环境,可使人精神压抑,悲观消极,或紧张、恐惧,从而危害身心健康。李东垣在《内外伤辨惑论·论阴证阳证》中记载,"向者壬辰改元,京师戒严,迨三月下旬,受敌者凡半月,解围之后,都人之不受病者,万无一二,既病而死者,继踵而不绝",描述了战乱对人体身心健康的严重损害,那么战乱的社会环境因素就是当时病证诊断的一个重要参数。中观参数主要包括"生、心、社"三个部分的参数。具体地说,"生"主要包括中医传统四诊采集的症状、体征、病史以及各种量表(包括普适性量表和特异性量表),

如 WHO 生存质量测定量表（WHOQOL – 100）和 WHOQOL – 100 简表（WHOQOL – BREF）、中医体质量表、心肌梗死多维度量表（MIDAS）等；"心"主要包括各种心理测评量表，包含人格、智力、性格、心理健康、心理状态等各方面的量表，如艾森克人格问卷、韦氏智力测验、卡特尔 16 种人格因素问卷、症状自评量表 SCL90、康奈尔医学指数、心理适应性量表等；"社"主要包括社会环境、工作环境、生活压力、生活条件、家庭环境、人际关系、社会适应力等。中观参数的采集主要依靠医生的四诊和个人的自评等方法来获取。

3）微观参数："微观"是与"宏观"相对的。在物理学中，微观是指自然界中的各种微观粒子、场及其微观现象所组成的一个领域。微观物体一般指自然界中空间线度小于 10^{-7} ～ 10^{-6} 厘米的物质，如分子、原子、原子核和各种基本粒子及与之相应的场。微观现象一般指微观物体在极其微小的空间范围内的各种现象。微观物体和微观现象总称微观世界。在医学中，微观一般用于指细胞、分子水平以下的现象。自 20 世纪 50 年代以来，随着中西医结合研究的开展，大量的西医理化指标被应用于中医的科研与临床，人们开始把客观的、可量化的、仪器检测采集到的诊断信息称为微观指标。在健康状态表征参数体系中，我们借用"微观"一词，将借助于现代技术手段采集的参数，包括理化指标、病理检查、影像报告等以及部分中医可以量化的信息，如脉诊仪、舌诊仪等采集的信息，视为微观参数。微观参数主要包括"理、化、病"三个部分的参数。具体地说，"理"是指采用物理检查的方法采集的参数，主要包括 B 超、X 线、CT、MRI、内镜检查等影像资料，以及心电图、脑电图、舌诊仪、脉诊仪、闻诊仪、红外热像仪等采集的参数；"化"是指采用化学检测的方法采集的参数，主要包括血常规、血生化、免疫学检验、脑脊液检查、痰液检查、尿常规、粪便常规等人体体液、分泌物、排泄物等检测指标，以及分子生物学指标等；"病"主要指人体组织的活检的病理检查报告。

微观参数是人体健康状态在体内的微观反映，可以作为中医健康状态辨识的依据之一。它可以延伸中医传统四诊的范围，弥补状态辨识依据的不足。例如，患者血脂高，对痰湿的诊断可能有一定的意义；尿潜血阳性，弥补了传统中医对尿血诊断的不足。当然应用微观参数进行状态辨识更应注重中医思维，赋予微观参数中医学含义，建立具有中医特色的微观参数体系。

因此，以传统的中医理论为基础和指导，结合其他医学理论和现代科学理论元素，建立系统集成与还原分析相链接的"三观并用"的健康状态表征参数体系，有机地将宏观的自然因素对人体健康状态的影响，中观的人体脏腑、经络、气血功能、心理状态、社会因素影响与微观的理化指标、病理变化等的客观表现结合起来，对健康状态进行多层次、多角度的诠释，是一种具有创新性、客观性的健康认识方法体系，更有利于实现对健康状态的全面、客观、准确地认识、调控以及对疾病的预防和干预，符合新世纪人类对健康的要求。

（2）按参数的性质划分

1）阳性参数：阳性参数是指对某些病或证的诊断有意义的参数，是诊断病证的主要依据，尤其对某些疾病或证的诊断是不可或缺的，是必要性的资料，一般是病或证中的主要表现，可以为健康状态辨识提供依据。在以疾病为中心的医学模式中，阳性参数是诊断疾病的主要依据，在循证医学中被看作是证据。在中医诊断过程中，一些症状与体征常是某些病证诊断的阳性参数，同时症的轻重还可判断病变的程度。例如，咳嗽、流涕、气喘是诊断病位在肺的必要性阳性参数，可以为肺病诊断提供主要依据。再如，心悸是心病的常见症状，对于诊断病位在心是个重要的阳性参数,而心悸按照病情轻重分为惊悸和怔忡,其中怔忡是心悸较重的表现,常提示心病的病变程度更重。现代医学中,一些异常的理化指标和病理检查又常是诊断某些疾病的阳性参数。例如,在血常规检查中,血红蛋白降低常作为贫血的主要诊断指标;血脂检查中,三酰甘油、总胆固醇等指标的升高常作为诊断高脂血症的重要阳性参数;血糖检查中,血糖、糖基化血红蛋白等指标升高常作为诊断糖尿病的重要阳性参数。因此,阳性参数是健康状态辨识中的一类重要参数。

2) 阴性参数:阴性参数是指对某些病或证的诊断具有否定意义的参数,即某一病或证在任何情况下都不可能出现的参数,可以为否定某些健康状态提供依据。在以疾病为中心的医学模式中,阴性参数是疾病鉴别诊断的主要依据。在中医四诊信息中,某些症状诸如发热、口渴、面红、脉洪大并见对于寒证诊断有否定意义,那么这些症状并见,就是寒证的阴性参数。又如,咳嗽是中医的常见病,患者是否伴有恶寒发热、鼻塞流涕常是鉴别外感咳嗽与内伤咳嗽的重要参数,即咳嗽兼有恶寒发热、鼻塞流涕,是内伤咳嗽的阴性参数。另外,一些正常状态参数也常是某些病证诊断的阴性参数,但在诊断过程中容易被忽略。例如,"女性28 岁",这是患者的一般情况,并不是一个症状,不能凭借它诊断为某种病或证,但是根据《黄帝内经》中:"女子……四七筋骨坚,发长极,身体盛壮……"可推断出该参数对于否定肾虚具有一定的意义。又如《伤寒论》:"下之后,复发汗,昼日烦躁不得眠,夜而安静,不呕,不渴,无表证,脉沉微,身无大热者,干姜附子汤主之。"此处一连用了三个阴性症状,其中"不呕""不渴""无表证"分别指代不是少阳、阳明、太阳病变,从而为本病进一步辨明在三阴(少阴)提供了重要依据。

3) 隐性参数:隐性参数是指对机体的健康状态可能存在直接或间接的影响,但其是否对机体产生影响则需要在机体出现相应表现时方能做出判断的参数。如环境、气候、居住条件、饮食习惯等,可能长期作用于人体而对健康状态产生影响,但是在疾病发作之前这些因素对相应病、证的影响程度可能难以被准确描述,只有当相应的表征出现之后,这些因素的影响程度才会显露出来。如久居湿地可能产生湿证,但是在患者出现关节沉重、酸痛等湿证的表现之前,湿的因素常被忽略,它是湿证的隐性参数,而当患者出现湿证的症状之后,"久居湿地"就成为湿证的阳性参数。因此,在模型算法设计时必须考虑隐性因素"发"与"未发"以及"发前"与"发后"在健康状态辨识中的不同意义。这就体现了中医诊断学中"因发知受"这一基本原理,即感受了什么病邪,开始并不容易知道,只有等到发病之后,表现出了一定的症状,才可据此辨别其病因是什么,即根据发病症状而推知所感受的病邪。而"发"与"未发"又常常体现了人体正气与所感受外淫邪气之间的斗争盛衰。中医对病因的推求,有时需要因时、因地、因人而论,即使同样久居湿地,也可能根据个体体质不同而表现出不同的症状,如阴虚、阳盛等易发展为湿热,阳虚、阴盛等易发展为寒湿。

(3) 按参数的特征划分

1) 定量参数:定量参数是指性质、特征或者程度可以用数量加以描述、分析、比较的参数,它体现了状态的客观性、可观察性和可测量性,强调了状态和各参数之间的相互关系。例如,环境温度、湿度、海拔高度、血压、脉率、呼吸频率、体温、血细胞计数分析结果、生化分析结果等都属于定量参数。温度和湿度、海拔高度等属于宏观状态表征参数,以反映人体所处环境的特征,是导致某些疾病的外在条件,因此属于状态参数的范围。血压、脉率、呼吸、体温等属于中观状态表征参数,是人体生命状态的基本反映,它们在一定范围内的波动反映了人体健康状态的正常与否。细胞计数、生化分析等属于微观状态表征参数,是分别用物理方法和化学方法对人体健康状态的某些方面进行了数量描述和分析。还有一些参数虽然其自身不包含数量特征,但是可以通过数量的描述来反映其严重程度。例如疼痛程度的分级就是对主观症状的数量化描述。中医学中也有一些定量参数,如缓脉为"一息四至,来去缓怠",这里的"一息四至"就是一种定量参数;再如描述患者身重程度的"首如裹,腰如缠,身重如带五千钱","五千钱"就是一种定量参数;再如癃闭,小便点滴而出为癃,小便点滴不出为闭,"点滴"也是定量方式;又如《难经·五难》中对切脉指力的描述"初持脉,如三菽之重,与皮毛相得者,肺部也。如六菽之重,与血脉相得者,心部也。如九菽之重,与肌肉相得者,脾部也。如十二菽之重,与筋平者,肝部也",其中的"三菽、六菽、九菽、十二菽"就是以定量方式来描述指力的轻重;另如《伤寒论·辨厥阴病脉证并治》曰"伤寒厥四日,热反三日,复厥五日,其病为进。寒多热少,阳气退,故为进也",这里的"四日、三日、五日"也是定量参数。

2)定性参数:定性参数是指能够反映状态的性质,但不能用数量来表达的参数。定性参数一般用"有无""是怎样"来进行描述。例如,"有汗"与"无汗"是"有无"的描述;而"自汗、盗汗、绝汗、战汗"就是"是怎样"的描述。定性参数在特定的条件下可以转化为定量参数。例如,望色时对"光泽"的表述,一般描述为"有光泽"或"无光泽",是定性参数。如果通过量表对光泽的程度进行分级,那么它就可以为定量参数。中医传统四诊方法采集的参数大部分是定性参数,如何客观、准确地采集和描述这类参数就成为健康状态辨识参数采集的一个关键。在进行健康状态辨识时,这些定性参数还可以适当结合定量参数或加上一些描述程度的定语,如"稍、偏、略、微"等,即除了"有无""是怎样"之外,可以对定性参数的程度进行描述,例如舌偏紫、苔稍腻等。

3)定量与定性结合参数:定量与定性结合参数是指有些参数包含了定量和定性参数的特点,其某些部分可以进行定量表述,某些部分只能进行定性表述,如 X 线、B 超、CT、内镜检查等影像资料,以及心电图、脉诊仪、病理检查报告等。例如,某胸片报告描述为"右肺中叶见 3.4 cm×2.3 cm 大小模糊阴影,边缘不清,密度不均匀",其中"3.4 cm×2.3 cm"是定量表述,"边缘不清,密度不均匀"则是定性描述。另外,有些参数既可以是定性参数,也可以是定量参数。例如,"尿蛋白阳性"是定性参数,"尿蛋白 0.9 g/L"是定量参数。

(三)中医健康状态表征参数分析的意义

理论上说,所有与健康状态相关的表征参数都属于健康状态表征参数体系的内容,庞大的参数体系体现了中医整体观的精髓,也是准确把握状态辨识的前提。然而,如此繁多的参数,单是采集过程本身就十分复杂和耗时,这不符合临床工作实际,也不符合科研的可行性原则。因此,我们需要借助文献调研、专家经验总结、临床流行病学调查、实验研究、统计学、数据挖掘等现代研究手段和方法对参数进行分析、筛选,筛选出反映整体生命状态如精、气、神的参数,以及特定健康状态(或功能状态)如脏腑、气血功能状态的参数。筛选出的参数可以包含状态的特征参数、常见参数、否定参数等内容,以便于临床和科研采集与应用。

健康状态表征参数分析的意义如下。第一,能够完美契合"整体医学"的健康认知理论,完整、合理地构建表征参数体系和进行健康状态表征参数分析。正是基于"整体医学"的健康认知理论,在无穷多的表征参数中,以传统中医理论为基础,结合其他医学理论和现代科学理论元素,建立综合集成与还原分析链接的"三观并用"(即宏观参数、中观参数和微观参数)健康状态表征参数体系,有机地将宏观因素对人体脏腑功能的影响,中观的人体脏腑、经络、气血功能状态以及微观指标的客观表现结合起来,多层次、多方面地对健康状态进行诠释。第二,对状态表征参数按照系统科学的方式进行分类处理,能够便于临床应用与分析,也利于科学研究的开展。健康状态辨识要从临床实际出发,根据临床获取状态表征的情况,从表征参数的意义方面将状态表征参数划分为整体健康状态表征参数和特定病证诊断特征参数;从参数性质方面将状态表征参数划分为阳性参数、阴性参数、隐性参数;从参数的测度水平将状态表征参数划分为名义参数、顺序参数、等距参数、比例参数等。

四、中医健康信息的集合筛选

(一) 信息筛选的必要性

理论上说,中医健康信息是无穷多的,我们需要借助现代手段和方法对信息进行集合、分析、筛选,使它们满足临床工作的需要。随着数据化和信息化时代的日益进步,信息的爆炸性增长对关键信息的挖掘造成一定的影响,干扰专业人员的判断,信息的筛选为医疗人员提供便利性,有效地从中筛选大量患者的病案数据与相关费用数据,可提高工作人员的效率。

(二) 信息筛选的原则

对不同健康状态表征参数进行专家咨询、分析考察或开展必要的临床流行病学预调查试验,根据统计分析的结果进行参数的筛选和优化。参数集合的筛选优化应遵循重要性大、敏感性高、独立性强、代表性好和确定性好的原则,并兼顾可操作性及可接受性。既要从实际需要出发,有的放矢地选择信息,还应该纵观全局,分清主次。如一个因阳气郁结于内而四肢厥冷的患者,医生如果不能从一系列症状中判别出阳郁这一重大的信息点,就易造成诊断与用药的错误。

(三) 信息筛选的方法

筛选信息时可具体考察参数的困难度、反应特征、辨别力、代表性和独立性等。下面介绍几种参数筛选方法,分别从不同的角度和目的对健康状态表征参数进行筛选。

1. 无须预调查的参数筛选方法

主观评价法:这是从重要性角度筛选参数。由医生或患者独立地对所提出的各个备选参数对健康状态辨识重要程度打分,可采用百分制或十分制,可以依据平均分对参数进行排序,选择平均得分较高的参数,剔除平均得分较低的参数。平均得分的计算与重要性得分的分布有关,若为正态分布用算术均数,否则用中位数。在求算术均数时为了避免极端值的影响,可以弃掉一个最大值和一个最小值后再求平均。此外,医生对参数的重要性评价与患者的评价往往不相同,应分别进行,并兼顾两者的评价来筛选参数。

此外,也可以采用德尔斐(Delphi)专家咨询法,选择出得分较高或位次靠前的一些参数(第一轮筛选)后,及时反馈给评价者,再用同样方法进行第二轮甚至第三轮参数筛选,逐步进行下去即可得到较为公认的重要参数。

2. 需预调查的参数筛选方法

(1) 困难度分析:可用参数的应答率来反映。如某个参数很多人都未回答,则说明参数不适宜或难以被人理解,因此应答率不高。

(2) 反应特征分析:考察被测者对各参数如何进行回答,即考察选择项的有效性。回答选项若集中于某一个特定的选择项或者对某个选择项完全没有回答都是不适宜的。

(3) 离散趋势法:这是从参数的敏感性角度筛选参数。参数的离散趋势小,用于评价时区别能力就差。因此,应选离散趋势较大的参数。至于用什么来反映离散趋势,与各参数测得值的分布及其特性有关。一般说来,如果测量值为计量资料,则认为变异系数较好,可消除各参数量纲不同及均值相差大的影响;若各参数值差别不大,亦可直接采用标准差来反映离散趋势。若参数值为等级资料,则选择各等级计数比较平均的参数。

(4) 相关系数法:这是从代表性与独立性角度筛选参数。计算任两个参数间的相关系数并做统计检验,以与之相关的参数个数较多(代表性)和较少(独立性)者作为被选参数。前者指有代表性,可提供较多的信息;后者指有独立性,为其他参数所不能代替。采用何种相关系数则视资料类型而定。若各参数呈正态分布或经变换能变成正态分布,则用 Pearson 相关系数(r),否则可用 Spearman 或 Kendall 等级相关系数。对于各参数采用有序分类变量作为回答选项的,任两个参数间的结果可列为双向有序列联表,因此其相关检验也可用列联表 χ^2 检验,相关程度的度量可用 Kendall 的 τb 或 τc 系数以及 Goodman 和 Kruskal 提出的 γ 系数。

(5) 因子分析法:这是从健康状态辨识的结构角度筛选参数。从各参数的相关矩阵出发进行因子分析,根据健康状态辨识的设想结构及贡献率的大小确定所需的因子数,然后根据因子的意义和负荷的大小来筛选因子和相应的参数,留下既符合设想结构又载荷较大者。比如根据设想,健康状态相关的参数应包括以下主要方面,生理、心理、社会适应、环境、生活习惯等,则可考虑选取与上述方面比较接近的若干因子和相关参数。

(6) 聚类分析法:这也是从代表性角度筛选参数。先采用一种聚类方法(如系统聚类)对各参数进行聚类分析(R 型聚类),把参数聚为一定数目的类别,然后选择每一类中代表性较好的参数,按相关系数的平方来选择代表性参数。其原则如下:① 以每类中平均而言与其他参数相关性最好的参数作为代表性参数。② 以类内平均相关性较好而类间平均相关性较差的参数为代表性参数。

(7) 逐步回归分析法:预调查时还要求被调查者对其总的健康状态进行评分。将总评分作为应变量 Y,然后用 Y 与各参数($X_1, X_2, \cdots, X_n$)进行多重逐步回归分析,筛选出对 Y 影响较大的参数,取不同的检验水准 α 即可得到不同数目的重要参数,以供进一步选择。该法也可按设想的健康状态辨识结构,以每个结构方面的总评分为因变量 Y,与相应的参数进行逐步回归分析,选出对每一方面影响较大的参数。调查时应对被调查者讲清健康状态的含义,否则总的评分很难代表其健康水平。

(8) 逐步判别分析:健康状态辨识的目的之一就是要评价不同的疗法或措施的效果,因此不同的人群(如患者与对照组正常人)其健康状态水平应有不同,好的健康状态辨识工具应具有这种区分能力。基于此,在预调查中可设计包括不同的人群(如患者和正常人两类),用逐步判别分析即可筛选出对于判别这两类人贡献较大的参数。由这些参数构成的量表就具有较好的区别能力。

第二节　中医健康档案及其管理

《中共中央国务院关于深化医药卫生体制改革的意见》提出要建立实用共享的医药卫生信息系统。按照国务院医药卫生体制改革领导小组的统一要求，当前医药卫生信息化建设的重点是"打好三个基础、建好三级平台、提升业务应用系统"。"打好三个基础"的核心是加快卫生信息标准化建设，一是建立全国统一的、标准化的居民健康档案，二是建立国家电子病历的基本架构与数据标准，三是建立国家卫生信息数据字典，重点推动以居民健康档案、电子病历为基础的区域卫生信息平台建设。近年来，原卫生部信息化工作领导小组、原卫生部卫生信息标准专业委员会和原卫生部统计信息中心组织全国近千名专家和实际工作同志，开展了健康档案、电子病历及相关技术规范标准的科技攻关和试点应用工作，取得了包括《健康档案基本架构与数据标准》在内的一系列重要成果。2008 年，全国已有 35 个城市、2406 个社区卫生服务中心和 9726 个社区卫生服务站建立了社区居民健康档案。

一、中医健康档案

健康档案是医疗卫生机构为城乡居民提供医疗卫生服务过程中的规范记录，是以居民个人健康为核心，贯穿整个生命过程，涵盖各种健康相关因素的系统化文件记录。居民健康档案是居民享有均等化公共卫生服务的重要体现，是医疗卫生机构为居民提供高质量医疗卫生服务的有效工具，是各级政府及卫生行政部门制定卫生政策的参考依据。我国从 2009 年开始，逐步在全国统一建立居民健康档案，并实施规范管理，定期为 65 岁以上老年人做健康检查、为 3 岁以下婴幼儿做生长发育检查、为孕产妇做产前检查和产后访视，为高血压、糖尿病、精神疾病、艾滋病、结核病等人群提供防治指导服务，普及健康知识。

从 2009 年开始至今，居民健康档案的建设在全国已全面铺开，但中医健康档案尚处于起步阶段，且未对中医健康档案做出明确的定义。我们研究认为中医健康档案是医疗卫生机构为城乡居民提供与中医相关医疗卫生服务过程中的规范记录，是以居民个人健康为核心、家庭为单元、社区为范围，贯穿整个生命过程、涵盖各种健康相关因素的系统文件记录。

二、中医健康档案的意义

健康档案是居民健康管理（疾病防治、健康保护、健康促进等）过程的规范、科学的记录。它收集多渠道的个人健康信息，动态更新记录，提供居民自我保健、健康管理和健康决策所需要的信息资源。

《全国档案事业发展"十三五"规划纲要》提出，要"推进电子健康档案和居民健康档案的建立和完善"。健康档案具有健康评估、健康管理和健康决策需要的信息资源，是疾病治疗、控制与预防的重要依据，是医学科研、卫生资源管理和政府应急处理突发公共卫生事件的重要参考资料，也是推进健康中国建设和我国卫生健康事业快速发展的重要组成部分。《卫生部关于规范城乡居民健康档案管理的指导意见》指出，到 2020 年，初步建立覆盖城乡居民的、符合基层实际的、统一科学、规范的健康档案建立、使用和管理制度，以健康档案为载体，更好地为城乡居民提供连续、综合、适宜、经济的公共卫生服务和基本医疗服务。

三、中医健康档案的建立与应用

1. 健康档案发展中存在的主要问题

第一，当前我国电子健康档案在发展中出现不平衡的现象，各地差异很大。在我国的沿海地区，如上海、厦门等地区，电子健康档案的建档率较高，而其他地区建档率较低。该问题是电子健康档案发展进程中比较普遍的问题。由于地理与经济等方面的因素，沿海发达地区有着先天的优势，电子健康档案建设走在全国的前列。同时，各地区在建立电子健康档案的过程中，因缺乏权威、有效的规范及相关标准，加之国家卫生信息标准的制定远远落后于地方实践，某些地区在对电子健康档案的建立时，结合了当地的情况进行制订，这也造成了电子健康档案存在着各地标准不统一的问题，对未来的各地区的信息资源共享造成了不良的影响。

第二，电子健康档案的政府层面投入不足主要表现在两方面。一方面是资金投入不足。在当前我国电子健康档案的建档资金的主要来源是由国家和区域的服务项目经费和信息化项目经费，而区域的信息化项目经费主要由地方的政府出资，导致了总体不足，虽然完成了档案建立的前期及系统业务的初步建立等相关工作，但在电子健康档案建档的后期工作中，由于信息化基础设施缺乏升级和维护，导致了对电子健康档案在资金上的管理出现不合理，使得资金分配不合理。另一方面是人才配套不到位。在收集居民健康的相关信息进行建档和管理时，社区全科医生及公卫医生成了电子健康档案利用的主体，但由于各全科医生和公卫医生之间对于信息技术的掌握水平不一，导致了我国的电子健康档案出现不完整的情况，缺乏准确度，没能够充分发挥电子健康档案的重要作用，使得我国的电子健康档案在管理上出现不平衡的现象。

第三，居民对于电子健康档案的了解不深，意识较差。因为电子健康档案涉及居民众多隐私，居民对电子健康档案系统的安全性要求较高，在建档中，大多采取回避的方法。目前所使用的系统，在安全性上不是非常理想，有些居民担心某些个人信息外泄，使得居民健康档案的推行严重受阻。同时，政府没有搭建一个区域内统一的信息化平台，使得电子健康档案信息资源在各社区及医院之间无法实现共享，没能充分发挥电子健康档案的作用。而在当前部分人们认为电子健康档案是一种毫无意义的东西，电子健康档案还没有实现"有意义"的使用，没有让居民看到其价值。

第四，缺乏统一的信息化规划，信息难以共享。通过调查研究发现，在对我国的电子健康档案管理过程中，最为有效的方法是对居民的电子健康档案管理实现信息化动态管理。但针对当前我国电子健康档案的发展及管理的现状来看，电子健康档案系统与医院及各大卫生医疗机构之间的联系还处于较低的程度。由于不同的社区医疗卫生机构及医院对于疾病的控制不同，机构及医院自身的发展需求不同，开发的信息系统都是满足于自身需要而已，这使得电子健康档案的采集信息大多是"地方特产"，导致了电子健康档案中的内部信息只供机构内部使用，不能实现电子健康档案信息资源的共享和利用。

2. 健康档案建设

(1) 推进电子病历试点工作：原卫生部 2010 年 14 日印发了《电子病历试点工作方案》，

决定在北京市等 22 个省(区、市)的部分区域和医院开展电子病历试点工作。电子病历试点是公立医院改革的重要内容,是医疗机构实现信息化管理的基础。试点方案指出,按照统筹兼顾东、中、西部地区分布的原则,以及当地医院前期基于电子病历的医院信息化管理工作的开展情况,选取北京市、河北省、辽宁省、黑龙江省、上海市、江苏省、浙江省、安徽省、福建省、江西省、山东省、河南省、湖北省、湖南省、广东省、广西壮族自治区、四川省、贵州省、云南省、陕西省、青海省、新疆维吾尔自治区 22 个省份作为指定试点省份,并指定了 29 家医院和3 个区域作为原卫生部电子病历试点单位和试点区域。除了在各医疗机构继续开展电子病历规范化建设,实现医疗信息全面互认共享之外,推进家庭医生服务是全面、动态获取全民健康信息很重要的方法。

(2)不断加强以全科医生为重点的基层人才队伍建设:自新一轮医药卫生体制改革实施以来,我国全民医保体系加快建立健全,基层医疗卫生机构服务条件显著改善,以全科医生为重点的基层人才队伍建设不断加强,基层服务长期薄弱的状况逐步改变,基本医疗卫生服务公平性和可及性明显提升。但要看到,加强基层建设是一项长期艰巨的任务,我国优质医疗资源总量不足、结构不合理、分布不均衡,特别是仍面临基层人才缺乏的短板,已成为保障人民健康和深化医改的重要制约。开展医疗联合体建设,是深化医改的重要步骤和制度创新,有利于调整优化医疗资源结构布局,促进医疗卫生工作重心下移和资源下沉,提升基层服务能力,有利于医疗资源上下贯通,提升医疗服务体系整体效能,更好实施分级诊疗和满足群众健康需求。

(3)推进家庭医生签约服务:2016 年 5 月,国务院医改办等 7 部委联合印发《关于推进家庭医生签约服务的指导意见》,标志着家庭医生签约服务工作正式全面启动。国际国内经验表明,家庭医生签约服务是一种行之有效的医疗卫生服务模式,有利于满足居民的医疗卫生服务需求,有利于提高医疗卫生服务体系的整体效率,也有利于控制医疗费用的过快增长。家庭医生签约服务,是推动分级诊疗制度建设的重要基础,是构建和谐医患关系的重要途径,也是应对老龄化和疾病谱变化所带来健康新挑战的重要举措。

目前,全国家庭医生签约服务工作正在有序推进,已有 27 个省(区、市)印发了推进家庭医生签约服务的指导性文件或实施方案,整体工作取得了初步成效。

一是家庭医生签约服务政策体系初步建立。有关部门和地方制定了系列政策文件,形成了具有中国特色的家庭医生签约服务制度体系。

二是家庭医生签约服务平台不断完善。城乡基层医疗卫生服务体系建设得到加强,已基本实现村村有卫生室、乡乡有卫生院、每个街道都有 1 所社区卫生服务中心,群众可就近获得医疗卫生服务。

三是家庭医生服务能力得到加强。我们大力加强"5+3"全科医师规范化培训和"3+2"助理全科医生培养,实施农村定向免费医学生项目,开展全科医师特岗计划试点,推进乡村全科执业助理医师考试,推行医师多点执业,有效充实了家庭医生队伍。

四是群众获得感得到提升。在家庭医生签约服务工作开展比较好的地区,城乡居民就诊效果逐步显现,健康管理效益逐步提升,"家庭医生朋友"的概念和"贴心人"服务模式深入人心。

2011 年至今,根据中央确定的方向和原则,各地因地制宜开展了大量探索,积累了宝贵经验,概括起来,主要形成了以下五种经验和模式。

一是上海市"1+1+1"签约服务模式。此种模式为居民在选择社区卫生服务中心家庭医生签约的基础上,再选择一家区级医疗机构、一家市级医疗机构进行签约,形成"1+1+1"的签约组合。

二是江苏盐城大丰区"基础包+个性包"签约服务模式。此种模式为签约居民提供包括基本公共卫生和基本医疗服务在内的免费基础性服务,针对老年人、儿童、慢性病患者等提供个性化服务,形成"梯度结构、种类合理、特色明显、内容丰富"的服务包。

三是浙江省杭州市"医养护一体化"签约服务模式。此种模式为卫生与财政、医保、价格、人事薪酬等政策联动,出台系列激励机制,保障家庭医生向签约居民提供"医养护一体化"服务。

四是福建省厦门市"三师共管"签约服务模式。此种模式以慢性病为突破口,以老年人为重点,由基层家庭医师、健康管理师和大医院专科医师共同组成"三师共管"团队,为居民提供签约服务。

五是安徽省定远等县"按人头总额预付"签约服务模式。此种模式为组建县乡村三级医疗共同体,通过城乡居民医保资金按人头总额预付,建立责任共担、利益共享的分配激励机制,实现患者下沉基层,乡村医生收入与签约数量、质量和效果挂钩。

2017 年,原国家卫生计生委和国务院医改办联合印发了《关于做实做好 2017 年家庭医生签约服务工作的通知》,对 2017 年工作进行了部署,提出了 10 方面工作要求。2017 年家庭医生签约服务工作目标是:在全国 85% 以上的地市开展家庭医生签约服务工作,人群覆盖率达到 30% 以上,重点人群签约服务覆盖率达到 60% 以上,力争实现贫困人口和计划生育特殊家庭全覆盖。

《国务院办公厅关于印发深化医药卫生体制改革 2017 年重点工作任务的通知》要求总结推广地方成功经验,进一步扩大试点范围,分级诊疗试点和家庭医生签约服务扩大到 85% 以上的地市;启动社会办中医试点,完善中医诊所备案管理办法;逐步完善省、市、县人口健康信息平台,2017 年实现国家和省级人口健康信息平台互联互通;抓好健康医疗大数据中心与产业园建设国家试点工作;加快推进病案书写规范、疾病分类编码、手术操作编码、医学名词术语等相关规范和标准的统一。

四、健康档案建设技术实现

健康档案不只是简单地将纸质病历记载的各项内容输入电脑,还记载了居民平时生活中的点滴健康相关信息,在任何时间、任何地点收集居民的健康信息,不仅能记录病史、病程、诊疗情况,还可以完成以居民健康为中心的信息集成。医生可以随时随地提取有关信息,快速全面地了解情况。

随着网络技术的迅猛发展,卫生领域的电子商务、电子服务应运而生,居民健康档案能在广域网环境下实现信息传递和资源共享,能在任何时间、任何地点为任意一个授权者提供所需要的基本信息。无论到哪家医院就诊或体检,都能提取到自己的以往健康档案。电子健康档案和计算机信息系统的应用,将使医生会诊的时间大大缩短,质量大大提高。上下级医院的信息交流更可以提高基层医院医疗水平。

　　2016 年新华社记者报道,通过城市级临床影像大数据应用中心,厦门市民将自行查阅全生命影像周期的检查结果,厦门各医疗机构的医生也可通过终端设备调阅患者的影像资料,为诊断、手术规划和术后评估等提供帮助。该应用 2017 年年底实现全体市民的健康档案智能化管理。通过可穿戴设备上搜集的相关医疗数据将逐步和居民健康数据实时互联,实现个人健康信息的自主采集。此外,智能导诊、电子医保卡、慢性病管理大数据应用、智慧养老信息平台、远程会诊等需要依托互联网技术实现的相关智能医疗服务也将陆续向厦门市民开放。

　　作为国家健康促进的创新项目,由原国家卫生计生委宣传司主导的国家健康促进智能网络平台,于 2016 年 11 月 21 日在上海开幕的第九届全球健康促进大会上进行了展播。该平台集健康教育、家庭医生、健康管理以及基本公共卫生服务为一体,全生命周期为城乡居民提供智能化、个性化的健康服务,开启了居民健康管理的新模式。

　　据介绍,国家健康促进智能网络平台依托居民健康档案及动态的公共卫生管理大数据,通过免费的 APP 提供智能化、个性化的健康教育服务;通过 APP 连接居民与家庭医生,形成了家庭医生与居民健康教育服务运行信息化新机制,全面提升居民健康素养,实现对家庭成员的健康管理。

第三节　中医健康管理信息平台与应用

　　随着大数据时代的到来,医学模式的转变越来越离不开信息技术的支持,掀起了健康管理信息平台与应用的研发热潮。集合资源共享、咨询、教育、评估与指导、远程医疗等功能于一身的健康管理信息平台与应用,对于信息区域化、集约化、智能化的要求,对未来医学模式的发展起着导向作用。中医健康管理研究应紧跟时代潮流,充分借鉴现代健康管理信息平台与应用优缺点,融入自身特色与优势,在中医健康管理信息平台与中医健康管理移动应用APP 领域的研发、推广、运用中发挥自身优势。

一、健康管理信息平台

　　进入 21 世纪以来,随着人们生活水平的不断提高和对健康重视程度的加深,医学模式逐渐由“疾病医学”模式向“健康医学”模式转变。国家发布的《2006—2020 年国家信息化发展战略》《基于健康档案的区域卫生信息平台建设指南(试行)》《“健康中国 2030”规划纲要》《国务院关于积极推进“互联网＋”行动的指导意见》等文件中陆续提出,为了更好地进行健康管理,需要建立一个可以连续监测、记录健康状态的平台。为此,国内兴起了一批健康管理信息平台研发热潮。如范晨皓等将医院和健康运营机构作为两大主体,通过虚拟专用网通道相连,通过数据交换服务平台实现数据对接,建立全程健康管理服务平台,并将数据自动对接至医院电子病历系统,最终形成患者一体化健康档案。患者可通过手机 APP、微信以及登录网站等方式接受健康档案调用、健康咨询、健康教育、健康评估与指导以及辅助就医等服务。此外南京市卫生信息中心为了整合各类医疗资源部门的信息资源和数据资源,构建了一个集约化区域的健康服务平台。该平台能够提供自助医疗服务、居民电子健康档案的调阅、电子病历管理调阅、远程诊疗、区域医检结果共享、预约挂号、120 医疗救援指挥、个人健康管理以及区域医疗卫生综合管理等服务。另外余坚翀于 J2EE 平台技术阐述了三层 B/S 架构,采用 Web Service 技术、XML 技术、Java EE 相关技术,研发了一套杭州市健康服务信息平台。该平台包括三个模块——居民健康管理应用模块、医生医疗服务应用模块和政府监管决策应用模块,目前已在杭州市线上运行。

当前健康管理信息系统平台普遍实现了健康档案存储、健康咨询、健康教育、辅助就医等功能,但它们共同存在以下问题:各个健康管理系统平台开发标准不统一,互不兼容,难以实现彼此信息的互联互通;健康档案信息采集是否规范;健康档案信息是否有效等。目前国内健康管理信息平台是以西医学为主导,管理的重心大多放在控制疾病危险因素上,与真正意义上的健康管理还有一定差距。

二、中医健康管理信息平台

(一) 中医健康管理信息平台研究现状

中医学的辨证论治思维能客观描述和评估人体健康状态的动态变化过程,从整体上对个人的健康状态进行衡量,更符合真正意义上的健康管理。因此,在中医整体观念和辨证论治原则的指导下,研发出能整合不同健康状态下个性化的健康干预诊断指标体系的中医健康管理系统,实现对居民健康调查、测量、评估、干预等动态化管理,对于改善和提高国民身体素质,全面建设小康社会具有重要意义。近几年有关中医特色的健康管理系统的研发正逐步兴起。

中医健康管理系统是利用现代信息技术,采集、存储、处理个人或群体的健康信息,并通过中医手段对个人健康状态进行监测、评估、干预等,以达到提高人们生活质量的一种综合系统软件。目前文献报道的中医健康管理系统主要分为两大类:一类是偏于中医体质辨识和体质调养的中医健康管理系统,一类是体现中医辨证论治特色综合干预的中医健康管理系统。体质调养类系统当前主要有老年人中医药健康服务管理系统(中医体质辨识)、新时代中医体质在线健康管理系统、中医健康管理促进系统、掌上中医健康管理系统等。这些系统虽然融进了中医元素,但大多是针对特定人群或体质调养方面的管理,使用范围比较狭小,且偏于中医体质辨识和体质调养,主要以问卷调查形式呈现,功能相对单一,并不能真正体现中医辨证论治特色,无法达到建立中医健康状态辨识指标和综合干预方案的目的。目前报道体现中医辨证论治特色综合干预的中医健康管理系统主要有:① 陈霄基于临床需求调查,选择 B/S 模式(浏览器/服务器结构),运用 Windows 2000/2003server、IIS6.0、Windows 2000 等技术架构中医健康管理系统,系统模块主要涵盖了信息管理模块、数据统计分析模块、健康体检模块、中医辨识模块、网络服务模块和系统设置管理模块等。该系统主要存在前期调查范围局限,系统的监测手段、评估、干预功能不够完善等问题。② 梁玉梅等基于“治未病”理论,运用 C/S 模式(服务器/客户机结构),以及 Microsoft Visual Studio 2010 平台、C♯程序语言、Microsoft SQL Server2008 数据库等信息技术,开发了一款全生命周期健康管理系统,系统根据不同使用对象分为受检者、管理员、医生、专家 4 个模块,实现了采集中医信息、传输与存储数据、医患交流、自测健康状态、整合健康信息、辨识健康状态、指导养生的功能。③ 周洪伟等开发了一款针对老年公寓的老年人中医健康管理平台,系统具有建立档案、健康管理、数据展示、中医知识库、系统拓展等主要功能,为老年人提供动态、实时的中医健康服务,提升生活质量。这些中医健康管理系统基本上能够按照中医四诊合参原则对健康状态进行采集、存储各种健康信息,建立中医档案,体现了中医辨证论治特色,一定程度上实现了传统中医健康管理理念与现代健康管理思维的融合。但它们在中医四诊信息采集、状态辨识、干预方案等方面仍以主观判断为主,受主观影响因素较多,缺乏统一标准。目前国内中医健康管理系统普遍存在以下问题:系统平台开发标准不统一,互不兼容;系统平台后台知识库如中医四诊后台知识库、干预方案知识库的构建标准不统一,健康数据不一致等。

（二）中医健康管理系统平台开发

在前期研发的中医健康管理系统基础上,充分考虑中医健康管理信息平台数据接入和未来应用推广,福建中医药大学中医健康管理中心为了避免重复投资,立足长远规划,继续研发了一套基于支持向量机、爬山算法、神经网络等不同机器学习算法,以"证素辨证"为核心的可兼容可扩展的接入接口标准化的中医健康管理平台,已实现跟中医太空舱设备的对接。同时,该平台采用规范化和标准化的中医四诊信息知识库,保证了系统平台上的中医健康信息数据可用、可分析、可扩展。该系统平台实现了:① 宏观、中观、微观健康状态表征参数的采集。② 人机结合半自动化中医体质、状态、证型、中西医疾病、生理特点、风险预警等的诊断。③ 对身体健康状态实时整体、动态、个性化的把握。④ 食疗、药膳、膏方等多维自助个性化干预方案的自动推荐。⑤ 对健康管理对象的跟踪访问及疗效评价。⑥ 与太空舱体检设备无缝对接,直接读取和存储太空舱体检设备采集的数据。⑦ 对采集数据进行统计分析。⑧ 健康体检预约和健康体检咨询。

中医健康管理平台包含了九大功能模块,主要有微信公众号、预约管理平台、健康回访管理平台、微信管理后台、中医健康管理体检系统（PC 端）、体检系统（APP 端）、健康咨询管理平台、系统管理、数据中心。中医健康管理体检系统（PC 端）的主要模块有系统管理模块、医生管理模块、个人信息档案模块、采集信息模块、理化检查模块、中西医疾病诊断模块、智能证素辨证模块、人工证素辨证模块、智能证型辨证模块、人工证型辨证模块、干预方案模块、处方用药模块、健康状态追踪模块、太空舱体检设备数据模块、数据统计分析模块、数据导出模块、预约体检和咨询模块及报告打印模块。中医健康管理平台主要功能如下:个人会员通过 APP 端或者微信公众号注册成功,通过平台进行体检预约或咨询预约,按照预约的时间来医院体检或咨询;体检医生通过太空舱设备对个人会员采集信息,采集完成后,可以查看电子版的报告;体检医生也可以打印纸质的报告;健康顾问可根据体检报告给出相应的建议并给出相应的干预方案,当个人会员的健康状态出现预警时,健康顾问可通过电话或者手机短信进行回访提醒个人会员。目前,该系统平台后台知识库由 1480 个干预方案、53 个证素、148 个理化检测项目、100008 个西医疾病名、65 个中医疾病名、35 条脉诊信息、48 条舌诊信息、640 个中医四诊信息等组成。该平台作为 21 世纪健康产业的核心技术,实现了对人体健康状态实时、整体、动态、个性化的把握,将患者的被动参与转向主动健康管理,从单一案例效果评估转向过程性、全程性的整体评估和体验,达到了真正意义上的健康管理。

（三）中医健康管理系统平台应用情况

我们以"证素辨证"为核心的中医健康管理系统平台为基本工具,在福建省 9 家地市中医院及社区服务中心、养生机构等,搭建了中医健康管理的研究及应用平台,并成立了福建省内首家中医健康管理中心,开展了不同人群、不同疾病中医健康状态的研究。通过研究,实现对不同人群的中医健康状态辨识,并建立完善、个性化的健康档案;基于相似检索的原理,将系统辨识出的健康状态与干预方案适用的健康状态进行最佳匹配,从而提供最优的干预方案;开展定期或不定期健康状态动态辨识,通过证素积分变化反馈干预疗效,做出客观的疗效评价。

其系统界面如下(图2-2至图2-6)。

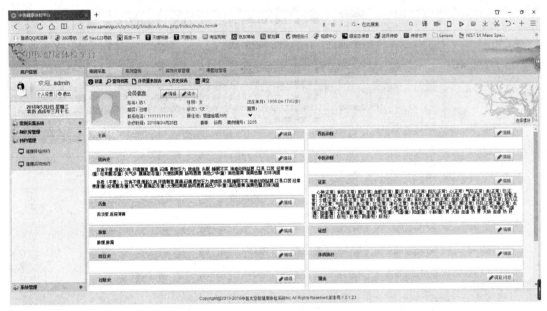

图2-2 中医健康管理系统采集界面

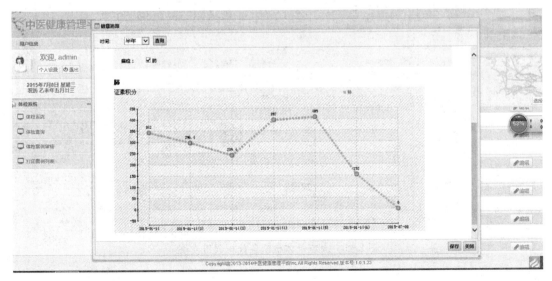

图2-3 健康状态动态追踪

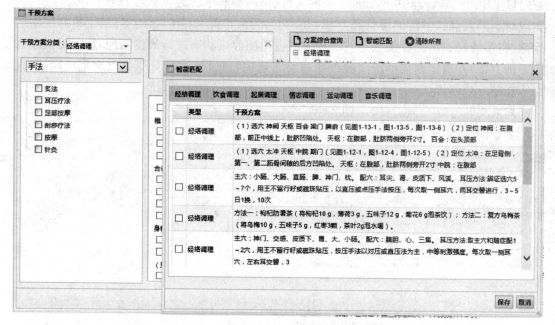

图 2-4   干预方案智能匹配

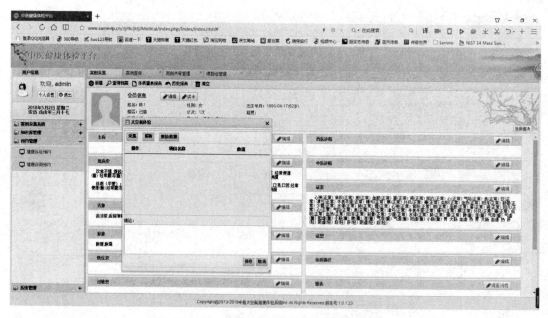

图 2-5   太空舱体检设备数据调用模块

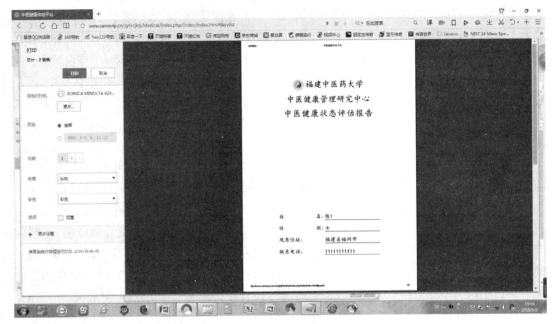

图 2-6 系统生成健康状态评估报告

其搭载设备如下(图 2-7、图 2-8)。

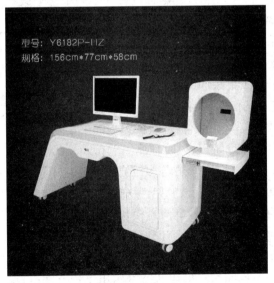

图 2-7 中医四诊仪

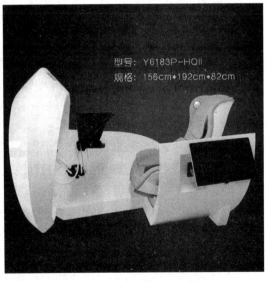

图 2-8 中医健康管理太空舱(核心件)

三、中医健康管理移动应用 APP

(一) 中医健康状态辨识系统 APP

1. 国内健康管理类应用软件现状

由于医疗体系不同,发达国家的电子病历系统已接近完成,目前正在实施建设全国医疗信息化系统。国内的移动医疗目前还主要集中在西医领域,商业化模式不完善,尚处于早期快速发展与摸索阶段,产品缺乏临床专业性。根据中国 APP 客户端注册中心的数据显示,iTunes 商店中已经有上万款医疗与健康相关的应用,主要集中在运动保健、自问诊平台和挂号预约,而既能够提供数据信息,又能够追踪用户的数据,甚至于拥有提示或预警等功能的应用基本处于空白状态。同时,这些 APP 大多功能有限,有的甚至只有 1 项主要功能,而且这些 APP 功能很多类似,可用性和实用性比较差。问诊类和咨询类 APP 由于线上咨询和线下医疗的分离,大多只停留在初步问诊阶段,难以提供有效的医疗服务。而人们真正期待的革命性移动医疗应用应是能将常用功能成功整合到一个平台之上,而此整合后的平台又能够改善人们传统的保健与医疗方式。

"未病先防"的养生理念逐渐深入人心,逐年增加的慢性病患者更需要日常生活指导和监督性质的健康管理。相对于西医来说,中医在互联网医疗上有其独特优势,中医诊疗不需要借助复杂仪器设备进行诊断,而借助互联网,中医在慢性病的治疗和养生调理方面的特长也能更好发挥。近两年,中医移动医疗产品集中涌现,与中医有关的健康管理应用、互联网自诊问诊平台、健康数据采集设备等逐渐出现在公众视野。在苹果应用商店以"中医"为关键词进行检索,可以搜索出上百款高度相关软件,类型繁多,有在线轻问诊软件如"金华佗中医""冬日中医",中医健康管理软件如"爱尚康",还有中医服务 O2O 软件如"推拿狮""理大师"等。但这些中医健康管理软件都缺乏临床性和专业性,医疗价值不高。因此,福建中医药大学中医健康管理中心针对智能手机和 pad 用户研发了一套以状态辨识为核心的中医健康状态辨识系统 APP 软件,实现了对多维健康状态信息的智能诊断和处方干预,同时可追踪用户一定时间内的健康状态变化情况。APP 软件采集的数据可直接同步到中医健康状态辨识系统远程服务器终端,进行线上的动态监测和远程管理,从而在更广阔的时间和空间上,动态实时服务大众,方便临床案例数据的采集和管理。

2. 中医健康状态辨识系统 APP 软件架构设计

福建中医药大学中医健康管理中心潜心研发了中医健康状态辨识系统 APP 软件,APP 软件采集的案例信息同步到服务器终端,实现了案例的实时远端储存和医学会诊。中医健康状态辨识系统 APP 具有以下特点:① 宏、中、微三观健康状态表征参数的采集。② 人机结合半自动化中医体质、状态、证型、中西医疾病、生理特点、风险预测等的诊断。③ 对身体健康状态适时、整体、动态、个性化的把握。④ 食疗、药膳、膏方等多维自助个性化干预方案的自动推荐。⑤ 对健康管理对象的跟踪访问及疗效评价。该 APP 系统服务器终端模块设计包括系统管理模块、医生管理模块、个人信息档案模块、采集信息模块、理化检查模块、疾病诊断模块、智能辨证模块、处方用药模块、健康状态追踪模块、疗效评价模块和报告生成模块。该 APP 系统 pad 端模块设计包括建立管理对象个人信息档案;采集和记录管理对象健康信息;系统智能诊断为辨识健康状态提供参考;判断用户健康状态并给出干预方案;追踪用户一定时间内的身体状况变化情况。

3. 中医健康状态辨识系统 APP 应用

我们以"状态辨识"为核心的中医健康状态辨识系统 APP 为基本工具,在福建省中医健康管理中心、福建中医药大学附属第三人民医院、晋江市中医院等多家合作单位搭建了中医健康管理的研究及应用平台,开展了不同人群、不同疾病中医健康状态的研究。通过研究,实现对不同人群的中医健康状态辨识,并建立完善、个性化的健康档案;基于相似检索的原理,将系统辨识出的健康状态与干预方案适用的健康状态进行最佳匹配,从而提供最优的干预方案;开展定期或不定期健康状态动态辨识,通过状态要素积分变化反馈干预疗效,做出客观的疗效评价。通过对用户健康大数据的深入挖掘,研究新的算法模型以不断提高智能诊断的准确率。其系统界面如下(图 2-9)。

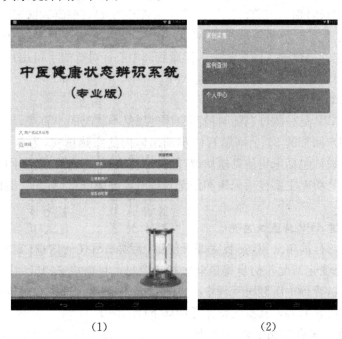

图 2-9　中医健康状态辨识系统 APP 应用界面

（二）健康我知道 APP

1. 健康类 APP 国内研究现状

随着经济和科技的发展，人们对健康的关注度越来越高，目前健康类自测 APP 的市场正在步入爆发式增长时期。当前市场健康类自测 APP 主要有健康数据记录类 APP、健康信息咨询类 APP、健康方式养成类 APP、问诊类 APP。只要手机在身上，健康类 APP 便可以随时记录身体数据。福建中医药大学中医健康管理中心针对智能手机用户研发了一款基于中医理论的健康自测软件——健康我知道 APP。

2. 健康我知道 APP 架构设计

健康我知道 APP 是一款可以随时检测身体健康基本状况的小游戏，软件以中医理论为依据，系统根据用户回答的 31 个问题智能辨别出体内的寒热虚实，为养生防病提供帮助。该 APP 系统模块设计包括采集信息模块、智能辨证模块、状态追踪模块，同时设置了中英文两个版本。该 APP 功能主要包括采集和记录管理对象健康信息，系统智能诊断为辨识健康状态提供参考。

3. 健康我知道 APP 特点及应用

该软件界面友好，简单易用，安装完即可使用，无须填写任何信息；实用性强，能实时记录用户的健康状态变化情况并初步提供就医指导意见。目前该 APP 已让福建中医药大学附属第三人民医院、杏福中医健康管理中心、凤怡堂中医健康管理中心等机构的用户免费应用，累计使用人次已逾万人。其系统操作界面如下（图 2 - 10）。

（三）围绝经期综合征测试软件 APP

1. 围绝经期综合征测试软件 APP 国内研究现状

围绝经期综合征是指女性绝经前后由于性激素减少所致的一系列躯体及精神心理症状。近年来由于女性工作及精神压力的加大，发生围绝经期综合征的人数不断上升。目前关于围绝经期综合征测试软件在国内未见报道。在围绝经期综合征治疗方面，中医药有其

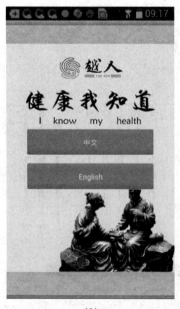
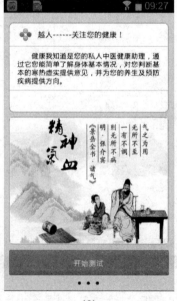
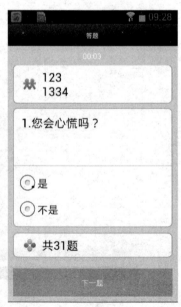

（1）　　　　　　　　　（2）　　　　　　　　　（3）

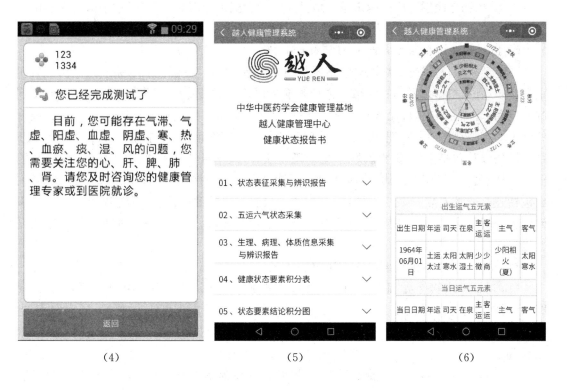

（4）　　　　　　　　（5）　　　　　　　　（6）

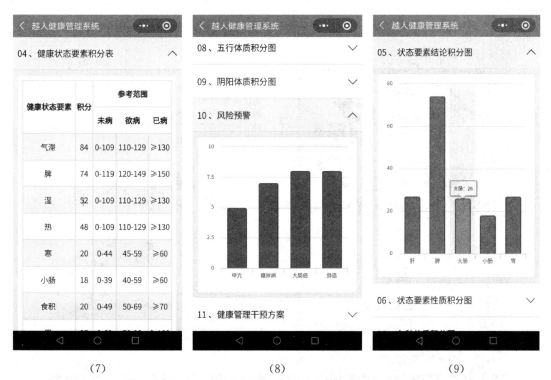

（7）　　　　　　　　（8）　　　　　　　　（9）

图 2-10　健康我知道 APP 系统操作界面

独特优势,植物雌激素和中药越来越多地被用于治疗围绝经期综合征,福建中医药大学中医健康管理中心研发了一款围绝经期综合征测试软件 APP。

2. 围绝经期综合征测试软件 APP 架构设计

围绝经期综合征测试软件 APP 主要是用于围绝经期综合征的测试,系统以中医证素辨证为核心理论,根据患者回答的结果进行智能中医诊断和智能处方干预,同时,数据同步到围绝经期综合征测试软件服务器终端,实时记录和动态追踪用户的状态变化情况,进行线上的健康动态监测和远程管理,方便围绝经期综合征临床案例数据的采集和管理。该 APP 系统模块设计包括系统管理模块、医生管理模块、个人信息档案模块、采集信息模块、智能辨证模块、处方用药模块、状态追踪模块、疗效评价模块和报告生成模块。该 APP 功能主要包括建立管理对象个人信息档案;采集和记录管理对象健康信息;系统智能诊断为辨识健康状态提供参考;判断用户健康状态并给出干预方案;追踪用户一定时间内的身体状况变化情况。

3. 围绝经期综合征测试软件 APP 特点及应用

(1)特点:该软件界面友好直观,可操作性强,结构清晰明了,用户只要用手点点 25 个问题,就可以得到围绝经期综合征状态要素诊断结果和处方推荐;同时软件能提供案例查询、修改、删除、统计和动态分析等功能,数据同步到服务器终端,临床专业性强。

(2)应用:围绝经期综合征测试软件 APP 目前在福建中医药大学附属第三人民医院、晋江市中医院等各地中医院得到了很好的运用,为临床科研围绝经期综合征病历收集和统计分析提供了研究平台和技术支持。其系统操作界面如下(图 2-11)。

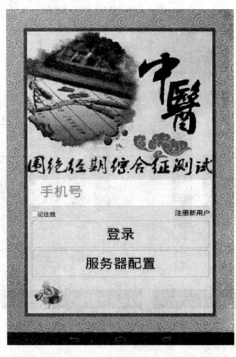
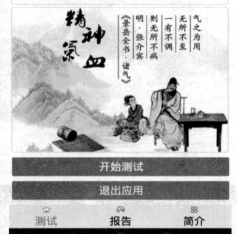

(1)　　　　　　　　　　　　　　　　(2)

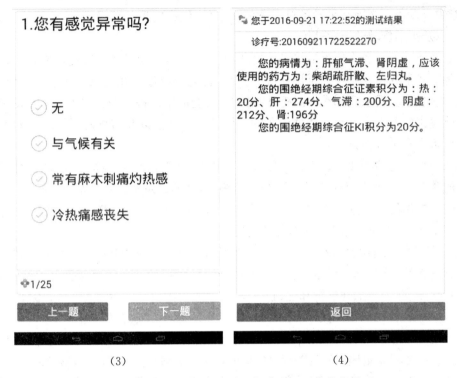

图 2-11　围绝经期综合征测试软件 APP 系统操作界面

第四节　智能中医健康设备

随着医疗水平精准化要求的提高,使得医生疾病信息的采集不能局限于院内,而百姓也希望能够随时随地地监测自身的健康状况,现代科学技术的发展使得人们的需求得以实现。传统的智能健康设备拥有检测、分析、共享等基础功能,而智能健康设备对小型化、便携化、精准化,以及大数据相衔接的要求日益迫切。智能中医健康设备摒弃了传统智能健康设备的仅对身体生理参数进行检测或是对运动数据进行统计的局限,结合中医诊疗思维模式、系统科学、生物工程、计算机信息技术、人工智能等技术,设计和制造具有中医特色的现代诊疗设备,完整采集宏观、中观、微观参数,对人体状态进行实时、整体、动态、个性化的把握。其在实现中医的定量化和标准化的同时,必将在常见病和多发病的监控、预防、诊疗中发挥重要作用。

一、智能健康设备概述

智能健康设备(Smart Health Devices)是智能设备中用于人体健康管理的一类具有计算处理能力的设备、器械或者机器。一般而言,其可通过不同的网络协议,如蓝牙、近场通讯、无线网络(Wi-Fi)及 4G 等,连接到其他设备或网络,从而进行一定程度的自主交互。作为一种智能设备,智能健康设备首先需要具备灵敏准确的感知功能、正确的思维与判断功能,以及行之有效的执行功能。此外,由于面向的对象是人体,执行的功能是健康监测和管理,智能健康设备还必须满足设备对人体的安全性、健康管理的可操作性、检测的实时性和准确性,以及医学领域的专业性等。

随着经济的发展和人们生活水平的提高,人们对自身健康的关注程度越来越高,甚至希望能够随时随地的监测自身的健康状况。因此,智能健康设备在医疗和互联网领域均掀起了高潮,其关注度、需求度都在不断提升。目前,智能健康设备已经得到了快速的发展,市场上的智能健康设备层出不穷。依据设备的不同特性、功能,以及市场发展需求等的不同,智能健康设备有多种分类方式。

按照产品本身的特性可以将其划分为智能眼镜、智能手表、智能腕带、智能跑鞋、智能腰带及智能头盔等,主要用于实现生理参数的检测、运动的记录及睡眠质量分析等功能。这种分类是较为常见的一种分类方式,即在既有的产品形式下,加入了智能传感检测、分析及记录等新的功能,使得原产品完成了智能化的转变。

此外,按照智能健康设备本身可以实现的功能,可将其划分为智能健康检测设备、智能健康监测设备及智能健康医疗设备等。首先,智能健康检测设备是一类主要用于完成对人体状态检测的设备,如对体温、血氧饱和度、心率、心电及血压等信号的检测和记录。例如,Scanadu开发的 Scout 是一种小型的超强大的检验生理指标设备,只要放在额头上 10 秒,就能测出心率、皮肤体温、血氧饱和度、呼吸频率、血压及心电图等数据,通过蓝牙还可以将资料同步到智能手机上。其次,智能健康监测设备则更加注重对人体状态的实时监控,如 W/Me 智能生活手环,其配备生命频谱分析仪传感器,采用蓝牙 4.0 连接 iPhone,佩戴中可以监测心率等生理指标。

智能健康医疗设备是能够完成健康检测,并能够给出分析报告及健康管理指导意见的一类设备,如中医健康服务机器人,其融合了人工智能、物联网、云计算等技术,同时,可以通过外置设备如舌诊仪、脉诊仪、无线血压仪、无线血糖仪等,完成用户生命信息的采集,然后机器人自身进行信息处理和分析,给出一份详细的健康辨识报告,并指导进行相应的保健。

目前,无论是医疗机构、家庭,还是个体自身,对智能健康设备的需求都在进一步扩大,至此可穿戴式智能健康设备在市场需求的驱动下得到了迅猛的发展。因此,按照智能健康设备的市场发展需求,也可划分为非可穿戴式和可穿戴式智能健康设备。其中,非可穿戴式智能健康设备的主要适用场所为医院、健康中心、养老机构等,如易康云(北京)健康科技股份有限公司的多功能智能检测一体机、中医调理仪等。可穿戴式智能健康设备是把可穿戴技术应用于健康领域,是对用于身体状况的检测和监控、运动数据的监测和统计,以及健康状况的改善的一类设备的统称。其核心理念是让人们能够更便捷地使用智能化的设备而感觉不到它的存在,在移动医疗领域具有广阔的应用前景。常见的可穿戴式智能健康设备有智能手环、智能隐形眼镜及电子文身等。

当然,目前已经面世或正在筹备的智能健康设备基本上都离不开安装在手机、平板或电脑上的应用程序。智能健康设备硬件中各类传感器完成对用户身体或运动数据的检测后,数据需要传至应用程序进行预处理、分析、结果显示和记录等。因此,智能健康设备的发展还需要医疗信息系统、健康云平台及互联网等的全面支持和配合。

二、智能健康设备的现状与发展

智能健康设备是由医学诊疗设备发展而来,从最初的大型生理信息采集装置,经历小型化生理信息采集装置、小型化多通道健康信息采集装置、可穿戴健康信息采集装置、可穿戴多通道健康信息采集装置,逐渐发展为现在的智能健康设备。智能健康设备,为"智慧医疗"打开了一扇窗。目前的互联网领域正在经历着从"信息连接"到"数据连接"的过渡,新技术、新商业模式的出现更促进了这种过渡进程,也因此促使了智能健康设备的繁荣和发展。

目前,智能健康设备正朝着小型化、便携化、精准化以及大数据的方向发展,常见的智能健康设备主要包括针对血压、体温、血糖、心电以及其他生理信号采集的设备。除此之外,智能健康设备也已经向中医健康检测领域发展,如用于实现数字化四诊集成检测及人体生理功能的中医评估等设备的开发。

(一) 传统智能健康设备的现状和发展

目前市面上存在的智能健康设备大多是针对身体生理参数的检测或是对运动数据进行统计的设备。我们在市场上看到的各种各样的智能手环、智能手表、智能体脂仪、智能血压计等产品全部都属于智能健康设备的范围(图2-12)。一般来讲,智能健康设备需要具备以下条件:首先是佩戴舒适,即戴在身上安全、无感;其次是使用简单,不需要佩带者或者使用者专门花费时间去学习操作;再次是合理的外观,方便使用者佩戴到各种场合;最后是实用性,即能够对我们的生活提供便利。

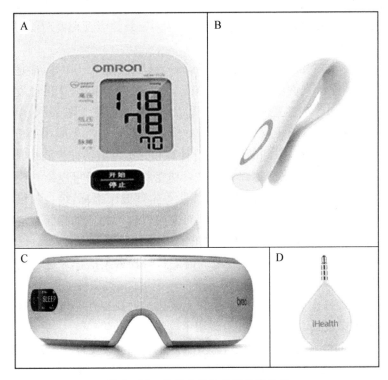

图2-12 几款典型的智能健康设备

A:OMRON 智能电子血压计;B:Sense-U 智能坐姿提醒器;C:倍轻松 iSee4 智能护眼仪;D:iHealth 血糖仪

图 A 为欧姆龙(OMRON)出品的智能电子上臂式血压计,该血压计具有一键式操作的特性,能够极大地方便用户进行操作,而无须花费额外的精力去学习如何使用。血压计特有的 Intellisense 核心生物传感技术,在进行测压时会根据测量者的血压高低智能地调控加压大小,避免加压过大引起的不适感以及加压不足使得读数不准确等问题。与此同时,该血压计还能对高血压起到预警作用,并显示脉搏波数。

图 B 为 Sense-U 智能坐姿提醒器,它具有驼背矫正、坐姿矫正,以及近视预防等功能。当使用者佩戴此设备时,若出现坐姿不正的情况,那么该设备便会发出震动,提醒使用者矫正坐姿,促使其自身养成良好的坐姿习惯,从而实现驼背矫正、坐姿矫正以及近视矫正等功能。除此之外,该智能健康设备还具有运动记录以及睡眠监测等功能,使用者能够借此了解自身的运动情况以及睡眠情况,方便发现问题,并对作息进行相应的调整。

图 C 为倍轻松 iSee4 智能护眼仪,作为一款护眼助手设备,其内置磁石装置,具有仿真揉压穴位、恒温热敷以及多频振动按摩等功能,以此起到对眼部保健的作用。

图 D 为 iHealth 血糖仪,其体积小巧,只有硬币大小,可以通过耳机插孔与智能手机相连接,搭配相关 APP 使用,可以检测使用者的血糖水平,并储存用户的血糖记录。目前该血糖仪设备已经通过了 FDA 的批准。该血糖仪顶端有穿刺设备,使用者可以在指尖、上臂和大腿等处提取血液样本,之后设备上的试纸将会显示血糖水平,并将读数同步到手机 APP 上,以进行显示和储存。使用这个 APP,用户不但可以获取血糖水平读数,还可以查看以往的血糖水平,以及监测胰岛素使用情况等。与此同时,该 APP 还可以将这些数据同步到云端,并将这些检测数据共享给对应的健康管理者,从而方便健康管理者对使用者的健康信息进行诊断,并且给出健康建议。

智能手环或手表,如 NIKE+运动手表、Jawbone UP 或是 Fitbit 等,都是通过对运动数据或身体状况的反馈而让人们更加注重身体的运动健康。2014 年,苹果也发布了其首款智能穿戴产品 Apple Watch,这款智能手表同样是以健康监测为主。图 2-13A 与 B 为带屏显与不带屏显的智能手环示意图。这一类穿戴式的智能健康设备都是利用手机来与设备进行连接,并通过 APP 对设备所采集到的数字进行计算和分析得出各种检测结果。对于智能健康设备,其一大特点便是具有数据追踪以及决策功能。这些设备可以实时检测到我们的体温、血糖、血氧饱和度、心率,甚至是血压以及体脂等生理健康指标,结合与设备对应的上位机软件,或者手机 APP,便可以根据个体差异,对使用者进行相应的预警或者给出相关的健康干预建议,从而在一定程度上提高使用者的健康生活体验。

除了对上述健康信息的监测外,对心电等需要长时程采集的信号进行检测也是医学检测中的重要环节。智能硬件是移动互联网发展的一个延伸,而在移动医疗时代,随着智能硬件的发展,许多医疗硬件也开始变得小型化和无线化。近几年在心电监测领域也有类似的改变。从 Holter 到穿戴式心电监测,充分说明了这种发展趋势。

这里以心律失常的检测为例来说明心电检测领域的智能健康设备的发展。心律失常是一种常见的症状,但检测却很困难。传统的办法是对患者进行压力测试(如在医院跑步机上跑步一定的时间)的同时,使用心电图机来采集患者的心电信号,但问题是,跑步的压力与生活中的心理压力是不同的,这里就会产生诊断的误区。所以在相当长的时间里,医生都是通过可移动的动态心电监测(Holter monitor)来检测心律失常。这类产品通常有 5～7 个电极吸附在胸前,用于监测心脏电信号并记录下来,保存到挂在腰或脖子上的存储设备里,之后再送到医生手里进行分析。通常该 Holter 的佩戴时间为 24 小时左右,不仅佩戴烦琐,对使用者的日常活动也会造成干扰。

　　随着无线技术及心电信号采集设备的发展，这种状况必将改变。2014 年美国 Francis Collins 博士介绍了一款简易的心电采集仪。该研究由国立卫生研究院（NIH）资助，将 iRhythm Technologies 开发的 Zio Patch 与传统的 Holter 进行了对比。结果发现，由于 Patch 便于长时间佩戴（大于 1 周时间），而 Holter 一般只佩戴 24 小时左右，所有 Patch 可以比 Holter 检测到多得多的心律失常事件。图 2-13C 与 D 所示分别为 Patch 与 Holter 进行心电信号采集的示意图，由图中可以看出，Holter 需要连接很多根电极，而 Patch 进行心电信号采集的过程要比 Holter 方便得多。

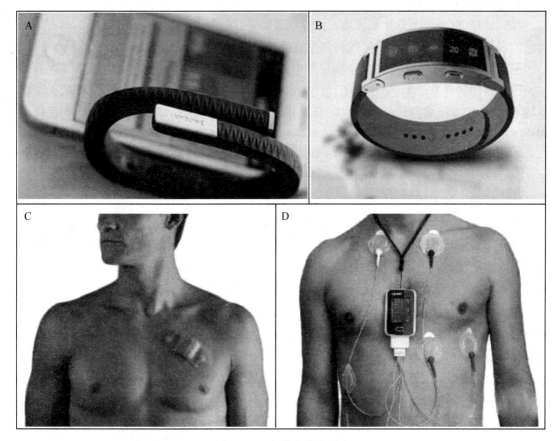

图 2-13　智能穿戴式设备

　　A：不带屏显的智能手环；B：带屏幕显示功能的智能手环；C：穿戴式 Patch 心电采集装置；C：传统的 Holter 动态心电采集

　　移动医疗仍属新兴领域，许多新的移动健康设备虽然显示出比传统设备有更好的效果，但可能并未达到十分成熟的地步。就可穿戴心电监测产品来说，变成像血糖仪一样成熟的家用产品或许是迟早的事，但在此之前仍有许多地方需要改善。

　　随着智能健康设备的不断发展，市场上出现的智能健康设备性价比也越来越高。越来越多的人开始选择各种智能健康设备监控身体的各种健康指标或者运动信息，除了智能手表和运动手环之外，一些更专业的产品除了具有监测我们的运动数据功能外，同时还可以提供与健康密切相关的身体生理指标。

(二) 智能中医健康设备的现状与发展

在与疾病的长期斗争中,中医演化并形成了一套独特且完整的理论体系,为中国及世界人民的健康做出了不可磨灭的贡献。整体观念和辨证论治的中医理论和治疗方式引起了众多研究者的关注。但是传统中医诊断学的经验性、不确定性、模糊性等特点,严重制约了中医的发展和应用。因此,中医的定量化和标准化已成为目前国家科技发展的重要内容之一。设计和制造具有中医特色的现代诊疗设备,对提高中医药服务能力,满足人民群众日益增长的中医服务需求,实现中医药事业的全面健康可持续发展发挥着重要作用。

目前,国家的中长期科学和技术发展规划也强调要重点研究开发常见病和多发病的监控、预防、诊疗,以及小型诊疗和移动式医疗服务装备、远程诊疗和技术服务系统。具有中医特色的现代诊疗设备将会在常见病和多发病的监控、预防、诊疗中发挥重要作用。

因此,结合传感技术的快速发展,基于中医基础理论指导,我们相信完全可以在现有中医四诊设备的研究基础上,充分运用现代先进的传感器技术、图像采集与处理技术、人工智能技术等,通过多元多路传感器信息融合采集方法,依据中医望、闻、问、切基础诊断途径对用户进行数字化四诊集成检测以及人体生理功能中医评估;再结合云数据处理储存等手段,将检测结果与基层中医医疗机构进行远程交互,完成中医在线诊断,并建立基层中医诊断数据库,最终实现中医四诊数字化的提升,完成中医诊断的智能化、网络一体化及质控全程化。其具体研究内容枚举如下。

1. 基于穿戴式与便携式传感技术的生理测量

基于可穿戴式技术的快速发展,借鉴并研究呼吸、心率、血压、脉搏等可穿戴检测设备,达到在家庭环境中自由缓慢活动状态下,呼吸波、心率、血压、脉搏波等数据的实时记录、分析和交互,且可连续工作,满足中医药实时、动态检测的需求。

如图 2-14 所示,是我们基于柔性压力传感器的脉诊辅助记录分析仪,运用电子技术、微机控制技术,对寸、关、尺三处的脉象以及对轻、中、重的中医指法进行实时动态记录;并通过数据建模,将所得到的三处脉象信息进行整理分析,最终提取出基于中医脉象理论的多维

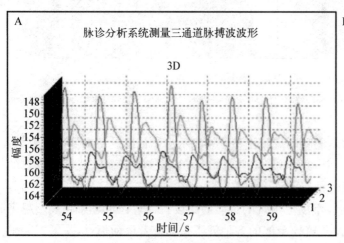
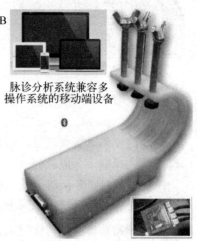

图 2-14　基于中医脉诊理论,对寸、关、尺三个部位的脉搏波信息以及对
轻、中、重的中医指法进行实时动态记录、分析的脉诊仪

度信息。相比现有的脉象仪体积庞大的问题,基于柔性压力传感器的脉诊辅助记录分析仪通过系统优化和无线通信技术,可使脉诊仪具有可穿戴化、便携化与小型化的优势,便于中医脉诊设备的使用和推广。

2. 基于便携式移动终端的生理与生化检测

研究基于移动终端(如智能手机等)的生化传感检测方法与平台,能够对电化学阻抗谱、循环伏安等电化学传感测试进行实时、便携式测量,并在中医理论指导下开展人体汗液、尿液以及若干生化指标、疾病标志物等的检测与分析。

如图 2-15 所示,我们设计并实现了基于智能手机的便携式电化学检测系统。这些检测系统使用智能手机作为命令输入、检测控制、结果显示和数据处理的移动终端,简化了电化学检测的电路设计,降低了电化学检测系统的整体成本。目前,这些基于智能手机的电化学检测系统已可成功用于蛋白分子与疾病标志物的定量分析检测,验证了基于智能手机的电化学检测系统在生物医学传感检测中的应用。该技术以其强大的即时检测(Point-of-care Test,POCT)性能,在中医药个体化诊疗系统研究中具有重要意义。

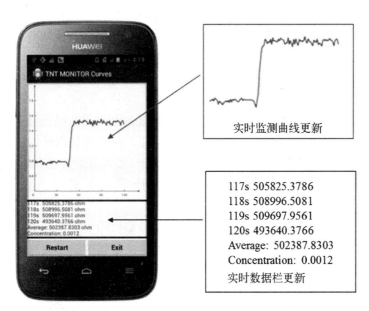

图 2-15　智能手机用于生化指标的即时检测

同样,其他种类繁多的传感技术都可以在中医药领域获得用武之地。例如,研究新型气体传感器的工作原理,设计和制备气体传感器阵列用于分析和识别不同体质特征和健康功能状态下的人体气味(如呼出气及汗液中挥发性物质成分),制作便携式中医电子鼻用于辅助中医诊断。

电子鼻模仿了人体和动物的嗅觉机制,使用具有特异性的气体传感器组成阵列作为气味分子的收集端,由于不同传感器会产生不同的响应,这样就会产生气味图谱,经过计算机的仿真模式识别后可以判断气味分子的种类和浓度。目前的电子鼻方案是使用不同的气体传感器组成阵列,利用不同传感器对气味分子的响应特异性来组成图谱,再对这些原始数据进行特征提取,得到特征信号用于基于中医体质辨识原理的识别算法(如图 2-16 所示)。

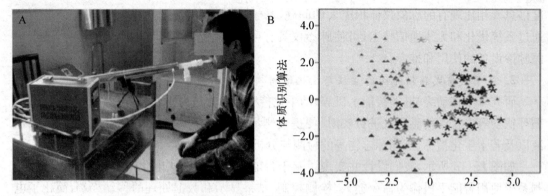

图 2-16　口呼出气体的采集和检测装置以及中医体质识别分析系统

　　总之,立足于大公卫、大健康的背景,结合中医诊疗思维模式、系统科学、生物工程、计算机信息技术、人工智能等,完全可以实现对人体状态进行实时动态个性化的把握。因此,结合了现今先进生物医学传感与检测技术的便携式、可移动、可穿戴中医药诊疗设备的研发对中医药诊疗设备的发展与应用具有重要意义。随着社会老龄化加剧、慢性病增长率提高、健康管理需求增长以及人们健康意识和保健要求不断加强,便携式、可移动、可穿戴医疗设备一经出现便受到广泛重视,并有望能为现今医疗器械行业带来一场革命。

三、智能健康设备存在的问题

　　尽管目前市场上智能健康设备已经层出不穷,但是智能健康设备还处于发展阶段,各式产品的功能基本还停留在生理信号检测、记录,以及提供医疗保健意见的层面,还不能真正实现人体健康的检测、疾病的诊断和治疗的目的。因此,要真正把智能健康设备收集的数据应用到医疗实际操作,仍然任重而道远,其主要存在的问题可分为以下几点。

　　1. 安全性问题

　　健康领域中的安全(Safety)和安全保护(Security)是最为关键的部分,智能健康设备的安全性可以划分为设备对人体的安全性和个人检测健康数据的隐私安全性。首先,设备以人体为检测对象时必须保证设备对人体的无毒无害。其次,智能健康设备越来越依赖软件,且其通过无线通信和互联网连接与其他设备进行相互操作,这使得用户记录的敏感性健康数据等较难得到安全保障。同时,由于当前行业也缺乏统一的安全标准,这使得智能健康设备的安全性成为其必须注重的首要问题。

　　2. 可靠性问题

　　智能健康设备是最贴近人体实时监测健康数据的装置,其所得的数据是直接反映人体状况、健康与否的评判标准依据。因此设备所检测到的数据必需精准、真实可靠,且与专业医疗系统中的检测数据相匹配。此类问题更多地出现在可穿戴等用于人体实时监测的智能健康设备发展中。为了发展更加可靠的智能健康设备,可能需要将智能健康设备对接到原有医疗系统中,建立双方之间的兼容性,完成智能健康设备的可靠性要求。

　　3. 健康管理服务系统的搭建和统一问题

　　智能健康设备的实现离不开健康管理服务系统的支持,然而目前缺乏统一的行业标准,不同类型的设备之间未能形成统一的健康服务标准,从而导致智能健康设备,尤其是可穿戴智能健康设备还处于"时尚的玩意儿"的泥潭。

可见,在当前社会背景下,新的健康服务模式逐渐出现——基于家庭的社区远程监护系统。这种健康服务模式离不开智能健康设备的参与,这恰好也是智能健康设备发展的大好契机。智能健康设备,尤其是可穿戴式智能健康设备,被认为是一种可能从根本上改善人类医疗健康产业的新技术,其旨在利用最少的时间、人力及物力,却能为用户提供最佳的集检测、监测、记录、干预及治疗一体化的服务,为用户提供最便捷、快速和切实的医疗健康服务。相信在当前市场巨大的推力作用下,智能健康设备会朝着更加全面、更加精准的方向发展。

与此同时,在过去几十年中,现代中医随着中医诊疗设备的发展正逐步被国内外所接收与认可,但是现有的中医诊疗设备功能较为局限。相对于其他医疗器械,中医诊疗类设备品种比较匮乏,市场占有率低,且已面市的设备产品大多具有仪器不便携带、现代科技含量低、产品升级换代缓慢等问题。而在医学诊疗设备方面,便携式、可移动、可穿戴在未来的两三年内将可能成为医疗设备家庭化、便携化的新形态。据瑞士信贷预测,未来 2～3 年,可穿戴技术市场规模将由现有的 30 亿～50 亿美元增长至 300 亿～500 亿美元。从长远来看,可穿戴式医学诊疗设备可能成为下一个媲美智能移动终端的存在,为现在的医疗体系及人们的日常生活带来革命性变化。国外的一些公司已经掌握无创连续监测技术和无创治疗技术,开发了一系列可穿戴医学诊疗设备。国外进行这些技术研究都是在一些高等院校,或较大的科研机构和企业中,研发方向为便携可靠、实时连续、适用于个人及家庭的数字化健康诊断与治疗设备。

因此,应用先进的生物医学传感与检测技术实现便携式、可穿戴式中医药诊疗设备的研发不仅可以客观量化中医诊断治疗手段,提高中医临床诊疗效果,同时有利于促进现代中医的继承、发展与推广。

(李绍滋　刘清君　朱　龙　周常恩　陈梅妹　赖新梅)

参 考 文 献

[1]　杨杰,牛欣,徐元景,等.中医诊断信息数字化发展[J].中医药学刊,2006(5):810-812.

[2]　郭振球.论中医诊断学的发展[J].安徽中医学院学报,1988(3):2-5.

[3]　蒋依吾,陈建仲,张恒鸿,等.电脑化中医舌诊系统[J].中国中西医结合杂志,2000(2):66-68,80.

[4]　庄泽澄.中医诊断学[M].北京:科学出版社,1992.

[5]　周昌乐,张志枫.智能中医诊断信息处理技术研究进展与展望[J].中西医结合学报,2006(6):560-566.

[6]　张红凯,李福凤.中医面诊信息采集与识别方法研究进展[J].世界科学技术——中医药现代化,2015(2):400-404.

[7]　王睿清,范赵翔,王春颖,等.中医四诊数字化采集技术的研究现状[J].中医杂志,2013(1):77-80.

[8]　罗瑞静,何建成.中医智能化问诊系统开发及应用前景[J].时珍国医国药,2014(7):1797-1798.

[9]　燕海霞,王忆勤,李福凤.中医脉象传感器的研究进展[J].上海中医药大学学报,2005(1):62-64.

[10]　陆惠民,徐岳兴,陈革新,等.MT多用脉图自动分析系统的研究[J].湖南中医杂志,2001(4):5-6.

[11]　顾星,刘务勤,黄杨,等.中医四诊数字化技术的应用前景[J].中国科技论文在线,2006(4):248-253.

[12] 王忆勤,李福凤,燕海霞,等.中医四诊信息数字化研究现状评析[J].世界科学技术——中医药现代化,2007(3):96-101.

[13] 曲保丽.区域信息化中电子健康档案的建设[J].医学信息学杂志,2009,30(4):13-15.

[14] 彭春华,彭秋风.我国电子健康档案发展中存在的主要问题及研究[J].中国药物经济学,2014(12):436-437.

[15] 范晨皓,郑涛.基于大数据的全程健康管理服务模式探讨[J].中国医学装备,2018,15(3):130-134.

[16] 管世俊,殷伟东,黄钊,等.基于大数据共享的区域健康服务平台研究[J].医疗卫生装备,2018,39(1):33-36.

[17] 余坚翀.健康服务信息平台的设计与实现[D].杭州:浙江工业大学,2017.

[18] 陈霄.中医健康管理系统的构建与应用[D].广州:广州中医药大学,2010.

[19] 梁玉梅,胡广芹,张俊文.全生命周期健康管理系统的设计[J].世界中西医结合杂志,2016,11(6):852-854.

[20] 周洪伟,谢琪,刘保延,等.老年公寓中医药健康管理系统设计与应用[J].世界科学技术——中医药现代化,2016,18(4):688-691.

[21] 林庆,田凌,董晓英,等.基于中医辅助诊疗系统建立社区健康管理平台[J].中医药导报,2014(10):50-53.

[22] 张子豪,章红英.健康管理类应用软件国内外现状与前景分析[J].中国中医药图书情报杂志,2015,39(6):8-12.

[23] 黄和洵.移动医疗平台建设面临的技术要求与推广难点[J].大家健康(学术版),2014,8(21):308-309.

[24] 蔡靓,蔡欣玲,沈佳莹,等.基于手机 APP 的中医移动健康管理平台探索[J].中国中医药图书情报杂志,2016,40(3):20-22.

[25] 李灿东.中医状态学[M].北京:中国中医药出版社,2016.

第三章
中医健康状态的分类与辨识

状态辨识适用于各种人群,每一个个体,无论是未病、欲病还是已病和病后,除了疾病治疗外,还可用于早期诊断和临床干预效果评价。只要掌握了各种表征参数(信息)的获取方法以及状态要素的特征和辨别方法,就可以进行辨识。

第一节　中医健康状态分类

中医健康状态涵盖了个体生命全周期不同阶段的生理病理特点、体质、证、病等。根据整体与局部的关系,可以将状态纵向分类,用来阐释当前局部状态兼杂的问题,即同时表现出生理病理特点、体质、证、病等不同状态;也可以将状态横向分类,用来阐释当前整体状态所处的健康状态水平,即未病、欲病、已病。

一、生理特点、病理特点、体质、证、病

广义的健康状态包括健康状态与疾病状态。在生命的不同阶段存在着不同的生理病理特点和个体的差异,因此,状态也包含生理病理特点、体质、病和证。

生理特点是指人体正常生命活动的规律,病理特点是疾病状态下反映出的特殊规律。人与自然息息相通,不同人群由于种族、性别、年龄、地区、职业等差异,可表现为不同的生理病理特点。如东南多湿热,所以该地区人们的肌肤腠理多疏松,西北多寒冷干燥,所以该地区人们的肌肤腠理多致密。

病与证同属病理状态,但二者所属范畴及病因病机、特征、转归上都存在不同。病和证在疾病发生发展的规律和机制上的侧重面有所不同。中医学中,"病"是致病邪气作用于人体,人体正气与之抗争而引起的机体阴阳失调、脏腑组织损伤或生理功能障碍的异常状态,反映疾病全过程的特点和规律。而"证"是对疾病发展到某一阶段的病因、病位、病性、病势等所做的高度概括,反映疾病当前的本质。"病"在时空上具有一定的延续性,在发生发展演变上有一定的规律性,同一疾病的不同患者表现出共同的基本病理特点,反映疾病的基本矛盾。而"证"则是对疾病当前阶段的病理本质所做的结论,反映不同患者、不同阶段的机体反应状态,即特殊矛盾。

中医健康状态包括了生理特点、病理特点、病、证等。所以，对状态的认识是把握健康与疾病的关键，状态的偏颇是疾病发生的内因，也是决定疾病发展过程及证候演变的重要因素，决定着证的转归和疾病的预后。

传统中医通过四诊获取病情资料以诊病辨证，而人的体质、生理特点、病理特点等状态也可以通过外部的表征信息反映出来，因此，体质和欲病状态的辨识可以借鉴辨证的方法。如应用证素辨证的原理，通过每一症状对证素的贡献度进行加权积分，建立辨证的数学模型，使状态表征和状态要素的描述更加客观化，从而对状态的判断也更加客观、准确。

（一）生理特点

生理特点是一种状态，不能用证进行描述。不同年龄、性别所体现的生理特点不同，如《黄帝内经》所言："女子七岁，肾气盛，齿更发长；二七而天癸至，任脉通，太冲脉盛……三七，肾气平均，故真牙生而长极……""丈夫八岁，肾气实，发长齿更；二八，肾气盛，天癸至，精气溢泻，阴阳和，故能有子……"如《小儿药证直诀》将小儿生理概括为"脏腑柔弱"，小儿的脏腑功能处于"娇嫩""未充"的阶段，这种脏腑功能的"娇嫩"与"未充"，需要随着年龄的不断增长，至女子"二七"（14岁左右）、男子"二八"（16岁左右），在肾气的生发、推动下，才能逐渐成熟和完善起来。小儿的机体无论是在形态结构方面，还是在生理功能方面，都在不断地、迅速地发育成长。如小儿的身长、胸围、头围随着年龄的增加而增长，小儿的思维、语言、动作能力随着年龄的增加而迅速地提高，当属纯阳之体。正是由于小儿机体的这种不够成熟、不够完善的生理特点，形成了小儿的御邪能力较弱，抗病能力不强，容易被外邪所伤，出现病情多变而迅速传变的病理特点。虽说小儿发病容易，传变迅速，但与成人相比，小儿的机体生机蓬勃，脏腑之气清灵，随拨随应，对各种治疗反应更加灵敏，易趋康复。正如张介宾在《景岳全书·小儿则》中所说："其脏气清灵，随拨随应，但能确得其本而撮取之，则一药可愈，非若男妇损伤、积痼痴顽者之比。"

老年人也具有特殊的生理特点，如阴阳渐虚，气血渐亏，脏腑渐衰，功能渐减，形体渐弱；先天温煦无力，后天运化呆钝，生机由日益消索而渐趋绝灭。从阴阳的总体发展趋势看，老年人是有降无升，有减无增，当属纯阴之体。

另一方面，女性在脏器上有胞宫，在生理上有月经、带下、胎孕、产育和哺乳等，这些都是女性特殊的生理特点。《临证指南医案》云"女子以肝为先天也"，历代中医文献认为"妇人多郁""郁乃血病之中所起也"，严用和《济生方·妇人门·妇人论治》中指出"妇人乃众阴所集"，无不表明了女子与男子生理特点的差异。

（二）病理特点

病理，是指疾病发生、发展的内在机制。病理特点是病变的本质特征，可通过四诊收集的各种临床资料，结合理化指标、细胞、体液因子、基因等检查，对疾病的病性、病位、病机等进行分析判断。

常见的病理特点：病变过程中，人体的病理变化往往有其共同特点和特殊规律。每一种疾病都有基本的病理特点，如消渴的基本病理是阴虚燥热，肺痨的基本病理是阴虚燥热、痨虫袭肺，泄泻的基本病理是脾虚湿盛等。

辨病治疗的核心是明确每一种病（包括西医疾病）的基本病理特点。由于个体差异、疾病复杂性、病变新久、传变、进退等因素的影响，一种疾病可以出现不同的证型，但却夹杂着相同的病理特点。例如：冠心病的基本病理特点是心脉痹阻,它贯穿于冠心病的全过程,临床上有阳虚、气滞、血瘀、寒凝、痰阻等不同证型,这些类型中均兼有不同程度的血瘀病理变化。在诊治疾病的过程中,不同病理特点的兼杂关系是不能回避的。同时在疾病形成之前,机体常存在着某种病理变化趋势,这种病理特点同样也是疾病的易患因素之一。例如,高血压除与遗传因素、吸烟、饮酒、高盐饮食、精神应激等因素密切相关外,还可能与肾虚、肝郁、阳亢、血瘀、痰浊等因素有关,故从中医病理特点与相关疾病的关系出发,可以探讨该病的中医易患因素。

(三) 体质

体质思想溯源于《黄帝内经》。古代文献中出现过气质、气体、素质等名词,但并未明确提出"体质"名称。直至《景岳全书·杂证谟》曰:"矧体质贵贱尤有不同,凡藜藿壮夫及新暴之病,自宜消伐。"

《中医藏象学》对中医体质有如下定义:人体在先天禀赋和后天调养的基础上,表现出来的功能(包括心理气质)和形态结构上相对稳定的固有特性。体质的内涵包含形态结构、生理功能、心理状态三方面。它是一种客观存在的生命现象,是人类生命活动的一种重要表现形式,与疾病和健康有着密切的联系。我们认为此观点对体质的概念、内涵和外延做了较准确的定义。

体质分型是体质学说临床运用中的重要部分。《灵枢·阴阳二十五人》曰:"先立五形,金、木、水、火、土,别其五色,异其五形之人,而二十五人具矣。"《灵枢·逆顺肥瘦》根据身体的形态不同将体质划分为肥人、瘦人、肥瘦适中之人及壮士。《灵枢·卫气失常》又将肥壮体型划分为膏型、脂型和肉型三种。后世医家丰富和发展了《黄帝内经》的体质理论,张仲景《伤寒杂病论》总结出"强人""羸人""盛人""虚弱家""虚家""素盛今瘦""阳气重""其人本虚"等各种体质类型,张介宾将体质划分为阴脏、阳脏、平脏三型。

现代中医对体质的分型研究,多根据不同人群的体质表现特征、体质变化及与疾病的关系等方面做出分类。较有代表性的分类方法如下:① 王琦的九分法:平和质、气虚质、阳虚质、阴虚质、痰湿质、湿热质、瘀血质、气郁质、特禀质。② 匡调元的六分法:正常质、晦涩质、腻滞质、燥红质、迟冷质、倦白光质。③ 何裕民的六分法:强壮型、虚弱型、偏寒型、偏热型、偏湿型、瘀滞型。

(四) 证

"证"是对疾病过程中当前阶段的病位、病性等病理本质所做的概括,是机体对致病因素的反应状态。当反应达到一定的度时,才称为"证"。"证"的形成是一个过程。在"证"形成之前存在着某种病理变化趋势,但尚未构成真正意义的证,是证的前兆,为"前证";而"证"形成之后,大部分患者具有一定的临床表现(候),有一部分患者临床表现不明显,据此,可分为无候之"潜证"和有候之"显证"。认真辨识"证"之"前证""潜证",并真正辨析"显证"之各种不同,是临证进一步准确立法、处方的前提。

临床上单一的证极其少见,大多数表现为证的相兼错杂,如已然证与前证兼见、显证与潜证并见。因此,把临床辨证简单化、单一化不可能反映疾病的全貌,也必然带来治疗的失误。如果仅仅注意到显证而不考虑潜证,则可能造成漏诊,如果把前证当作已然证则可能导致过度治疗。

前证—潜证—显证,三者在症状和体征上有差异,在病理程度上有轻重之别,采用传统的中医辨证方法很难进行鉴别,但借助证素辨证的原理和方法可以解决临床辨证的模糊性和证的兼夹问题,如前证—潜证—显证可根据中医证素积分数值的高低来加以判断。然而目前的证素辨证多是对患者的临床四诊资料进行分析,较少对患者的理化检查等进行归类判断。所以,即使已确认存在明显的病理变化,若无可辨之外候,仍属于"潜证"范畴,可针对这种病理进行验证性治疗。例如尿常规示"红细胞'＋＋'",这种理化指标实际是机体病变的一种反映,也是状态表征,应该是与四诊资料具有同等甚至更重要的辨证依据和地位,但是如何将其纳入中医证素辨证范围,如何赋予它们一个中医证的含义是需要深入研究的问题。

（五）病

病是对疾病发生全过程的基本特点和规律的概括和抽象。疾病名称叫作病名,如中医病名麻疹、肺痨、消渴等。中医和西医认识疾病的角度和思维不一样,所以,中医的病名不能等同于西医的病名。比如,不能简单将糖尿病等同于中医的消渴,亦不能简单将西医的肺结核等同于中医的肺痨。病证结合是中医诊断的基本原则之一,这个"病"有西医的病也有中医的病,从中西医结合的角度来讲那可能是西医的病和中医的证结合,但是从中医的角度来说,病证结合是把中医的病和中医的证结合起来。中医的疾病,大多数是以临床突出的一个或几个症状或者是体征命名的,中医的病名在一定程度上概括了病因、病机、传变规律以及预后、治则和方药。一些命名规范的疾病,如痰饮病和虚劳病等,同样有明确的原因、发病机制、发展过程,有规律可循,有治法可依,有预后可测,完全可以指导临床辨证论治。中医病名与中医辨证是不可分割的一个整体,中医治病、立法、处方、用药必须以中医病名为"纲",以中医辨证为核心才能取得良好的疗效。

二、未病态、欲病态、已病态、病后态

中医学中,疾病是致病邪气作用于人体,人体正气与之抗争而引起的阴阳失调、脏腑组织损伤或生理功能障碍的一个完整的过程。不同的疾病有特定的症和各阶段相应的证。

根据中医理论,按照疾病发生、发展的不同阶段可将人体状态分为未病状态、欲病状态、已病状态与病后状态。

（一）未病状态

"未病"一词由来已久,源于《黄帝内经》,《素问·四气调神大论》云:"是故圣人不治已病治未病,不治已乱治未乱,此之谓也。夫病已成而后药之,乱已成而后治之,譬犹渴而穿井,斗而铸锥,不亦晚乎?"《灵枢经·逆顺》谓:"上工刺其未生者也;其次,刺其未盛者也……上工治未病,不治已病,此之谓也。"

未病状态是指对于各种的内外因素刺激,人体都能通过"阴阳自和"的自我调整机制,保证正气处于一定水平并足以在正邪相争中的绝对优势,维持人体脏腑、经络、气血等功能的正常,生命体处于"阴平阳秘"状态,即"平人"状态。也就是说,未病即健康。人体要维持健康的状态,达到延年益寿的境界,除了躯体的完整和健全外,还包括心理以及社会的适应能力的正常。

（二）欲病状态

"欲病"之说,源于《素问·刺热》,"病虽未发,见赤色者刺之,名曰治未病"。此处所谓"未发",实际上是已经有先兆小疾存在,即疾病时期症状较少且又较轻的阶段,类似于唐代孙思邈《备急千金要方·论诊候第四》中记载的:"古人善为医者……上医医未病之病,中医医欲病之病,下医医已病之病。若不加心用意,于事混淆,即病者难以救矣。"在这种"欲病"

情况下，早期发现、早期诊断、早期治疗十分重要。欲病之病实质是人体处于未病与已病之间的一种状态。其在外虽然有不适的症状表现，但仅仅是"苦似不如平常"，医生不足以诊断为某一种疾病。正如孙思邈所说："凡人有不少苦似不如平常，即须早道，若隐忍不治，希望自差，须臾之间，以成痼疾。"就是说很多人的痛苦在于身体不适，精神和体力今不如昔，要及早了解养生的方法，尽快调理，避免疾病的困扰，如果勉强忍受不进行调理，自认为可以自愈，过不了很久就会发展为顽固之疾。

正因如此，孙思邈反复告诫人们养生防病及欲病早调的观点的重要性，"消未起之患，治未病之疾，医之于无事之前"。调理的方法很多，如调治心态、运动健身，关键是要在医生的指导下辨证施调。《备急千金要方》有云："五脏未虚，六腑未竭，血脉未乱，精神未散，服药必活。"在五脏没有虚损，六腑尚未衰败，气血运行还未紊乱，神气犹未涣散，病势处于轻浅阶段时，及时服药调理，每能痊愈。其突出了欲病先防的实质，强调了顺应自然的整体观念，重视通过药物调动体内正气的作用，正所谓"正气存内，邪不可干"。如果错过了对未病的预防，那么，对欲病的预防良机千万不能再错过，如果发展到"五脏已虚，六腑已竭，血脉已乱，精神已散"时，服药救治也未必都有效，即使保住了生命，其生命的质量也难以保证，很难恢复到健康的状态。

（三）已病状态

已病状态是指外在刺激或体内的应激导致人体的脏腑、经络、气血的功能出现了偏颇，超过了阴阳的调节能力，生命体处于"阴阳失衡"状态。

中医学认为，疾病的发生虽然是一个复杂的过程，但概括起来，也就是病邪作用于人体引发损害和正气抵抗损害这两方面的矛盾斗争过程。正邪相搏是疾病从发生、演化到结局的病变过程中最基本、最具普遍意义的病理变化。在已病状态下，生命体个体存在着特殊性，即机体脏腑、气血的特殊性。在疾病发生、发展的过程中，机体往往表现出发生疾病可能性的大小方面的差异性，同时也表现出对某些疾病存在倾向性、易感性。病邪袭于人体之后，与正气相搏，形成一定的病性、病位，这就是病证；之后又根据生命体气血、脏腑的特殊性，疾病发生一定规律的"从化"。因此，疾病是一种特殊的、病态的健康状态。

（四）病后状态

病后状态又称瘥（差）后，是指疾病的基本证候解除后，到机体完全康复的一段时间，包括痊愈和好转。好转是疾病的基本证候已解除，但症状并未完全消失；痊愈是疾病的症全部消除，但机体正气不一定恢复正常。因此，病后态往往存在极不稳定的阴阳自和，稍有不慎即可再患病；由于病后纳食减少或消耗增加，以及正邪相争而耗伤正气，易处正虚邪恋状态，若失于调护，可使旧疾再起或罹患他病；此外还有脏腑、形体虽无器质损害，但其功能尚未达到常态的体用和谐状态。因此，对病后态不可掉以轻心，要认真调护，以防生变。

基于上述理论，中医的"治未病"应该包含"未病先防""既病防变""变后防残""瘥后防复"等内容。

第二节　中医健康状态辨识的原理与方法

状态辨识是根据中医学理论，对生命过程中某一阶段表征参数进行分析归纳，辨别程度、部位、性质等状态要素,并做出综合诊断,进而辨别生命所处的状态的思维认识过程。辨识的内容涵盖了先后天因素、社会自然环境、体质、生理病理特点、证以及各种因素演变规律和预后转归。

一、中医健康状态辨识的原理

状态辨识立足于传统中医理论、系统科学理论、系统生物学理论、现代医学理论基础。早在《黄帝内经》里对健康就有较为完善的记载,继《黄帝内经》之后,人们将研究人体状态的重点转移到疾病状态上,更多地注重疾病的诊断和治疗。因此,以证为基础,以中医的病为补充,以人为研究对象,为健康状态辨识奠定基础。

（一）状态辨识思维原理

"中医健康状态辨识理论"的提出是借鉴20世纪90年代朱文锋教授提出的证素辨证理论。状态辨识是医生对生命过程健康状态的判断,是在中医理论指导下,对个体表现出的外在表征信息,进行综合分析,从而对个体整体反应状态（包含程度、部位、性质）的状态要素做出的判断,以辨别生命所处的状态。不管是健康还是疾病状态,都可以通过外在的表征（现象）反映出来,因此只要掌握了状态要素的特征和辨别方法,通过分析归纳表征参数,就可以把握生命过程的各种状态。

状态辨识的思维过程可概括为"根据表征参数,辨别状态要素,组成状态名称"。从表征参数判断状态要素,最后形成状态名称,既是状态辨识的原理、规律,也是状态辨识思维过程中的三个层次、三个阶梯、三个步骤,三者都是"辨",辨别表征参数是基础,判断状态要素是关键,确立状态名称是目的。下图即为状态辨识原理示意图（图3-1）。

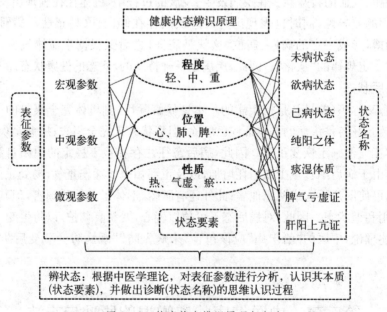

图3-1 健康状态辨识原理与方法

（二）"状态"的结构

根据中医理论,按照健康水平的不同可将人体状态分为四类,即未病状态、欲病状态、已病状态和病后状态。未病状态是指机体处于"阴平阳秘"状态，即正常生理下的"无证无病"未病状态，包含体质及生理状态；已病状态是指处于"阴阳失衡"状态，是病理下的"有证亦有病"的状态，包含着病与证；欲病状态是介于未病状态与已病状态之间的状态。不论什么状态，都涵盖着程度、部位和性质三方面的内容。其中，未病状态也可以称为正常健康状态，而欲病状态、已病状态和病后状态属于不健康的状态。因此对于健康状态的辨识，就需要以状态要素为基本单元，通过对表征参数的分析和归纳，得出健康状态所包含的程度、位置及性质，在此归纳、总结出状态要素的基础上综合分析，得出状态名称。明确状态的结构能够为辨识状态奠定基础。

二、中医健康状态辨识的方法

（一）状态要素

尽管健康是一个很复杂的过程，所包含的状态也是多种多样的，但是，无论状态怎么复杂，都可以用状态要素来描述，包括程度、部位、性质等。

1. 程度

程度，也可称为轻重，即阴阳自和的功能状态偏离正常的幅度。程度反映了状态的好坏程度、预后及转归。传统中医对程度描述较少，而且程度的标记大多是定性的，如"肥人多痰""瘦人多火"等，这些程度的描述受患者主观感觉及医生主观因素的影响，因此需要引入数据挖掘及信息处理等现代科学技术对每个表征信息进行整合量化，获得数字化的辨识参数，从状态表征参数、状态要素和状态等不同角度综合考虑，合理分配权值，同时根据实际应用设置诊断阈值，确定程度的轻重。程度要素辨识的意义在于区分未病、欲病、已病和病后四种状态。从证的角度看，状态的程度可以分为无证、前证、显证，而显证还可分为轻、中、重三种程度。在证素辨证中，程度的判断依据就是证素的积分，各证素诊断的确定以 100 作为通用阈值。辨证要素积分<70，归为 0 级，说明基本无病理变化；70≤积分<100，归为 1 级，说明存在轻度病理变化；100≤积分<150，归为 2 级，说明存在中度病理变化；积分≥150，归为 3 级，说明存在严重病理变化。

2. 部位

部位，指状态所反映的部位，是人体状态变化所发生和影响的脏腑、气血、经络、四肢百骸等。其在已病状态时称为病位，在未病状态及欲病态时为反映不同个体（年龄、性别、群体）的生理病理特点、体质偏颇的重要依据，如反映小儿生理特点的"肝常有余，脾常不足"、反映体质偏颇的"五形之人"等。而部位的辨别除特定部位本身反映于外的表征外，还要参考内在因素以及生命活动的规律，如年龄、禀赋，同时还要参考中医学理论，如火邪容易影响心、湿邪经常侵犯脾和关节，以及经络的走向分布等。因此辨别部位的意义在于了解是哪里的问题，这对于状态和演变趋势的判断是很重要的。常见部位除上述病位外，还包括五官、五体等。状态有望成为中西医学融合的切入点，因此，未来状态部位还包括器官、组织等。

3. 性质

性质，指状态的性质，是机体在特定状态发生的内外平衡、阴阳偏颇、邪正斗争的态势和特征，如寒、热、气虚、血虚、气滞、血瘀等。性质是状态辨识的核心和关键，性质的辨别结果直接关系到干预、调护及治疗方法的确定，对任何状态的辨识都不可缺少。在已病状态下的性质即为病性,如阴虚、阳虚、痰等。未病状态和欲病状态反映的是体质、生理病理特点。辨别病性的意义在于判断阴阳偏颇、正气强弱、体质差异、邪气性质等,具体地说有什么生理病理特点、体质类型、疾病的寒热虚实等,即有什么问题、是什么状态。性质是状态调整、治疗立法的主要依据。未来状态性质还将包括西医的病、病理等。

（二）状态辨识

采用数据挖掘处理方法,根据收集的宏、中、微三观参数,采用一定的算法模型,将个体健康态区分为未病态（无证）、欲病态（前证）、已病态（潜证、显证）和病后,这是一个常规的分类问题。该类问题的解决在人工智能、数据挖掘、机器学习等领域都有深入的涉及,但各有偏重。人工智能领域侧重于人类思维特征的总结、知识表达、逻辑推理等;数据挖掘侧重于"从数据中获取有效、新颖、有潜在应用价值和最终可理解模式的非平凡过程"。中医病证状态的辨识领域,越来越多地开始采用复杂、多元的数据挖掘算法构建中医诊断模型,所用方法涉及模糊数学、粗糙集理论、贝叶斯网络、贝叶斯分类、基因表达编程、决策树、相关分析、判别分析等,而尤以模糊数学、人工神经元网络、贝叶斯网络等方法最为普遍。

中医健康状态辨识的核心思想应遵循"根据表征,辨别状态要素（位置、性质）,组成状态名称"这一规律。中医健康状态辨识算法模型研究的基本框架（如图 3-2 所示）的最大特点表现为:① 将健康状态表征参数的搜集范围扩大至宏、中、微观三个层面。② 遵循了先辨

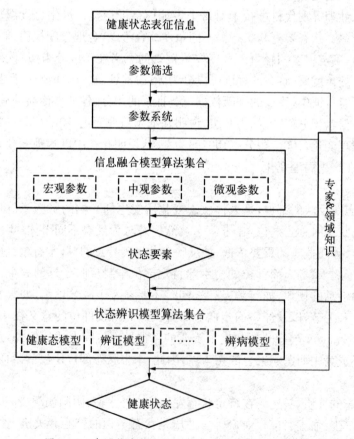

图 3-2　中医健康状态辨识算法模型研究的基本框架

状态要素,再组合状态名称的中医辨证思维规律。③ 可尝试性地应用各种分类数据挖掘算法构建适合于不同参数类型的分类模型,如根据舌象图片辨识状态要素、根据电子鼻采集的传感信息辨识状态要素、根据声音辨识状态要素等,中医健康状态的总体辨识结果或许应该建立在各种模型综合评判的基础之上。④ 可根据应用需求的不同,训练不同角度的健康状态辨识模型,如对未病、欲病、已病和病后四个状态做出总体判断,或对具体疾病做出诊断,或对寒热虚实状态做出判定等。

尽管各种人工智能、数据挖掘和机器学习算法在中医诊断领域的应用研究由来已久,但从中医健康状态辨识角度开展涉及广泛参数及病、证域判定结果的算法模型研究,目前尚属起步阶段。中医健康状态辨识算法模型研究的基本框架能为后续研究提供依据。

三、大数据驱动的中医健康管理模型辨识

(一) 中医多源异构大数据的融合与辨识方法

1. 四诊信息融合

(1) 表征参数的分类计算:由于四诊采集的方式方法有所差异,所采集的参数有精确的、模糊的、计量的、计数的、形态学的、影像的等多种数据类型,因此需采用预调查的方式对不同类型的参数进行分类以及等级划分,以便根据四诊信息生成健康状态的辨识结果。

(2) 四诊参数的集合筛选:参数不管是宏观、微观还是中观参数(包括量表条目),在信息技术中都被认为是变量,参数筛选就是参数优化。状态表征参数的筛选就是选择与判别的目标"状态类型"相关的变量,这是一个参数筛选和优化的过程,在数据挖掘技术里,称为数据预处理过程中的特征选择。

参数筛选的意义:理论上说,所有与健康状态相关的表征参数都属于健康状态表征参数体系的内容,庞大的参数体系体现了中医整体观念的精髓,也是准确把握状态辨识的前提。然而,如此繁多的参数,单是采集过程本身就十分复杂和耗时,这不符合临床工作实际,也不符合科研的可行性原则。因此,需要借助文献调研、专家经验总结、临床流行病学调查、实验研究、统计学、数据挖掘等现代研究手段和方法对参数进行分析、筛选,筛选出反映整体生命状态如精、气、神的参数,和特定健康状态(或功能状态)如脏腑、气血功能状态的参数。筛选出的参数可以包含状态的特征参数、常见参数、否定参数等内容,以便于临床和科研采集与应用。

参数筛选的方法:对不同健康状态表征参数进行专家咨询、分析考察或开展必要的临床流行病学预调查试验,根据统计分析的结果再进行参数的筛选。参数集合的筛选应遵循重要性大、敏感性高、独立性强、代表性佳和确定性好的原则,并兼顾可操作性及可接受性,具体考察参数的困难度、反应特征、辨别力、代表性和独立性等。如主观评价法就是从重要性角度进行参数筛选;困难度是从可操作性角度筛选参数;反映特征和离散趋势法是从敏感度角度筛选参数;相关系数法、因子分析法、聚类分析法、逐步回归和判别法则是从独立性和代表性角度筛选参数。以下介绍若干参数筛选方法,分别从不同的角度和目的对健康状态表征参数进行筛选。

1) 主观评价法:这是从重要性角度筛选参数。由医生或患者独立地对所提出的各个备选参数对健康状态辨识的重要程度打分,可采用百分制或十分制,可以依据平均分对参数进

行排序,选择平均得分较高的参数,剔除平均得分较低的参数。平均得分的计算与重要性得分的分布有关,若为正态分布,则用算术均数,否则用中位数。在求算术均数时为了避免极端值的影响,可以弃掉一个最大值和一个最小值后再求平均。此外,医生对参数的重要性评价与患者的评价往往不相同,应分别进行,并兼顾两者的评价来筛选。

2) 德尔菲(Delphi)专家咨询法:选择得分较高或位次靠前的一些参数(第一轮筛选)后,及时反馈给评价者,再用同样方法进行第二轮甚至第三轮参数筛选,逐步进行下去即可得到较为公认的重要参数。

3) 困难度分析:可用参数的应答率来反映。如某个参数很多人都未回答,则说明参数不适宜或难以被人理解,因此应答率不高。

4) 反应特征分析:考察被测者对各参数如何进行回答,即考察选择项的有效性。回答选项若集中于某一个特定的选择项或者对某个选择项完全没有回答都是不适宜的。

5) 离散趋势法:这是从参数的敏感性角度筛选参数,主要应用于连续的计量资料,如血糖等各种理化指标值等。参数的离散趋势小,用于评价时区别能力就差。因此,应选离散趋势较大的参数。至于用什么来反映离散趋势,与各参数测得值的分布及其特性有关。一般来说,如果测量值为计量资料,则以变异系数较好,可消除各参数量纲不同及均值相差大的影响;若各参数值差别不大,亦可直接采用标准差来反映离散趋势。如参数值为等级资料,则选择各等级计数比较平均的参数。

6) 相关系数法:这是从代表性与独立性角度筛选参数。计算任意两个参数间的相关系数并做统计处理,以与之相关的参数个数较多(代表性)和较少(独立性)者作为被选参数。前者具有代表性,可提供较多的信息;后者具有独立性,为其他参数所不能代替。采用何种相关系数应视资料类型而定。若各参数呈正态分布或经变换能调整成正态分布,则用 Pearson 相关系数,否则可用 Spearman 或 Kendall 等级相关系数。对于各参数采用有序分类变量作为回答选项的,任何两个参数间的结果可列为双向有序列联表,因此其相关检验也可用列联表检验,相关程度的度量可用 Kendall 的 τb 或 τc 系数以及 Goodman 和 Kruskal 提出的 γ 系数。

7) 因子分析法:这是从健康状态辨识的结构角度筛选参数。从各参数的相关矩阵出发进行因子分析,根据健康状态辨识的设想结构及贡献率的大小确定所需的因子数,然后根据因子的意义和负荷的大小来筛选因子和相应的参数,留下既符合设想结构又载荷较大者。比如根据设想,健康状态相关的参数应包括以下主要方面(生理、心理、社会适应、环境、生活习惯等),则可考虑选取与上述方面比较接近的若干因子和相关参数。

8) 聚类分析法:这也是从代表性角度筛选参数。先采用一种聚类方法(如系统聚类)对各参数进行聚类分析(R 型聚类),把参数聚为一定数目的类别,然后选择每一类中代表性较好的参数。按相关系数的平方来选择代表性参数,其原则如下:一是以每类中平均而言与其他参数相关性最好的参数作为代表性参数;二是以类内平均相关性较好而类间平均相关性较差的参数为代表性参数。

9) 逐步回归分析法:预调查时还要求被调查者对其总的健康状态进行评分。将总评分作为应变量 Y,然后用 Y 与各参数($X_1, X_2, \cdots, X_n$)进行多重逐步回归分析,筛选出对 Y 影响较大的参数。取不同的检验水准 α 即可得到不同数目的重要参数,以供进一步选择。该法也可按设想的健康状态辨识结构,以每个结构方面的总评分为因变量 Y,与相应的参数进行逐步回归分析,选出对每一方面影响较大的参数。调查时应对被调查者讲清健康状态的含义,否则总的评分很难代表其健康水平。

10)逐步判别分析:不同的人群(如患者与正常人)其健康状态水平应有不同,健康状态辨识的目的之一就是要评价不同的疗法或措施的效果,好的健康状态辨识工具应具有这种区分能力。基于此,在预调查中可设计包括不同的人群(如患者和正常人两类),用逐步判别分析即可筛选出对于判别这两类人贡献较大的参数。由筛选得到的参数构成的量表将具有更好的区别能力。

11)logistic 回归分析法:logistic 回归是分析疾病与致病因子间联系的重要统计方法,它是以疾病发生概率为应变量,影响疾病发生的因子为自变量的一种回归分析法。它既适用于定群研究资料的分析又适用于病例对照研究资料的分析。

12)关联规则分析法:关联数据是数据中存在的能够被发现的重要指示。关联就是变量与变量间存在的某种联系。关联分析的目的就是找出数据中隐藏着的关联规则。关联分析能够发现隐藏的关联规则,这些关联规则有可能有效地支持用户进行决策。

(3)参数集成:按照中医四诊合参的诊断原则,状态的辨识是建立在四诊信息的基础上。通过望、闻、问、切四诊方法收集临床就诊患者的整体信息,进而辨识该患者所处的健康状态,是实现基于人工智能的辨证诊断算法的前提条件,如图 3-3 所示。因此,考虑到不同信息源(如望、闻、问、切四诊信息资料)对于诊断的贡献程度具有差异性,且不同信息源之间相互关联,介绍若干信息融合方法对参数进行集成,从而为建立状态辨识模型奠定基础。

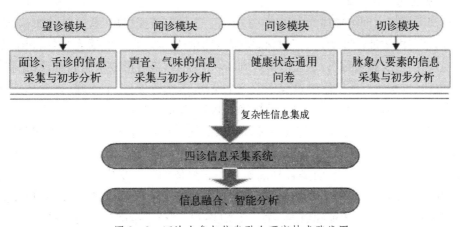

图 3-3　四诊合参与信息融合研究技术路线图

1)集成学习方法:中医多源异构大数据语义丰富。针对多个信息源对于临床就诊患者的诊断结果具有不同的贡献值,构建有监督的方法对参数进行集成。假设共有 K 个信息源数,定义分类器(过回归函数)f 用于生成预测结果,那么构建以下优化目标函数学习不同信息源的权重:

$$\underset{W}{\operatorname{argmin}} \sum_{i=1}^{n} \sum_{l}^{L} \left(y_{il} - \sum_{k=1}^{K} w_k \times f_{il}(X^k) \right)$$

其中,n 为就诊患者数,L 为证型个数,X^k 为就诊患者在第 k 个信息源上的特征表征。

通过学习信息源的权重分布 $W = \{w_1, w_2, \cdots, w_k\} \left(\sum_{k=1}^{K} w_k = 1 \right)$，从而实现多信息源的集成学习来辅助健康状态的辨识。

2）迭代优化方法：设计迭代优化方法进行多源异构大数据建模，用于刻画信息源之间的关联关系，从而结合其互补信息以设计高效的辨证方法。迭代优化模型设计如下：

$$\operatorname*{argmin}_{W, Y^*} \sum_{k=1}^{K} w_k * d\left(Y^*, f(X^k)\right)$$

其中，$d(\cdots)$ 表示距离损失函数，用于计算每个信息源的预测结果与最终预测结果 Y^* 的误差。相比集成学习方法，该方法能够直接结合不同信息源对新来就诊患者的预测结果获取最优解，使得最终的辨证结果 Y^* 更接近具有丰富信息（权重 w_k 相对大）的信息源的预测值。

3）基于图的方法：考虑利用概率图模型学习最终的辨证结果 Y^* 和信息源权重分布 W，信息融合方法表示如下：

$$\operatorname*{argmax}_{W, Y^*} \prod_{k \in S} p(w_k \mid \beta) \prod_{y_{il} \in Y} \left(p(y_{il}^* \mid \alpha) \prod_{k \in S} p(f_{il}(X^k) \mid y_{il}^*, w_k) \right)$$

其中，p 为功能函数，用于连接最终的预测辨证结果与每个信息源的预测结果及其权重的关系。α 和 β 为超参数，用于平衡未知变量（即 Y^* 或 W）的初始值对诊断结果推测的影响。

2. 健康状态辨识方法

状态辨识模型原理可描述为如图 3-2 所示。李灿东教授提出"状态是健康认知的逻辑起点，状态是中医辨证论断的核心"理念。状态辨识的思维过程可概括为"根据表征参数，辨别状态要素，组成状态名称"。从表征参数判断状态要素，最后形成状态名称，既是状态辨识的原理、规律，也是状态辨识思维过程中的三个层次、三个阶梯、三个步骤，三者都是"辨"，辨别表征参数是基础，判断状态要素是关键，确立状态名称是目的。

（1）辨别表征参数是基础：空气质量、地域、节气、长期涉水工作、女性、形体肥胖、发热、咳嗽、胃痛、脉滑、舌红、苔黄、X线影像资料等表征参数都只是状态的表征，并非状态本质，状态也不是机体的局部反应，而是各种因素作用于机体的整体反应状态。要认识状态的本质，就必须从表征入手，不但要收集中观参数，还要考虑到宏观和微观参数，离开表征参数，就无法辨识状态。因此，表征参数的全面、真实、客观、规范是准确辨识的前提。

以状态表征参数为依据，从表征参数辨识状态，是中医临床思维的原则。表征参数全面收集、正确认识，是辨状态的基础，是状态辨识的第一个层次、第一个步骤、第一个台阶。

（2）辨别状态要素是关键：状态要素的表征是指对状态（病或证）要素的诊断有意义的表征。每个状态要素都有相应的特征表征，在诊断学上对于辨证具有积极意义。状态要素包括反映部位的要素，如心、肝、脾、肺等病位，以及状态性质的要素，如湿、热、气虚、血瘀等病性。状态要素是辨识的核心，辨识状态的关键是要确定机体当前处于已病、未病、欲病或病后状态，以及当前状态的位置、性质，程度的轻重。

（3）确定状态名称是目的：状态名称是对机体整体反应状态的高度概括，是状态辨识的最后结论。状态要素只是构成状态名称的要素，不等于完整的状态名称诊断，一个完整的状态名称诊断应该是程度、部位与性质的结合，比如脾阳虚证Ⅲ（三级），还可以进一步实现定量的描述。

（二）中医健康多状态兼夹的多标记学习方法

辨证论治是中医认识疾病和解决疾病的过程，是中医临床医学之灵魂，而临床就诊患者的证型分布往往多状态兼夹。故而，立足于人工智能技术解决中医健康状态辨识问题，多标记学习技术被引入到中医诊断学的研究当中。

1. 健康状态相关性分析

标记相关性分析是多标记学习领域中的一个关键问题。在中医健康状态辨识中，其研究目的是挖掘多个状态之间的相关性来提高辨识结果的精度。众所周知，对于每个证型类别的辨识，都有一块不可分区域。当类别标记个数非常大时，不可分区域随之增大，面向大规模中医数据的智能诊断模型变得异常复杂。通过对类别标记之间的相关性进行分析，健康状态的辨识结果能够得以改善。下面介绍若干多标记学习中常用的研究策略。

（1）一阶策略：即将中医状态辨识中的多标记学习问题转化为多个单标记学习问题，每个证型类别被单独处理，完全忽略类别标记之间的相关性。该类方法具有效率高且实现简单的特点，但由于其完全忽略标记之间可能存在的相关性，算法的性能可能没有达到最优。

（2）二阶策略：该策略考虑两两证型类别之间的相关性，如将多标记学习问题转化为标记排序问题。该类方法由于在一定程度上考察了标记相关性，因此基于该类方法构建的中医智能诊断系统泛化性能较优。然而，在实际应用中，证型类别之间的相关性可能会超过二阶，导致其性能受到影响。

（3）高阶策略：该策略考虑每个证型类别与其他类别标记之间的相关性或考虑随机的类别标记子集之间的相关性对于中医健康状态辨识的影响。该类方法虽然可以反映中医状态辨识中类别标记之间真实的关系，但可能会引发计算复杂度过高，继而无法处理大规模学习问题。

2. 健康状态辨识的多标记学习方法

中医健康状态辨识是多标记学习技术的一个典型应用。下面将多标记学习中的理论方法分为问题转换型和算法适应型两个类别进行介绍。

（1）问题转换型：该类方法的核心思想是"改造数据适应算法（fit data to algorithm）"。其通过对多标记训练样本进行处理，将多标记学习问题转换为其他已知的学习问题进行求解。代表性的算法模型主要有将多标记学习问题转化为二类分类问题求解；将多标记学习问题转化为标记排序问题求解；将多标记学习问题转化为多类分类问题求解。

（2）算法适应型：该类方法的核心思想是"改造算法适应数据（fit algorithm to data）"。其通过将传统的有监督学习方法进行改造（传统方法往往只针对一个类别标记进行分类学习），从而直接适用于多标记数据。在多标记学习领域产生广泛影响的改进算法模型主要有基于 AdaBoost 的方法、基于支持向量机的方法、基于概率图模型的方法，以及基于最近邻分类的方法。

四、中医健康状态辨识的结果

（一）状态辨识的结论

根据中医状态学理论，按照健康水平的不同，人体状态可分为未病状态、欲病状态、已病和病后状态四类。

通过分析状态的表征参数,并且应用数据挖掘将每一表征参数对状态要素的贡献度进行计算,建立辨识的数学模型,判断个体属于健康状态中的何种状态。例如,该个体可以是"无证无病"的未病状态,具有气虚体质特点;或是处于"有证有病"的已病状态,为腹痛病脾气虚证;或是介于未病和已病之间的欲病状态,具有脾气虚病理特点,未出现诊断意义上的证和病,但外界因素稍加刺激即可出现已病状态,比如每次食用青菜即可出现腹部隐痛、泄泻表现出泄泻病的脾气虚证的已病状态。

(二)状态结果与证、病、体质的关系

状态结果涵盖了证、病及体质。状态辨识结果包含有"病"的状态描述,"证"的状态描述,"体质"以及生理、病理状态的描述等。

证和病均属于已病状态,但状态结果中不仅限于对证和病的概括。针对个体差异、地域等的不同,状态结果还包含对证的转归及病后状态的预警。中医学中,"病"是致病邪气作用于人体,人体正气与之抗争而引起的机体阴阳失调、脏腑组织损伤或生理功能障碍的一个完整的生命过程。"证"是对疾病发展到某一阶段的病因、病位、病性、正邪关系及病势等所做的高度概括,反映了疾病发展过程中某阶段或某一部位的病理变化。病和证对中医来说都十分重要,但它们对疾病发生发展的规律和机制等病理本质反映的侧重面有所不同。"病"在时空上具有一定的延续性,在发生发展演变上有一定的规律性,即同一疾病的不同患者表现出共同的基本病理特点,它反映了疾病的基本矛盾。而"证"则是对疾病当前阶段的病理本质所做的结论,它反映了不同患者、不同阶段的机体反应状态,即特殊矛盾,所以有较大的差异性。

体质与证属于不同范畴,体质属于生理范畴,证属于病理范畴;体质是相对稳定且长期存在的,证则是可变的、阶段性的;体质和遗传关系密切,而证与遗传的关系则不如体质密切。在一般情况下,体质对证的类型和转变有内在的规定性,但在某些情况下,特别是急性疾病时,证的表现也不一定取决于体质,二者并不完全存在一致性和同发性。体质影响着人体发病后的证型及其转归,因而也有不少学者对体质与证的相关性及其差别进行了研究。如颜德馨认为,体质与证之间存在着"体质与证的固有相属性、体质与证的潜在相关性、体质与证的从化相应性"。匡调元将体质区分为正常体质与病理体质,病理体质是将病未病的病前状态,或者说是隐匿状态。他认为体质与证的区别有形成原因、变化速度、分型繁简及调治难易不同四方面。相对而言,证的治疗比较容易,体质的调整往往较为困难。

(三)状态辨识结果的特点

1. 整体性

中医的研究对象是"人",人本质上是个开放的复杂巨系统,它之所以具有新陈代谢、生长、发育、自我调节、刺激反应和天然的能动性等基本特征,就是由于生命系统能够不断地与外界环境进行物质、能量和信息的交换。因此中医历来强调人是一个有机整体,天人相应,形神合一,人体的脏腑、气血、经络、形体官窍之间相互联系,相互依存,和谐统一。因此,状态辨识除了注意四诊所收集到的临床症状、体征,还要注意社会、环境等因素的影响,做到从人体自身、人与社会、人与自然的各种"整体"出发来进行审查。

2. 动态性

中医学认为生命是在内外环境相互作用下整体状态时序变化的连续过程,具有从孕育、产生、发展、成熟到衰退、消亡的过程,这种运动、发展、变化过程就是它动态性的反映。状态是生命过程中某一阶段的反应,也具有这种属性。

3. 实时性

状态的变化与时间关系密切,尤其是表现为已病状态出现证时,证可以因时而变,如《伤寒论》云:"伤寒一日,太阳受之,脉若静者,为不传,颇欲吐,若躁烦,脉数急者,为传也。""伤寒二三日,阳明少阳证不见者,为不传也。"相同疾病又可在不同的时间段内表现出不同的证,如《医学正传·卷八》在论及小儿发搐时,认为一天不同的时间内,小儿发搐所表现的证不同;认为早晨发搐是肝木大旺,日午发搐是心火大旺等。

4. 个体性

由于疾病的不同、个体的差异和内外环境的变化,同一种状态要素在不同的病、不同的人、不同的时间和地域等表现出较大的差别,表征信息也呈现多样化,甚至可出现完全不同。

五、中医健康状态辨识的意义

随着现代科学的发展,人类对生命的理解不断深入,追求健康的意愿也更加强烈。自20世纪90年代以来,全球医学界逐渐认识到单纯治疗疾病是消极被动的,认为最好的医学不是治好病的医学,而是使人不生病的医学,导致疾病防治由治"人的病"开始转变为治"病的人"。这个转变也使医学从治病的医学转向保健的医学,从关注人的疾病转向关注人的健康,同时更加重视和强调人文关怀。这种医学目的的转变对医学诊疗方式和评价方法提出了更高的要求。中医学"治未病"理念受到了人们的重视,但却缺乏可操作性平台,限制了其在临床实践中的广泛应用。而状态辨识的提出解决了这个操作性的问题,其意义主要体现在如下几个方面。

(一)状态辨识是健康诊断的核心

状态辨识立足于传统中医理论,有着深厚的理论基础,早在《黄帝内经》里对健康就有较为完善的记载。在宏观层面上,其强调健康之人必须与自然相统一,即"天人合一"。在中观层面上,其强调"阴阳自和""形与神俱"是健康的内在本质。健康是"天人合一""阴阳自和""形与神俱"的功能状态。《黄帝内经》之后,人们将研究人体状态的重点转移到疾病状态上,更多地注重疾病的诊断和治疗。因此以证为基础,以中医的病为补充,以人为研究对象,为状态辨识法奠定了基础。不管是健康还是疾病,这些状态都可以通过外在的表征(现象)反映出来,只要掌握了状态要素的特征和辨别方法,通过分析归纳表征参数,就可以把握生命过程的各种状态,因此状态辨识是健康诊断的核心。

(二)状态辨识是效果评价的依据

状态辨识法通过收集"三观"参数,通过计算机数据模型计算,为状态结果赋值,判断未病、欲病、欲病和病后四种状态,以便对状态进行干预,使其真正达到"见肝之病,知肝传脾"的目的,为干预提供依据。疾病状态下,"症"的内容以及生物学的"指标"参数可为疾病的病位、病性赋予数值,确定证的轻、中、重程度,从证的角度认识病,通过动态测量了解证的数值化动态变化的特征,用于疾病危险评估、诊断与分型,从而针对不同状态进行个体化治疗,并且可对疗效、预后、药物使用优势等进行评估,为临床提供准确的疗效评价。

通过状态辨识,可以对人体健康状态进行深入的研究,确立统一的中医病证诊断标准和疗效评价体系,为中医各科规范临床术语、制订诊疗指南、临床路径、评价中医临床疗效提供重要的理论依据。根据不同的状态提供不同的治疗原则和方法,以达到理论指导临床的目的。

状态辨识是对传统中医辨证思维的继承和发展,完善和丰富了中医的健康理论,顺应了疾病医学向健康医学的医学模式转变。基于中医临床思维的状态辨识系统的建立,可广泛应用于各个社区、其他医疗保健养生会所及医院,为每个人建立健康档案,通过计算机系统进行健康状态分析,为未病、欲病状态的人群提供个体化的养生方案,为已病状态的患者提供合适的中医个体化治疗,为健康产业、治未病、养生康复奠定理论基础和方法学平台,适应了未来健康医学发展的需要,将会为中医健康理论开辟新的领域。

第三节　整体健康状态的辨识

尽管人体是一个动态、稳定的生命状态,是一个复杂的巨系统,其中医功能状态仍然可以通过外在的"象"来认识。"藏"是指藏于体内的内脏,"象"是指表现于外的生理、病理现象,而这个"象"与中医功能状态密切相关,可以说,中医功能状态是不同时间、空间下由内在的"藏"反映出的"象"的总和。通过宏观、中观、微观并用,利用全面的表征参数,构建一个状态辨识体系,就可以实现对人体功能状态比较准确的辨识。

一、整体健康状态的表征

整体健康状态的表征是对整体健康状态的描述,整体健康状态的表征不仅有神、色、形、态,而且还有饮食、睡眠、二便、声音、语言、呼吸、舌象、脉象等中观参数。此外,整体状态的表征还包括对外部环境的适应能力,如气候、节气、季节、地理环境等,以及血液生化指标、超声、X线、CT等。整体健康状态可以分为神气充足、神气不足、神气衰败、回光返照几种类型。整体健康状态的表征是对整体健康状态的描述,这些表征直接反映了人体整体健康水平。在中医学中,整体健康状态主要通过"神"体现出来。

神是人体生命活动的总称,是对人体生命现象的高度概括。神的意义有二:一是"神气",是指脏腑功能活动的外在表现;二是"神志",是指人的思维、意识和情志活动。此处,所望之神,既指脏腑组织功能活动的外征,又指精神意识、情志活动的状态,是神气与神志的综合判断。精,有形为生命之本原;气,无形为生命之动力;神则为生命之主导及体现。精、气、神历来被医学家视为生命之三宝。《类经》说:"精、气、神,其名曰三宝。"人是一个有机的系统整体,在出生之后,精、气、神三者都得到水谷精微的不断充养;精、气、神又相互为用、相互转化、相互依存、相互制约,共同维系着生命的进程。故《灵枢·本藏》说:"人之血气精神者,所以奉生身而周于性命者也。"精、气、神之间的关系,对于修身养性、延年益寿、防病治病具有重大的临床意义。故《理虚元鉴》说:"夫心主血而藏神者也,肾主志而藏精者也。以先天生成之体质论,则精生气,气生神;以后天运用之主宰论,则神役气,气役精。精、气、神,养生家谓之三宝,治之原不相离,故于滑泄、梦遗种种精病,必本于神治;于怔忡、惊悸等神病,必本于气治。盖补精必安其神,安神必益其气也。"精、气、神的关系,又可以概括为形神关系。精有形有质,气无形有质,气聚而形生,精、气是形、神的本源。形与神俱,形神合一,身形健壮才能充分发挥神的主导作用。因此,形盛则神明,形衰则神惫。范缜《神灭论》说:"形者神之质,神者形之用。"身形是人体神志活动的承载者,神志是身形的生命力表现。《素问·移精变气论》说:"得神者昌,失神者亡。"无形则神无以生,无神则形不可存,形神合一即精、气、神合一,是人体生命的基本特征。

望神的重点主要包括四方面——两目、面色、神情、体态。中医学强调"有诸内者,必形诸外",神作为人体生命活动状态总的体现,其表现可以通过人的目光、神情、面色、表情、语言、声音、体态、呼吸、舌象及脉象等诸多方面彰显于外。

整体健康状态的表征:神,包括目光(瞳仁、眼球、眼裂、胞睑)、神情(神志、表情)、气色、姿态等;色,包括皮肤的颜色(红色、黄色、白色、青色、黑色)与光泽(润泽、暗淡);形,包括胖瘦(体重、体重指数、腹围、臀围)、强弱(胸廓、骨骼、肌肉、肌力)、高矮(身高、坐高);态,包括坐形、卧式、立姿、形态、动作等。此外,整体健康状态的表征还包括饮食(食欲、食量、口味)、睡眠(时间长短、难易程度、有梦无梦)、二便(性状、颜色、便量、次数、排便感觉)、声音(语声、语调)、语言(表达、应答、吐字)、呼吸(频率、气息强弱)、舌象(舌色、舌形、舌态、苔质、苔色)、脉象(脉位、脉形、脉数、脉势)等中观参数;对外部环境的适应能力,如气候(风、温度、湿度、光线等)、节气、季节(春、夏、长夏、秋、冬)、地理环境等;血液生化指标(血常规、肝功能、肾功能、血糖、血脂等)、超声、X线、CT等。

二、整体健康状态的判断

整体健康状态可以分为神气充足、神气不足、神气衰败、回光返照几种类型。

(一) 神气充足

【定义】　神气充足指人体精气充足,身体健康的状态以及所表现的表征。

【表征】　神气充足的常见参数有两目灵活,面色荣润,神志清楚,表情自然,形体适中,反应灵敏,语言清晰,声音洪亮,呼吸平稳,脉搏正常,舌质淡红,脉象和缓等。

(二) 神气不足

【定义】　神气不足指人体精气不足,身体虚弱的状态以及所表现的证候表征。

【表征】　神气不足的常见参数有两目晦滞,面色少华,神疲,表情呆板,思维迟钝,懒言,声低,倦怠乏力,肌肉松软,动作迟缓,长期食少,呼吸减弱或急促,脉搏增快或减慢,舌淡白,舌质娇嫩,脉虚或细等。

(三) 神气衰败

【定义】　神气衰败指人体精气大伤,病情危重的状态以及所表现的证候表征。

【表征】　神气衰败的常见参数有面色晦暗,神志恍惚,神志痴呆,神昏,形体消瘦,肌肉萎缩,肢体痿软,肢体活动不利,语言不利,气息微弱,呼吸节律不整,脉搏不齐或消失,脉微等。

（四）回光返照

【定义】 回光返照指久病、重病之人突然出现暂时好转的虚假状态以及所表现的证候表征。

【表征】 回光返照的常见参数有两目浮光外露，颧红，面红如妆，神志似清，烦躁，言语不休，突然暴食，呼吸暂时平稳等。

因此，目光、神情、面色、体态等构成了神的重要表征参数。

（林雪娟　王　洋）

参 考 文 献

[1] 李灿东. 中医状态学[M]. 北京：中国中医药出版社，2016.

[2] Gibaja E, Ventura S. A tutorial on multilabel learning[J]. ACM Comput Surv, 2015，47(3)：52 - 89.

[3] Min-Ling Zhang, Zhi-Hua Zhou. A review on multi-label learning algorithms[J]. IEEE Transactions on Knowledge and Data Engineering, 2014，26(8)：1819 - 1837.

[4] G. Tsoumakas, I. Katakis, I. Vlahavas. Mining multilabel data[M]//O. Maimon, L. Rokach, Eds. Data Mining and Knowledge Discovery Handbook, Berlin, Germany：Springer, 2010：667 - 686.

第四章
中医健康状态的风险评估与预警

进入 21 世纪以来，医学模式逐渐从"疾病医学"向"健康医学"转变。为了有效提高人民的健康水平、遏制医疗经费的过快增长，WHO 和发达国家近年来提倡由传统的疾病管理转向全民健康管理，即通过健康管理的手段达到"健康促进"的目的。目前比较公认的健康管理的定义是对个体或群体的健康进行全面监测、分析、评估，提供健康咨询和指导以及对健康危险因素进行干预的全过程。对健康风险因素的评估便是健康风险评估，对评估结果与疾病相关的预警就称为健康风险预警。因此，健康风险评估与预警是干预的前提和依据。

第一节　中医健康相关风险因素

"风险"是指在某一特定环境下，在某一特定时间段内，某种损失发生的可能性。换句话说，风险是指人类无法把握与不能确定的事故发生所导致损失的不确定性，而且在一定的条件下还有某些规律性。因此，风险是客观存在的，但风险带来的损失程度是有可能通过人们的努力得以减少或化解的。控制风险的基本过程包括风险识别、风险分析、风险预警和风险干预。

"健康风险"是指在人的生命过程中，因外界环境、人自身生理和心理的诸多因素造成健康损失，导致机体出现疾病、伤残，甚至死亡的可能性。所有这些可能造成健康损失的因素就是"健康风险因素"。"健康风险因素"包括诸如熬夜、酗酒、暴食、厌食等不良生活习惯，吸毒、飙车等高危险行为，冠心病或高血压行为、癌症行为等致病性行为模式，疑病、讳疾忌医、不遵从医嘱、迷信等不良疾病行为等。健康风险因素具体到某一疾病时就是该病的"疾病危险因素"。或者说，与某种疾病有指向性相关的健康风险因素即为该疾病的"疾病危险因素"。如吸烟、长期或过度饮酒是普遍意义的健康危险因素，同时吸烟也是肺癌、冠心病的疾病危险因素，长期或过度饮酒也是肝硬化的疾病危险因素等。

从中医的角度研究健康风险和疾病的相关风险因素就是"中医健康风险"和"中医健康风险因素"。中医学认为，在生命活动过程中，正气始终在与自然界、社会以及人本身等内外环境中的邪气做斗争，大多时候机体具备"阴阳自和"的能力，使正气能够战胜邪气而处于未病状态或欲病状态。机体在内外各种环境因素的作用下，改变了正邪双方的力量时，就会改变机体的状态导致健康损失,而出现疾病状态甚至是死亡,这些因素便称为"中医健康风险因素",它包括人自身的因素和外环境因素。为了有别于现代医学所讲的"健康风险因素""健康危险因素""疾病危险因素"等,我们把"中医健康风险因素"称为"疾病易患因素"。

理论上说,疾病易患因素越多,健康水平从健康状态向疾病状态转变的可能性越大。因此,对疾病易患的把握是预知疾病发生与否和发展情况的关键,也就是疾病风险预警的关键。如何把握疾病易患因素呢? 就得在掌握"疾病危险因素"的基础上,对每个人的健康状态进行全程、实时、动态地辨识,以把握其基本体质和当前的各种健康状态的部位、性质与程度,我们称之为"状态要素",即通过望、闻、问、切四诊结合实验室检查等,采集、监测人体内、外的各种参数,进一步分析、评估总体健康状态在什么部位、是什么性质、程度如何,根据这些状态要素结合个体的体质因素及健康危险因素来评估和预警相关疾病发生的可能性和发展情况,这就是"基于中医健康状态评估的疾病风险预警"。

中医疾病风险预警所预警的内容是中医健康相关风险因素,即疾病易患因素。疾病易患因素包括状态要素(在疾病状态下称为"证素")的分布、体质因素和健康危险因素等。以高血压为例,高血压的易患因素可以有阳亢、血瘀、痰、肝、气滞、火等状态要素;抽烟、熬夜、过度饮酒等疾病危险因素;阳热体质、痰湿体质、阴虚体质等体质因素。

疾病易患因素中有些因素指标固定不变,有些因素指标可以改善但需时日,有的则较为容易或能大幅度改善,兹分述如下。

一、环境因素

环境因素包括自然环境危险因素和社会环境危险因素。

(一) 自然环境危险因素

中医学观察人的生命活动是把人置于天地之间的,因此人体的健康状态与地理环境、气候、饮食习俗、生物和理化因素等自然因素的差异息息相关。

1. 季节气候

中医学认为,自然界气候变化可以概括为"六气",即风、寒、暑、湿、燥、热,而六气太过或非时而至则容易伤人而成为致病因素,即"六淫"。四季正常变化的六气和能引起外感疾病的六淫之间没有严格的界限,是否引起人体发病是六气和六淫两者界定的唯一标准。六淫尚能影响机体的调节能力和适应能力,即影响正气的盛衰而改变邪正关系。季节不同,六气不同,六淫自然就不同了,如春季多风,夏季多暑、热,长夏多湿,秋季多燥,冬季多寒。六淫为病除与季节气候变化有关外,与居处环境的联系也很明显。如长期生活在南方,气候炎热,雨水充盛,则多湿热为病;久居北方,气候严寒,雨水较少,则多病燥、病寒;若地处阴暗、潮湿,或以水为业,则易为湿气所伤而发病。六淫作为自然因素改变健康状态,是产生疾病或诱发、加重旧疾的主要因素之一。

2. 地域因素

我国幅员辽阔,地势高低悬殊,寒热温凉迥异,地理风俗不一,物产物候不同,不同地域的人所表现出来的状态也会有差别,故有"一方水土养一方人"之说。对于地理环境对健康状态的影响,我国先民早有认识和总结,如《吕氏春秋》曰:"轻水所多秃与瘿人,重水所多尰与躄人,甘水所多好与美人,辛水所多疽与痤人,苦水所多尪与伛人。"《素问·异法方宜论》

云："黄帝问曰：医之治病也，一病而治各不同，皆愈何也？岐伯对曰：地势使然也……西方者，金玉之域，沙石之处，天地之所收引也……北方者，天地所闭藏之域也，其地高陵居，风寒冰冽，其民乐野处而乳食……南方者，天地所长养，阳之所盛处也，其地下，水土弱，雾露之所聚也，其民嗜酸而食胕。"说明西北地区，地势高而寒冷，治宜辛温；东南地区，地势低而温热，治宜苦寒。其他如"克山病""地方性甲状腺肿""大骨节病"等都与地理环境密切相关。

3. 生物、理化因素

自然环境中影响人体健康的生物性健康危险因素有病毒、细菌、真菌、寄生虫、生物毒物等，是传染病、寄生虫病和自然疫源性疾病的直接致病源，而这些疾病又可危害人体健康，并且有导致慢病产生的可能。

自然环境中的物理性健康危险因素有噪声、振动、各种辐射等；化学性危险因素有粉尘、农药、各种生产性毒物、尾气废气等。理化因素虽为次生环境因素，却成为日益严重的健康杀手。

(二) 社会环境危险因素

1. 经济生活

从科学意义上讲，过于富裕和过于贫穷的经济生活都是使人健康状态恶化的重要因素。过于富裕是指物质经济水平远远高于其精神文明水平的状态，主要有两种后果：其一，因财富过多而引起的精神空虚等精神病态；其二，发生肥胖症、冠心病、糖尿病、脂肪肝、痛风等所谓的富裕性的疾病。过于贫穷，赖以生存的物质条件得不到保障，生病了得不到及时的救治，健康状态甚至是生命都会受到严重的威胁。

2. 社会地位

现代社会由于特定的人生观、价值观，促使人们重视自身的社会地位，由于各种原因所导致的社会地位的变迁会明显地影响一个人的健康状态。一般而言，优越的社会地位、良好的社会福利及卫生条件可有效地减少疾病状态；而丧失原来较高社会地位如退休、破产、失业等，或社会地位较低，由于社会福利和公共卫生条件较差，以及心理落差较大，容易进入疾病状态。

3. 职业环境

不同的职业决定着不同的工作环境、劳动程度、经济收入、社会地位和经济地位等，会影响一个人的健康状态。如夏暑户外劳作者易犯中暑；冬季野外工作者易得冻疮；渔民水上工作，易感湿邪等。现今，由于现代工业的飞速发展，造成了日益严重的环境污染和越来越大的生活压力，加之丰富的物质生活，从身心两方面损害着人类的健康，如噪声病、水俣病、放射病、硅肺病等。

4. 社会动荡

由于社会动荡，如战争等引起环境破坏，导致贫穷，造成疾病流行和心理压力等，从而导致人群整体的健康状态下降，也可直接因为创伤，或继发感染，或导致残疾，甚至结束生命。

5. 生活习俗

我国民族众多，居住地区不同，形成了不同的生活习俗。如《素问·异法方宜论》告诉我们，东方地区，沿海鱼盐之地，百姓口味偏咸，多食鱼鲜，使人中热，即热邪滞留肠胃；另外，盐吃多了，会使人伤血。当地的人们大都皮肤色黑，肌理疏松，所发生的疾病多是痈肿一类。

南方地区,人们喜欢吃酸类和腐熟的食物,其皮肤腠理致密而微带红色,易患筋脉拘急、麻木等疾病。西方地区,人们依山而居,多使用毛布和草席,喜欢鲜美的食物而使人肥胖,虽然外邪不易侵犯他们的躯体,却很容易在内脏里发生疾病。北方地区,人们常处风寒冰冽之中,好游牧生活,吃牛羊乳汁,内脏多受寒,易生胀满疾病;中央之地,人们食物种类繁多,生活安逸,此处疾病多为痿弱、厥逆、寒热等。

二、生物遗传因素

(一) 先天禀赋

《灵枢·天年》说,“人之始生……以母为基,以父为楯”;《灵枢·决气》说,“两神相搏,合而成形”;《素问·奇病论》中指出,“胎病,此得之在母腹中时,其母有所大惊,气上而不下,精气并居”。说明人一开始有生命,便与父母的精神气血密不可分了,子代的一切都是来源于父母的赋予。子代承袭了父母的某些特质,构成了自身在体质方面的基础,甚至某些疾病与遗传相关。中医学把人出生前从父母所获得的一切统称为先天禀赋。先天禀赋影响体质类型的不同,从而使机体对外邪的易感性和耐受性不同,所以健康状态和健康水平也不同。先天禀赋不足是遗传疾病的主要原因,也是优生优育的理论基础。

(二) 年龄性别

个体生命的存在就是一个生老病死的过程。处在不同的阶段,其内脏功能活动和气血阴阳盛衰是存在差异的,这些差异的外在表现就是个体的健康状态的不同。就人群而言,各个不同年龄的个体健康状态存在差异;就每个个体而言,其健康状态随着年龄的变化而变化。故孔子告诫人们“君子有三戒,少之时,血气未定,戒之在色;及其壮也,血气方刚,戒之在斗;及其老也,血气已衰,戒之在得”。由于在遗传特性、身形体态、脏腑结构等方面男女各不相同,相应的生理功能、心理特征也不同,因此健康状态也存在着性别差异。男子以肾为先天,以气为本;女子以肝为先天,以血为本。男子多用气,故气常亏虚;女子多用血,故血常亏虚。男子病多在气分,女子病多在血分。男子之病多伤精耗气,女子之病多由伤血。

三、行为和生活方式因素

(一) 意识形态

意识形态所导致的人们对物质的无限制追求和对伦理道德的轻视,是导致人类身心素质下降的重要原因之一。故《素问·上古天真论》言:“恬淡虚无,真气从之,精神内守,病安从来。”否则,如仲景所言:“但竞逐荣势,企踵权豪,孜孜汲汲,惟名利是务,崇饰其末,忽弃其本,华其外而悴其内,皮之不存,毛将安附焉? 卒然遭邪风之气,婴非常之疾,患及祸至,而方震栗,降志屈节,钦望巫祝,告穷归天,束手受败……”一方面“玩物丧志”而神思涣散,一方面追求物欲而殚精竭虑,均是导致生命状态“折寿而不彰”的重要因素。

(二) 情志因素

中医学认为,七情致病,首先影响脏腑气机,使机体气机逆乱,升降无序,故成内伤,即《黄帝内经》所谓“百病皆生于气”。所以情志的过激可以影响脏腑精气的变动,进而影响人体的健康状态。

郁怒不解,可致肝气郁滞,胸胁满闷;大怒则肝阳升发,血随气涌,耗伤肝阴,故曰"怒伤肝"。

过喜暴喜,损伤心阳,使心气涣散不收,神无主而心神散荡,可表现为狂乱不经,故曰"喜伤心"。

劳神费思,思想难遂,则脾气郁结,运化失司,可见脘腹胀痛、食少便溏,故曰"思伤脾"。

忧伤悲哀过度,使上焦不通,气机闭塞,进而耗损肺气,可见胸闷、太息、短气等症,故曰"忧伤肺"。

恐则精却,气虚不固而精失所藏,可见腿软、二便失禁、遗精、滑泻等,而精为肾所藏,故曰"恐伤肾"。

七情生于五脏,又极易伤五脏,人体以五脏为中心,所以情志是影响人体生命状态的一个非常重要的因素。大量的研究实验表明,长期情绪压抑是所有肿瘤的重要危险因素。

(三) 行为习惯

慢性病的发生与不健康的行为生活方式密切相关。心脑血管疾病、肿瘤、糖尿病及慢性呼吸系统疾病等常见慢性病的发生都与吸烟、不健康饮食(过多摄入饱和脂肪、糖、盐,水果、蔬菜摄入不足)、饮酒、少动的生活方式等几种共同的行为生活方式危险因素有关。WHO 估计,每年至少有 490 万人死于吸烟,260 万人死于超重或肥胖,440 万人死于高胆固醇,710 万人死于高血压。慢性病各种危险因素之间及与慢性病之间的内在关系已基本明确,往往是"一因多果、一果多因、多因多果、互为因果"。因此,吸烟、嗜酒、毒物滥用、缺乏体育锻炼、饮食偏嗜、休息无常、不良的生活习惯等,都会使机体正气减弱而影响人体健康。正如《素问·上古天真论》说的:"今时之人不然也,以酒为浆,以妄为常,醉以入房,以欲竭其精,以耗散其真,不知持满,不时御神,务快其心,逆于生乐,起居无节,故半百而衰也。"据 WHO 统计,随着疾病谱的改变,不良的生活方式已经跃升为人类健康的最主要威胁了。

四、医疗卫生服务因素

医疗服务中的危险因素包括如下几点。

(一)医疗资源的不合理分布,如城乡之间、大城市与三四线城市之间的医疗资源分布不合理。

(二)初级卫生保健网络不健全,如偏远地区、贫困地区医疗保健资源严重缺乏。

(三)重治疗轻预防的倾向。《黄帝内经》以前书多言养生保健,《黄帝内经》载方共 13 首,故言"上古圣人作汤液醪醴,为而不用",而《伤寒杂病论》后,书多论疾病诊治,《伤寒杂病论》载方达 260 首,故言"虽未能尽愈诸病,庶可以见病知源""省疾问病,务在口给,相对斯须,便处汤药"。

(四)医疗服务质量低下,医德医风建设有待加强。

(五)城乡卫生人力资源配置悬殊,医疗资源分布悬殊。

(六)医疗保健制度不健全,全民参与构建合理的保健制度任重道远。

第二节　中医健康状态风险评估方法

　　健康风险评估是通过所收集的大量个人健康状态信息，分析和评估生活方式、环境因素、遗传因素和医疗卫生服务等危险因素与健康状态之间的量化关系，预测个人在一定时间内发生某种特定疾病（生理疾患或心理疾患）或因为某种特定疾病导致死亡的可能性，以及对个人健康状况及未来患病或死亡危险性的量化评估即称为疾病风险评估与预警，简称为疾病风险预警。健康风险评估和疾病风险预警是健康管理过程中关键的专业技术部分，是健康管理的核心，并且只有通过健康管理才能实现，是慢性病预防的第一步，也称为危险预测模型。评估与预警两者是一个连续的过程，因此常常统称为"疾病风险预警"。疾病风险预警用于描述和估计某一个体未来发生某种特定疾病或因为某种特定疾病导致死亡的可能性，而不在于做出明确的诊断。通过评估和预警可以找出各种风险因素，控制风险因素预防或降低疾病或死亡的可能性，达到"不生病""迟生病""生小病""有病容易治""病后不易复发"的目的。

　　中医健康状态风险评估即中医疾病风险预警方法，首先是要对疾病易患因素各种指标信息进行有效的采集，然后对易患因素与疾病的相关度进行评估，并对相关度高的易患因素进行预警。疾病易患因素指标信息采集内容包括宏观、中观、微观三观指标信息的采集，即采集宏观的气象、节气、地理环境等自然因素的指标信息，中观的生理病理特点、心理特点、生活行为方式、家庭背景等人体与社会环境因素的指标信息，微观的物理、化学等影像学和实验室检查等指标信息。疾病易患因素指标信息采集手段包括万年历定时间（甲子、年、四季、节气等）；五运六气推算各年、运、气的气象变化；查阅各地县志、府志，或百度百科、维基百科等；采集常住地的地理环境、物候风俗等；通过望、闻、问、切等采集中观参数；结合体检中心数据和/或健康管理对象的体检报告获取微观参数。通过疾病易患因素信息采集和分析便可以准确把握健康管理对象当前的状态，对其常见的状态要素、体质因素和健康危险因素等进行评估和预测，进而为疾病风险预警提供依据。

　　健康管理中健康风险评估主要包括一般健康风险评估、疾病风险评估、状态风险评估和健康功能评价等，本章主要介绍前三种。

一、一般风险评估

　　一般健康风险评估主要是对健康风险因素和可能发生疾病的评估，或者说是对可能造成健康损失的因素多少和程度大小的评估。因此，一般健康风险评估针对的是个体或群体健康损失，研究的是健康风险因素，这些因素具有普遍性，所以称为"一般"。对健康风险因素的评估主要包括生活方式/行为危险因素评估、生理指标危险因素评估，以及个体存在危险因素的数量和严重程度的评估，发现主要问题以及可能发生的主要疾病。

（一）生活方式/行为危险因素评估

　　生活方式是一种特定的行为模式，这种行为模式受个体特征和社会关系所制约，是在一定的社会经济条件和环境等多种因素之间的相互作用下形成的。不良生活方式和行为如吸烟、膳食不合理及身体活动不足,是主要慢性病(心血管疾病、糖尿病、肿瘤、呼吸道疾病)的共同危险因素。生活方式/行为危险因素评估主要是通过对吸烟状况、体力活动、膳食状况的评估,帮助个体识别自身的不健康行为方式,充分认识到这些行为和风险对他们生命和健康造成的不良影响,并针对性地提出改善建议,促使个体修正不健康的行为。

(二) 生理指标危险因素评估

高血压、高血脂、高血糖、肥胖等本身既是疾病状态,同时又是冠心病、脑卒中、肿瘤、糖尿病及慢性阻塞性肺疾病的危险因素。生理指标危险因素评估就是通过检测个体血压、血脂、血糖、体重、身高、腰围等生理指标,明确个体或人群各项生理指标的严重程度,以及同时存在其他危险因素的数量,评估个体或人群的危险度,进行危险度分层管理,如高血压危险度分层管理、血脂异常危险度分层管理等。现根据现代医学的研究结果,举例说明如下。

1. 高血压危险度分层

正常血压在 120/80 mmHg 以下。血压超过 140/90 mmHg 时,根据《中国高血压防治指南》对高血压患者进行的心血管疾病危险度分层,将高血压患者分为低危、中危、高危、极高危,分别表示 10 年内将发生心、脑血管疾病事件的概率为<15%、15%～20%、20%～30%和>30%,量化估计预后。具体分层标准根据血压升高水平(1、2、3 级)、其他心血管疾病危险因素、靶器官损害以及并发症情况。

(1) 用于分层的其他心血管危险因素:男性≥55 岁,女性≥65 岁;吸烟;血胆固醇>5.72 mmol/L(220 mg/dL);糖耐量受损(餐后 2 小时血糖 7.8～11.0 mmol/L)和/或空腹血糖异常(6.1～6.9 mmol/L);早发心血管疾病家族史(一级亲属发病年龄<50 岁);腹型肥胖(腰围:男性≥90 cm,女性≥85 cm)或肥胖(BMI≥28 kg/m²)。

(2) 靶器官损害:左心室肥厚(心电图或超声心电图);颈动脉超声 IMT≥0.9 mm 或出现动脉粥样斑块;颈-股动脉脉搏速度≥12 m/s;踝/臂血压指数<0.9;肾小球滤过率低 [<60 mL/(min·1.73 m²)]或血肌酐轻度升高(男性:115～133 μmol/L 或 1.3～1.5 mg/dL;女性:107～124 μmol/L 或 1.2～1.4 mg/dL);微量尿蛋白 30～300 mg/24 h 或白蛋白/肌酐比值≥30 mg/g(3.5 mg/mmol)。

(3) 并发症:心脏疾病(心绞痛,心肌梗死,冠状动脉血运重建术后,充血性心力衰竭);脑血管疾病(脑出血,缺血性脑卒中,短暂性脑缺血发作);肾脏疾病(糖尿病肾病;肾功能受损;血肌酐升高,男性>133 μmmol/L 或 1.5 mg/dL,女性>124 μmol/L 或 1.4 mg/dL);蛋白尿(>300 mg/24 h);外周血管病;重度高血压性视网膜病变(出血或渗出,视乳头水肿);糖尿病[空腹血糖异常≥7.0 mmol/L,餐后 2 小时血糖≥11.0 mmol/L,糖化血红蛋白(HbA1c)≥6.5%]。

2. 血脂异常的危险度分层

我国人群血胆固醇(TC)的合适范围是<5.18 mmol/L(200 mg/dL),低密度脂蛋白胆固醇(LDL-C)的合适范围是<3.37 mmol/L(130 mg/dL)。TC 超过 5.18 mmol/L 或 LDL-C 超过 3.37 mmol/L 时,根据《中国成人血脂异常防治指南》对血脂异常患者进行心血管疾病危险度分层,具体分层标准根据血脂异常的水平(边缘升高和升高)、其他心血管病危险因素的多少、有无高血压、有无冠心病及其等危症。冠心病等危症是指非冠心病者 10 年内发生主要冠脉事件的危险与已患冠心病者同等,新发和复发缺血性心血管病事件的危

险>15%。

(三) 环境因素评估

环境因素主要包括了经济收入、居住条件、家庭关系、生产环境、工作环境、心理刺激和工作紧张程度等。环境因素对于人体一般健康状况的影响是潜在的,许多研究表明,经济条件、家庭关系、工作环境、心理等多方面因素共同作用于人体,影响人体健康水平。通过查阅文献资料、针对性地进行流行病学调查,将更有效地获取相关数据资料。

(四) 生物遗传因素、医疗卫生服务、个人疾病史评估

风险评估首先要掌握有关疾病的危险因素与死亡率或发病率之间的数量关系,大样本流行病学调查将有助于获取更为可靠的数据。一般风险评估重点在获取地域、性别、年龄、体重、身高、疾病家族史等以此进行风险评估。通过死因登记报告、疾病监测资料、居民的健康档案、回顾性的社区居民健康询问抽样调查可以获得这类信息。同时根据个人疾病史、中医健康管理、现代医学健康体检等多重信息也能够对一般风险进行有效评估。

进行一般风险评估,除了抓住上述各类型的风险因素外,关键还在于建立有效的风险评估模型。建立一般风险评估计算模型的关键在于如何收集处理计算风险分级的有关资料、如何合理建模。危险因素与死亡率之间的数量关系是通过将危险因素转换成危险分数这个关键环节来实现的。将个体具有危险因素的水平转换成相应的危险分数,是健康风险评估的关键步骤。危险分数是根据人群的流行病学调查资料,如各危险因素的相对危险度(RR)和各危险因素在人群中的发生率(P),经过一定的数理统计模型,如 Logistic 回归模型、综合危险分数模型等计算得到。如果缺乏人群的流行病学调查资料或危险因素在人群中的发生率资料,可采用德尔菲专家咨询法,参照目前病因学与流行病学的研究成果,对危险因素与死亡率之间的联系程度,提出将不同水平疾病存在的危险因素转换成各个危险分数的指标,从而进行有效的风险评估。不断验证和反复修正这一模型,将会不断提高模型风险评估的准确性,更好地实施对个体或者群体的一般风险评估分析。

二、疾病风险评估

目前,健康风险评估已逐步扩展到以疾病为基础的危险性评价。疾病风险评估就是指对特定疾病患病风险的评估,主要有以下四个步骤:第一,选择要预测的疾病(病种);第二,不断发现并确定与该疾病发生有关的危险因素;第三,应用适当的预测方法建立疾病风险预测模型;第四,验证评估模型的正确性和准确性。本节主要介绍哈佛癌症风险指数和心血管疾病的风险评估模型的构建。

(一) 哈佛癌症风险指数

哈佛癌症风险指数是由哈佛癌症风险工作小组提出的,是基于生活方式及常规体检资料的癌症风险评估模型。其公式如下:

$$RR = \frac{RR_{11} \times RR_{12} \times \cdots \times RR_{1n}}{[P \times RR \times (1-P) \times 1.0] \times \cdots \times [P \times RR \times (1-P) \times 1.0]}$$

其中,RR 为被预测个体患某病与其同性别-年龄组一般人群比较的相对风险,指个体中存在的危险因素的相对危险度;P 为其同性别-年龄组人群中暴露于某一危险因素者的比

例；RRc 为由专家小组对某一危险因素（包括不同分层）的相对危险度达成共识的赋值。其具体步骤如下。

1. 通过查阅文献确立所评估癌症的主要危险因素及相对危险度

选取资料时，尽可能选用基于评估地区人群、大样本的重大项目研究。如评估地区资料缺失或不充分，则由专家小组成员参考其他地区相关研究资料后讨论决定。

2. 预测个体发病的相对危险度

根据上述公式计算出个体患病的相对风险，再用个体患病的相对风险与其同性别-年龄组的一般人群进行比较，根据哈佛癌症风险指数工作小组制订的从显著低于一般人群到显著高于一般人群 7 个等级标准，确定个体的危险等级。

3. 计算个体患病的绝对风险

相对风险乘以同性别-年龄组的一般人群某病发病率，即可计算出个体患病的绝对风险值。

国外学者 Kim 采用前瞻性队列研究对哈佛癌症风险指数进行了验证，结果表明哈佛癌症指数对女性的卵巢癌和结肠癌以及男性的胰腺癌均有较高的辨别能力。

我国学者依据近 20 年来我国肺癌的流行病学资料，运用哈佛癌症风险指数建立了肺癌发病风险评估方法。

（二）心血管疾病的风险评估

心血管疾病是造成世界范围内致残和过早死亡的主要原因。其基础病理是动脉粥样硬化，该病的发展可历经多年，通常在出现症状时已进入后期，多见于中年人。急性冠心病事件（心脏病发作）和脑血管事件（脑卒中）通常为突然发生，常常来不及医治即告死亡。

心血管疾病预防实践的进展很大程度上得益于对各种危险因素（如高血压、高胆固醇血症、糖尿病、肥胖等）的研究，其发病是多种危险因素综合作用的结果。已诊断为心血管疾病以及有一种或多种危险因素而处于高心血管风险者，可通过改变危险因素，减少临床事件和过早死亡的发生。

如何根据各种危险因素水平综合评估心血管疾病发病危险对其防治十分重要。1993年新西兰最早引入了"综合风险"进行高血压管理，之后许多国家和地区在心血管疾病的防治指南中相继采用了"综合风险"的概念，并在实际中应用。心血管疾病风险评估正是"综合风险"的具体体现，是一种有效的鉴别高危人群的方法。心血管疾病发病危险评估是对人群进行危险分层，对不同发病危险人群有针对性地进行有效干预，强调对发生心血管疾病的危险度进行多因素评估，据此决定干预的方法和力度，是慢性病健康管理链上十分重要的一环，对早期识别、干预心血管病高危人群具有重要意义，同时风险评估本身也是一种健康管理的激励机制。

心血管疾病危险预测模型就是以是否发病或死亡作为因变量，以危险因素作为自变量，通过 Logistic 回归和 Cox 回归建立回归方程，预测个体在未来某个时间（5 年或 10 年）心血管疾病发病或死亡的可能性（即绝对危险度），由于方程的结果反映了个体主要危险因素的综合发病或死亡危险，也被称为综合心血管病危险（total risk）。绝对危险度是以人群的平均危险因素水平和平均发病率对 Cox 生存函数进行调整，如 10 年发病危险概率（P）的计算公式为：

$$P = 1 - S_0(t)^{exp[f(x, M)]}$$

其中 $f(x, M) = \beta_1(x_1 - M_1) + \cdots + \beta_P(x_P - M_P)$，$\beta_1$ 至 β_P 为各危险因素不同分层的偏回归系数，$x_1 \cdots x_P$ 为每个人各危险因素的水平，$M_1 \cdots M_P$ 为本人群各危险因素的水平。$S_0(t)$ 为在 t 时间（如 10 年）的平均生存函数，即危险因素平均水平时的生存函数。

心血管疾病危险预测模型的典型代表是 Framingham 心脏研究建立的冠心病风险预测模型，该模型被用于预测不同危险水平的个体在一定时间内（如 10 年）发生冠心病危险的概率。西方国家多以 Framingham 心脏研究建立的风险评估模型为基础，制订适合本国的综合危险评估指南。由于 Framingham 心脏研究的对象是美国白人，有研究显示其预测结果并不适用于所有人群（不同地区或不同民族的人群）。因此，许多国家也利用自己的研究队列建立了适宜本民族人群特点的预测模型。

1. 我国的心血管疾病风险评估模型

在我国，由于心血管疾病的疾病谱和流行特征与西方发达国家有明显不同，为此，研究者于 2003 年开始开发适合我国人群的危险预测模型。其主要研究如下。

（1）北京心肺血管研究所以 1992 年建立的"中国 11 省市队列研究人群"为基础，应用 Cox 比例风险模型进行危险因素与发病危险的多因素分析，以冠心病和缺血性脑卒中作为预测指标，以年龄、血压、TC、HDL－C、吸烟和血糖 6 个危险因素为主要参数，对男女两性分别建立冠心病和缺血性脑卒中发病危险的预测模型，同时利用该模型计算不同危险水平（即上述 6 个危险因素不同组合）个体 10 年冠心病和缺血性脑卒中发病的绝对危险，结果显示：随着危险因素个数的增加，缺血性心血管疾病发病的绝对危险增加，不同危险因素之间有协同作用，不同危险因素组合对缺血性心血管疾病发病的危险作用强度有所差别。我国 35～64 岁人群缺血性心血管疾病发病的绝对危险的分布情况是：发病危险概率＜10％者占 95.4％，发病危险概率≥10％者占 4.6％，发病危险概率≥20％者只占 0.8％。而冠心病和缺血性脑卒中的 25.5％发生在发病危险概率≥10％的人群中，表明危险因素与心血管疾病发病绝对危险度的评估比相对危险度具有更重要的公共卫生意义。在评价不同个体的心血管疾病危险时不仅看危险因素的个数，还应考虑危险因素的不同组合。该研究组同时采用 Framingham 模型评估我国 11 省市队列研究人群的冠心病发病危险，发现 Framingham 模型高估了我国人群冠心病的发病危险，于是以"中国 11 省市队列研究人群"为基础，分别建立了男女两性冠心病发病危险的预测模型。

（2）国家"十五"攻关"冠心病、脑卒中综合危险度评估及干预方案研究"。该协作组考虑到我国是冠心病相对低发、脑卒中相对高发的国家，如果采用冠心病发病危险来衡量个体或群体的心血管疾病综合危险，显然会很大程度地低估其危险，而不足以引起人们应有的重视。由于协作组发现冠心病和缺血性脑卒中二者的主要危险因素种类基本相同，各危险因素对发病的贡献大小顺序也相同，为了更恰当反映我国人群存在的心血管疾病危险，于是该研究依据中美心肺血管疾病流行病学合作研究队列随访资料，将冠心病事件和缺血性脑卒中事件合并后，以联合终点为缺血性心血管疾病事件（即如某一个体兼患冠心病和缺血性脑卒中事件，则仅记为 1 例缺血性心血管疾病事件）。

该研究采用 Cox 比例风险模型，以缺血性心血管疾病事件作为预测模型的因变量，以年龄、收缩压(SBP)、体质指数(BMI)、血清总胆固醇(TC)、是否糖尿病(GLU)和是否吸烟6个主要危险因素为自变量,拟合分性别的最优预测模型。

许多国家和地区在借鉴和引用Framingham模型的同时,也在积极研究和使用新的简易预测工具。该研究在预测模型的基础上,进一步将各连续变量危险因素转化为分组变量,拟合出适合我国人群的心血管疾病综合危险度建议评估工具。该工具是根据简易预测模型中各危险因素处于不同水平时所对应的回归系数,确定不同危险因素水平的分值,所有危险因素评分总和即对应于缺血性心血管病事件的10年发病绝对危险。

例如,一个50岁的男性,血压150/90 mmHg,BMI 25 kg/m²,血清总胆固醇5.46 mmol/L,吸烟,无糖尿病。评估步骤如下:第一步:年龄50岁=3分,血压150/90 mmHg=2分,BMI 25 kg/m²=1分,血清总胆固醇5.46 mmol/L=1分,吸烟=2分,无糖尿病=0分。第二步:评分总和3+2+1+1+2+0=9分。第三步:查表9分对应的10年内发生缺血性心血管疾病的绝对危险为7.3%。

如果年龄超过60岁,每增加5岁,得分加1分。比如上述子指标相同的个体,如果年龄为60岁,则总得分为10分,绝对危险为9.7%;如果年龄为65岁,则总得分为11分,绝对危险为12.8%。

危险评估图是按评估危险因素的不同分类定义危险水平,在方格图中用不同的颜色表示不同危险水平等级的更便于临床应用的一种简易的评估工具。根据缺血性心血管疾病事件10年发病危险预测模型,按性别、有无糖尿病、是否吸烟、年龄、总胆固醇和收缩压等危险因素的不同分类定义危险水平,在方格图中用不同的颜色表示不同的风险水平等级绘制了缺血性心血管疾病事件10年发病危险评估图。评估结果分为5个等级,即<5%为极低危险度,5%~10%为低度危险,10%~20%为中度危险,20%~40%为高度危险,≥40%为很高度危险。只要在图中找到个体各种危险因素水平所对应的位置,根据该位置表示的颜色即可判断个体10年发生缺血性心血管疾病的绝对危险在哪个等级。

如上例,根据该男性无糖尿病、血清总胆固醇>5.46 mmol/L、吸烟、BMI>24 kg/m²,选择相应的图,再根据年龄和收缩压水平确定危险水平的对应位置,标为浅黄色,说明该个体事件10年内发生缺血性心血管疾病事件的绝对危险在5%~10%,为低度危险。

2. WHO 心血管疾病风险评估

WHO于2008年出版了《心血管病预防:心血管风险评估和管理袖珍指南》。该指南主要针对具有心血管疾病危险因素,但尚无明确临床症状者,提供了WHO/ISH心血管风险预测图,并就如何降低冠心病、脑血管病和周围血管疾病的首次和再发临床事件的发生提供基于循证医学的建议,对需要采取哪些特定的预防性行动并达到何种力度提供了指导意见。

WHO和国际高血压联盟对具有心血管疾病危险因素,但尚无明确临床症状者给出了14个流行病学亚区域的WHO/ISH风险预测图,该预测图根据年龄、性别、血压、吸烟状况、血清总胆固醇和有无糖尿病等因素可判断未来10年发生致死性或非致死性主要心血管事件(心肌梗死或脑卒中)的风险。

可根据该指南提供的图例按以下评估步骤进行预测:步骤一,根据有无糖尿病选择使用相应预测图;步骤二,选择男性或女性用表;步骤三,选择吸烟者或不吸烟者框图;步骤四,选择年龄组框图（如果年龄在 50～59 岁之间，选择 50；如果年龄在 60～69 岁之间，选择 60；余类推）；步骤五，在该框图内，找到与待评估者收缩压（mmHg）和血清总胆固醇水平（mmol/L）交叉点最接近的单元格，根据单元格的颜色判定 10 年心血管风险。

实践要点：如存在以下情况，心血管疾病实际风险可能会高于预测图所指示的风险：① 已接受抗高血压治疗。② 过早绝经。③ 接近下一个年龄组或下一个收缩压分级。④ 肥胖症（包括中心性肥胖）。⑤ 久坐型生活方式。⑥ 一级直系亲属中有早发冠心病或脑卒中的家族史（男性＜55 岁，女性＜65 岁）。⑦ 三酰甘油水平升高（＞2.0 mmol/L 或 180 mg/dL）。⑧ 高密度脂蛋白胆固醇水平低（男性＜1 mmol/L 或 40 mg/dL，女性＜1.3 mmol/L 或 50 mg/dL）。⑨ C-反应蛋白、纤维蛋白原、同型半胱氨酸、载脂蛋白 B 或脂蛋白（a）、空腹血糖升高或糖耐量减低。⑩ 微量白蛋白尿（可使 5 年糖尿病风险升高约 5%）。⑪ 脉搏加快。⑫ 社会经济资源匮乏。

三、状态风险评估

疾病的发生发展往往是多重因素共同作用的结果，因此，全面系统地分析不同状态与疾病的相关性，能够为疾病的风险预警提供依据。中医状态学理论指导下的疾病风险预警体现了中医的整体观念，为慢性病预防与管理的决策提供了依据。

（一）疾病风险因素——状态

疾病相关的因素主要包括环境因素、生物遗传因素、医疗卫生服务因素、行为生活方式因素等。这些因素超出人体的承受程度之后，必然影响机体的正常功能，产生相应的病理状态，病理状态在一定阈值内是疾病发生的风险或诱发因素，超过阈值则发为疾病。如自然环境中的"六气"，其太过或不及都可能伤人形成风、寒、暑、湿、燥、火等病理状态；地域因素如《素问·五运行大论》提出的"南方生热""中央生湿""西方生燥""北方生寒"，当地域环境特性超过机体的承受程度时，也将产生寒、热、燥、湿等病理状态；体质是由先天遗传与后天获得形成的，先天禀赋较差的人群对某些疾病的发生具有倾向性；饮食偏嗜，日积月累也会形成病理状态，如《素问·五脏生成论》曰："是故多食咸，则脉凝泣而变色；多食苦，则皮槁而毛拔；多食辛，则筋急而爪枯；多食酸，则肉胝皱而唇揭；多食甘，则骨痛而发落，此五味之所伤也。"这些病理状态形成之后成为相关疾病的风险或诱发因素。

（二）中医状态辨识——预警

西医可以通过单个指标的检测实现对单个疾病预警，如基因筛查工作中目标基因的缺失或异常可以用来提示是否具有某种疾病的风险。中医状态辨识不同于西医学的"精准医疗"，它是重视宏观、中观、微观"三观"信息合参，从整体把握状态，构建模型算法，实现状态辨识，根据不同因素的交互作用与病理状态、疾病发生的关系，实现疾病风险预警。如地理、情志、饮食、先天等因素与某些病理状态如阴虚、阳亢、血瘀、痰等相关，而这些病理状态与高血压、糖尿病的发生相关，因此通过采集宏观、中观、微观"三观"信息，进行状态辨识，分析不同状态与疾病之间的关系，从而对疾病风险进行预警。在此基础上，通过对状态的调整，就可能降低风险，进而预防疾病的发生发展，体现了综合预警、主动管理的优势和特点。

第三节 中医健康状态风险管理

中医健康状态风险管理主要包括中医健康状态风险评估、干预、评价及相对应的中医健康管理策略。中医健康风险评估在于明确有什么样的状态、此状态有什么样的风险或转归变化、如何干预状态风险以及评价干预效果,在此过程中所采用的中医相关技术手段称为中医健康管理策略。

一、状态风险评估与中医健康管理监测

如前所述,中医健康状态包括了生理特点、病理特点、病、证等。状态风险评估的关键在于准确知晓有什么样的状态、此状态有什么样的转归变化,引起转归变化的因素有哪些,通过分析转归变化的因素进行有效的风险评估。

（一）中医健康管理监测的关键

满足状态风险评估的中医健康管理监测关键在于以下几个方面。

1. 建立动态健康状态数据库

关系型数据库便于传统数据信息化、模块化和各系统的整合与对接;非关系型数据库能够为大规模非结构化数据的处理和分析提供支持;整合双型数据库有助于构建出一套完整的实现全方位全周期健康管理的服务系统。临床中的中医健康管理需要实现的是个体健康信息的实时上传、存储与分析,要达到秒级要求且能够提供给业务系统使用的数据库。目前市场上内存数据库是实现实时性比较好的数据库,因此临床中的动态健康状态数据库应该考虑使用内存数据库以实现上述要求。

临床后数据存储、查询、取用问题的解决将会进一步推动中医健康管理的发展。提供患者自寻、自检、自我前后健康信息对比的服务,能提高健康管理的水平与深度。基于此,构建列式数据以便于海量信息存储与查询、取用,打造手机 APP,方便体检者及时查询、获取信息,实现"实时、动态、个性化"的全方位全周期的中医健康管理。从临床前、临床中、临床后不同应用场景构建不同特点的数据库,以满足建立起动态健康状态数据库。

2. 明确健康状态评估及风险分组

状态应因人而异,每个人的状态都存在区别。构建适宜的状态评估算法模型以及形成合理的疾病风险分组,通过算法自身学习过程不断修正,使模型的准确性不断提高。其风险分组可分为低危组、中危组以及高危组,根据条件赋予一定的参考值区间,通过中医健康管理系统进行健康状态评估,得出相应的疾病风险预警值,与风险分组参考值进行比对,即可明确了解当前状态风险的等级,根据等级不同而提供不同的预警服务。

3. 设计体现客户需求的中医健康体检

如前所述,状态因人而异,应根据既往病史、家族病史、工作环境、生活环境、时令节气等的不同制订客户的个体化中医健康体检、状态评估及风险预警服务。

（二）中医健康管理干预方法

明确有哪些状态风险后,针对状态风险因素进行有效干预,从而降低风险值,减少疾病

风险,就叫作状态风险干预,所采取的手段叫作中医健康管理干预方法。

一般情况下,我们采取的中医健康管理维护手段包括以下几个方面。

1. 健康教育干预

进行有效的中医健康管理宣教活动。中医健康管理宣教活动,是对体检者进行普遍性、针对性的健康知识教育活动,告知患者正确的健康观念、健康方式,指导患者培养健康的生活状态、正确的疾病认知观、合理的健康维护观与疾病治疗观。

2. 生活方式干预调整

指导患者建立健康的生活方式。生活方式的干预调整是降低疾病风险的基本途径之一。比如调整生活作息,健康规律的生活作息是最自然、最简单的养生;告知有肺癌风险的患者需要戒烟、减少烟雾的吸入;戒酒,减少酒精摄入。生活方式影响着疾病的发生发展,是疾病风险因素的重要组成部分,对有风险倾向的患者提供针对性、个性化的生活方式干预,将能进一步提高状态风险干预的水平,完善中医健康管理维护的体系。

3. 膳食干预

提供干预状态风险因素的药膳、茶饮指导。"民以食为天",饮食是人类生活的一大文化,健康与饮食息息相关、密不可分。根据状态风险因素提供不同药膳、茶饮进行膳食干预,一方面患者普遍接受度高,另一方面也更为简单操作。如湿邪是肺癌的风险因素之一,针对湿邪进行干预的方式有很多种,在膳食干预方面,可以建议患者通过食用薏苡仁、茯苓等健脾祛湿,改变体内湿气重的状态,从而降低肺癌的风险值,达到状态风险干预,进行有效的中医健康管理维护。

4. 运动干预

根据状态风险因素提供合适的运动干预,如八段锦、太极拳、五禽戏等。中医功法是民众喜闻乐见的运动方式之一,具有很好的健身作用。不同的功法训练具有不同的作用效果,根据状态风险因素匹配合适的运动干预,体现状态风险干预的整体性与个体化,这也是中医健康管理维护能够取效的关键因素之一。比如八段锦共有"两手托天理三焦;左右开弓似射雕;调理脾胃臂单举;五劳七伤往后瞧;摇头摆尾去心火;两手攀足固肾腰;攒拳怒目增气力;背后七颠百病消"八式,每一式均有着各自的核心功能,根据状态风险预警情况,选择适宜的某一段功法进行加强训练,将有助于降低疾病风险倾向。太极拳是极富中国特色的文化形态。太极拳含蓄内敛、连绵不断、以柔克刚、急缓相间、行云流水的拳术风格使习练者的意、气、形、神逐渐趋于圆融一体的至高境界,具有明确的健身、养气的作用。东汉华佗创制的五禽戏,是根据中医理论,以模仿虎、鹿、熊、猿、鸟五种动物的动作和神态编创的一套导引术。现代医学研究证明,作为一种医疗体操,五禽戏不仅使人体的肌肉和关节得以舒展,而且有益于提高肺脏与心脏功能,改善心肌供氧量,提高心肌排血力,促进组织器官的正常发育。作为中国最早的具有完整功法的仿生医疗健身体操,五禽戏也是历代宫廷重视的体育运动之一。不同的功法训练具有不同的功能、效果,根据状态风险的预警情况选择合适的功法,是中医健康管理维护、状态风险干预必须要遵循的基本原则之一。

5. 药物干预

根据患者的状态风险评估情况,适时地采取药物干预手段,以期有效降低风险分级。药物干预是有效降低状态风险分级的直接手段。根据状态风险因素的不同,据状立法,给予药物干预,切中风险因素,从而提高状态风险干预的有效性。

二、状态风险干预评价与中医健康管理效果评价

状态风险干预是否有效,需要进行联系评价。借助中医健康管理效果评价方法构建状态风险评价体系,一方面有助于评估状态风险干预是否有效,另一方面也有助于确切评价状态风险评估是否准确。

中医健康管理效果评价是通过构建相应的算法模型,比对干预前后的状态风险积分水平,从而进行效果评价。效果评价的关键在于明确干预措施是否有效,也进一步反证状态风险评估的准确度。建立体现状态风险评估的中医健康管理效果评价方法体系,有效进行状态风险干预的评价,将更有利于开展针对性强的状态风险评估。

（吴长汶　李灿东）

参 考 文 献

［1］ 张开金,夏俊杰.健康管理理论与实践[M].南京:东南大学出版社,2011.

［2］ 王培玉.健康管理学[M].北京:北京大学医学出版社,2012.

［3］ 李运明.国人健康风险模型及风险评估方法研究[D].西安:第四军医大学,2011.

［4］ 吴长汶,朱龙,唐娜娜,等.基于治未病思想指导下的疾病风险预警系统研究[J].中华中医药杂志,2017(7):2848－2852.

［5］ 刘晓明,辛德清,常广,等.企业管理人员健康风险评估结果分析与启示[J].中华健康管理学杂志,2011,5(3):165－166.

［6］ 王潇雨,于梦非.我国高血压一路"走高"[N].健康报,2017－08－11(002).

［7］ Wang L, Gao P, Zhang M, et al. Prevalence and Ethnic Pattern of Diabetes and Prediabetes in China in 2013[J]. Jama, 2017, 317(24): 2515.

［8］ 支修益,石远凯,于金明.中国原发性肺癌诊疗规范(2015 年版)[J].中华肿瘤杂志,2015,37(1):433－436.

第五章
中医健康状态调整

人体健康状态是动态变化的。由健康状态向疾病状态的改变,往往是由于饮食起居、外感、内伤等不利因素破坏了机体内部、人与自然、人与社会之间的动态平衡,从而引起人体状态的改变,导致人体失去动态平衡而致病。中医健康状态调整在促进人体状态恢复或趋于稳定的动态平衡方面发挥着重要的调节作用。中医学借助四诊合参,病证结合、审证求因,分析判断是什么原因导致健康状态发生了变化、发生了怎样的变化,进而根据治则治法,有针对性地选用方药、食疗、针灸、推拿等方法来调整机体的状态,使人体恢复、保持良好的健康状态。

第一节　中医健康状态调整的理念与原则

中医健康状态调整是在中医整体观念的指导下进行的,其调整的理念与原则符合中医学特点。中医学认为人与自然是一个统一的整体,因此中医健康状态调整的理念包含整体观、自然观与时空观;健康状态调整要在防治结合、内外兼顾以及身心并重这些总的原则指导下,因人而异,具体实施,才能将健康状态调整到最佳状态。

一、中医健康状态调整的理念

(一) 整体观

中医学的理论体系是经过长期的临床实践,在中国古代哲学的指导下逐步形成的,它来源于临床实践,反过来又指导着临床实践,其基本特点是整体观念。所谓整体观念,即认为事物是一个整体,其内部的各个部分是相互联系、不可分割的;事物和事物之间也有密切的联系,全宇宙也是一个大的整体。中医从这一观念出发,认为人体是一个有机的整体,结构上相互联系、不可分割;功能上相互协调、彼此为用;病理状态下各部分也是相互影响的。

人体是一个以心为主宰,五脏为中心的有机整体,这些脏腑在结构上是不可分割、相互关联的。每一脏腑都是人体有机整体中的一个组成部分,都不能脱离开整体而独立存在,属于整体的一部分。人体是由五脏、六腑、五体、诸窍等共同组成,其中每一部分都有其独特的功能,成为一个独立的器官;但是,所有的器官都是通过全身经络相互联系起来的,而且这种联系有其独特的规律,即一脏、一腑、一体、一窍等构成一个系统。每个系统皆以脏为首领,故五大系统以五脏为中心;五脏之中,又以心为最高统帅。因此,心对人的生命活动起主宰作用。上述认识是中医独有的,它对中医认识人体的生理及病理变化,指导中医临床养生等方面,具有十分重要的意义。

基于"天人相应"的思想,中医学认为,人与环境也有着密切的联系。人生活在天地之间、六合之中、自然环境之内,是整个物质世界的一部分,也就是说人和自然环境是一个整体,所以当自然环境发生变化时,人体也会发生相应的变化;同时人又是社会整体的一部分,所以,社会环境的变化也会对人体产生影响,而人又会反过来影响自然环境和社会环境,所以人与自然、社会紧密联系,互相影响,是一个不可分割的整体。

人体不断与外界进行物质、能量和信息交换,并与昼夜、四季、年运周期变化相适应,形成了自身的内在节律和运行规律。一天十二个时辰,每个时辰都有一条经脉当令,即每个时辰人体的元气运行至某条经脉,而呈现出与该条经脉相关的一种状态。当某个时辰,人体的状态有节律性地加剧或异常,则可能出现相应的经脉及其络属部位的病变。

"人能应四时者,天地为之父母。"一年四时气候呈现出春温、夏热、秋燥、冬寒的节律性变化,因而人体也就相应地发生了适应性的变化,如"春弦夏洪,秋毛冬石,四季和缓,是谓平脉"。天气炎热,则气血运行加速,腠理开疏,汗大泄;天气寒冷,则气血运行迟缓,腠理固密,汗不出。这充分说明了四时气候变化对人体生理功能的影响。人类适应自然环境的能力是有一定限度的。如果气候剧变,超过了人体调节功能的一定限度,或者机体的调节功能失常,不能对自然变化做出相应调节时,人体就会发生疾病。有些季节性的多发病或时令性的流行病有着明显的季节倾向,如"春善病鼽衄,仲夏善病胸胁,长夏善病洞泄寒中,秋善病风疟,冬善病痹厥"。此外,某些慢性宿疾,如痹病、哮喘等,往往在气候剧变或季节更替时发作或加剧。

天地有五运六气的节律性的周期变化。人体气血阴阳运动不仅随着季节气候的变化而变化,而且也随着昼夜的变化而发生节律性的变化。如人体的阳气,随着昼夜阳气的朝始生、午最盛、夕始弱、夜半衰的变化而出现规律性的波动。故曰:"阳气者,一日而主外,平旦人气生,日中而阳气隆,日西而阳气已虚,气门乃闭。"在病理上,一般而言,病情大多白天较轻,傍晚加重,夜间最重,呈现出周期性的起伏变化,故曰"百病者,多以旦慧昼安,夕加夜甚"。

(二) 自然观

中医学是中华民族从古传承至今的健康之道。这个道从何而来? 一言以蔽之,道法自然。老子说"人法地,地法天,天法道,道法自然"。这个道,就是中国哲学的精髓,它从自然而来,随自然而归。中医学的哲学脊梁,就是道法自然。道法自然也称"天人相应",表现在人即自然、阴阳和合、五运六气、真气从之四方面。

1. 人即自然

道家学派认为天即自然,人是自然的一部分,因此"人即自然"。人们自觉遵守天地阴阳的规律,适应四季时令的变化,饮食有节制,作息有法度,不过分地劳心、劳力,一切顺应自然。

2. 阴阳和合

阴阳是万物变化的根本,也是人类生老病死的根本。阴阳首见于《周易》,五行始出于

《尚书·洪范》。《黄帝内经》云:"阴阳者,天地之道也,万物之纲纪,变化之父母,生杀之本始,神明之府也。"阴阳是万物的根本,没有阴阳,就没有万物。阴阳是变化着的,"阴生阳长,阳杀阴藏","重阴必阳,重阳必阴"。阴阳还可以做深入的分析,阴中有阴,阳中有阳,阴中有阳,阳中有阴。阴阳又是和合的,阴阳和合决定着生命的存在,和合则生,分离则死。"阴平阳秘,精神乃治。阴阳离决,精气乃绝。"(《素问·生气通天论》)这比单纯的矛盾概念复杂和玄妙得多。

3. 五运六气

运气学说具有创新之意和规范之举,为古代运算人与自然的公式。但其存在两大难题。首先,五运六气是立足于中国中原为地域中心来观察自然变化规律,在中医走向世界之后,便需要扩大应用范围和深入应用研究。如果坚持原来的地域范围,则难以涵盖整个地球的变化。在南半球北半球、旱季雨季、热带寒带和一年四季不分明的地方,中国的五运六气是否能够经得起检验? 其次,运气学说至宋代以后,已被严重扭曲,失去本意和生机,成为机械推算的工具。因此,运气学说的外延应该扩展,运气学说的内涵必须更新,把全球的信息收集起来,再把后世的天文学、地理学、气象学、环境卫生学的新知识、新成就吸纳进去,使天地、四时、五运、六气的信息覆盖全球。

4. 真气从之

《灵枢·刺节真邪》云:"真气者,所受于天,与谷气并而充身者也。"这里,天是先天,是禀赋,是人体自身的功能;谷气是后天水谷的营养。真气来自先天和后天两部分,但侧重于人的内在的先天之气和自身力量,用现代语言讲,就相当于人体的防御系统和免疫功能。真气从之,则生则健,真气耗散,则病则亡。因此,中医学认为保护真气(即元气)是健康的第一要义。

(三)时空观

自然界是时间和空间的统一,并产生了东、南、西、北、中五方和春、夏、秋、冬四季。《素问·天元纪大论》"天有五行御五位,以生寒暑燥湿风",是对自然界存在于空间和时间的概括说明。中医学认为,时间和空间密切联系。人作为自然界的万物之一,不仅是在躯体内脏腑具有一定的空间结构,而且不同脏腑的生理功能活动也与自然界中一定空间和时间存在着对应关系,即人体的各种状态与自然界息息相关。人体不断地与外界进行物质、能量和信息交换,并与昼夜、四季、年运周期性变化相适应,形成了自身的内在节律和有序的运行规律,因而其在生命活动中具有时空相关性。

人体的健康状态是时间和空间的统一,而其存在形式与表现形式则是形气的变化,《素问·六节藏象论》言:"气合而有形,因变以正名。"所以,物之形由气而合,气为其物质基础。气的离合运动产生形气的转化,是生命状态的表现形式。所以气分阴阳是健康状态分阴阳的内在机制。"气分阴阳"是中国古代的哲学命题。《易传·系辞上》的"易有太极,是生两仪"是"气分阴阳"之源。《正蒙·神化》云:"气有阴阳,推行有渐为化,合一不测为神。"又《正蒙·叁两》云:"一物两体,气也。"作为哲学概念的气,一分为二的观念得到《黄帝内经》的认同和发挥。《灵枢·脉度》提出"气之不得无形也,如水之流,如日月之行不休"的原因,在于气包含着相互对立的两方面。《素问·阴阳应象大论》认为:"阴阳者,天地之道也,万物之纲纪,变化之父母,生杀之本始,神明之府也。"所谓"神明",就是指事物变化的内在动力——阴阳。

二、中医健康状态调整的原则

人体的生命过程不断地受到自然环境和社会环境影响。在这个过程中，人体不仅维持着自身的内部协调平衡，也维持着人体内部与外部环境的协调统一。人体以五脏为核心，由经络沟通四肢百骸、表里内外，具有自我调节的能力。人体的阴阳二气会在生理状态下自我协调，也会在病理状态下自我调整、恢复，双方在体内的相互制约、相互作用中维持动态平衡。

人体内部的协调稳定一旦被干扰，超出了人体自我调节能力所能承受的限度，健康状态就会随之变化，出现生理、心理、社会适应等各方面的异常。值得注意的是，不同人群或个体除了共有的健康状态表现之外，还具有与之相应的特殊健康状态。每个人的性别、年龄、生活地域、生活习惯、体质不同，不仅其健康状态的表现存在差异，其发病的趋向性、患病后的表现与转归也有所不同。

要维持人体的健康状态，改变其异常或失衡状态，必须根据人体当前的健康状态表现，进行分析、判断，明确影响健康状态的风险因素，找到导致健康状态改变的具体原因，了解其改变的性质与程度，进而采取相应的方式、方法进行干预、调整，消除或减少风险因素，恢复人体内部原有的协调性。这与中医"治未病"的思想一致，也是人体健康状态调整所要遵循的基本指导思想，具体可体现在防治结合、内外兼顾、身心并重等几方面。

（一）防治结合

人体的健康状态调整以应对疾病，关键在于有效地预防疾病发生。正如《素问·四气调神大论》所云："圣人不治已病治未病，不治已乱治未乱。"因此，人体的健康状态调整必须重视防治结合。

1. 未病先防

未病先防，是指在机体未发生疾病之前，充分调动人体的主观能动性来增强体质，颐养正气，从而提高机体的抗病能力，能动地适应客观环境，采取各种有效的预防措施，避免致病因素的侵害，防止疾病的发生。《丹溪心法》也强调："是故已病而后治，所以为医家之法；未病而先治，所以明摄生之理。"未病先防主要表现为趋利避害的本能和有意识的调摄养生两方面。

趋利避害：无论是根据自然界气候变化来起居作息，还是应用医学知识防病、治病，都是人们趋利避害的本能及其进一步的发展，在此基础上，形成了维护健康的各种认识，产生了调摄养生的系统理论。因此，趋利避害不仅渗透到了协调阴阳、饮食有节、起居有常、恬淡虚无、精神内守等一系列养生方法中，也贯穿于治未病、标本论治、扶正祛邪、补虚泻实、调整阴阳等一系列的具体治疗方法中。

调摄养生：针对处于不同状态的人群，不论是未病态、欲病态，还是已病态，都可以通过各种调摄保养的方法，使机体的阴阳处于协调的动态平衡状态，增强机体对外界环境的适应能力和抗病能力，减少疾病的发生，延缓疾病的发展，从而保持健康、益寿延年。

2. 既病防变

中医的状态可以分为未病态、欲病态、已病态和病后态四种。既病防变主要针对机体的状态从欲病态向已病态转变、已病态内部的传变等，其中，最主要的是防止机体在不同的已病态之间的传变。不同的已病态的传变可分为病位传变、寒热传变以及虚实传变等方面。在既病防变的过程中，要针对不同的状态做出早期辨识，采取适当的状态调整措施，以防止疾病的发展与传变。既病防变主要包括状态的早期辨识与诊治、先安未受邪之地以及截断传播途径三方面。《金匮要略》中提出"夫治未病者，见肝之病，知肝传脾，当先实脾"的观点即是强调了疾病防治中既病防变的重要性。因此，在中医状态调整的过程中，可应用证素辨证的原理，分析每个人是属于未病态、欲病态还是已病态，从而有的放矢地采取相应的调整方案。

既病防变主要包括扶正祛邪和标本兼顾两方面。人体健康状态的改变过程，往往是人体正气与各种邪气相互斗争的过程。正气与邪气的消长盛衰决定着机体状态的发展变化及转归结局。因此，在状态调整的过程中，如何扶助正气、祛除邪气决定了调整的结局是否会从欲病态、已病态向健康状态转变。在临床上运用扶正祛邪进行状态调整的时候必须注意以下几方面：首先，"虚者补之，实者泻之"。应按照机体状态的不同，在各阶段灵活应用。其次，"扶正不留邪，祛邪不伤正"。在状态调整过程中，不可过用扶正或祛邪，以免祛邪却伤正，扶正却留邪。第三，在虚实夹杂的情况下，根据机体状态的实际情况，决定扶正或祛邪的运用方式和前后次序。

在疾病过程中，疾病的主要矛盾随着疾病的发展而变化。标本兼治的核心在于随着疾病变化、发展过程中的具体情况来划分标本。例如对于邪正关系而言，正气为本，邪气为标；对于病因和症状而言，病因为本，症状为标；对于先后病而言，病先者为本，病后者为标；对于表里病位而言，脏腑气血病为本，肌表经络病为标。通过确立疾病的标本，分清主次，从复杂的疾病矛盾中找出和处理其主要矛盾或矛盾的主要方面。根据病情的主次先后、轻重缓急，合理应用正治和反治等各种方法，急则治其标，缓则治其本，或标本兼治。

3. 瘥后防复

疾病初愈是指机体正处于恢复期，正气未复。若调养不当，可旧病复发或滋生其他病。有时，疾病的症状虽已消失，但因治疗不彻底、病根未除，在某些因素的刺激下，可破坏原本正邪暂时相安的局面，导致旧病复发。因此，人体在发病之后，不仅需要截断疾病的发展、传变，还要注重疾病瘥愈后的调养，预防复发，巩固疗效，促进健康，以免前功尽弃。临床上常见的引起疾病复发的因素主要有复感新邪、食复、劳复、药复等，还包括外界气候因素、个人精神因素和地域因素。病后的休养主要包括以下几方面：顺应自然规律起居作息，重视内在精神的调养，注意形体锻炼，重视饮食五味的调和，房事有节，预防外来病邪的侵害等。

复感新邪：主要是针对疾病进入缓解期的患者。此时邪气渐微，正气薄弱，如若再感邪则会助邪伤正，使疾病恶化。因此应当强调合理的病后防护，适当运动，防寒保暖，扶助正气，以防止复发。

食复：主要指病后因饮食不当而导致疾病的复发。病后脾胃尚弱，受纳腐熟功能低下，此时若不"忌口"，可导致病从口入，诱发疾病。因此各类疾病愈后都应坚持遵从饮食方面的医嘱，例如脾胃虚寒的患者忌食生冷、油腻之物；哮病患者忌食海鲜等发物。

劳复：主要指疾病初愈者由于劳神劳力或房劳的太过导致疾病复发。因此病后应当多加休养，正如《证治准绳》有云："宜安卧守静，以养其气。"

药复：主要指病后滥服补养之剂，或药物调理失当导致疾病的复发。因此在疾病康复的过程中应当遵循扶正宜平补、祛邪宜缓攻的调制原则,不可急于求成,以免因治疗不当而导致疾病的复发或恶化。

（二）内外兼顾

中医学认为,人体是一个有机的整体。人体的各个组成部分,在结构上不可分割,在功能上相互协调、互为补充,在病理上相互影响。人体与自然界也是密不可分的。自然界的变化随时影响着人体,人类在能动地适应自然和改造自然的过程中,维持着正常的生命活动。这种机体自身整体性和内外环境统一性的思想即为整体观念,因此在状态调整过程中要内外兼顾。

1. 顺应自然

尊重自然规律,顺应自然规律。人以天地之气生,四时之法成。人生于天地之间,依赖于自然而生存,同样也受自然规律的支配和制约,即人与天地相参,与日月相应。这种天人相应学说是中医效法自然、顺时养生的理论依据。顺应自然养生包括顺应四时调摄和昼夜晨昏调养。若将昼夜变化比之于四时,则日出为春、日中为夏、日落为秋、夜半为冬。白昼阳气主事,夜则阴气主事。四时与昼夜的阴阳变化也影响着人体内部的阴阳变化。所以,生活起居要顺应四时昼夜的变化,动静得当,衣着适当,饮食调配合理,遵循春夏养阳、秋冬养阴的原则。同时,人的生命过程是一个时序的连续过程。人的生长、发育、衰老也是遵循自然规律的。随着年龄的增长,人体内产生的一系列变化也是一种自然过程。中医的阴阳自和、形与神俱、天人合一就是遵循自然规律,效法自然,顺应自然的体现。

2. 三因制宜

三因制宜强调因时、因地、因人制宜,这要求中医在评估、维护、调整人体健康状态时,必须也要根据季节、地域及人的体质、性别、年龄等差异而采取相宜的措施。根据四时气候变化特点,制订健康状态调整方法。如外感风寒证,即使是同一患者,在春夏和秋冬不同季节发病,其调护方法也不尽相同。春夏季节,阳气升发,人体腠理开泄,服解表药后不宜覆盖衣服或饮用热饮料,以免开泄太过、耗伤津液。夏天暑热多夹湿邪,应考虑患者是否需要加用解暑化湿之品。秋冬季节,人体腠理致密,阳气内敛,感受风寒之邪时,解表药应在温热时服用,药后可温服热粥等以助药力祛邪。

根据不同地域的环境特点,制订相宜的健康状态调整方法。由于地区不同,气候和生活习惯各异,在健康调理上也应有所区别。如西北高原地区,气候寒冷,干燥少雨,可多食生津止渴透表的水果和饮料,并注意保暖,防止冻伤。东南地区气候往往温热、潮湿、多雨,病多痈疡疮肿,要做好防暑降温和祛湿等工作,讲究个人卫生,多食祛暑利湿之品。

根据患者年龄、性别、体质和生活习惯等不同特点,制订其相应调理方法。如男女相比,"女子以肝为先天",又有经、带、胎、产等特殊情况,与男子迥异。因此,在健康状态的调整方面,应针对男女的不同特点而有所侧重。

3. 调补阴阳

损其有余,适用于人体阴阳中任何一方偏盛有余的实证,即"实则泻之"。由于"阳胜则阴病",在阳偏盛的时候,每易导致阴气的亏减,此时不宜单纯地清其阳热,而须兼顾阴气的不足,即在清热的同时配以滋阴之品,也就是祛邪为主兼以扶正。由于"阴胜则阳病",在阴偏盛的时候,每易导致阳气的不足,此时不宜单纯地温散其寒,还须兼顾阳气的不足,即在散寒的同时配以扶阳之品，即祛邪为主兼以扶正之法。补其不足，即"虚则补之"，适用于人体阴阳中任何一方虚损不足的病证。

（三）身心并重

中医学的形神一体观是养生防病、延年益寿的重要理论依据，如《素问·上古天真论》言："故能形与神俱，而终其天年。"因此，在维护、调整人体的健康状态时，要形神兼顾，身心并重。

1. 调畅情志

情志活动是脏腑生理功能的外在表现之一，统属于心神，是人感受外界事物的一种内在反应。情志变化可以影响到脏腑的生理功能，进而影响到人体的健康状态。但是，正常的情志变化不会导致脏气逆乱、疾病产生或恶化，只有在"过"的情况下，才会导致脏气损伤、病变产生。情志致病的条件，关键在于"过"，即只有在情志刺激强度过大、持续时间过长、超出个体承受能力的情况下，才会致病。不同的情志异常导致的气机紊乱不同，影响的脏腑不同，结果也会有所差异。因此，有怒则气上、喜则气缓、悲则气消、恐则气下、惊则气乱、思则气结、怒伤肝、喜伤心、忧伤肺、思伤脾、恐伤肾等不同。

调畅情志，以平常心的态度对待事物，避免情绪的大起大落，可以避免出现较严重的脏腑气机逆乱，可以达到维护人体良好健康状态的效果，如《素问·上古天真论》所言："恬淡虚无，真气从之，精神内守，病安从来。"

积极调节情志可以对因情志因素引起的脏腑病变起到肯定的治疗作用，是其治疗的关键。《景岳全书·郁证·情志三郁》也提出"以情病者，非情不解"的观点，强调临证必须考虑情志致病的特殊性。结合情志可"积"于心中发挥持续的致病作用并可改变脏腑禀性的观点，《景岳全书·杂证谟·怔忡惊恐》里强调大恐、大惧"必洗心涤虑，尽释病根，则庶可保全也"。《景岳全书·杂证谟·遗精》中也主张因情而病者"尤当以持心为先"，或清其心，或释其思，祛除其病源，否则，"必不能拔去其病根，徒资药力，不易及也"。

喜胜忧，悲胜怒，怒胜思，思胜恐，恐胜喜。因此，可以通过调畅情志来调节脏腑的功能状态。当愤怒等情绪即将爆发时，要有意识地进行身心调节，提醒自己应当保持良好的状态。如怒则气上，气血上冲就容易出现面色发红、头晕等表现，严重时可出现肢体颤动、中风、昏倒等情况。针对强烈的精神刺激，可采用呼吸悠长的方式进行自我放松、心理暗示，恢复心平气和，冷静地、不抱成见地对待问题，或者改变角度、更换立场看问题，避免情志过极而影响健康。如《素问·上古天真论》所言："外不劳形于事，内无思想之患，以恬愉为务，以自得为功。"

2. 强身健体

中医重视人体的"形神合一""形动神静"。所谓"形动"，即加强形体的锻炼以达到强身健体的目的。合理地锻炼身体可以促进人体周身经络的气血流畅，不仅会使人体的肌肉筋骨得到充分的滋养而变得强健，还会改善脏腑的生理功能，从而使身体更健康。传统的五禽戏、八段锦、太极拳、易筋经等都具有强身健体、预防疾病的作用。但是，运动锻炼决不能急于求成，应该有目的、有计划、有步骤地进行。在锻炼过程中，要注意循序渐进的原则，持之以恒，日积月累，这样才能取得满意的强身健体效果。锻炼的方式很多，难易程度各有不同，通常要由易到难、由简到繁。否则，不仅难以掌握锻炼的要领，还容易出现各种运动损伤。

较难的锻炼方式不仅不容易掌握,还会影响到锻炼的积极性。

　　一般来说,锻炼初期阶段的运动量、运动强度、运动时间要逐渐地由小到大、由短到长。如果运动时感到身体发热、微微汗出,运动后感到身体轻松、舒畅,食欲及睡眠均比较好,说明运动量和运动强度适当,强身健体的效果也会比较好,可以坚持下去,并且经过一段时间的锻炼适应后可以逐渐增加运动量。如果运动时汗出过多,伴有明显的疲倦、乏力甚至心慌、胸闷等不适感觉,运动后感到精力难以恢复,饮食、睡眠不佳时,就有可能是运动强度和运动量过大。这样的锻炼不仅起不到强身健体的保健作用,还会消耗人体的正气、诱发疾病。

　　此外,锻炼身体的时候也要注意"三因制宜",做到因时、因地、因人而异。具体来说,就是要根据季节、气候的不同,选择合适的锻炼时间,在安全、舒适的环境里进行锻炼,根据个人的身体条件和体质,选择适当的锻炼方式和活动量。如冬季室外健身适宜在较温暖时进行,而夏季室外健身则适宜在比较凉爽时进行。在有雾的时候最好不要在户外锻炼,以避免吸入对人体有害的物质。空腹时不宜锻炼太多,早餐或晚餐后间隔半小时或一小时再开始锻炼较为适宜。腰腿痛的人不适宜做登山运动,而游泳可能是其更好的选择。

　　总之,人体健康状态调整的根本目的是为了维护健康,可借助各种方式来恢复阴阳的动态平衡、促进身心协调,进而实现阴平阳秘、形神俱佳。同时,健康状态的维护和调理是一个长期的系统工程,不仅不存在一蹴而就、一劳永逸的情况,而且还需要在专业人士的指导与帮助下进行,不可急于求成、盲目进行。

第二节　中医健康状态调整的基本方法

　　自古以来,中医就重视通过调节行为、情志、时令等来调整机体的状态,亦可根据不同人的不同状态,实施功法、经络以及药物等状态调整的方法。中医调整状态来养生的方法在古籍中就有论述,如《素问·上古天真论》曰:"上古之人,其知道者,法于阴阳,和于术数,饮食有节,起居有常,不妄作劳,故能形与神俱……虚邪贼风,避之有时,恬淡虚无,真气从之,精神内守,病安从来……上古有真人者,提挈天地,把握阴阳……中古之时,有至人者,淳德全道,和于阴阳,调于四时……法则天地,象似日月,辨列星辰,逆从阴阳,分别四时。"

一、健康状态调整的基本方法

(一) 行为养生

1. 起居有常

　　起居有常,是指起卧作息和日常生活的各方面有一定的规律,并合乎自然界和人体的生理常度,即每个人应根据季节的变化和自己的习惯,按时入睡起床。《素问·生气通天论》中有曰:"起居如惊,神气乃浮。"清代名医张隐庵说:"起居有常,养其神也,不妄作劳,养其精也。夫神气去,形独居,人乃死。能调养其神气,故能与形俱存,而尽终其天年。"这说明起居有常是调养神气的重要法则。神气在人体中具有重要作用,它是对人体生命活动的总概括。人们若能起居有常,合理作息,就能保养神气,精力充沛,生命力旺盛,面色红润光泽,目光炯炯,神采奕奕。反之,若起居无常,不能合乎自然规律和人体常度来安排作息,天长日久则神气衰败,就会出现精神萎靡,生命力衰退,面色不华,目光呆滞无神。有规律的生活,既合乎人体经络运行的基本规律,也有利于维护中枢神经系统和植物神经系统的正常功能,使人体的新陈代谢正常,人的精神和身体就能循其道而长盛不衰。

2. 饮食有节

我国历代养生学家都十分重视"饮食有节",即饮食要有节制,提倡定时定量,防止饥饱失常。《吕氏春秋·尽数》认为"食能以时,身必无灾"。人体是一个整体,有规律地定时进食,可以保证消化、吸收功能有规律地进行。食无定时会打乱胃肠消化的正常规律,造成饥饱失常,进而损害健康。《尚书》也主张"食哉唯时"。按照一定时间有规律地进食,能使人体经络建立起条件反射,可以保证消化、吸收功能有规律地进行活动。我国传统的进食方法是一日三餐,若能严格按时进食,不随便吃零食,养成良好的饮食习惯,则消化功能健旺,对于身体健康大有益处。孙思邈在《备急千金要方》中告诫说:"不欲极饥而食,食不可过饱;不欲极渴而饮,饮不可过多;饱食过多,则结积聚;渴饮过多,则成痰。善养性者,先饥而食,先渴而饮;食欲数而少,不欲顿而多。"长期饥饱失常则脏腑身形失养,正气日弱,亦易招致外邪之侵袭而发病;若暴饮暴食,则易食滞,损伤胃肠功能,或继发他疾。晋朝张华在《博物志》中说:"所食愈少,心开愈益;所食愈多,心愈塞,年逾损焉。"细嚼慢咽,可益寿延年。大圣人孔子曾经说:"食不厌精,脍不厌细。"就是吃东西一定要吃精致、美味、可口的食物。吃肉时一定要把肉切成很细的丝,这样才有助于消化。

3. 衣着适时

衣着适时,即服装顺时适体,在养生保健中常常被忽视。着装对祛病健身也直接相关。一般春秋季节,气候温和,要选择透气性和吸湿性适中的衣料为宜,如化纯棉织品。夏季炎热,要选择吸湿、散湿、透气性强的浅色衣料,如真丝和麻织品。冬季寒冷要选择透气性小、保温性好的衣料,如毛绒织品。另外,应当强调"量体裁衣",着装不能过于肥大或襟袖过长而行动不便,更不能紧身过瘦,影响气血流畅,应以柔软宽松为宜。根据四时气候变异,及时更换衣着。俗语讲"春捂秋冻",春季宁可稍暖,宜减衣不减裤,以助阳气的升发;秋季则可稍凉;夏季最忌赤膊,要以背心护胸防风;冬季着衣应"以渐加厚",不可一加便多,切忌过暖过寒,"要慎于脱着"。汗出之时既忌骤然脱衣,又不宜湿衣久穿。骤脱易致半身不遂,久穿易患风湿痹病。总之,着装以舒适为度。

4. 劳逸适度

劳和逸是具有一种相互对立、相互协调的辨证统一关系,二者都是人体的生理需要。人们在生活中,必须有劳有逸,既不能过劳,也不能过逸。孙思邈《备急千金要方·道林养性》说:"养生之道,常欲小劳,但莫疲及强所不能堪耳。"古人主张劳逸"中和",有常有节。长期以来的实践证明,劳逸适度对人体养生保健起着重要作用。无数的事实证明,以妄为常,会导致早衰甚至早逝。需要注意的是,"妄作劳"不仅仅指劳力、劳动而言,还包括劳心和房劳。凡不适当的、超出能力允许范围的劳作,都属于逆向生乐、妄举妄为,所以《妙真经》规劝人们"养生者,慎勿失道,为道者,慎勿失生,使道与生相守,生与道相保"。

5. 节欲保精

节欲保精是中医房室养生学的基本思想,认为"节欲"才能"保精"。人体生殖之精与全身之精是相互依存,互相为用。精能生气,气能生神。精、气、神是人体最重要的物质基础,生殖之精所泄过多,房事无度,则会精、气、神俱伤。如明代张介宾说:"欲不可纵,纵则精竭,益精能生气,气能生神,营卫一身,莫不乎此。"心藏神而寓火,神宁心安则阴精固密。若心神为外物所扰,欲火内动,君火引动相火,相火妄动,则易致阴精耗散,所以节欲保精者当先收养心神。

(二)情志调理

最早的情志疗法可能与远古人类的原始文化有一定的联系。那个时代的巫,不同于后来的巫婆神汉,而是拥有一定知识、技能和从事一些精神调节活动的人,他们可以给人以心理导向、情绪疏导或安慰,或配合一些药物与导具来为人防治疾病。《黄帝内经》中说:"古之治病,惟其移精变气,可祝由而已。"这是由于"往古人居禽兽之间,动作以避寒,阴居以避暑,内无眷慕之累,外无伸宦之形,此恬憺之世,邪不能深也,故毒药不能治其内,针石不能治其外,故可移精祝由而已",通过这种祝由术而向患者解释生病之由和防治之道;另一说法则认为"祝由"二字是"咒"字的合音,是用精神的力量来防治疾病、鼓励患者以抗病魔。无论何种说法,"祝由"作为远古、上古时代的情志疗法之一,则基本是被公认的。

情志即包括心理与行为在内的精神现象。情志学是中国最早的心理学。"情"指情绪和情感,人称心情或心境,属于无意识的心理活动;"志"指意志和行为,属于有意识的心理活动。"有志者事竟成",志即志气、意志;"矢志不移",志即志向动机;"铭志在心",志即记忆认知;"人各有志",志即志向、志愿,如《论语》中的"吾十有五而志于学"。现代心理学认为,"情"主要受感性控制,与先天遗传相关;"志"主要受理性控制,与后天培养相关联。"情志"实际上是包括西方所谓的"心理"范畴。心理学是研究人的心理过程(如认知过程、情感过程、意志过程)和行为的科学。情志作为心理活动,是人对外界事物主观感受的情态反应和行为活动。

情志调摄即心理治疗,是中国最早的心理疗法,由《黄帝内经》提出。情绪有好有坏,行为有常有异,它影响着人的身心健康。个体身心状态与情志活动有着密切的关系,有意识地调摄情志活动和治疗情志疾病,对于身心健康是非常有利的。情志调摄疗法主要是对情绪和行为的调节与控制,可以是医生对患者实施心理治疗和行为矫正,也可以是个体实施自我调节和自我保健。情志调摄疗法实际上就是现代医学和心理科学所谓的心理治疗(包含行为治疗),是指医生和心理学家运用中医情志学说或心理行为学的理论和方法治疗患者心理疾病和心身疾病,以促使其心身状态向健康方向发展的过程。

(三)药膳食疗

医食同源是中国养生文化的一个鲜明特色。自古以来,中国就有"食用、食养、食疗、食忌"之说。中医第一部经典著作《黄帝内经》中就已论及"美饮食"与"饮食有节"能够防病延寿,文中记述的"虚则补之,药以祛之,食以随之"和"谷肉果类,食养尽之"具体指出患者在治疗过程中,饮食的配合是不可缺少的方面,把以药治病和以食调养紧密结合在一起。从现代医学和营养学来看,医食同源实际上就是将医疗和食养紧密地结合起来,使医和食共同为除病延年、养生健身服务。唐代养生家孙思邈在《备急千金要方·食治》中强调,"夫为医者,当须先洞晓病源,知其所犯,以食治之。食疗不愈,然后命药",并指出,"药性刚烈,犹若御兵",而"食能排邪而安脏,悦神爽志,以资血气","若能用食平疴、释情遣疾者,可谓良工,长年饵老之奇法,极养生之本也"。事实也正如此,日常饮食之物大都有养生和防治疾病的功效,如大枣、芝麻、薏苡仁、蜂蜜、山药、莲子、桂圆、百合、菌类、柑橘等;而各类中药的原料,也多为可食用的天然植物、动物。医食同源的思想观念,使中国形成了独有的传统,医家用食方治病、厨师按食物的功能性味配菜烹饪非常常见,医食同源的思想对中国人的生活起居有着深远的影响。

(四) 时令养生

1. 四季养生

(1) 春季养生

情志方面:肝气旺于春,属木,喜条达,恶郁结,在志为怒。此时要注意适应春生之气,调适心情,保持恬静、愉悦、舒畅的精神,避免恼怒或闷生郁气,使肝气保持正常生长。反之,肝脏功能失常,适应不了春季的气候变化,就会出现一系列病症,如精神病及肝病患者易在本季发病,"春宜养肝"的道理就在于此。因此,春季要注意对肝的保养,不要过分加重肝脏的负担。

起居方面:当"夜卧早起,广步于庭,被发缓形,以使志生",春季,肝木当令,阳气上升发散,万物萌生。所以,在养生时应以养少阳春生之气。此时应控制睡眠时间,按时就寝,并早点起床,起床后宜披开束发,放宽衣带,使形体舒缓,在庭院中缓缓散步。如此使精神情志得以舒畅条达。

饮食方面:春季,人易"上火",会出现小便黄赤、便秘、头晕、舌苔黄等症状。肝火上升,内火可以引来外感。因此在饮食上宜清淡少辛辣,多用青菜、野菜、水果等清凉滋润的食物,以平衡体内的阴阳。另外,春季也是肝气旺而多病的季节,宜适当食用些动物肝脏予以补养。

防病方面:初春,由寒转暖,温热毒邪开始活动,致病的微生物细菌、病毒随之生长繁殖,因而风温、春温、温毒、瘟疫等,包括现代医学所说的流感、肺炎、麻疹、猩红热等传染病多有发生、流行。预防措施,一是讲卫生,除害虫,消灭传染源;二是多开窗户,使室内空气流通;三是加强保健锻炼,提高机体的防御能力。

(2) 夏季养生

情志方面:夏属火,与心相应,所以在赤日炎炎的夏季要重视心神的调养。心主神明,为君主之官。养心,意即养性。《素问·四气调神大论》说:"无厌于日,使志无怒,使华英成秀,使气得泄。"就是要神清气和,胸怀宽阔,精神饱满,欢乐舒畅,使肌肤腠理畅通,阳气宣泄。因为自然界阳气极度旺盛,各种生物生长繁茂。所以,人也应顺应这种自然气候变化的特点,才不致使体内阳气内郁而发生病变,从而达到健康长寿之目的。

起居方面:夏季气候炎热,阳气旺盛,人体消耗增大,往往表现出精神不振,反应迟钝,注意力难以集中。此时要注意保持有规律的生活节奏,在养生时,应以养太阳夏长之气,做到"夜卧早起"。因为夏日白昼最长,黑夜最短,所以应当晚些入睡,早些起床,使精神像植物开花结果一样饱满充实,保持肌肤腠理畅通,使体内阳气不断地得到宣泄。

饮食方面:当夏之时,人体气血趋向体表,消化功能相对较弱,食养应着眼于清热消暑,健脾益气。饮食宜选清淡、爽口、少油腻、易消化的食物,不可因气候炎热而贪凉饮冷,适当选用具有酸味的、辛香的食物来增强食欲。

防病方面：夏季酷热多雨，暑湿之气易乘虚而入，造成疰夏和中暑。疰夏主要表现为胸闷、胃纳欠佳、四肢无力、精神萎靡、大便稀薄、微热嗜睡、汗多、日渐消瘦等，表明为胃肠消化吸收功能减弱，减轻胃肠负担是预防疰夏的主要环节。中暑是高温环境引起人体一系列的生理、病理反应。预防中暑要采取综合措施，如科学安排工作学习时间，做到劳逸结合，防止在烈日下过度暴晒，注意室内降温，保证睡眠，注意饮食。盛夏细菌繁殖迅速，食物极易被污染，从而引发肠胃系统的疾病。讲求自身与食品卫生，可有效预防此类疾病的发生。另外，夏季对于一些每逢冬季发作的阳虚型慢性病来说，是最佳的防治时机，即所谓"冬病夏治"。其基本思想是借助自然界阳气的生长，人体阳气亦随之欲升欲旺，体内寒凝之气易解，对阳虚患者用补阳之药，可以更好地发挥扶阳祛寒的治疗目的，同时也为秋冬储备阳气，冬季则不易被严寒所伤。这也正合"春夏养阳"之意。

（3）秋季养生

情志方面：秋应于肺，肺主气，司呼吸，在志为忧。秋风劲急，地气清肃，万物色变，肃杀之气容易使人情绪悲愁伤感。《素问·四气调神大论》指出："使志安宁，以缓秋刑，收敛神气，使秋气平，无外其志，使肺气清，此秋气之应，养收之道也。"宋代养生家陈直也说过："秋时凄风惨雨，老人多动伤感，若颜色不乐，便须多方诱说，使役其心神，则忘其秋思。"均说明秋季养生首先要培养乐观情绪，保持神志安宁，减缓秋季肃杀之气对人体的影响，经常保持肺气清静，收敛神气，安定而不外露，如此来缓和秋季的肃杀之气，以适应秋季容平的特征。

起居方面：秋季，肺金当令，自然界的阳气由疏泄趋向收敛，阴寒之气渐渐生起，肃杀之气日甚。所以养生时，应以养少阴秋收之气。"早卧早起，与鸡俱兴。"早卧以顺应阳气之收，早起使肺气得以舒展，且防收之太过。

饮食方面：秋季膳食应贯彻"少辛增酸"的原则。酸味收敛补肺，辛味发散泻肺，秋天宜收不宜散，所以要尽可能少食辛味之品，适当多食一点酸味果蔬。秋燥易伤津液，易损肺气，容易出现口鼻干燥、干咳少痰、大便秘结、皮肤干涩等症，可多吃一些梨、苹果、柑橘等汁液丰富的食物，以生津润燥，滋阴润肺。但是大多水果性味偏于寒凉，食用应适量，以免损伤脾胃阳气，引起腹泻、痢疾等疾病的发生。

防病方面：初秋是痢疾等肠胃系统疾病的多发时期。板蓝根、马齿苋等煎剂对此可起到一定的防治作用。深秋时节，燥邪伤人，预防秋燥，应服用宣肺化痰、滋阴益气的中药，如人参、西洋参、沙参、百合、杏仁、川贝母等。

（4）冬季养生

情志方面：气温寒冷，日照短少的冬季确实会使人的情绪处于低落状态。但冬月闭藏之时更应固密心志，保持精神安静自如。《素问·四气调神大论》云："使志若伏若匿，若有私意，若已有得。"

起居方面：冬三月，肾水当令，自然界阴寒极甚，阳和之气藏于地下，万物深伏潜藏。所以，在养生时，应当养太阴冬藏之气。作息应当"早卧晚起，必待日光"。也就是说，要顺应冬季自然界昼短夜长的规律，保证充足的睡眠时间，以利于阳气潜藏，阴精积蓄。待日出而作，可避寒就暖，使人体阴平阳秘。此外，室内要保持适当温度，室温过低则耗伤阳气，易患感冒；反之，室温过高则腠理开泄，阳气不得潜藏，寒邪易于侵入。

饮食方面：春夏秋三季，新陈代谢加速，特别夏季代谢亢进，伤津耗气，人体正需要补充精气。进入冬季,由于人体气血内聚,胃肠功能提高,胃液分泌量增加,人们的食欲普遍旺盛。此时,正是进补藏精的大好时机,也为来年的身体健康打下基础。饮食应当遵循"秋冬养阴""无扰乎阳"的原则,保阴潜阳。羊肉、胡萝卜、木耳、油菜等都是有益食品。

防病方面:冬三月,太阴寒水当令,在脏为肾、膀胱,此时自然界的阳气深伏,阴寒独盛,万物潜藏。此时就应当注意养冬藏之气,否则,一方面肾气当藏不藏,肾脏伤损,功能失常,由于肾失潜藏,因而出现下泄之类的病症。另一方面,由于肾气失藏,那么供给春生之气就不足,肝木亏虚,肝筋失养,便出现痿厥一类的病症。另外,注重人体阴液的培育和补充,固其根本,保持室内空气新鲜,还可有效预防流感对人体的侵袭。

2. 时辰养生

(1)亥时(晚9~11时):亥时,三焦经当令。"亥"字在古文中是生命重新孕育的意思,所以你要想让身体有一个好的起点,就要从此刻拥有好的睡眠开始。对老年人而言,可能存在睡眠困难问题,但不管采取什么方式,尽量在晚上11时前进入睡眠状态。

(2)子时(子夜11时~凌晨1时):子时,胆经当令。胆是代谢解毒器官.需在熟睡中进行,利于骨髓造血。

这段时间正是中医养生中特别强调的"子觉"时间。《黄帝内经》里"凡是十一脏,取决于胆"讲的就是人体内有11个脏器都依赖胆经的功能支持,因此要有足够优质的睡眠以保胆经获得充足的能量。

(3)丑时(凌晨1~3时):丑时,肝经当令。此时是肝脏修复的最佳时段。静心养气是最好的保肝方法。要特别指出的是,某些年轻人喜欢在这个时间喝酒,将会对肝造成极大的损伤。

(4)寅时(凌晨3~5时):寅时,肺经当令。肺排毒开始,是呼吸运作最佳的时候,此即为何咳嗽的人在这段时间咳得最剧烈。因排毒动作已走到肺,此时不宜应用止咳药,以免抑制废积物的排除。按照中医理论,寅时是人体阳气的开始,也是人体气血从静变为动的开始,必须要有深度睡眠,最怕有人打扰。

(5)卯时(早晨5~7时):卯时,大肠经当令。大肠蠕动旺盛,大肠开始排毒,早起不贪睡,这时起床要喝水,活动四肢筋骨,打太极拳,叩齿摩面或双手扣后脑,做"鸣天鼓",适合吃早餐。

(6)辰时(上午7~9时):辰时,胃经当令,是胃大量吸收营养的时段,应吃早餐。疗病者最好早吃,在6点半前,养生者在7点前,不吃早餐者应改变习惯,否则胃会由于胃酸过多而受损,而且这个时胆里的胆汁已经浓缩,如没有食物的刺激,留在胆囊里,长期会演变成胆结石。早餐应该清淡,要吃饱。饭后可以百步走,但不宜做强度锻炼。

(7)巳时(上午9~11时):巳时,脾经当令。脾是运送营养的,如果这时候没有营养和热量输送,你一天就没有力气工作,所以这个时辰要多喝水,慢慢饮,让脾胃属于最活跃的状态。此时可从事脑力活动,但要注意劳逸结合,让眼睛得到及时的休息。

(8)午时(上午11时~午后1时):午时,心经当令。这是午餐时间,除要营养丰富、荤素搭配外,建议可以喝点汤,菜要少盐。酒可喝但不能醉。此时应保持心情舒畅,饭后宜睡半小时,不要过多,这样下午才会精神饱满。

(9)未时(午后1~3时):未时,小肠经当令。此时为小肠最活跃的时候,故午餐应在下午 1 时前吃,到了这时,午餐吃的那点营养现在开始吸收了,有条件的话可以适当运动一下,午睡后可做少量和缓的运动,喝一杯茶。

(10)申时(午后 3～5 时):申时,膀胱经当令。这是最好的学习时间,记忆力和判断力都很活跃。除用脑学习外,要注意多喝水,这时候为排泄的最好时机。

(11)酉时(午后 5～7 时):酉时,肾经当令。这是肾虚者补肾的最好时机,此时可以用双手在腰部上下,贴肌肤来回搓几下至热感,可达到补肾的作用。晚饭宜吃少、清淡,可以喝点粥。

(12)戌时(晚 7～9 时):戌时,心包经当令。心脏不好的人这个时候敲心包经,效果最好,有条件吃点菜花和红褐色的食物,给心脏增加所需营养。准备睡眠,睡前要静心养气,用冷水洗脸、温水刷牙、热水洗脚,睡宜采取右侧卧位。

总之,这种养生法的核心就是顺应日出而作、日落而息的规律,重点睡好子午觉,以此达到养生的目的。

3. 节气养生

(1)立春(2 月 3 日～5 日):立春时令,阳气生发,易遇倒春寒,此时养生当以防风御寒为要务;又因气候多变,易使人形成肝火内郁,故饮食当以平性食物为主,如萝卜、莲藕、白菜、银耳等,而慎吃温性食物。

(2)雨水(2 月 18 日～20 日):雨水是立春后的第二个节气,而对此时的养生来说,最重要的是调养脾胃。因为脾胃历来被视为"后天之本""气血生化之源",是决定人之健康长寿的重要基础。明代医家张介宾提出:"土气为万物之源,胃气为养生之主,胃强则强,胃弱则弱,有胃则生,无胃则死,是以养生必当以脾胃为先。"

(3)惊蛰(3 月 5 日～7 日):惊蛰过后万物复苏,是春暖花开的季节,同时却也是各种病毒和细菌活跃的季节。惊蛰时节,人体的肝阳之气渐升,阴血相对不足,养生应顺应阳气的生发、万物始生的特点,使自身的精神、情志、气血也如春日一样舒展畅达,生机盎然。此时的养生重点即护肝阳气。

(4)春分(3 月 20 日～22 日):春分节气平分了昼夜、寒暑,那么在保健养生时也要特别注意保持人体的阴阳平衡状态。此时要慎避虚邪,起居当早起,户外防"三毒",即蜂毒、花毒、病毒,饮食则宜清淡。

(5)清明(4 月 5 日～6 日):清明时节,万物复苏,此节气的养生对身体健康有着重要的意义。此时的天气基本上不会再有寒流出现了,但是,多雨是这一季节的特点,所以说气温会随着降雨而降低,雨过天晴后,气温又会不断升高。在此节气中不可对肝脏进补。

(6)谷雨(4 月 19 日～21 日):常言道:"清明断雪,谷雨断霜。"谷雨是春季的最后一个节气,谷雨前后气温回升速度加快,天气较暖,降雨量增加,农作物得以滋润灌溉,五谷得以生长。谷雨虽属暮春,但饮食上仍需要注重养脾,宜少食酸味食物,多食甘味食物,同时宜多食健脾祛湿的食物。

(7)立夏(5 月 5 日～7 日):《素问·四气调神大论》曰:"夏三月,此谓蕃秀,天地气交,万物华实。"夏三月是指从立夏到立秋前,包括立夏、小满、芒种、夏至、小暑、大暑六个节气。立夏、小满在农历四月前后,称之为孟夏,天气渐热,植物繁盛,此季节有利于心脏的生理活动,人在与节气相交之时故应顺之,所以,在整个夏季的养生中要注重对心脏的特别养护,饮食以淡、苦为先,要特别注意睡眠充足,适当运动。

(8)小满(5月20日~22日):小满时节,阳气不断上升,应注重"未病先防",如一些冬天阳气潜藏较好者会表现为心中不躁,喜欢吃温补之物且没有热象,可吃温性和热性食物;而那些在冬季潜阳不利者,则会表现为心里烦躁、面红头晕,是阴不制阳、浮阳外越之象,这时就不可吃温性和热性食物,反而要吃平性和凉性食物。此外,小满时节多雨潮湿,易于诱发皮肤疾病,应当注意。

(9)芒种(6月5日~7日):芒种时节,我国长江中、下游地区开始进入梅雨时节,气温升高,阴雨连绵,空气潮湿,天气闷热,蚊虫开始滋生,极易传染疾病。此时节的养生,起居方面要晚睡早起,精神方面应当保持愉悦的心情,饮食以清补为主。

(10)夏至(6月21日~22日):夏至是一年中阴阳转折之时,夏至这一天要特别注意中午前后6小时,以达到理想的避暑养心功效。夏至的饮食养生要注意营养摄入要均衡,饮食宜清淡,可适当吃些苦味的食物,并注意及时补水。

(11)小暑(7月6日~8日):小暑是进入伏天的开始,做好小暑时节的养生,饮食上采用平补的方法,即温补去寒,阴补降热。根据人体此时容易出现上热下寒、外热内寒的状况,所以温补应在凌晨,滋阴宜在午后。凌晨温补入内,黄昏滋阴安外,从而可以使人上下相交,里外相济,不寒不热,情志平和。

(12)大暑(7月22日~24日):大暑是一年中最热的节气,也是夏季的最后一个节气。"大暑"即炎热至极,当防中暑。在大暑这个节气适当吃苦味的食物,不仅能开胃健脾、增进食欲,还能祛除湿热,预防中暑,消除疲劳。同时大暑气温高,人体的新陈代谢加快,能量消耗大,所以应该多食益气养阴之品以增强体质。但饮食上切不可贪食生冷,因为此时阳气在外,内里脾胃的阳气弱,多食生冷容易造成胃肠疾患。

(13)立秋(8月7日~9日):可参考前文秋季养生。

(14)处暑(8月22日~24日):处暑是暑气结束的时节,"处"含有躲藏、终止的意思,顾名思义,处暑表明暑天将近结束。此时节易秋乏,要注重睡眠。饮食上三秋有别,早秋气候干燥,汗液蒸发快,宜多食水果蔬菜,补充水分;中秋要清淡甘酸,滋阴敛肺,宜进食蜂蜜、核桃、百合、银耳等食物;晚秋则应适当进补,健脾补肺,可食人参、黄芪、山药、蜂蜜、莲子等食物。

(15)白露(9月7日~8日):白露是典型的秋日节气,天气转凉,气候干燥。此时无论药补还是食补,建议选用"补而不缺""防燥不腻"的平补之品。食补方面可蔬菜可多食白菜、茄子、银耳、紫菜、草菇、山药、冬瓜、南瓜、扁豆等;借助秋季蔬果较多之机,可选用水多滋润的柑橘、金橘、梨、苹果、葡萄、鲜枣西瓜等,以滋润生津。药补方面可选用琼玉膏、二冬膏、枸菊地黄丸、二精丸等,药类选用党参、麦冬、天冬、百合等。

(16)秋分(9月22日~24日):秋分节气作为昼夜时间相等的节气,人们在养生中也应本着阴阳平衡的规律,使机体保持"阴平阳秘"的原则,按照《素问·至真要大论》所说的"谨察阴阳之所在,以平为期",阴阳所在不可出现偏颇。此时尤其要做好防冻。

(17)寒露(10月8日~9日):秋冬时节的特征是冷燥,人体出汗少,极易伤津液。所以饮食调养要以柔润为主,做到喝茶、喝水再喝汤,这样才能补津液之不足。饮水时要结合自身的身体状况和需求,配合生活作息时间,分段摄水,谨防口渴太过再补水。饮茶以红茶、绿茶为佳。秋冬时节的汤可选择百合红枣汤、萝卜汤、豆腐青菜汤、牛羊肉炖萝卜汤等。

(18)霜降(10月23日~24日)：霜降节气是秋天的最后一个节气,按中医理论,此节气为脾脏功能处于旺盛时期。由于脾胃功能过于旺盛,易导致胃病的产生,所以此节气是慢性胃炎和胃十二指肠溃疡病复发的高峰期。霜降的养生保健可选用霜降九月中坐功,其具体方法为：每日凌晨3~7时,平坐,伸展双手攀住双足,随着脚部的动作用力,将双腿伸出去再收回来,如此做5~7次,然后牙齿叩动36次,调息吐纳,津液咽入丹田9次。

(19)立冬(11月7日~8日)：立冬过后,人与自然相应,精血内藏,各脏腑功能趋于沉静内敛潜藏的状态,而阳气易呈现相对不足的状态,这时内服滋补膏方,不仅是强壮身体之法,也为来年春天万物复苏、机体精力充沛提供物质基础。进补膏方应是在辨证论治的前提下,以数九寒天为宜,以补肾为先。

(20)小雪(11月22日~23日)：冬季人体阳气潜藏,养生的基本原则应以敛阴护阳为根本。冬日阳气闭藏,人体新陈代谢水平相应较低,所以要依靠生命的原动力"肾"来发挥作用,以保证生命活动能够适应自然界的变化。此时节要注重御寒,劳逸结合,增加日照。

(21)大雪(12月7日~8日)：大雪,顾名思义,雪量大。古人云："大者,盛也,至此而雪盛也。"到了这个时段,雪往往下得大,范围也广,故名大雪。大雪时节,畏寒怕冷的人可以多吃些可以御寒的食物,以提高机体的御寒能力。此时应遵循《黄帝内经》所建议的"早卧晚起,必待日光"的原则,保证充足的睡眠。

(22)冬至(12月21日~23日)：《汉书》中说："冬至阳气起,君道长,故贺。"传统养生非常重视这一时期的阳气初生。冬至是进补的最佳时令,要对证进补,以补气、补血为要。

(23)小寒(1月5日~7日)：小寒可说是一年中最冷的节气,此时要加强体育锻炼以调节体温。同时"三九进补"还要"四注意"：勿跟风进补,如胆道疾病患者就不宜饮用鸡汤;勿盲目食狗肉;勿无病进补;注意虚实之分。

(24)大寒(1月20日~21日)：大寒时节正值年节期间,应移风易俗,多食素食、鱼肉、杂粮、豆制品;要适当运动劳逸结合。

(五)功法养生

传统养生功法是我们的祖先在生活实践中创造并积累的宝贵文化遗产,在漫长的历史进程中,人们用以祛病、养生、益寿、延年,带来福祉和安乐。同时,历代仁人志士也在不断地丰富着传统养生功法的理论和技术体系,百家荟萃,各具特色,直至发展到当今社会成为一门显学,不仅为国人所乐行,也正在为域外的各国朋友所青睐。

传统养生功法是祖国优秀文化的重要组成部分,是传统养生学说和强身健体的锻炼方法相结合的民族智慧结晶,它主要通过人体自身的姿势调整、呼吸锻炼和意念控制,使身心协调发展,以达到增强人体功能和延年益寿的目的。传统养生功法旨在发挥人的主观能动性,通过有意识地自我控制心理、生理和肢体活动,取得增强体质、防病治病的效果。

1. 太极拳

太极拳,是我国诸多传统健身运动中目前流传最广的健身项目之一,是中国传统辨证的理论思维与武术、艺术、导引术、中医等的完美结合。作为一种饱含东方包容理念的运动形式,其习练者针对意、气、形、神的锻炼,非常符合人体生理和心理的要求,对人类个体身心健康以及人类群体的和谐共处有着极为重要的促进作用。长期练习太极拳具有通调脏腑、疏通经络、补益气血、强筋健骨等重要作用,适合不同年龄阶段的人群作为健身运动练习。

2. 太极剑

太极剑是属于太极拳门派中的剑术,具有太极拳和剑术两者的风格特点。太极剑作为太极拳系列的组成部分,在古代剑术的基础上改造发展而成。四十二式太极剑具有独特的风格特点,动作柔和舒缓,美观大方,体静神舒,内外合一,易学易练,运动量适中,长期练习可祛病延年,健体强身。

3. 八段锦

八段锦是由 8 种不同的美如画锦的动作组成的一种健身法,强调形体活动与呼吸运动相结合,属于古代导引法之一。八段锦把运动肢体与按摩、吐纳相结合,特别适合于各脏腑组织或全身功能衰竭者,长期练习八段锦可以舒展筋骨,疏通经络,其与呼吸结合,可以行气活血、周流营卫、斡旋气机,经常练习可以起到保健、防病治病的作用。

4. 五禽戏

五禽戏属于古代引导术之一。五禽,即指虎、鹿、熊、猿、鸟五种禽兽;戏,即游戏、戏耍之意。所谓五禽戏,就是指模仿虎、鹿、熊、猿、鸟五种禽兽的动作组编成的一套锻炼身体的方法。因其行之有效,备受推崇。研究表明,长期练习五禽戏可以增进食欲,加快血液循环,增强人体的免疫力,提高人体的运动能力和平衡能力。

5. 易筋经

易筋经,是我国民间早已流传的健身锻炼方法。"易"者,变易、改变也;"筋",指筋肉、经筋;"经",指规范、方法。因此"易筋经"就是通过形体的牵引伸展、伸筋拔骨来锻炼筋骨、筋膜,调节脏腑经络,变易强壮身形的健身锻炼方法。本功法是通过脊柱的旋转屈伸运动以刺激背部的腧穴,疏通夹脊,和畅任督二脉,调节脏腑功能,长期练习可以达到健身防病、益寿延年的作用。

(六)经络养生

经络是经脉和络脉的总称,是指人体运行气血、联络脏腑、沟通内外、贯穿上下的径路。经络是古人在长期生活保健和医疗实践中逐渐发现并形成的理论,它是以手、足三阴和三阳经以及任、督二脉为主体,网络遍布全身的一个综合系统,内联五脏六腑,外布五官七窍、四肢百骸,沟通表里、上下、内外,将人体的各部分连接成有机的、与自然界阴阳属性密不可分的整体。

经络养生是运用针刺、艾灸、推拿、拔罐、刮痧、放血等方法,刺激经络、穴位,以激发精气,达到调和气血、旺盛代谢、通利经络、增进人体健康等目的的一种养生方法。关于经络在养生保健上的重要意义早在《黄帝内经》时代就已有非常明确的认识:"经脉者,所以能决死生,处百病,调虚实,不可不通。"(《灵枢·经脉》)"经脉者,人之所以生,病之所以成,人之所以治,病之所以起,学之所始,工之所止也。"(《灵枢·经别》)

1. 针刺

针法是以毫针刺激人体经络穴位,通过提、插、捻、转等不同手法,起到调整脏腑、疏通经络的作用。《素问遗篇·刺法论》指出:"刺法有全神养真之旨,亦法有修真之道,非治疾也,故要修养和神也。"

2. 艾灸

灸法是利用某些燃烧材料,熏灼或温熨体表一定部位,通过调整经络脏腑功能,达到防治疾病的一种方法。灸法具有温经散寒、扶阳固脱、消瘀散结和防病保健的作用。灸法的种类有很多,如瘢痕灸、无瘢痕灸、隔姜灸、隔蒜灸、隔盐灸、隔附子饼灸、温和灸、雀啄灸、回旋灸等。

3. 推拿

推拿是用手对人体经络穴位进行按、拿、点、推、揉、拍等手法,通过刺激穴位、经络,疏通气血,平衡阴阳,起到运行气血、调整机体、增强体质、防治疾病的作用。推拿不仅能够调节阴阳平衡、疏通气血经络,而且还具有活血化瘀、祛寒止痛、滑利关节和强身壮骨的作用。《灵枢·血气形志》:"形数惊恐,经络不通,病生于不仁,治之以按摩醪药。"《素问·举痛论》:"寒气客于肠胃之间,膜原之下,血不得散……按之则血气散,故按之痛止……按之则热气至,热气至则痛止矣。"

4. 拔罐

拔罐是一种以罐为工具,借助热力排除其中空气,造成负压使之吸附于腧穴或应拔部位的体表而产生刺激,使局部皮肤充血、瘀血,以达到防治疾病目的的方法。拔罐最早见于《五十二病方》,历代中医文献论述也颇多。《本草纲目拾遗》中记载:"罐得火气合于肉,即牢不可脱……肉上起红晕,罐中有气水出,风寒尽出。"

5. 刮痧

刮痧是用边缘光滑的嫩竹板、瓷器片、小汤匙、铜钱、硬币、玻璃,或头发、苎麻等工具,蘸食油或清水在体表部位进行由上而下、由内向外的反复刮动,用以治疗疾病的一种方法。刮痧通过刮痧板刺激人体体表的经络腧穴,从而调畅气机,疏经通络,活血祛瘀,使阻滞经络的邪气从表而解。由于其验、简、便、廉的特点,广泛应用于疾病预防和康复以及自我保健。

6. 放血

放血疗法是以三棱针针刺某些穴位或体表小静脉而放出少量血液以治疗疾病的方法,古人称之为"刺血络"或"刺络"。放血疗法有点刺、散刺、刺络和挑刺法四种刺法,具有通经活络、开窍泻热、调和气血、消肿止痛等作用,适用于各种实证、热证、瘀血、疼痛等。放血疗法最早的文字记载见于《黄帝内经》,如"刺络者,刺小络之血脉也",《灵枢·九针十二原》提出"菀陈则除之,去血脉也",《灵枢·官针》更有"络刺""赞刺""豹纹刺"等具体的记载。《素问·调经论》:"血有余,则泻其盛经,出其血……视其血络,刺出其血,无令恶血得入其经,以成其疾。"

经络养生是根据中医经络理论,按照中医经络和腧穴的功效主治,采取针、灸、推拿、拔罐、刮痧和放血等方式,达到舒经理络、交通阴阳而最终实现祛邪治病,使机体恢复阴平阳秘的和谐状态。几种方法各有特长,既可单独应用,又可按需综合施行,只要操作得法,一般对人体无损伤与副作用,如能持之以恒,能达到很好的养生保健的作用。

(七) 药物养生

在我国,利用服饵药物(主要是天然药材)以培补虚损,增进生命活力,达到延缓衰老、健身强身目的,始终是养生的一个重要手段,也是历代养生学家研究的一项重要课题。传统中医药学所积累的丰富知识、经验告诉我们,很多中草药在补益气血、协调阴阳、改善脏腑功能上具有良好的效果,特别是在培补先天之本肾和后天之本脾胃方面效果尤佳,从而达到扶正祛邪、防治疾病的目的。药物养生宜遵循虚则补之、盛者宜泻、辨证进补、因人进补和因时进补等原则。

1. 药茶

药茶是指借用茶剂制作简单、服用方便的优点，以天然药物代替茶叶，即为"药茶"。如独参茶、净菊茶、五花茶、千金茶、绞股蓝茶、溪黄草茶、万应甘和茶和王老吉凉茶等，这些药茶广泛适用于内、外、妇、儿、骨伤、五官等诸多疾病的预防与治疗。

2. 药酒

《汉书·食货志》中谓"酒为百药之长"，强调了酒的作用。用酒入药，可促进药力发挥以起到更好的防病治病作用。药酒的饮用，要根据中医理论，进行辨证服用；对于烈性药酒，要根据自己的年龄、体质、嗜好等选择服用；对于患者情况不同或病后虚弱状态亦要选择不同的药酒。

3. 药膏

膏方，又称膏滋。膏方是指按照中医处方，将中药再三煎熬，去渣，煎出汁液，然后再用微火浓缩，加入蔗糖、饴糖、冰糖、蜂蜜、阿胶等熬透，制成的稠厚半流体状内服剂。膏方进补起源于宋代，盛行于明代，发展于清代，流行于现代。膏方应用久盛不衰的原因，主要是膏方具有补虚和疗疾两大特点。膏方的立方用药与一般处方相仿，也是按照中医辨证施治的原则进行处理的，是扶正固本的一种独特剂型。

二、异常状态调整的方法

（一）阴阳偏颇状态的调整

1. 阴盛状态的调整

【临床表现】　阴盛则寒，症见恶寒发热，四肢厥冷，局部冷痛，痰吐稀白，小便清长，大便稀薄，舌淡苔白，脉沉或紧。

【治疗及调理】　以祛寒为主。

（1）药物调理

1）麻黄汤：本方能发汗解表，宣肺平喘。麻黄9g、桂枝6g、杏仁6g、甘草3g，水煎，取汁200～300 mL，每日1剂，温覆取微汗。本方适用于外感风寒表实证，症见恶寒发热头身疼痛，无汗而喘，舌苔薄白，脉浮紧者。

2）大黄附子汤：本方能助阳散寒，攻下寒积。大黄9g、炮附子12g、细辛3g，水煎，取汁200～300 mL，每日1剂，每日2～3次。本方适用于寒积里实证，症见腹痛便秘，胁下偏痛，发热畏寒肢冷，舌苔白腻，脉弦紧者。

3）肉桂酒：肉桂20g，白酒1000 mL，肉桂研末，用酒浸15日即成，每次服10 mL，症状发作时用，中病即止。功能散寒止痛，活血通经。

4）良附酒：高良姜（寒凝者倍量）50g，制香附（气滞者倍量）50g，延胡索20g，白酒500 mL。将良姜、香附、延胡索捣碎浸白酒中，10日后即成。每日服2次，每次服10～20 mL。功能散寒、理气、止痛。

（2）经络调理

1）针灸调理：毫针补法，取足三里、三阴交、中极、关元等穴，得气后留针20分钟，每日1～2次；并用灸法，主灸中极、关元、气海，每次10～15分钟；或神阙穴隔盐灸，余穴用温针灸或隔姜灸;或在腹部施以温灸盒灸,以神阙为中心至脐周天枢、关元等穴缓慢移动灸盒,熨灸至腹部皮肤潮红、温热透至腹内为佳。

2)推拿调理:掌推擦背部足太阳膀胱经,3～5分钟,以透热为度。

2. 阳盛状态的调整

【临床表现】　阳盛则热,症见发热,恶热,口渴饮冷,面赤,烦躁不宁,痰涕黄稠,小便短黄,大便干结,舌红少津,苔黄燥,脉数等。

【治疗及调理】　以清热为主。

(1)药物调理

1)银翘散:本方能辛凉解表,清热解毒。连翘15 g、金银花15 g、苦桔梗6 g、薄荷6 g、竹叶5 g、生甘草5 g、荆芥穗5 g、淡豆豉5 g、牛蒡子6 g、芦根9 g,水煎,取汁200～300 mL,每日1剂,每日2～3次。本方适用于温病初起,症见发热微恶风寒,无汗或有汗不畅,口渴头痛,咽痛咳嗽,舌尖红,苔薄白或薄黄,脉浮数者。

2)白虎汤:本方能清热生津。石膏50 g、知母18 g、甘草6 g、粳米9 g,水煎,米熟汤成,温服。本方适用于气分热盛证,症见壮热面赤,烦渴引饮,汗出恶热,脉洪大有力者。

3)调胃承气汤:本方能缓下热结。大黄12 g、甘草6 g、芒硝12 g,水煎服,大黄后下,芒硝溶化。本方适用于胃肠燥热证,症见大便不通,口渴心烦,蒸蒸发热,或腹中胀满,舌苔黄,脉滑数者。

(2)经络调理

1)针灸调理:以泻法为主,多取督脉和手足三阳经腧穴,如大椎、曲泽、曲池等穴,宜浅刺少留针;或以三棱针点刺十二井、十宣、耳尖放血,少灸或不灸。

2)推拿调理:按揉大椎、曲池、合谷等穴,以酸胀感为度;轻推或重推督脉,从大椎至尾椎,或自下而上轻推背部膀胱经。

3)刺络拔罐调理:主穴:曲池、委中、大椎;配穴:曲泽、中冲、脊椎两侧。先用三棱针点刺,轻症微出血即可,重症点刺放血10 mL左右,待血止后再行拔罐,留罐10～15分钟,起罐后用2%碘酊涂擦针孔口即可。

4)刮痧调理:用刮痧板在脊柱两侧、颈项(哑门、风府上下)、胸肋间隙(胸前第3、4、5肋间隙)、肩胛上(左右两侧第7、8、9肋间隙)及肘窝、腘窝等处,自上而下或自背后向胸前刮之,先轻后稍重,以皮肤刮出紫色或红色痧点为止。

(3)食疗方案

1)苦丁茶:苦丁茶10 g,放杯中,加入热水,冲泡饮用。功能清热泻火。适用于阳盛体质性情急躁、大便秘结者。

2)凉拌苦瓜:苦瓜200 g,去瓤冲洗,切成细条,过沸水略焯,捞出控干,放入盘中,加上盐、醋、味精调味即可。功能清热泻火。适用于阳盛体质性情急躁、口中疮疡者。

3)绿豆水:绿豆50 g,洗净浸泡6小时,然后放到热水锅中煮,文火煮30分钟,绿豆将要开花前,将水液倒出,加冰糖,放凉后饮用。功能清热泻火。适用于阳盛体质及一般人群使用。

4)绿豆藕:肥藕1段,绿豆50 g。肥藕去皮,冲洗干净备用;绿豆洗净用清水浸泡,取出装入藕孔内,放入蒸锅中蒸熟,切厚片即食。功能清热解毒,明目止渴。适用于阳盛体质及一般人群使用。

3. 阴虚状态的调整

【临床表现】　形体消瘦,口燥咽干,两颧潮红,五心烦热,潮热盗汗,小便短黄,大便干燥,舌红少津、少苔,脉细数等。

【治疗及调理】　以滋阴为主。

(1) 药物调理

1) 六味地黄丸:本方能滋补肝肾,主要用于肝肾阴虚证。熟地黄 24 g、山茱萸 12 g、干山药 12 g、泽泻 9 g、牡丹皮 9 g、茯苓 9 g(去皮),水煎,取汁 200～300 mL,每日 1 剂,温服,每日 2～3 次。亦可服用中成药,每次 1 丸,每日 2 次。适用于肾阴精不足证,症见腰膝酸软,头晕目眩,视物昏花,耳鸣耳聋,盗汗遗精,消渴,骨蒸潮热,手足心热,舌燥咽痛,牙齿动摇,足跟作痛,以及小儿囟门不合,舌红少苔,脉沉细数者。

2) 左归丸:本方能滋阴补肾、填精益髓,主要用于真阴不足证。熟地黄 24 g、山药 12 g、枸杞子 12 g、山茱萸 12 g、川牛膝 12 g、菟丝子 12 g(制)、鹿胶 12 g(敲碎,炒珠)、龟胶 12 g,水煎,取汁 200～300 mL,每日 1 剂,温服,每日 2～3 次。亦可服用中成药,每次 1 丸,每日 2 次。适用于真阴不足证,症见头晕目眩,腰酸腿软,遗精滑泄,自汗盗汗,口燥舌干,舌红少苔,脉细者。

3) 大补阴丸:本方可滋阴降火,主要用于阴虚火旺证。熟地黄 180 g、龟甲 180 g、知母 120 g、黄柏 120 g,上为末,猪脊髓、蜜为丸。每服 70 丸(6～9 g),淡盐汤送服。适用于阴虚火旺证,症见骨蒸潮热,盗汗遗精,咳嗽咯血,心烦易怒,足膝痛热或痿软,舌红少苔,尺脉数而有力者。

4) 一贯煎:本方能滋阴疏肝,主要用于肝肾阴虚、肝气郁滞证。北沙参 9 g、麦冬 9 g、当归身 9 g、生地黄 18～30 g、枸杞子 9～18 g、川楝子 4.5 g,水煎,取汁 200～300 mL,每日 1 剂,温服,每日 2～3 次。适用于肝肾阴虚、肝气郁滞证,症见胸脘胁痛,吞酸吐苦,咽干口燥,舌红少津,脉细弱或虚弦者。

5) 滋阴百补酒:功能滋阴泻火,益气助阳。熟地黄、生地黄、制何首乌、枸杞子、沙苑子、鹿角胶各 90 g,当归、胡桃肉、龙眼肉各 75 g,肉苁蓉、白芍、人参、牛膝、白术、玉竹、龟甲胶、白菊花、五加皮各 60 g,黄芪、锁阳、杜仲、地骨皮、牡丹皮、知母各 45 g,黄柏、肉桂各 30 g,白酒 5000 mL。将前 26 味细锉,入布袋,置容器中,冲入热白酒,密封,浸泡 15 天即可。每次温服 15～30 mL,或适量饮用,每日早、晚各服 1 次。

6) 天冬药酒:天冬 60 g,高粱酒 750 g。将天冬去心,置锅内,加水 450 g,文火煎 30 分钟,连渣一起浸于酒中,密封 30 天(其间每天摇晃 1 次),开封后取澄清酒液饮用。温服,每日 1～2 次,每次 15～20 mL。功能滋阴润肺,调血。凡身体因肺、肾阴虚导致的肢体酸软泛痛、时有麻木感、容易上火、盗汗潮热等均适用。

7) 益阴药酒:女贞子、芝麻仁、枸杞子各 30 g,生地黄 16 g,冰糖 50 g,白开水 250 mL,白酒 1000 mL。将前四药去杂,捣碎,入纱布袋中,扎紧口,浸于酒中,密封,文火煮沸,离火,静置 15～18 天,开封后取出药袋,加入冰糖与白开水,充分搅拌,澄清后饮用。温服,每日 2～3 次,每次 15～20 mL。功能补气血,滋肝肾,乌须发。

(2) 经络调理

1) 针灸调理:取三阴交、肝俞、肾俞、期门、委中、承山、阳陵泉等穴,毫针补之,或平补平泻,得气后留针 15 分钟,每日 1 次。

2)推拿调理:以指按揉心俞、三阴交等穴,每穴约 1 分钟;轻擦腰部或自上而下轻推背部膀胱经,以透热为度。

3)刮痧调理:轻刮、慢刮腰背部足太阳膀胱经循行区域,重点刮拭肺俞、脾俞、肝俞、心俞、肾俞等穴位,也可点压按揉,每侧刮拭以 20～30 次为宜;或用直线刮法刮拭上肢手太阴肺经、手厥阴心包经循行区域,重点刮拭尺泽到列缺,曲泽到内关穴区,也可点压按揉,每侧刮拭 10～20 次;或用直线刮法刮拭下肢足太阴脾经、足厥阴肝经、足少阴肾经循行区域,重点刮拭血海、曲泉、三阴交、太溪穴区,也可点压按揉,每侧刮拭 20～30 次。

(3)食疗方案

1)小米蛋奶粥:小米 100 g,牛奶 300 g,鸡蛋 75 g,白砂糖 10 g。将小米淘洗干净,用冷水浸泡,沥水备用。锅内加入冷水约 800 mL,放入小米,先用旺火煮至小米涨开,加入牛奶继续煮至米粒松软烂熟。将鸡蛋打入碗中,用筷子打散,淋入奶粥中,加白砂糖熬化即可。功能养血安神,滋阴润燥。

2)菠菜炒猪肝:猪肝 50 g,菠菜 200 g,酱油 25 g,植物油 15 g,盐、料酒、葱、姜各少许。将猪肝切成薄片,用酱油、葱、姜、料酒腌渍;把菠菜洗净切成段,茎、叶分开放置。锅置火上,放油烧热,放入猪肝快炒后盛出备用,再把油加热后加盐,先炒菜茎,翻炒片刻后加入菜叶,炒至半熟,放入猪肝,并倒入余下的酱油、料酒,仍用旺火快炒几下即成。功能滋阴润燥。

3)蜜蒸百合:百合 200 g,蜂蜜适量。用新百合加蜜蒸软,时时含一片吞津。功能滋阴润燥。

4)甲鱼炖山药:将甲鱼去头尾、爪、内脏,洗净,用开水烫 2～3 分钟,去背部和裙边黑衣,与山药(30 g)、龙眼肉(20 g)共入锅中,加水炖熟调味即可。功能滋阴养血。

4. 阳虚状态的调整

【临床表现】 畏寒、肢冷,口淡不渴,或喜热饮,或自汗,小便清长或尿少浮肿,大便稀薄,面色㿠白,舌淡胖嫩,苔白滑,脉沉迟无力,可兼有神疲、乏力、气短等气虚表现。

【治疗及调理】 以温阳为主。

(1)药物调理

1)理中丸:本方能温中祛寒,补气健脾。人参 9 g,干姜 9 g,炙甘草 9 g,白术 9 g,水煎,取汁 200～300 mL,每日 1 剂,每日 2～3 次。适用于脾胃虚寒证,症见脘腹疼痛,喜温喜按,呕吐便溏,脘痞食少,畏寒肢冷,口淡不渴,舌质淡,苔白滑,脉沉细或沉迟无力者。

2)肾气丸:本方能补肾助阳,主要用于肾之阳气不足证。干地黄 240 g、山药 120 g、山茱萸 120 g、茯苓 90 g、泽泻 90 g、牡丹皮 90 g、桂枝 30 g、附子(炮)30 g,上为细末,炼蜜为丸,如梧桐子大,酒下 15 丸,日再服。或口服中成药,大蜜丸每次 1 丸,每日 2 次。适用于肾阳气不足证,症见腰痛脚软,身半以下常有冷感,少腹拘急,小便不利,或小便反多,入夜尤甚,阳痿早泄,舌淡而胖,脉虚弱,尺部沉细者。

3)右归丸:本方能温补肾阳、填精益髓,主治肾阳不足、命门火衰证。熟地黄 240 g、炒山药 120 g、枸杞子(微炒)120 g、鹿角胶(炒珠)120 g、制菟丝子 120 g、杜仲(姜汁炒)120 g、山茱萸(微炒)90 g、当归(便溏勿用)90 g、肉桂 60 g、制附子 60 g。适用于肾阳不足、命门火衰证,症见年老或久病气衰神疲,畏寒肢冷,腰膝软弱,阳痿遗精,或阳衰无子,或饮食减少,大便不实,小便自遗,舌淡苔白,脉沉而迟者。

4) 鹿茸补阳酒:红参 16 g,鹿茸 5 g,白酒 800 mL。将前药去杂,置蒸笼内蒸软,切成薄片或捣碎,浸于酒中,密封 12～14 天(其间每天摇动 1 次),开封后取澄清酒液饮用。温服,每日 2～3 次,每次 10～15 mL。功能补阳益气,主要适宜于老年人冬季肾阳虚弱而肢体畏冷、腰腿酸软、小便清长等。

5) 杜仲猪肾酒:杜仲 30 g,猪肾 1 具,肉桂 10 g,白酒 1000 mL。将猪肾洗净,用花椒盐水除去腥味,切小块,其余两药制为粗末,同入纱布袋,扎紧口,浸于酒中,密封 12～14 天(其间每天摇晃 1 次),开封后取出药袋,澄清即可。温服,每日 2～3 次,每次 15 mL。功能壮阳补肾。凡肾阳虚弱而身体易倦无力、神情低落、腰腿酸软泛痛、下肢行走不利、遗精、耳鸣等均适宜。

6) 淫羊熟地黄温阳酒:淫羊藿 170 g,熟地黄 100 g,白酒 1000 mL。将上药去杂,制为末,入纱布袋中,扎紧口,浸于酒中,密封 8～10 天(其间每天摇动 1～2 次),开封后取出药袋,澄清后饮用。温服,每日 2～3 次,每次 15～30 mL。功能温肾阳,滋肾阴,强筋骨。凡风湿腰酸、腿软无力、关节筋骨痹痛、活动不利、精冷、精少、阳痿、宫寒不孕、无月经等属阴阳两虚者均适宜。

(2) 经络调理

1) 针灸调理:针用补法,取足三里、肾俞、命门、腰阳关、关元等穴,宜深刺久留针,并用艾条或隔姜灸,主灸关元、神阙。

2) 推拿调理:按揉肾俞、命门、气海、关元、足三里等穴,每穴约 2 分钟;直擦背部督脉,横擦左侧背部(第 7～12 胸椎)及腰部肾俞、命门、八髎穴,以透热为度。

3) 拍打脊椎:坐位,先用双手背自上而下沿脊椎两侧按擦 20 次,双手握空拳,沿脊柱中线自下胸段逐渐向尾骶部方向拍打,最后在尾部用较大力拍打 3 下,左右手各做 10 次,拍打力度因人而异。脊柱正中为督脉循行之处,督脉为诸阳之海,既可统全身阳气,又可络全身阴气。

4) 拔罐调理:沿背部督脉、膀胱经走罐。

5) 刮痧调理:用直线刮法刮拭颈部督脉大椎穴,也可点压刮拭 10～20 次;或用轻刮、慢刮法刮拭腰背部足太阳膀胱经循行区域,重点刮拭肾俞、命门、腰阳关等穴位,也可点压按揉,每侧刮拭 20～30 次;或用直线、角刮法刮拭腹部任脉循行区域,重点刮拭关元、中极等穴,也可点压按揉,刮拭 10～20 次;或用直线刮法刮拭小腿足阳明胃经循行区域,重点刮拭足三里穴区,也可点压按揉,每侧刮拭 20～30 次。

(3) 食疗方案

1) 蒸虫草老鸭:取冬虫夏草 15 g,核桃 30 g,栗子 60 g,老雄鸭 1 只,黄酒、生姜、葱白、食盐等调料适量。将老雄鸭加工冲洗干净,放入沸水锅中略烫后捞出控干水。将冬虫夏草、核桃、栗子洗净后放入鸭内腔,放入大盘中,再加入黄酒、生姜、葱白、食盐等调料,上蒸笼隔水蒸约 2 小时即可。功能:补肾益精,滋阴壮阳。

2) 当归生姜羊肉汤:取当归 20 g,生姜 30 g,羊肉 500 g。把当归冲洗干净,生姜冲洗后切片。把羊肉放入开水锅中略烫,除去血水后捞出,切成肉片。把羊肉放入砂锅中,放入当归、生姜,加清水、料酒、食盐,旺火烧沸改用小火炖至羊肉熟烂即成。功能:温中补血,祛寒止痛。适用于阳虚身寒体痛等症。

3）韭菜炒胡桃仁：胡桃仁 50 g 开水浸泡去皮,沥干备用;韭菜 200 g 择洗干净,切成寸段备用;麻油倒入炒锅,烧至七成热时,加入胡桃仁,炸至焦黄,再加入韭菜、食盐,翻炒至熟。功能:补肾助阳,温暖腰膝。适用于肾阳不足,腰膝冷痛。

4）苁蓉羊肉粥：取肉苁蓉 15 g,精羊肉 100 g,粳米 100 g,精盐少许,葱白 2 根,生姜 3 片。将肉苁蓉洗净后,煎煮 2 遍取汁,药液混合在一起;将精羊肉洗净细切后入药汁中,加水煮烂;粳米加水,如常法煮粥,待半熟时加入羊肉及药汁,煮至米开汤稠时加入葱、姜,熟后温热服食。功能:补肾助阳,健脾养胃。适用于肾阳虚衰所致的腰膝冷痛等症。

(二) 气血津液异常状态的调整

1. 气虚状态的调整

【临床表现】　神疲乏力,少气懒言,气短,头晕目眩,自汗,动则诸症加剧,舌质淡嫩,脉虚。

【治疗及调理】　以补气为主。

（1）药物调理

1）四君子汤：本方能补气健脾。人参 9～15 g、白术 9～15 g、茯苓 9～15 g、炙甘草 9～15 g,水煎,取汁 200～300 mL,每日 1 剂,温服,每日 2～3 次。适用于脾胃气虚证,症见面色萎白,语声低微,气短乏力,食少便溏,舌淡苔白,脉虚缓者。

2）参苓白术散：本方能益气健脾,渗湿止泻。莲子肉 9～15 g、薏苡仁 9～15 g、缩砂仁 6～10 g、桔梗 6～10 g、白扁豆 12～18 g、白茯苓 15～20 g、人参 10～15 g、甘草 10～15 g、白术 15～20 g、山药 15～20 g、大枣 3 枚,水煎,取汁 200～300 mL,每日 1 剂,温服,每日 2～3 次。适用于脾虚湿盛证,症见饮食不化,胸脘痞闷,肠鸣泄泻,四肢乏力,形体消瘦,面色萎黄,舌淡苔白腻,脉虚缓者。

3）补中益气汤：本方能补中益气,升阳举陷。黄芪 18～30 g、炙甘草 9～15 g、人参 9～15 g、当归身 3～6 g、陈皮 6～9 g、升麻 6～9 g、柴胡 6～9 g、白术 9～15 g,水煎,取汁 200～300 mL,每日 1 剂,温服,每日 2～3 次。适用于脾胃气虚证,症见饮食减少,体倦肢软,少气懒言,面色萎黄,大便稀薄,脉虚软者。

4）玉屏风散：本方能益气固表止汗。防风 10～15 g、黄芪 20～30 g、白术 15～20 g,水煎,取汁 200～300 mL,每日 1 剂,温服,每日 2～3 次。适用于表虚自汗,汗出恶风,面色㿠白,舌淡苔薄白,脉浮虚者。

5）生脉散：本方能益气、养阴,敛汗、生脉。人参 9～15 g、麦冬 9～15 g、五味子 6～10 g,水煎,取汁 200～300 mL,每日 1 剂,温服,每日 2～3 次。适用于久咳伤肺,气阴两虚证,症见干咳少痰,短气自汗,口干舌燥,脉虚细者。

6）人参酒：人参 30 g,白酒 500 mL,将人参入白酒内,加盖密封,置阴凉处,浸泡 7 日即可。每次服 20 mL,早、晚各 1 次,能补中益气,通治诸虚。

7）三圣酒：人参、山药、白术各 20 g,白酒 500 mL。将前三味捣碎,入布袋,置砂锅内,加入白酒,文火煮沸,待冷,加盖密封,置阴凉处 3 日,以纱布过滤,备用,每次温服 10～20 mL,早中晚各 1 次,有大补元气、生津止渴、健脾和胃之效。

8）黄芪药酒：黄芪 45 g,黄酒 750 mL。黄芪去杂,切薄皮,浸于酒中,密封 8～10 天,开封后取澄清酒液饮服用。温服，每日2~3次，每次15~20 mL，能补气、固表、收汗。

（2）经络调理

1）针灸调理：取关元、气海、肾俞等穴，针刺补法，进针得气后，留针15~20分钟，留针期间可间断捻转提插加强针感。当气虚出现陷下证候时，应用温灸方法可较好地起到温补阳气、升提举陷的目的，如灸百会、气海、关元等。

2）推拿调理：按揉、弹拨膻中、气海、关元、足三里等穴，每穴约1分钟，也可以掌振法施术于腹部5分钟。

3）刮痧调理：用直线刮法轻刮、慢刮背部足太阳膀胱经循行区域，重点刮拭肺俞、脾俞、胃俞等穴位，也可点压按揉，每侧刮拭20~30次；用刮痧板的平面顺时针摩擦肚脐5~10圈，然后以肚脐为分界点，分为上下两段用直线刮法刮拭腹部任脉循行部位，重点刮拭中脘、气海、关元等穴位，也可点压按揉，每侧刮拭20~30次；或用直线刮法刮拭小腿足阳明胃经循行区域，重点刮拭足三里穴区，也可点压按揉，每侧刮拭20~30次。

（3）食疗方案

1）黄芪童子鸡：童子鸡1只，生黄芪9 g。把童子鸡洗净，用热水烫一遍，加入盐、味精、黄酒略腌制入味。把生黄芪清洗后用纱布包好，扎紧纱布袋口，置于童子鸡体内，同时把姜、葱也放在童子鸡体内。把经过处理的童子鸡放在蒸锅内蒸熟，待童子鸡熟后，拿出黄芪包、姜、葱，即可食用。功能益气补虚，适用于脾胃虚弱者。

2）人参大枣粥：人参3 g，大枣5枚，大米60 g。将人参、大枣洗净，大枣去核，大米淘净，加水同煮为粥，即可食用。功能补中益气，适用于脾胃虚弱者。

3）山药粥：山药30 g，粳米180 g。将山药、粳米清洗干净，一起下锅，加水适量煮粥，煮熟即成。功能补中益气、益肺固精，适用于脾胃虚弱者。

4）参枣米饭：太子参15 g，陈皮6 g，白术10 g，茯苓15 g，猪苓10 g，大枣20 g，粳米250 g。将党参、陈皮、白术、茯苓、猪苓、大枣放在锅内，加适量水泡30分钟后煎煮2次，并将2次的药汁混合在一起备用。将粳米淘洗干净，放入锅中，加入药汁及适量清水，煮成米饭即成。功能补气养脾和胃，适用于脾胃虚弱者。

5）人参莲肉汤：人参10 g，莲子15粒，冰糖适量。将莲子洗净，去心，与人参、冰糖一齐放入炖盅内，加开水适量，炖盅加盖，置锅内用文火隔水炖至莲肉熟烂，即可食用。功能补气安神，适用于心气不足之心悸。

2. 血虚状态的调整

【临床表现】　面色淡白或萎黄，眼睑、口唇、爪甲色淡，头晕眼花，心悸，失眠多梦，健忘，肢体麻木，妇女经血量少色淡、愆期甚或闭经，舌淡苔白，脉细无力。

【治疗及调理】　以补血为主。

（1）药物调理

1）四物汤：本方功能补血和血。当归9 g、川芎6 g、白芍9 g、熟地黄15~30 g，水煎，取汁200~300 mL，每日1剂，温服，每日2~3次。适用于营血虚滞证，症见头晕目眩，心悸失眠，面色无华，或妇人月经不调，量少或经闭不行，脐腹作痛，舌淡，脉细弦或细涩者。

2）当归补血汤：本方功能补气生血。黄芪30~50 g，当归6~10 g，水煎，取汁20~300 mL，每日1剂，温服，每日2~3次。适用于血虚发热证，症见肌热面赤，烦渴欲饮，脉洪大而虚,重按无力者。

3）归脾汤:本方功能益气补血、健脾养心。白术、茯神、黄芪、龙眼肉、酸枣仁各 9～15 g,人参、木香、炙甘草、当归、远志各 5～10 g,生姜 3 片,大枣 3 枚,水煎,取汁 200～300 mL,每日 1 剂,温服,每日 2～3 次。适用于心脾气血两虚证,症见心悸怔忡,健忘失眠,盗汗虚热,食少体倦,面色萎黄,舌淡苔薄白,脉细弱。

4）补血药酒:当归 135 g,枸杞子 115 g,何首乌 75 g,大枣 75 颗,白酒 750 mL。将大枣洗净,去核;其他三药制为粗末,浸于酒中,密封 7～10 天,开封后取澄清酒液饮用。每日温服 1～2 次,每次 20～30 mL。功能补血养血。凡身体消瘦羸弱、面色苍白、肢体易倦无力等血气不足或虚损之证均适宜。

5）补血益气酒:熟地黄 50 g,当归 30 g,黄芪 50 g,川芎 25 g,白芍 30 g,白酒 2000 mL。将各药切成薄片浸泡于白酒之中,瓶贮密封,置暗处,30 日后启封过滤,瓶贮备用。每日 2 次,每次 20 mL,能补血益气。

（2）经络调理

1）针灸调理:取足三里、血海、膈俞、脾俞,补法行针,得气后留针 15 分钟。主灸足三里、血海,配合脾俞、三阴交,每次 10 分钟。

2）推拿调理:按揉足三里、三阴交、血俞、膈俞、脾俞、胃俞等穴,每穴约 1 分钟,以酸胀为度;或直擦背部督脉,以透热为度;或掌按中脘、气海穴区,每穴持续约 1 分钟,连续操作 3～5 次,使腹部出现热感。

（3）食疗方案

1）当归生姜羊肉汤:当归 20 g,生姜 20 g,羊肉 500 g,植物油、精盐、黄酒、橘皮各适量。先将羊肉洗净切成块,然后把准备好的羊肉放入油锅里翻炒,加黄酒、生姜焖烧 5 分钟后,加水,加入当归和橘皮,武火煮开,文火慢炖,直至羊肉酥烂。功能温中补血、调经止痛,对于血虚身寒、腹痛连胁、月经后期有较好的食疗作用。

2）红颜菜汤:大白菜心 2 个（约半斤）,红枣 8 个,牛奶半杯,鸡蛋 1 个。将白菜心洗净切成约 5 cm 的长段,用开水焯过捞出沥干水分备用。将红枣去核放入锅中,放入两碗清水熬半小时,放进白菜心,滚沸时打入鸡蛋,用筷子迅速将蛋搅散成蛋花,再倒入牛奶即成。功能补血养颜。

3）红枣桂圆茶:红枣 5 颗,桂圆 5 颗,砂糖 1 包。将红枣、桂圆洗净剥开去核,放入茶杯中,倒满开水泡 10 分钟,最后加上砂糖搅拌调匀即可。功能补血养颜。

4）红枣花生汤:红枣 50 g,花生 80 g,冰糖 50 g。先将花生提前用水泡 6～8 小时,将洗净去核的红枣和泡好的花生放在砂煲内,加清水适量,武火煮沸后,改用文火煲至花生熟烂,加入冰糖溶化,即可食用。功能补脾和胃,养血止血。

5）当归蒸鸡:当归 25 克,鸡 1 只,冰糖、黄酒、盐、味精各适量。将鸡洗净,放入盆中,鸡内膛放上当归、冰糖、黄酒、盐、味精,加上清水 500 mL,盖上盖,放入蒸笼蒸熟即可食用。功能补血和血。

3. 气滞状态的调整

【临床表现】　胸胁脘腹等处胀闷疼痛,症状时轻时重,部位不固定,胀痛常随情绪变化而增减,或随嗳气、矢气、太息等减轻,脉象多弦,舌象无明显变化。

【治疗及调理】　以行气为主。

（1）中药调理

1）柴胡疏肝散：本方能疏肝解郁，行气止痛。柴胡 6 g、陈皮 6 g、川芎 4.5 g、枳壳 4.5 g、芍药 4.5 g、香附 4.5 g、甘草 1.5 g，水煎，取汁 200～300 mL，每日 1 剂，温服，每日 2～3 次。适用于肝气郁滞证，症见胁肋疼痛，胸闷喜太息，情绪抑郁或易怒，或嗳气，脘腹胀满，脉弦者。

2）越鞠丸：本方能行气解郁。香附 6 g、川芎 6 g、栀子 6 g、苍术 6 g、神曲 6 g，水煎，取汁 200～300 mL，每日 1 剂，温服，每日 2～3 次。适用于六郁证，症见胸膈痞闷，脘腹胀痛，嗳腐吞酸，恶心呕吐，饮食不消。

3）枳实消痞丸：本方能行气消痞，健脾和胃。干姜 6 g、炙甘草 6 g、麦芽曲 6 g、白茯苓 6 g、白术 6 g、半夏曲 9 g、人参 9 g、厚朴 12 g、枳实 15 g、黄连 15 g，水煎，取汁 200～300 mL，每日 1 剂，温服，每日 2～3 次。适用于脾虚气滞，寒热互结，心下痞满，不欲饮食，倦怠乏力，舌苔腻而黄，脉弦者。

4）天台乌药散：本方能行气疏肝，散寒止痛。天台乌药 9 g、木香 9 g、小茴香 9 g、高良姜 9 g、槟榔 9 g、川楝子 15 g、巴豆 10 g，水煎，取汁 200～300 mL，每日 1 剂，温服，每日 2～3 次。适用于寒凝气滞证，症见小肠疝气，少腹痛引睾丸，舌淡，苔白，脉沉弦者。

5）佛手露酒：佛手 60 g，五加皮 15 g，木瓜 6 g，山栀子 8 g，高良姜 5 g，砂仁 5 g，木香 3 g，当归 9 g，青皮 6 g，公丁香 3 g，陈皮 8 g，肉桂 5 g。将上述药物浸在白酒 5000 mL 内，3 日后用文火加热 30 分钟，过滤加冰糖 500 g 候溶，瓶贮备用。每日早晨、中午各温服 10～20 mL。功能解郁开胃，疏肝理气。

（2）经络调理

1）针灸调理：毫针泻法，取膻中、肝俞、太冲、期门等穴，得气后留针 15 分钟。

2）推拿调理：俯卧位，用擦法在腰背部脊柱两侧膀胱经施术，时间约 5 分钟；一指禅推或以指按揉肝俞、脾俞、胃俞，以局部酸胀感为宜，每穴约 2 分钟。或仰卧位，以指按揉章门、期门、气海等穴，每穴 1 分钟；指摩胸胁、掌摩腹部，时间各约 3 分钟；或点按太冲、行间，每穴 1 分钟；或按弦走搓摩法施术于胁肋部，5～10 次，以透热为度。

3）刮痧调理：用直线刮法刮拭腹部任脉循行区域，以肚脐为界，分上下两段刮拭，重点刮拭膻中、气海穴，也可点压按揉，刮拭 20～30 次为宜，然后用刮痧板的薄面边缘采用轻刮、角刮法从胸部正中由内向外刮拭，每一肋间隙刮拭 10～20 次，从上向下依次刮至乳根（跳过乳头），点压按揉期门、章门等穴；或用直线刮法刮拭下肢足厥阴肝经循行区域，从曲泉至三阴交，每部位刮拭 20～30 次，用刮痧板的角刮拭太冲穴或点压按揉。

（3）食疗方案

1）橘皮粥：橘皮 50 g，粳米 100 g。橘皮洗净掰成小块备用；将粳米淘洗干净，放入锅内，加适量水，煮成粥，加入橘皮，焖 1 分钟即可。功能理气运脾，适用于肝气郁结所致的脘腹胀满、不思饮食等症。

2）菊花鸡肝汤：银耳 15 g，菊花 10 g，茉莉花 24 朵，鸡肝 100 g。将银耳水发洗净撕成小片备用；菊花、茉莉花清水洗净；鸡肝 100 g 洗净切薄片备用；将水烧沸，加入料酒、姜汁、食盐，然后放入银耳及鸡肝，烧沸，再加入菊花、茉莉花稍沸即可。功能疏肝清热、健脾宁心，适用于肝气郁结所致的急躁易怒等症。

3）郁金佛手蜂蜜饮：郁金 15 g，佛手 12 g，蜂蜜 30 g。将郁金、佛手用清水浸泡 20 分钟后，入锅，加适量水，煎煮 2 遍，倒出药汁，将 2 次药汁混合在一起，待药汁转温后把蜂蜜倒入调匀即成。功能疏肝理气、清热解郁，适用于肝气郁结所致的胸闷不舒、急躁易怒等症。

4）玫瑰花茶：玫瑰花 10 朵，冰糖适量。玫瑰花清水洗净，放入杯中冲入少量开水，倒掉，再加满杯开水冲泡，加冰糖搅拌饮用。功能疏肝解郁、理气活血，适用于肝气郁结所致的情绪抑郁等症。

4. 血瘀状态的调整

【临床表现】　有疼痛、肿块、出血、瘀血色脉征等表现。其疼痛特点为痛如针刺，痛处拒按，固定不移，常在夜间痛甚。肿块在体表者，色呈青紫，在腹内者触之坚硬，推之不移。出血特点是反复不止，色紫暗或夹有血块。瘀血色脉征主要有面色黧黑，或唇甲青紫，或肌肤甲错，或皮肤出现丝状红缕，或皮下紫斑，或腹露青筋，舌质紫暗、紫斑、紫点，或舌下经脉曲张，脉涩或结、代。

【治疗及调理】　以活血为主。

（1）药方调理

1）桃核承气汤：本方功能破瘀泻热。桃仁 12 g、大黄 12 g、桂枝 6 g、甘草 6 g、芒硝 6 g（冲服），水煎，取汁 200～300 mL，每日 1 剂，温服，每日 2～3 次。适用于下焦蓄血证，症见少腹急结，小便自利，至夜发热，其人如狂，甚则谵语狂躁，以及血瘀经闭，痛经，脉沉实而涩者。

2）血府逐瘀汤：本方功能活血祛瘀，行气止痛。桃仁 12 g、红花 9 g、当归 9 g、生地黄 9 g、当归 9 g、生地黄 9 g、川芎 5 g、赤芍 6 g、牛膝 9 g、桔梗 5 g、柴胡 3 g、枳壳 6 g、甘草 6 g，水煎，取汁 200～300 mL，每日 1 剂，温服，每日 2～3 次。适用于胸中血瘀证，症见胸痛头痛，日久不愈，痛如针刺而有定处，或呃逆日久不止，或饮水即呛，干呕，或心悸怔忡，失眠多梦，急躁易怒，入暮潮热，唇暗或两目暗黑，舌质暗红或有瘀斑，脉涩或弦紧者。

3）补阳还五汤：本方功能补气活血通络。黄芪 30～120 g、当归尾 6 g、赤芍 4.5 g、地龙 3 g、川芎 3 g、红花 3 g、桃仁 3 g，水煎，取汁 200～300 mL，每日 1 剂，温服，每日 2～3 次。适用于气虚血瘀之中风，半身不遂，语言謇涩，口角流涎，小便频数或遗尿不禁，舌暗淡，苔白，脉缓无力者。

4）温经汤：本方功能温经散寒，祛瘀养血。吴茱萸 9 g、当归 6 g、芍药 6 g、川芎 6 g、人参 6 g、桂枝 6 g、阿胶 6 g、牡丹皮 6 g、生姜 6 g、甘草 6 g、半夏 5 g、麦冬 9 g，水煎，取汁 200～300 mL，每日 1 剂，温服，每日 2～3 次。适用于冲任虚寒，瘀血阻滞证，症见漏下不止，经血淋漓不畅，血色暗而有块，月经超前或延后，或逾期不止，或一月再行，或经停不至，而见少腹里急，腹满，傍晚发热，手心烦热，舌质暗红，脉细而涩者。

5）失笑散：本方功能活血祛瘀，通络止痛。当归 15 g、丹参 15 g、生明乳香 15 g、生明没药 15 g，水煎，取汁 200～300 mL，每日 1 剂，温服，每日 2～3 次。适用于瘀血疼痛证，症见心胸刺痛，脘腹疼痛，或产后恶露不绝，或月经不调，少腹急痛者。

6）红花酒：红花、川牛膝、川芎各 10 g，白酒 500 mL。牛膝、川芎二味切片，与红花、白酒同装入瓶中，密封浸泡 7 日，每日振摇数次，1 个月后即可取饮。每日早、晚空腹饮用，每次不得超过 15 mL,可有活血化瘀、通经止痛之功。

7) 红花山楂酒:红花 15 g,山楂 30 g,白酒 500 mL。红花、山楂入酒浸泡 1 周后即可取饮。每日 2 次,每次 15～30 mL,或视酒量大小,以不醉为度,可活血化瘀。

8) 苏木行瘀酒:苏木 70 g,白酒 1000 mL。将苏木捣碎成粉,酒浸密封,15 日即成。每日早、中、晚空心各服 1 次,每次 10～30 mL,功能活血通络、逐瘀止痛。

(2) 经络调理

1) 针灸调理:三棱针放血,取委中、昆仑等穴,或在局部脉络或瘀血部位施行三棱针点刺出血,以活血化瘀、消肿止痛;若病情较重,可点刺出血后加拔火罐,以排出更多的恶血。

2) 刮痧调理:用直线刮法刮拭背部足太阳膀胱经循行区域,重点刮拭膈俞穴,也可点压按揉,每侧刮拭 20～30 次;用直线刮法刮拭上肢手太阴肺经循行区域,从尺泽刮至太渊,重点刮拭孔最、太渊等穴位,也可点压按揉,每侧刮拭 10～20 次;或用直线刮法刮拭小腿足阳明胃经循行区域,从足三里经丰隆到解溪穴,重点刮拭足三里穴,然后刮拭足太阴脾经循行区域,从血海至三阴交,重点刮拭血海穴,也可点压按揉,之后刮拭肝经循行区域,从曲泉至三阴交,每部位刮拭 20～30 次。

(3) 食疗方案

1) 山楂红糖汤:山楂 10 枚,红糖适量。将山楂冲洗干净,掰开去核,放入锅中,加清水煮约 20 分钟,加入红糖搅拌即可。功能活血散瘀,适用于血液运行不畅所致的颜面色斑、经行腹痛等症。

2) 黑豆川芎粥:川芎 10 g,黑豆 25 g,粳米 50 g,红糖适量。将川芎洗净后,装入纱布袋,和洗净的黑豆、粳米一起放到锅中,加适量水,煮熟,加适量红糖调味。功能活血祛瘀、行气止痛,适用于血液运行不畅所致的肌肤粗糙、经行腹痛等症。

5. 痰阻状态的调整

【临床表现】 咳嗽痰多,痰质黏稠,胸脘痞闷,恶心纳呆,呕吐痰涎,头晕目眩,形体肥胖,或神昏而喉间痰鸣,或神志错乱而为癫、狂、痴、痫,或肢体麻木、半身不遂,或某些部位出现圆滑柔韧的包块等,舌苔腻,脉滑。

【治疗及调理】 以化痰为主。

(1) 药方调理

1) 二陈汤:本方能燥湿化痰,理气和中。半夏 15 g、橘红 15 g、白茯苓 9 g、甘草 4.5 g、生姜 7 片、乌梅 1 个,水煎,取汁 200～300 mL,每日 1 剂,温服,每日 2～3 次。适用于痰湿证,症见咳嗽痰多,色白易咳,恶心呕吐,胸膈痞闷,肢体困重,或头眩心悸,舌苔白滑或腻,脉滑者。

2) 温胆汤:本方能理气化痰,清胆和胃。半夏 6 g、竹茹 6 g、枳实 6 g、陈皮 9 g、甘草 3 g、茯苓 4.5 g、生姜 5 片、大枣 1 枚,水煎,取汁 200～300 mL,每日 1 剂,温服,每日 2～3 次。适用于胆胃不和,痰热内扰证,症见胆怯易惊,虚烦不宁,失眠多梦,或呕恶呃逆,或眩晕,苔腻微黄,脉弦滑者。

3) 清气化痰丸:本方能清热化痰,理气止咳。陈皮 9 g、杏仁 9 g、枳实 9 g、黄芩 9 g、瓜蒌子 9 g、茯苓 9 g、胆南星 12 g、制半夏 12 g,生姜水煎,取汁 200～300 mL,每日 1 剂,温服,每日 2～3 次。适用于热痰咳嗽,痰黄稠,胸膈痞闷,甚则气急呕恶,舌质红,苔黄腻,脉滑数者。

4）贝母瓜蒌散：本方能温肺清热，理气化痰。贝母 4.5 g、瓜蒌 3 g、天花粉 2.5 g、茯苓 2.5 g、橘红 2.5 g、桔梗 2.5 g，水煎，取汁 200～300 mL，每日 1 剂，温服，每日 2～3 次。适用于燥痰咳嗽，咳嗽痰少，咳痰不爽，涩而难出，咽喉干燥，苔白而干者。

5）三子养亲汤：本方能温肺化痰，降气消食。紫苏子 3 g、白芥子 3 g、莱菔子 3 g，三药微炒，捣碎，布包微煮，频服。适用于痰壅气逆食滞证，症见痰多胸痞，食少难消，舌苔白腻，脉滑者。

6）半夏白术天麻汤：本方能化痰息风，健脾祛湿。半夏 4.5 g、天麻 3 g、茯苓 3 g、陈皮 3 g、白术 9 g、甘草 1.5 g、生姜 1 片、大枣 2 枚，水煎，取汁 200～300 mL，每日 1 剂，温服，每日 2～3 次。适用于风痰上扰证，症见眩晕，头痛，胸膈痞闷，恶心呕吐，舌苔白腻，脉弦滑者。

（2）经络调理

1）针灸调理：毫针平补平泻，取丰隆、肺俞、脾俞、足三里等穴，得气后留针 15 分钟。

2）推拿调理：点按或按揉脾俞、胃俞、大肠俞、肺俞、足三里、丰隆等穴，每穴约 1 分钟，以酸胀感为度；或掌揉中脘 2 分钟左右，以透热为度。

6. 湿盛状态的调整

【临床表现】　头面、肢体甚或全身浮肿，按之凹陷不起，或为腹水而见腹部膨隆，叩之音浊，小便短少不利，周身困重，舌淡胖，苔白滑，脉濡或缓。

【治疗及调理】　以祛湿为主。

（1）药方调理

1）平胃散：本方能燥湿运脾，行气和胃。苍术 12 g、厚朴 9 g、陈橘皮 6 g、甘草 3 g，水煎，取汁 200～300 mL，每日 1 剂，温服，每日 2～3 次。适用于湿滞脾胃证，症见脘腹胀满，不思饮食，口淡无味，恶心呕吐，嗳气吞酸，肢体沉重，常多自利，舌苔白腻而厚，脉缓者。

2）茵陈蒿汤：本方能清热利湿退黄。茵陈 18 g、栀子 12 g、大黄 6 g，水煎，取汁 200～300 mL，每日 1 剂，温服，每日 2～3 次。适用于黄疸阳黄，症见一身面目剧黄，颜色鲜明，发热，无汗或但头汗出，口渴欲饮，恶心呕吐，腹微满，小便短赤，大便不爽或秘结，舌红苔黄腻，脉沉数或滑数有力者。

3）五苓散：本方能利水渗湿，温阳化气。猪苓 9 g、泽泻 15 g、白术 9 g、茯苓 9 g、桂枝 6 g，水煎，取汁 200～300 mL，每日 1 剂，温服，取微汗。适用于蓄水证，症见小便不利，头痛微热，烦渴欲饮，甚则水入即吐，舌苔白，脉浮者。

4）苓桂术甘汤：本方能温阳化饮，健脾利水。茯苓 12 g、桂枝 9 g、白术 6 g、甘草 6 g，水煎，取汁 200～300 mL，每日 1 剂，温服，每日 2～3 次。适用于中阳不足之痰饮，症见胸胁胀满，目眩心悸，或短气而咳，舌苔白滑，脉弦滑或沉紧者。

5）萆薢分清饮：本方能温肾利湿，分清化浊。益智仁 9 g、川萆薢 9 g、石菖蒲 9 g、乌药 9 g，水煎，加入食盐少许，取汁 200～300 mL，每日 1 剂，温服，每日 2～3 次。适用于下焦虚寒之膏淋、白浊，症见小便频数，浑浊不清，白浊米泔，凝如膏糊，舌淡苔白，脉沉者。

6）羌活胜湿汤：本方能祛风渗湿止痛。羌活 6 g、独活 6 g、藁本 3 g、防风 3 g、甘草 3 g、蔓荆子 2 g、川芎 2.5 g，水煎，取汁 200～300 mL，每日 1 剂，温服，每日 2～3 次。适用于风湿犯表之痹病，症见肩背痛不可回顾，头痛身重，或腰脊疼痛，难以转侧，苔白脉浮者。

（2）经络调理

1）针灸调理：取阴陵泉、三阴交、三焦俞、水道、水分等穴，平补平泻，留针 15 分钟，每日 1 次。

2）推拿调理：点按三阴交、阴陵泉、足三里、脾俞等穴，以酸胀感为度。

3）刮痧调理：用直线刮法刮拭背部足太阳膀胱经循行区域，重点刮拭肺俞、脾俞、肾俞、膏肓等穴区，也可点压按揉，每侧刮拭 20～30 次；或用直线重刮法刮拭上肢手太阳小肠经循行区域，从小海刮至阳谷，重点刮拭支正穴，也可点压按揉，每侧刮拭 10～20 次，然后刮拭手太阴肺经列缺、太渊穴区，每侧刮拭 10～20 次；或用直线刮法刮拭下肢足阳明胃经循行区域，从足三里经丰隆到解溪穴，重点刮拭丰隆穴，然后刮拭足太阴脾经循行区域，从阴陵泉至三阴交，重点刮拭阴陵泉穴，也可点压按揉，每部位刮拭 20～30 次。

（3）食疗方案

1）泥鳅炖豆腐：泥鳅 500 g，豆腐 250 g，食盐适量。将泥鳅去腮及内脏洗净备用；豆腐切成小块。油放入锅中烧热，加入清水，把泥鳅放入煮至半熟，再加入豆腐块，炖至熟烂，加食盐调味即成。功能清利湿热，适用于痰湿体质之身体沉重、口中黏腻、口气重之人。

2）山药冬瓜汤：鲜山药 50 g，冬瓜 150 g。将冬瓜洗净去皮切块，山药去皮洗净切段，山药、冬瓜同放入锅中慢火煲 30 分钟，加入食盐调味即可饮用。功能健脾益气、清利湿热，适用于痰湿体质之疲乏、食欲不振、腹胀、腹泻等症。

3）赤豆鲤鱼汤：鲤鱼 1 尾，赤小豆 50 g，陈皮 10 g，草果 6 g。将鲤鱼去鳞、鳃及内脏，清洗干净，将赤小豆、陈皮、草果过水洗净后放入鱼腹，置于盆中，加适量料酒、生姜、葱段、胡椒，食盐少许，腌制 130 分钟后，上蒸笼蒸熟即可。功能健脾除湿化痰，适用于痰湿体质之疲乏、食欲不振、腹胀腹泻、胸闷等症。

4）扁豆苡仁粥：扁豆 20 g，薏苡仁 30 g，猪瘦肉 200 g，粳米 200 g。将猪瘦肉洗净切肉粒；扁豆、薏苡仁洗净；把猪肉粒、扁豆、薏苡仁与淘洗干净的粳米一同放入砂锅，加适量清水，大火煮沸，小火熬煮成粥，调入食盐即成。功能清热祛湿、健脾益气，适用于痰湿体质之食欲不振、腹胀腹泻等症。

7. 津亏状态的调整

【临床表现】　口、鼻、唇、舌、咽喉、皮肤干燥，或皮肤枯瘪而缺乏弹性，眼球深陷，口渴欲饮，小便短少而黄，大便干结难解，舌红少津，脉细数无力。

【治疗及调理】　以滋阴生津为主。

（1）药方调理

1）麦门冬汤：本方可清养肺胃。麦冬 42 g、半夏 6 g、人参 9 g、甘草 6 g、粳米 6 g、大枣 4 枚，水煎，取汁 200～300 mL，每日 1 剂，温服，每日 2～3 次。适用于虚热肺痿，咳唾涎沫，短气喘促，咽干口燥，舌红少苔，脉虚数者。

2）增液承气汤：本方能滋阴增液，泻热通便。玄参 30 g、麦冬 24 g、细生地黄 24 g、大黄 9 g、芒硝 4.5 g，水煎，取汁 200～300 mL，芒硝冲服。适用于阳明温病，津亏肠燥便秘证，症见大便秘结，口渴，舌干红，脉细数或脉沉而无力者。

3）西洋参酒：西洋参 30 g，天冬 100 g，生地黄 100 g，米酒 1500 mL。将西洋参、天冬、生地黄切碎，浸于米酒中，加盖密封，放置 30 天即成，每日 1～2 次，每次 15～20 mL。功能滋阴降火,生津润燥。

（2）经络调理

针灸调理:针刺复溜、脾俞、胃俞、足三里、三阴交等穴,留针 15～20 分钟,平补平泻。

（3）食疗方案

1）桑椹五味子茶:桑椹 50 g,蜂蜜 50 g,五味子 10 g。将桑椹、五味子洗净,放入砂锅内,加清水 2 小碗,武火煮沸后,文火煮至 1 小碗,离火,降温至 30～40℃后,去药渣,用两层纱布过滤后,加入蜂蜜调匀即可,随量饮用。功能生津敛汗,润肠通便。

2）荷叶木香粥:木香 5 g,荷叶 20 g,粳米 100 g。将木香、荷叶洗净后,切碎,放入锅中,加入清水适量,煮 20 分钟后,去渣留药汁;粳米淘洗干净备用;将木香、荷叶药液和粳米一起放入锅内,加水适量,置武火烧沸后,改文火煮 40 分钟即成。功能生津止渴,润肠通便。

（闵　莉　俞　洁　陈锦团）

参 考 文 献

［1］　吴敦序.中医基础理论[M].上海:上海科学技术出版社,1995.

［2］　李灿东.中医状态学[M].北京:中国中医药出版社,2016.

［3］　郑怀林.情志疗法[M].北京:中国中医药出版社.2002.

［4］　杨世忠.中医养生学概论[M].北京:中医古籍出版社,2009.

［5］　张印生,沈宁,王燕平.中医养生[M].北京:中国经济出版社,2010.

［6］　何赛萍.药膏名方 200 例[M].浙江:浙江科学技术出版社,2003.

［7］　健康中国名家论坛编委会.黄帝内经时令养生经[M].吉林:吉林出版集团有限责任公司,2010.

［8］　邱丕相.传统养生功法精选[M].北京:人民体育出版社,2008.

［9］　杜元灏,董勤.针灸治疗学[M].北京:人民卫生出版社,2016.

［10］　宋柏林,于天元.推拿治疗学[M].北京:人民卫生出版社,2016.

［11］　谢华,黄洁.拔罐疗法[M].北京:中国医药科技出版社,2012.

［12］　杨金生,张丽.亚健康刮痧调理[M].北京:中国中医药出版社,2011.

［13］　李灿东.中医诊断学[M].北京:中国中医药出版社,2016.

［14］　李冀.方剂学[M].北京:高等教育出版社,2009.

［15］　曾光.药酒良方精选[M].长沙:湖南科学技术出版社,2005.

［16］　何国樑.中华药酒养生大全[M].广州:广州出版社,2007.

［17］　肖延龄,马淑然.家庭食疗手册[M].北京:中央编译出版社,2012.

［18］　张明.做自己的营养医生[M].天津:天津科学技术出版社,2014.

［19］　谢文英.五谷养生治百病[M].西安:陕西科学技术出版社,2013.

［20］　彭铭泉.便秘食疗精粹[M].福州:福建科学技术出版社,2005.

第六章
中医健康管理效果评价

中医对健康状态的调整以"和"为出发点,重视整体效果,注重个体的自我生理与心理感受,修正由致病因素产生的阴阳失衡,使失衡的机体恢复到新的平衡状态。机体是否恢复平衡是中医健康管理效果好坏的评价指标。

中医健康管理效果评价是运用中医的思维和方法,通过对治疗(干预)前后状态的测量,综合判断或评估状态调整方案的实施效果。其广义上可以包括对机体产生的生物-心理-社会属性的独立或综合效应。状态调整效果评价整体、动态、个性化地反映了人体健康状态的实时变化。根据患者病情的改变情况,状态调整效果可分为痊愈、好转(稍愈)、无变化、加剧、恶化、死亡等。

第一节 中医健康管理效果评价指标

中医健康管理效果评价核心是整体健康状态的动态测量。由于影响健康因素的多样性与复杂性,需要多角度、多层次地进行健康相关方面信息的评估与分析,既需要针对单一方面因素的分析,又需要综合多方面因素进行评估。实施多维评价,主要测量中医药干预前后整体状态的变化。

由于评估分析的目的不同,需对收集的健康信息从不同角度进行筛选。健康评估针对健康风险因素,需建立用于健康风险分层警示的健康预警及指标体系;针对人体健康状况,需建立用于当前状态分析与评价的健康测评及指标体系;针对综合风险因素与当前健康状态或相应干预管理,需建立用于未来健康走向预测的健康预测及指标体系等。中医健康管理效果评价可以从五方面进行:一是健康素养评估;二是身体状态评估;三是精神状态评估;四是身体与精神的协调性评估;五是人体与环境的适应性评估。

一、健康素养评估

健康素养(Health literacy)一词于 1974 年在美国学校健康教育课程标准中首次出现,从那个时候开始,有越来越多的医学和健康教育等相关机构着手研究健康素养。他们致力于通过研究使医疗卫生服务达到最有效率地服务于目标人群,并最大限度地唤起普通民众对机体健康问题的关心和认识。1998年，WHO对健康素养的定义是：健康素养代表着认知和社会技能，这些技能决定了个体具有动机和能力去获得、理解和利用信息，并通过这些途径能够促进和维持健康。从该定义可看出，个体的健康素养决定了其在生活中获得信息的动机与能力。Nutbeam将健康素养分为三个不同的层次，分别为功能性、沟通性和批判性健康素养，并提出通过提升人们获得健康信息的能力以及个人对健康信息的综合理解能力，提高民众自我健康促进和保持健康的能力，以达到人类健康最大化。

在健康素养的不断研究过程中，其概念和内涵得到不断丰富发展，已从单一的临床视角发展到临床、公共卫生双重视角，成为一个多维度、多指标的概念，涵盖内容较为广泛。当前健康素养的评估多借助于不同维度和层次的健康素养评估量表、评估模型等健康素养评估工具或综合的健康素养评价体系。在健康管理收集其他信息过程中，有时与健康素养的内容有交叉，如生活方式与行为的信息收集。因此，在借鉴这些评估工具的时候，需在中医健康管理整体框架下，综合设计健康素养的信息收集与评估，其主要包括基本健康知识与健康理念素养评估、基本医疗素养和健康信息素养、基本健康技能与调护素养评估、安全与急救素养、慢性病与传染病防治素养以及口语交流与记忆存贮等方面测试评估等涵盖临床和公共卫生健康素养的评估。

二、身体状态评估

中医对外在症状与体征的认识，是源于形态学而高于形态学的结构与功能的统一认识。因此，对身体状态的评估是在中医学理论的指导下，分析经由望、闻、问、切四诊所收集的信息。这些信息既可能是局部病变的反映，也可能是整体功能失调在局部的反映，故需要以局部与整体相结合来评估身体局部表现或整体内在状态，尤其要注重对人体自身或外在环境等征"象"的把握与评估。例如，人体自身和状态相关的参数，如身高、体重；或者人体以外的和状态相关的参数，如气温、湿度。

三、精神状态评估

中医健康管理效果评价参数的采集范围应最大限度地抽取与健康管理效果评价可能相关的候选参数集合，即考虑到从宏观、中观、微观三个层面选取定量或者定性参数。宏观主要包括自然、地理环境、四时节气、气候条件等参数；中观主要包括望、闻、问、切采集的症状、体征、病史和其他生物、心理、社会适应能力等参数；微观主要指理化指标、病理检查、遗传和基因表达等参数。中医对于心理精神状态的评估是在中医学认识的前提下，基于人的身体外在表现以及内在心理状态，并需一定的相关询问或问卷等来综合评测，其中测评范围包含人的整体神态、神志、七情以及性格等方面内容。

四、身体与精神的协调性评估

中医认为"形神合一"，形为神之体，神为形之用，需"形与神俱"，即身体与精神的相互结合与统一。精神与形体是相互影响、相互为用的，一定条件的身体状态要与一定程度的精神状态相适应，否则将导致身体与精神的失调，《黄帝内经》中谓"人身与志不相有"，出现"五形志"病，如形乐志苦、形乐志乐、形苦志乐、形苦志苦与形数惊恐。中医健康管理效果评价应体现中医思维核心,即整体观念和辨证论治。整体观念表现在效果评价中就是注重效果评价的整体性,而动态性和个性化则是辨证论治思想的完美诠释。因此,在评估人的身体状态、精神状态后,还需综合评估两者的协调性情况。

五、人体与环境的适应性评估

推进健康中国建设,是全面建成小康社会、基本实现社会主义现代化的重要保障。要实现健康中国的目标,离不开良好的生态环境。

WHO研究发现,影响健康的因素中,环境因素占17%,远超医疗服务水平与遗传生物因素。生态环境中水、空气、噪声、土壤等要素的污染,以及生态系统健康的损害、生态系统服务功能的下降等,成为影响我国全民健康的根源性因素之一。人体与环境的适应性评估包括人体与社会环境的适应性和人体与自然环境的适应性评估。人体对于外界环境具有一定的适应限度,并因健康状态水平而有所差异。现代社会的人口流动性较大,交际范围较广,而自然环境各地殊异,社会关系趋于复杂,也对于人体健康的影响愈加明显。由于环境污染对人体健康的损害具有长期性、滞后性、隐蔽性等特点,需要通过大量的人群调查才能发现规律,因此应继续加强环境与健康的监测、调查、风险评估,鼓励地方城市建立一些兼顾百姓民生的环境指标,如健康蓝天数、可游泳水面、可垂钓水体、可饮用水水源等,并根据个人或群体健康状况所处的或将要去往的环境特点综合评估人的适应情况,以便于提前干预。

第二节　中医健康管理效果评价方法

中医健康管理效果评价是基于中医状态辨识的原理,通过测量干预前后状态表征参数的变化,分析状态要素及其积分的变化,评估状态调整的效果。

中医健康管理的效果评价必须借助状态调整效果评价工具进行有效评价。第一,建立一个完善的状态调整效果评价体系;第二,借鉴并应用现代临床科研方法学;第三,形成健康状态要素提取的规范化流程;第四,合理应用量表技术;第五,健康状态综合评估;第六,生成健康评估报告;第七,健康跟踪反馈体系。具体如下。

一、建立状态调整效果评价体系

在中医整体观念的指导下,采用分级、分类的方法,建立一个以"个体为中心,状态调整为目标"的中医健康管理效果评价方法体系,主要包括中医干预措施作用后疾病的生物学结局或变化、证候转归和变化、患者报告结局(PRO)、医生报告结局(CRO)等。其中,临床结局指标是重要的指标,可以从不同的角度进行测量或者由不同的报告反映出来。

（一）中医干预措施作用后疾病的生物学结局或变化

中医干预措施作用后疾病的生物学结局或变化即疾病的转归预后。临床上疾病有上千个,干预后可根据疾病的不同采取不同的率进行测量。评价结论大致以痊愈、显效、缓解、无效、恶化来区分。对于急性病可以用治愈率、致死率来衡量,例如急性阑尾炎、各种急性传染病、急性中毒等。对于病程长、低死亡的慢性疾病,如一些代谢性疾病或者内分泌疾病(高血压病、糖尿病、高脂血症、代谢综合征等），采用治愈率、缓解率、复发率等体现。

（二）证候转归和变化

病证结合是目前中医临床、科研的主要诊疗和研究模式。建立一个符合中医的疗效评价体系，需要"病"与"证"相结合，"证"的改善是中医诊断与疗效评价的核心所在。目前中医证候疗效评价有中医症状积分和证候量表两种评价方式。中医症状积分是对"证"的主要症状进行半定量化，以治疗前后证候积分变化或主要症状积分变化作为疗效评价指标。中医证候量表是经科学研究、信度和效度检验过的，中医特色量表的应用是中医临床疗效评价现代化发展的主要趋势。在疗效评价的指标选择上需结合实际情况，对于功能性疾病，以现代功能性检查和中医证候学的评价指标为主；对于一些慢性迁延难愈的疾病，则应采用综合指标；对于一些预后严重的疑难疾病，则应重视结局指标。

（三）患者报告结局（PRO）

患者报告结局是一种由多种潜在评价终点组成的涵盖性术语，是未经医疗专业人士解释的患者对自身健康产生主观、直接的评价，美国食品药品监督管理局（FDA）将其定义为直接来自患者的关于自身健康状况和治疗结果的报告。PRO从广义上有两类测量方法，分别是总体评价和特定疾病评价。两类方法通常可以结合使用，相互补充。总体评价跨越了病种界限，是由患者评价自身的总体情况，而特定疾病评价则是通过使用针对特定疾病设计的量表工具来进行评价。除此以外，还可以通过向患者提出关于治疗方案实施后健康状况的改变和不良反应的发生情况等问题来进一步补充和完善。目前，PRO量表在我国已取得一定的研究和应用。未来我们可以使其在多个领域中发挥更大的作用，促进我国医药事业和卫生事业的发展，提高我国医疗服务水平。

（四）医生报告结局（CRO）

医生报告结局，是来自医生的关于患者健康状态和治疗结果的报告，是从医生的角度考察干预措施作用于人体的反应。CRO与PRO的研究密不可分，两者都是以测量学理论为基础，研究者也常将二者进行比较。虽然患者报告结局与中医医生报告结局的报告主体不同（分别是患者和医生），但报告的客体都是患者，报告内容都是患者服药后的健康状态（症状或体征），因此两者可以相互结合。但由于医生与患者报告结局中评价指标不一致，以及医生和患者对其临床意义理解上有差异，常常可能导致二者报告的结局并不一致。因此，临床试验的终点更应为多种结局的综合评价。

二、借鉴应用现代临床科研方法

中医药学的生命力在于疗效，传统中医临床疗效的评价方法更多地侧重于个体症状的改善，中医药的整体调节的疗效尚未得到全面的现代表达。建立一套既遵循中医药学自身诊疗特点，又具备现代化、科学化、国际化的临床疗效评价方法，已成为中医药事业发展亟待解决的重大问题。近年来，中医药学者对中医药临床疗效评价的方法进行了大量的研究，取得了一些成绩。学者们运用现代临床科研方法学如流行病学、循证医学、统计学等，结合临床研究数据，分析指标体系中各部分指标对状态要素调整评价的贡献度及相互间关系，筛选评价指标，再通过临床调查、文献分析、各量表问卷调查等研究，筛选出了可以客观测量的反映中医特点与优势的评价指标。

（一）流行病学

临床研究的设计、测量和评价是临床流行病学的核心内容，中医健康管理效果评价可以参照这些科学方法，从科研设计到最终的疗效评价按照临床流行病学的研究方法进行。首先结合人体的症状和体格检查，进行初步的评估与诊断，再参考相应的常见辅助检查诊断以及必要时进一步的其他相关检查，以进一步评估、确诊。这些多由体检中心设定不同的体检套餐，其他相关科室协助完成。而对于心理健康的评估，常通过会谈法、观察法、心理测量学方法以及医学检测法等，以了解其自我概念、认知水平情感与情绪等方面潜在或现存的健康问题。另外，需综合健康危险因素与现在健康状况进行评估，如借助健康信息的数字化挖掘与分析，建立并运用健康预测公式，进行身体情况、个人生活习惯、遗传基因和时间对人身体健康影响是否有利的估计。

（二）循证医学

循证医学（EBM）强调证据是其基础，循证医学提倡的证据是指通过前瞻性随机对照试验所获得的结果，是针对某一疾病或病症采用某一干预措施对随机选择的病例进行试验干预后所观察到的客观效应。另一种级别更高的证据则是对单个随机研究证据进行系统、全面的鉴定与评价，即系统性评价或 Meta 分析。但是，中医药临床评价还未建立起完善的"证据系统"。目前中医药学的"证据"受主观因素影响很多，其科学性、可信性尚有待提高，临床试验设计还存在不规范性。因此，中医药研究的方法学需要根据 EBM 的原则来进行规范，才能够产生大量可供 Meta 分析的文献，进而使中医"证据系统"完善充实。

（三）统计学方法

纵向数据分析也是中医药临床疗效评价的一种分析方法。纵向数据是指对观察对象按时间顺序进行重复测量所获得的资料。纵向数据分析最大的优点是纵向研究设计可以合理地推论变量之间存在的因果关系。因果模型是在变量中明确设置因变量和自变量的模型，其目的在于描述自变量的变化如何影响因变量的变化，它是研究因果推断的一种非常重要的研究工具。目前，有若干种因果模型，如结构方程模型、概率因果模型、层次因果诊断模型、虚拟事实模型和贝叶斯网络模型等，其中虚拟事实模型和贝叶斯网络模型在中医证的研究中应用得较多。另外，随着医学模式的转变，临床实践重点也由"治人的病"转变为"治病的人"，针对治疗对象的个体化，建立了一种适合个体化的研究方法，即单个个体化的随机对照试验，它通过对单个病例进行双盲、随机、多次交叉的试验，观察患者对某药物及其对照的反应，对结果做出统计分析。

三、形成健康状态要素提取的规范化流程

应用"降维降阶或降维升阶"的方法，形成健康状态要素提取的规范化流程，这样就可以为临床医生在四诊信息指标筛选和等级的划分方面提供科学依据，从而克服当前临床试验和临床研究中指标等级划分的主观性和随意性。健康状态要素包括程度、部位和性质三个要素。健康状态调整效果评价是通过对治疗（干预）前后状态的测量，判断状态调整方案的实施效果是否达到了预期目标。状态调整效果评价可以整体、动态、个性化地反映人体健康状态的变化。

（一）程度

程度是健康状态的第一个要素，可分为未病、欲病、已病。这三种状态代表了疾病从无到有，程度由轻到重。疗效评价的一个关键指标是好转率，即从症状重转移到状态中，甚至转移到状态轻（无）的转移概率。运用正确的疗效评价工具对于疗效的评价将做到客观化。这对于患者来说，可以通过疗效评价的结果，实时了解健康状态，对于医生来说，可以辨清疾病的动态演变，有助于疾病的下一步诊疗。

（二）部位

部位是健康状态的第二个要素，包括脏腑、经络、气血等，脏腑又有五脏六腑之分，经络又有经脉、络脉、奇经八脉的差别，部位在气与在血的临床表现也不一样，而对各个部位的疾病又是属于不同的维度，有不同的诊疗方法，其临床疗效评价也不尽相同。

（三）性质

性质是健康状态的第三个要素，有寒、热、虚、实、阴、阳等的不同。病因、病位、病性、邪正等不同维度包含了不同的表征参数。

状态调整的要素体现了状态的维度，状态的阶度则体现于临床实践中状态有关各要素之间相互关系的复杂程度。在某个阶度上进行规范，既体现状态的共性，又体现辨证论治的灵活性，需要根据具体情况对状态阶度进行升阶或降阶处理。

四、合理应用量表技术

生命质量是建立在一定的文化价值体系之上，以健康概念为基础，包括躯体功能状态、精神心理活动、社会功能健康感觉以及与疾病相关的自觉症状等多维概念。中医自古以来对疾病的治疗就包含了提高生命质量的观点。生命质量的评定主要通过量表的形式实现。在中医健康管理方面，也可以将普适性量表和特异性量表结合起来进行运用。

五、健康状况综合评估

健康状态涵盖了时间和空间、身体与精神、结构和功能等多方面的综合信息，应重视人体的生命过程与内、外环境的统一性。不同的健康状态，其干预原则与方法不同，划分不同的健康状态有利于针对性地进行健康干预与管理。由于对人体的认识角度和层次不同，就产生了多种健康状态的划分类型。根据健康水平的不同，可将人体状态分为未病状态、欲病状态、已病状态三种；按照疾病发生、发展阶段的不同，可将人体状态分为未病状态、欲病状态、已病状态和病后恢复态四类。

六、生成健康评估报告

通过对第一步骤收集来的健康数据进行分析，形成个人总体健康评估报告，对个人健康风险因素进行评估。健康风险因素评估是指根据收集来的信息，对个人未来发生某种特定疾病或因某些特定疾病影响生活质量的可能性进行估计。健康风险评估已逐步扩展到以疾病为基础的危险性评价。此种类型的健康评估报告能更有效地使个人理解危险因素的作用，并更有效地实施控制措施。同时，健康评估报告除了包括健康风险评估的结果，还包括健康教育信息和根据个人评估结果生成的健康管理和日常保养建议。

七、健康跟踪反馈体系

中医健康管理不同于暂时性的医疗救治,而是一个长期并周而复始的过程,即在实施健康干预管理措施一段时间后,需要重新收集相关健康信息进行评估效果、调整策略与干预措施。只有周而复始、细致入微并长期坚持,方可取得健康管理的预期效果。因此,在健康信息收集、评估与干预管理后,必须进行随访跟踪,收集反馈信息,以进行下一循环的健康管理。

第三节 中医健康管理效果评价步骤

中医健康管理是否有效需要进行效果评价,评价的结果应可以反馈出服务对象进行健康管理后的身体健康状态的变化,以期对进行中医健康管理后的疗效进行评价。评价的步骤分为以下三个基本流程。

一、收集个人基本信息

个人的健康信息包括性别、年龄、健康史、家族史、体格检查、生化检查指标以及患者的日常生活方式、饮食习惯、精神状况等健康数据,可通过填写调查问卷、定期健康体检等完成信息收集,主要是收集个人或人群的健康危险因素等有关健康信息。

二、制订健康计划和实施干预

在明确个人患慢性病的危险性及疾病危险因素分布的基础上,即可通过个人健康改善的行动计划及指南对不同危险因素实施个性化的健康指导。与一般健康教育和健康促进不同的是,健康管理过程中的健康干预是个性化的,即根据个体的健康危险因素,由全科医生、社区护士等进行个体指导,设定个体目标,并动态追踪疗效。个性化健康管理计划应包括综合体检方案、综合保健方案、健康教育处方、饮食及运动处方等。每个具体项目都应充分考虑健康管理计划编制原则,提出合理化建议并制订出切实可行的措施和操作方法。要对健康管理计划的实施情况及时进行随访,并定期对服务对象的健康状况和行为方式进行调查,依据调查结果和体检结果进行分析评价,并及时更新健康档案中的相应内容。咨询的方式有个人通过健康管理中心的安排去相关门诊进行咨询。根据服务对象的反馈情况和检查结果,对健康管理计划进行适当调整。

健康管理后续服务根据受检者的实际需要为其提供个性化的健康管理服务。通过互联网等现代通信技术设备,为个人提供查询健康信息、跟踪监测、健康指导以及定时向个人发送健康管理资讯和健康维护提醒等个性化健康服务。跟踪监测及时反馈服务是中医健康管理的重要内容之一。

中医健康管理服务主要是为有需要的个人和群体提供专项的健康管理服务。例如,对健康人群中的极高危人群和慢性病人群提供有针对性的中医健康管理服务,对其相关健康危险因素和疾病危险因素有区别、有重点地进行健康管理,以便达到更好的健康管理效果。

三、采集干预后的状态信息

干预过程中或干预后，对患者进行定期随访跟踪，采集干预后的现病史、体格检查、生化检查指标以及患者的日常生活方式、饮食习惯、精神状况等健康数据，再次填写 PRO、CRO 等调查问卷完成信息收集。

四、评价结果的分析与反馈

通过对管理前后收集来的健康数据以及 PRO、CRO 等调查问卷进行分析，形成个人总体健康评估报告。具体的方法是应用系统科学的原理和方法，引入中医健康状态学相关内容和现代比较成熟的系统工程和量表技术，探索建立体现辨证论治思想的中医药临床疗效评价方法体系(主要包括疗效评价指标的采集、病证结合模式的运用、PRO 和 CRO 的有机结合、疗效评价综合体系的集成)，对前后报告进行对比、分析，评价干预的效果。效果的评价结果可对干预措施进行反馈，通过定期的健康信息反馈，了解健康管理的疗效，根据反馈的信息进行相应方案的调整。

（梁文娜　俞　洁　王　洋）

参 考 文 献

［1］　黄建始. 健康管理在中国：理论与实践[J]. 预防医学学科发展蓝皮书，2008：27－41.

［2］　郭永胜. 中医健康管理理论体系构建研究[D]. 济南：山东中医药大学，2015.

［3］　王洋，王昌恩，林雪娟，等. 论中医临床疗效评价的发展[J]. 中医药通报，2016(6)：1－4.

［4］　Baker D W. The meaning and measure of health literacy[J]. Journal of General Internal Medicine，2006，21(8)：878－883.

［5］　Mancuso J M. Health literacy：A concept/dimensional analysis[J]. Nursing & Health Sciences，2008，10(3)：248－255.

［6］　Nutbeam D. Health literacy as a public health goal：a challenge for contemporary health education and communications strategies into the 21st century[J]. Health Promot Int，2000，15(3)：259－267.

［7］　Pleasant A，Kuruvilla S. A tale of two health literacies：public health and clinical approaches to health literacy[J]. Health Promotion International，2008，23(2)：152－159.

［8］　李灿东，杨雪梅，纪立金，等. 健康状态表征参数体系的建立与集合分析[J]. 中华中医药杂志，2011(3)：525－528.

［9］　梁文娜，李冠慧，李灿东. 基于"互联网＋"探讨中医健康管理的新模式[J]. 中华中医药杂志，2017，(3)：904－906.

［10］　王洋，李书楠，王昌恩，等. 基于疾病的生物学结局或变化的中医药临床疗效评价方法[J]. 中华中医药杂志，2017，32(12)：5446－5449.

［11］　刘琳，张云云. 对病证结合临床与基础的一些探讨[J]. 中国中西医结合杂志，2016，36(8)：996－997.

［12］　刘凤斌，方积乾，王建华. 中医药临床疗效评价的探讨[J]. 中药新药与临床药理，2004，15(4)：290－292.

［13］　王贤良，毛静远，侯雅竹. 病证结合、系统分段、多维指标中医临床效应评价方法建立初探[J]. 中国中

西医结合杂志,2013,33(2):270-273.

[14] Acquadro C, Berzon R, Dubois D, et al. Incorporating the patients perspective into drug development and communication: an ad hoc task force report of the Patient-Reported Outcomes (PRO) Harmonization Group meeting at the Food and Drug Administration[J]. Value in Health, 2003(6):522-525.

[15] 闫承辰,薛爽,刘永军.患者报告结局国内外应用进展对比研究[J].中国药物评价,2015,32(3):186-189.

[16] 郝娟娟,王美娜,孙增涛,等.中医药疗效评价体系中"医生报告结局"研究[J].吉林中医药,2015,35(8):812-815.

[17] 任明,刘薇薇,孙增涛,等.中医主观复合性指标体系的概念及意义[J].中西医结合学报,2011,9(6):588-591.

[18] 牛潞芳,谢雁鸣,王永炎,等.中医"治未病"理论对建立慢病风险评估模型的指导作用[J].时珍国医国药,2008,12(19):2976.

[19] 尚敬红,董尚朴,张轶晖.中医治未病与健康管理的探讨[J].赤峰学院学报(自然科学版),2009,25(4):46-48.

[20] 王家骥,李芳健.健康管理的内涵及实施步骤[J].中国社区医师,2007,23(23):1-2.

[21] 王晶晶.从健康体检到健康管理的探讨[J].甘肃科技,2016,32(21):70-71.

第七章
中医健康管理服务范式

范式概念是库恩范式理论的核心，从本质上讲是一种理论体系。库恩指出："按既定的用法，范式就是一种公认的模型或模式。""我采用这个术语是想说明，在科学实际活动中某些被公认的范例——包括定律、理论、应用以及仪器设备统统在内的范例——为某种科学研究传统的出现提供了模型。"在库恩看来，范式是一种对本体论、认识论和方法论的基本承诺，是科学家集团所共同接受的一组假说、理论、准则和方法的总和，这些东西在心理上形成科学家的共同信念。本章节拟从健康管理的服务对象、服务内容、基本步骤和流程、服务示范以及健康管理服务模式等方面来阐述中医健康管理的服务范式。

第一节　中医健康管理的服务对象与内容

整体、动态、个性化把握状态是健康管理的前提，中医健康管理是针对个体的服务过程，因此要进行基本的人群分类，以明确服务的对象，根据不同人群的健康状态特点，进行健康风险评估，制订相应的服务内容，予以健康状态调整以及健康教育、健康促进。

一、中医健康管理的服务对象

健康管理是一个连续动态的健康维护过程。中医健康管理是为了维护人与自然的和谐、形与神的和谐、脏腑气血阴阳的和谐，以达到维护健康、益寿延年的目的。

《灵枢·天年》曰："人生十岁，五脏始定，血气已通，其气在下，故好走。二十岁，血气始盛，肌肉方长，故好趋。三十岁，五脏大定，肌肉坚固，血脉盛满，故好步。四十岁，五脏六腑、十二经脉皆大盛以平定，腠理始疏，荣华颓落，发颇斑白，平盛不摇，故好坐。五十岁，肝气始衰，肝叶始薄，胆汁始减，目始不明。六十岁，心气始衰，苦忧悲，血气懈惰，故好卧。七十岁，脾气虚，皮肤枯。八十岁，肺气衰，魄离，故言善误。九十岁，肾气焦，四脏经脉虚空。百岁，五脏皆虚，神气皆去，形骸独居而终矣。"此段论述了人体"生、长、壮、老、已"的生命规律。儿童脏腑娇嫩、行气未充，生理功能未完善，抵御疾病能力低下；青少年精气充实、气血调和，生理和心理发育迅速，除了注重身体功能的发展，心理健康也需要重视；青年气血充盛，应护养气血阴阳以维持机体的平衡；人到中年，五脏六腑大盛并开始走向衰老；人到老年，脏腑气血已衰,阴阳逐渐失衡。

人"生、长、壮、老、已"的生命过程中,精、气、神都在不断发生变化。中医倡导"上工治未病,中工治欲病,下工治已病",中医健康管理将三者融为一体,时刻调整机体变化,包括健康状态的调整和异常状态的调整,通过调整使人体达到"阴平阳秘"的状态。阴阳、气血津液、五脏平衡,才可维护健康、益寿延年。所以,中医健康管理覆盖生命的全过程,服务对象是全人群。

二、中医健康管理的服务内容

中医健康管理结合传统中医学特色理论和现代健康管理学,充分发挥中医优势,构建出完善的中医健康管理服务体系。中医健康管理包括中医健康信息管理、中医健康档案管理、中医健康状态辨识、中医健康风险分析与评估、中医健康状态调整、中医健康教育与健康促进。

(一) 中医健康信息管理

健康信息资源是指人类在医疗卫生社会活动中所积累的,以及与健康相关的信息为核心的各类信息活动要素的集合。它主要包括: ① 健康信息或数据。② 健康信息生产者(健康或医学研究者、医务人员、数据收集与处理人员等)。③ 设备、设施(仪器、计算机软硬件、网络通信设备等)。

健康信息的管理过程由一系列环节组成,主要包括健康信息资源的采集、健康信息的组织和传递、健康信息的利用等过程。中医健康信息管理有别于现代健康信息管理,主要体现在健康信息资源的采集。中医诊察疾病的基本方法是四诊合参,四诊就是望、闻、问、切,它是从不同角度来检查病情和收集临床资料的,各有其独特的意义,不可单凭一两种诊察方法所获得的片面材料作为诊断的依据,必须四诊合参,才能全面而系统地了解病情,为正确诊断提供可靠的客观依据。中医健康信息采集途径目前主要有传统方法和智能方法两种:传统的采集方法主要由受过严格培训、拥有丰富临床经验的中医师进行人工采集;智能采集目前主要有望诊仪、问诊仪和脉诊仪及中医智能诊断一体机。以上两种采集途径和方法各有其优势。

采集后的中医健康信息记录于中医健康管理平台,对个人和社会群体实行综合性健康分析和健康指导干预,从而降低疾病风险,为个人及社会减轻医疗负担,带来经济效益;同时基于中医健康管理平台,通过对人群大量数据的累计、效果跟踪、统计分析,可以服务于科研,带来更大的社会效益。

(二) 中医健康档案管理

健康档案的基本内容主要由个人基本信息和主要卫生服务记录两部分组成。个人基本信息反映个人固有特征,贯穿生命的全过程,内容相对稳定、客观性强。主要卫生服务记录是从居民个人一生中所发生的重要卫生事件的详细记录中动态抽取的重要信息。健康档案的信息主要来源于: ① 卫生服务过程中的各种服务记录。② 定期或不定期的健康体检记录。③ 专题健康或疾病调查记录。

中医健康档案与西医健康档案有重叠部分,又不同于西医健康档案。中医健康档案不仅包括个人基本信息和主要卫生服务记录,还包括中医健康状态辨识、中医体质辨识。

（三）中医健康状态辨识

中医健康状态有别于西医健康状态。中医健康状态分类有以下两种：① 生理、病理特点、体质、证、病。② 未病态、欲病态、已病态、病后态。

李灿东教授引入自然科学中的"状态"概念，认为健康是人与自然、社会协调以及自身阴阳动态平衡的结果，是"天人合一、阴阳自和、形与神俱"的功能状态。辨识中医健康状态有以下几个目的：① 掌握不同人群的生理病理特点，了解发病趋势。② 掌握不同疾病的中医病理特点，了解中医易患因素。③ 推动"治未病"健康工程顺利进行。通过中医四诊合参，准确辨识出体质、病态等状态，给予针对性调整、干预，以达到机体阴阳平衡。中医健康状态的辨识可用于健康维护、早期诊断、临床干预和效果评价。它适应了未来中医学发展的需要，将会为中医健康管理开辟新的领域。

（四）中医健康风险分析与评估

风险，指未来的不确定性。风险管理是指面临风险者进行风险识别、风险估测、风险评价、风险控制，以减少风险负面影响的决策及行动过程。健康风险是导致身体一切不良结局概率增高的因素。

中医"治未病"理论体现了中医"防重于治"的特色，因此中医健康风险分析、评估意义重大。以中医理论为指导，以中医健康状态辨识为主要手段，建立中医健康评估模块，采集中医健康信息并进行分析、评估，形成评估报告，帮助个体识别健康风险，根据报告给予指导、干预等手段，以改善中医健康状态，达到中医养生保健的目的。

（五）中医健康状态调整

中医学认为，人体各脏腑组织之间以及人体与外界环境之间相互作用，维持着相对的动态平衡，从而保持着人体正常的生理活动。当这种动态平衡因某种原因而遭到破坏，又不能立即自行调节得以恢复，人体就会出现疾病。中医将致病因素分为三种，即外因（如六淫、疠气等）、内因（如七情）和不内外因（包括饮食不节、劳逸损伤、外伤、寄生虫等）。

根据不同健康状态可选择行为养生、情志调理、药膳食疗、时令养生、功法养生、经络养生、药物养生等方法；根据不同疾病，可选择调整阴阳、调整气血津液、调整脏腑功能等方法。

中医健康状态调整方法众多。根据采集的中医健康信息，进行中医健康状态的辨识和风险评估，在专业医师的指导下采用针对性的中医调整方法，以达到机体阴阳平和的状态，达到益寿延年的目的。

（六）中医健康教育与健康促进

健康教育是通过信息传播和行为干预，帮助个人和群体掌握卫生保健知识，树立健康观念，自愿采纳有利于健康行为和生活方式的教育活动与过程。其目的是消除或减轻影响健康的危险因素，预防疾病，促进健康和提高生活质量。健康教育的着眼点是促进个人或群体改变不良的行为与生活方式。健康教育无论是针对个体的健康管理还是针对群体的健康管理，都是一种非常基本和重要的方法和策略。

"健康促进是促进人们维护和提高他们自身健康的过程，是协调人类与他们环境之间的战略，规定个人与社会对健康各自所负的责任"，这是 WHO 关于健康促进的定义。健康促进的基本内涵包含了个人和群体行为的改变，以及政府行为（社会环境）改变两方面，并重视发挥个人、家庭、社会的健康潜能。

中医健康教育更着重于中医健康理念的传播，帮助个人正确认识健康，加深对中医健康管理的认识并自觉采纳中医传统养生方法维护个体健康。中医健康促进是一个综合调动中医药、社会、经济和政治的广泛力量，改善人群健康的活动过程，它不仅包括一些旨在直接增强个体和群体知识技能的中医健康教育活动，更包括那些直接改变社会、经济和环境条件的中医药活动，如每年的"中医中药中国行"。

第二节   中医健康管理的基本步骤与服务流程

中医健康管理的操作，有其基本的步骤与服务的流程。标准化的操作流程，能保证健康服务的前瞻性、整体性、综合性以及准确性与完整性。

一、中医健康管理的基本步骤

中医健康管理学主要运用中医保健康复学、中医临床治疗学、中医非药物疗法、管理科学、社会科学等多学科，研究健康、疾病状态下生命变化规律及影响风险因素的调控，从而指导社会改进疾病预防、维护健康的策略。中医健康管理具有前瞻性、整体性、综合性的医疗服务特点，它以较少投入获得较大的健康效果，从而增加了医疗服务的效益，提高了医疗保险的覆盖面和承受力。

第一步：中医健康信息采集。个人中医健康信息包括了个人的一般情况、家族史、生活方式、居住环境、中医特有健康信息(舌、脉等)、目前的中医健康状态、体格检查和实验室检查等。

第二步：中医健康风险分析和评估。根据采集的中医健康信息，对个体健康状态进行评估，帮助个体正确认识健康风险，了解可能影响人体健康的行为、习惯等。

第三步：中医健康状态调整。在前两步的基础上，制订个性化的干预措施，帮助个体或社会群体改善体质、纠正不健康的生活方式等，控制中医健康风险因素，实现个体阴阳平衡的目标。这个过程由合格的中医健康管理师进行个体指导，并动态追踪、评估干预效果。

二、中医健康管理的服务流程

(一) 中医健康信息采集

中医健康信息采集包括个人的基本信息、健康或疾病信息。中医通过望、闻、问、切四诊合参的方式采集个体健康、疾病信息，这对后期的中医健康状态调整干预具有明确的指导意义。

(二) 中医健康评估和咨询

通过对采集到的中医健康信息资料进行分析，以进行健康评估。资料包括个人疾病史、家族史、生活方式、情志等，通过对资料的分析，明确个人健康或疾病的风险因素。之后，个人可以得到不同层次的中医健康咨询服务，可以前往中医健康管理服务中心咨询，也可以由中医健康管理师直接与个人沟通。

(三) 中医健康状态调整

在完成上述步骤后，由专业的中医健康管理师制订个性化的中医健康状态调整计划，提供指导、随访、跟踪计划等。同时定期进行中医健康教育，在保持良好健康状态、改变不良生活习惯、正确认识中医等方面都有很好的效果。

（四）专项管理服务

除了常规的中医健康管理服务外，还可根据个体和群体的具体情况提供专项管理服务。这些服务大多按患者或健康人来划分。对已患慢性病的个体，可选择针对特定疾病或疾病危险因素的服务。将同种疾病的个体组合成群体，有助于个体之间的交流，可改善个体的精神状态，增加个体面对疾病的积极性，有效控制和改善疾病。对于健康个体，可以根据相同的生活方式、居住环境等组成群体，给予针对性的中医健康教育、中医健康维护活动等。

第三节　中医健康管理服务的示范应用

基于"健康状态"分类的中医健康管理，依据未病态、欲病态、已病态、病后康复态等状态分类，以及依据各个年龄分层的婴幼儿、青少年、女性、老年人等特殊人群分类，或根据常见慢性病的分类特点和服务原则，制订不同的健康管理服务内容以及流程，体现了中医健康管理"整体、动态、个性化、全程"的特点，是生命全周期、全方位的健康服务，具有广覆盖、低成本、高质量的特点。

一、未病态管理

（一）未病态管理的原则

1. 顺四时而适寒暑

《道德经》曰："人法地，地法天，天法道，道法自然。"《庄子》曰："夫至乐者，先应之以人事，顺之以天理，行之以五德，应之以自然，然后调理四时，太和万物，四时迭起，万物循生。"《黄帝内经》曰："法于阴阳，和于术数，食饮有节，起居有常，不妄作劳，故能形与神俱，而尽终其天年，度百岁乃去。"《黄帝内经》亦言："阴阳四时者，万物之终始也，死生之本也，逆之则灾害生，从之则苛疾不起，是谓得道。"

人处天地之间，"天人合一，顺应自然"是养生之根本。自然界是万物赖以生存的环境，自然界有四时变更，人类通过对自然界的观察，总结出四时的变化特点：春天从冰寒逐渐回暖，万物复苏，蛰虫活动，阳气初生，人体新陈代谢开始旺盛，但春风夹冷，人体易为寒邪所伤，故有"春捂"之说；夏季，气候炎热，阳气最盛，万物生长发育，夏季暑盛、湿重，故宜消暑、化湿，以健脾胃为主，少食甜、油腻之品；秋天，炎热渐散，阳气渐收，阴气渐长，气候由热转凉，人体应早起早睡，防秋气燥，另秋天万物萧条，景色凄凉，需防悲伤忧郁，需保持乐观的情绪，注意收敛精神；冬天，天寒地冻，草木凋零，万物休眠，阳气衰少，阴气坚盛，人体宜顺阳气潜藏，早卧晚起，需祛寒就温。故有在起居方面强调日出而作，日落而息，"春三月，夜卧早起"，"冬三月，早卧晚起"；衣着方面，强调"春捂秋冻"；根据四时自然的阴阳消长、气机升降，提出"春夏养阳，秋冬养阴"。

因此对于未病态的管理，首先需明四时，顺四时而适寒暑。

2. 和喜怒而安居处

"喜、怒、忧、思、悲、恐、惊"叫作七情，《黄帝内经》里说："怒则气上，喜则气缓，悲则气消，恐则气下，寒则气收，炅则气泄，惊则气乱，劳则气耗，思则气结。"此七情与五脏六腑相关，如不能做到恬淡虚无、静养心神，而是怒气勃发、忧心忡忡、愁眉不展、思虑过度、精神紧张等，易影响人体的气血运行，进而影响脏腑的运作，引起心气紊乱、肝肾不调、肺失治节、心肾不交、脾胃运化失司，从而引起百病。故未病之人，当避免七情太过，应适度喜悦，尽量少怒，不顾虑重重，切勿思虑太过，防惊恐，即使面对这些情志的变化时，也能及时排解，将伤害降到最低。

对于所居住的环境，入室则安，福地福人居，一切心安即是福。如此方可"恬淡虚无，真气从之，精神内守，病安从来"。

3. 调阴阳而节刚柔

调阴阳而节刚柔，就是要调理人的阴阳平衡，从而达到刚柔相济的健康状态。根据不同的个体，辨证以施养，应五行、气血津液等理论，依五脏六腑之异，调其异，纠其偏。孙思邈提到老年饮食宜清、淡、软、简，忌腻、厚、生、冷、杂。另有《饮膳正要》提出了食养与四时、季节的适应关系。

在辨证施养中，首当辨男女。男子以精为本，以肾为先天；女子以血为源，以肝为先天。女子宜养血、调畅气机，尤其月经来临之际或怀孕、分娩之时，宜节制欲望，不可伤神太过或进食生冷、寒凉之品；男性宜养精，故不可过早或过度消耗精气。

二辨老少。不同的生命的时间点，每个阶段的身体状况不同，养生的侧重点是不同的。小儿为稚阴稚阳之体，表现为机体柔嫩、气血未盛、脾胃薄弱、肾气未充、腠理疏松、神气怯弱、筋骨未坚，处于薄弱而不完善的状态，因古人云"要想小儿安，常带三分饥与寒"。老年人亦相近，气血虚弱，脏器衰竭，饮食宜清淡，不宜生冷，不可过饱，不可剧烈运动。

另外，对于产后妇女，其脾胃功能虚弱，五脏六腑亦弱，宜清淡饮食，不可急于食用猪肉、猪油，宜小米或清粥；反之，亦使脾胃更伤，脾胃运化失司则湿气重，或进食辛辣，则伤气血。产后妇女亦应避免受寒，宜休养，不可久视，以防伤血、伤气，否则，久之气血更弱，诸病易患。

因此对于不同的个体，处于生命的不同状态，在不同的时间，均需全面把握，辨证施养，以达调和阴阳、滋养五脏、补益气血，达延年益寿之效。不懂阴阳者，不足为医。阴阳，是用于说明每个事物都有相互对立的矛盾性，一切事物都在矛盾中发展变化。

《素问》有言："生之本，本于阴阳。""夫四时阴阳者，万物之根本也，所以圣人春夏养阳，秋冬养阴，以从其根，故与万物沉浮于生长之门。逆其根，则伐其本，坏其真矣。故阴阳四时者，万物之始终也，死生之本也。逆之则灾害生，从之则苛疾病不起，是谓得道。"又言："阴平阳秘，精神乃治。"又言："阴胜则阳病，阳胜则阴病。"所以人体是阴阳对立统一体，只有调和阴阳，保持阴阳的相对平衡，才能祛病延年，防患于未然。

4. 形神俱兼动静济

形神统一，是中国养生整体观的体现。形神合一，所谓形，是指形质、形体、身形而言；所谓神，是人的精神意识、思维活动以及人体生命活动的外在征象。形为体，神为用；形为阴，神为阳。《黄帝内经》云："失神者死，得神者生也。"神所承，生命在；神气皆去，则生命完结。为保证生命的完整，需形与神俱。

当然很多时候，形体需要得到锻炼才能筋骨得伸、气血得运，过度的锻炼亦引起筋伤、骨损，气血过度消耗，故需动静相济，动中有静，静中有动。因此一切以适中为宜，动静相济，方能做到形与神俱。

5. 修德道并身心养

养生宜养德以养心，养心以养身。知足常乐，乐天知命，自然就能精神内守，以达神安。

清代《中外卫生要旨》曰："常观天下之人，凡气之温和者寿，质之慈良者寿，量之宽宏者寿，言之简默者寿，盖四者皆仁之端也，故曰仁者寿。"所以要想健康长寿，良好的道德修养是非常重要的前提。培养心地善良、助人为乐、仁慈厚道、宽以待人的道德情操，有利于健康长寿。

（二）"治未病"管理的流程（图7-1）

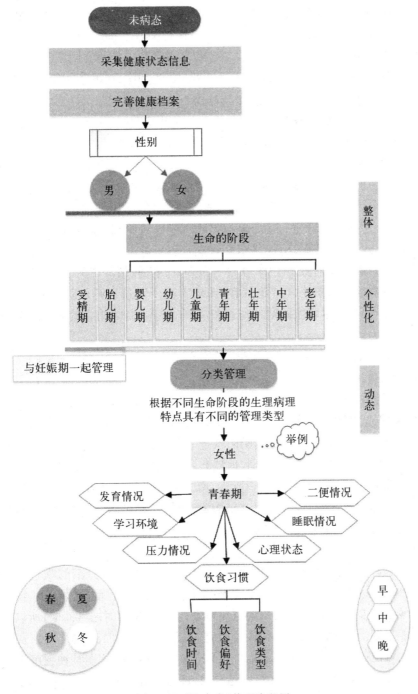

图7-1 "治未病"管理流程图

二、欲病态管理

（一）欲病态管理的原则

中医学认为，人是一个有机的整体，"天人相应"，人与天地相参，生命的"生、长、壮、老、已"全过程中，始自生之初，终至决绝之终了，健康状态都受自身与外界环境的影响。自身因素包括父母之精的厚薄、七情之偏颇、饮食之偏嗜等，外因包括生活经历、天地之气变化等，所有因素都有可能影响人体阴阳的平衡。一旦平衡打破，轻则转入欲病状态，重则转入已病状态。尽管人体阴阳平衡容易受到打破，却也有自愈自稳之能力。阴阳二气既可以在生理状态下自我调节，也可以在已病状态下自我调整、修复，阴阳互根互用从而达到动态平衡。正是因为阴阳的转化性，才使得人的生命全过程不断在未病状态、欲病状态、已病状态下转换，具有延续性，也使得欲病态的管理成为可能。其可能性源于找到打破平衡的原因，其目的是尽快使阴阳恢复平衡。欲病态的管理要遵从以下原则。

1. 趋利避害

欲病态就体质而言属于病理体质，也就是阴阳偏颇，这一状态尚未进入已病，也就是尚能往好的趋势发展，但是如果不及时纠偏，或者在外界因素的影响下，也有可能往坏的方向发展，进入已病态，因此，在管理上就需要遵循趋利避害的原则。趋利是指找到适合自己的生活方式、饮食方式、作息规律、精神状态来管理自己。避害是指尽可能避免影响自己阴阳平衡的因素。趋利避害包括协调阴阳、饮食有节、起居有时、恬淡虚无、精神内守等一系列养生之法。趋利则有助于固护正气，"正气存内，邪不可干"；避害则可防止遭受外邪的入侵，"虚邪贼风，避之有时"。尽可能做到趋利避害，就有利于自身阴阳之气发挥自我调节作用而恢复平衡。

2. 整体和个体结合

虽同为欲病态，欲病防变，由于每个人病理状态偏颇不同，有些人偏于气滞，有些人偏于气虚，每个人的生活习惯、居住环境、工作性质也有所不同，欲病之态各异，因此需要选择合适的调理方案，从起居到饮食，或功法，或药膳，或针灸拔罐，或推拿导引等。应法天象地，在各种调摄养生之道的指引下，使机体的阴阳恢复平衡，从而不至于进入发病状态。在调理方案的选择上，既要根据例如年龄段、性别、地域共同特点的整体调整，也要依据每个人个体体质特点的不同而异。例如一方水土养一方人，南方多湿，故养生调理要注重祛湿健脾，但是每个个体又有寒热虚实之不同，就可以在祛湿的基础上，热证者宜清热利湿，而寒证者宜温阳散寒而祛湿，体现整体和个体结合的原则。

3. 内外兼顾

人是有机的整体。人禀受自然之气而生长，与自然有着不可分割的联系。人体内外以及人与自然都不断进行着信息交换，互为影响，因此欲病态在管理上必须内外兼顾。

1）法天象地：也就是顺应自然。人以天地之气而生，法四时之气而成，所以人必须顺应自然规律来养生调摄，与天地相参，与日月相应。一日之间，以日月之升落来管理自我的作息时间，故有"日出而作，日落而息"一说。白天阳气盛，阳主动，故在某种程度上可以说白天宜动不宜静。阳在外阴之使也，阳气正常运动，夜晚才能正常入阴而寐。一年之内又有"春夏养阳，秋冬养阴"之说。此二说法都不过是众多法天地养生法中的一隅。

2）三因制宜：天、地、人称三才，整体观必须兼顾时空，这是中医学理论中最具特色之一，也是中医健康管理实现精准医疗的原则之一。天包括天气、时间、运气，地包括地域、地气，人包括生理五脏六腑、经络气血精津液、神色形态、年龄、性别等各种状态。只有重视三因制宜原则，才能突出中医健康管理的特点，发挥作用。

3）调补阴阳：无论养神调摄或是祛邪除病，其终极目标都是要达到阴平阳秘的状态。因此，只要能使阴阳趋于平衡的各种手段方法，都可以归纳为调补阴阳。

（二）欲病态管理的流程

首先全面采集健康状态信息。个人健康信息应尽可能详细，包括一般情况、既往史、家族史、生活方式、体格检查、实验室检查等。只有详细了解一个人的健康状态，才能有效、准确地辨别阴阳偏颇情况，这是管理的前提。

其次辨别健康状态。根据所搜集的健康信息，对个人的健康状态进行准确辨别，甚至可以运用现代化技术辅助辨别，比如中医健康管理系统、中医问诊仪、数学模型、气血津液状态辨识系统、舌诊仪、脉诊仪等，帮助个体综合认识健康风险，强化健康管理意识，制订具有针对性的健康干预措施，鼓励和帮助个体纠正不健康行为和习惯，阻断影响阴阳平衡的通路，从而使阴阳恢复平衡。要对人的健康状态进行辨识，对脏腑、经络、气血的阴阳、虚实、寒热具体的数值进行判断，尤其是要进行疾病风险预测，为下一步的个性化制订干预方案打好基础。

最后实时更新，制订干预方案。由于人的健康状态具有时序性，是不断变化的过程，因此没有固定的健康干预方案。这就需要中医健康管理工作者对于个体进行不断的健康信息跟踪，依据反馈信息，制订动态的调理方案，进行实时动态的健康干预。

举例：参与欲病态的健康管理人群来源不同，有的来源于体检人群，有的来自养生机构，他们的基本流程如下。

1. 对于体检人群，在进行现代医学体检的同时完成中医体检，建立个人档案，根据不同的健康状态进行人员分类。

2. 有了基本的状态分类以及状态信息具体数值、风险评估后，针对风险较高的人群，给予调理方案。对于已病人群，分流到专科专家门诊。

3. 欲病人群的回访时间一般是 1 个月 1 次，健康管理师根据回访设定时间电话或者微信回访，并进行健康教育。

三、已病态管理

已病态管理是中医管理服务的重要环节，是评价中医健康服务有效性的关键步骤。本节以慢性疾病为例，阐述已病态管理的原则。随着社会的发展，疾病谱发生了巨大的变化，慢性病成为现代社会最常见疾病类型。慢性病多数与生活方式密切相关，是中医健康管理的重要部分，也是医改服务的重心。慢性病管理要遵循标本同治、身心并重、调治并用以及整体调整的原则。其管理流程主要是评估、干预和跟踪反馈。

（一）慢性病管理的原则

慢性病是慢性非传染性疾病的简称，指一类病程漫长，无传染性，不能自愈，按照目前的技术水平几乎不能治愈的疾病。它具有起病缓、病程长、症状绵延难愈的特点，由于病情迁延,多会累及其他脏腑,有多脏腑受累合病或并病的特点,多表现为功能进行性受损或失能。慢性病主要包括心脑血管疾病、恶性肿瘤、代谢性疾病(2 型糖尿病、高脂血症、高尿酸血症等)、脑卒中、冠状动脉粥样硬化性心脏病以及慢性阻塞性肺疾病等。慢性病从临床上又分为急性发作期和缓解期。健康管理主要是针对缓解期而有所为,其管理原则如下。

1. 标本同治

急则治其标,缓则治其本。慢性病特点是病程长,在未急性发病过程中,身体长期处于某种基本病理状态。标本同治的核心在于随着疾病的变化、发展过程,划定标本,确定治则。以病因与症状为例,则病因为本,症状为标。如果一个高血压的患者在服药期间症状稳定,无明显的眩晕、胸闷、心悸等症状,就可以遵循"缓则治其本"的原则,继续予以降血压以及血压监测、生活方式调整等管理内容;而一旦出现血压急性升高,伴见头晕、胸闷、心悸、失眠甚至头痛、失眠、焦躁不安、肢体麻木乃至意识改变时,则应该"急则治其标",不能单单降压,还需送医院进一步处理。因此对于慢性病的未发病期,遵循缓则治其本的原则,发病期则当急则治其标,或标本同治。

2. 身心并重

医学模式现今已经进入生物-心理-社会模式,认为疾病的发生与心理关系密切,这也是中医形神统一的养生防病原则的体现。而许多常见的慢性病也都发现疾病的发生发展与心理因素密切相关。因此在慢性病的防治过程中既要注重调畅情志,保持心情愉悦,使得"恬淡虚无,真气从之,精神内守,病安从来",又要合理地强身健体。健康管理过程中,可以教慢性病患者练习八段锦、太极拳、易筋经等传统养生功法。

3. 调治并用

慢性病的管理离不开对基础疾病的治疗,同时依据慢性病发展的特点,要发挥中医药在慢性病中的调理作用,因此要调治并重。在慢性病管理时,既要求患者加强基础疾病的治疗,一些控制基础疾病的药物要坚持长期服用,并由专科医生指导;另一方面,由于中医药在防治并发症、改善一些基础病理方面具有疗效显著的优势,因此要尽量多地根据个体的健康状态,从生活起居、穴位按摩、运动、药膳、花茶等全方位设计调理方案,调治并用。

4. 整体调整

在调理过程中,要根据慢性病的病机,预先判断在其发展过程中出现其他脏器、组织器官受累的潜在可能,从而注意整体调整,"察色按脉,谨守病机",整体调理。例如,高血压患者处于痰湿状态,要预先察知其可能发展而出现痰热内盛之眩晕、胸闷、不寐等不适,就要预先根据健康状态予以设计整体调理方案,并在回访中加强这些方面的提醒。

(二)慢性病管理的流程

慢性病管理和未病管理除了共同的生活方式管理外,因为慢性病管理具有防止复发和防止并发症的特点,在管理流程上,其重点是增加慢性病常见并发症发生风险的评估内容。其管理流程重点如下。

1. 健康信息评估

在收集健康信息后,要进一步对健康信息进行分析与评估,确定哪些是主要的健康问题,哪些是导致健康问题的风险因素,哪些健康风险因素是可以修正的,哪些是不可修正的,哪些是可以利用的医疗资源,等等,以便下一步制订针对性、可行性的健康干预管理策略。

2. 健康干预

健康管理的内涵重在健康干预,健康干预是健康管理的关键步骤。具体到个人,健康干预是控制健康危险因素,引导其采取行动以纠正不良的生活习惯和行为方式,拥有良好的健康意识与观念,把握基本的健康调护方法与技术,制订出可行性、个性化的健康干预措施,而实现健康管理的目标。

3. 跟踪反馈

必须进行实时回访,对健康管理对象的健康状况进行实时追踪,动态、持续地掌握慢性病患者的健康干预效果,进行实时反馈,以便对健康干预方案做出实时的调整和优化,从而达到真正的健康管理目标,最大限度地提高管理水平,切实改善慢性病患者的症状。对于一些指标性的检查,有必要请慢性病患者配合检查,以便了解实质意义上的管理效果。

四、病后康复态管理

病后康复态管理与慢性病管理不同,其主要是为一些临床能够治愈的疾病提供能尽快促进康复、减少疾病迁延或者出现并发症的健康管理工作。

（一）病后康复态管理的原则

病后康复态管理的原则是准确评估。针对一些能够临床治愈的疾病,例如肺炎治疗后可以达到临床治愈,但是这部分人由于疾病过程中正气受伤或者余邪未尽,有可能再次受邪而发病,因此要准确评估健康状态,这类患者是处于疾病的哪一个阶段、身体的状态如何。在临床上,很多时候都要去借助相关的诊断工具来帮助我们更准确地评估疾病的发生发展。

（二）瘥后防复

对于病后康复的患者,最重要的就是防止复发,也就是我们所说的"瘥后防复"。引起疾病复发的原因很多,可以是食复、劳复、药复等,具体而言可以是生活方式、饮食运动,也有可能是疾病本身的影响。例如说,糖尿病作为一种慢性、终身性疾病,在医院的治疗时间是有限的,出院后有效、长期进行自我管理是延缓糖尿病进程、提高患者生活质量的基础。电话随访作为延续性护理的一种形式,能提高患者出院后的自我管理能力。通过常规电话、微信随访与各种健康俱乐部教育对糖尿病产生自我管理的影响,从而为糖尿病患者形成一种更有效的院外健康教育。

（三）自助为主,他助为辅

对于病后的康复,中医药的介入主要以自助为主,他助（药物、针灸、推拿等）为辅。自助是以生活方式调整为主,加上能居家完成的干预措施,例如穴位按摩、外洗浴法以及八段锦、太极拳等养生功法,另外饮食调理也是重点,根据不同的状态特点,可予以相对应的药膳、花茶、饮食调理。

病后的康复,由于处于"正盛邪去"的状态,因此要以扶助正气、维持身体功能、回归社会为着眼点。治未病的"未病先防"着眼于未雨绸缪、保身长全,相当于三级预防中的一级预防;"既病防变"着力于料在机先、阻截传变,防止疾病进一步发展,相当于二级及三级预防;"瘥后防复"立足于扶助正气、强身健体,防止疾病复发,相当于三级预防,核心落实在"防"字上,充分体现了"预防为主"的思想。重在指导人们做到防患于未然,"消未起之患,治病之疾,医之于无事之前,不追于既逝之后"。

(四) 病后康复态管理的流程

1. 重视"天人合一"

由于疾病本身的特点,病后康复管理除明确疾病诊断,包括中医学和现代医学的诊断外,还应重视社会、环境、自然、气候对人体疾病的影响。可借助状态辨识,为进一步的中医调理提供依据。

2. 状态评估

中医健康状态评估,包括通过采集时令节气、体质、生理特点等,对于患者的健康状态进行部位、性质、程度的评估。这是提供"整体、动态、个性化"的调理方案以及后继调理疗效评估的关键。现代营养学内容也是状态评估的一部分,膳食日记和膳食习惯分析是评价患者营养状态的金标准。此外还可用食物频率问卷,通过问诊,了解患者一日蔬菜水果用量、肉类与油盐的用量、饮酒量以及家庭饮食习惯、外出就餐次数。风险评估,对于患者的病后风险再评估,包括原发疾病的再复发、慢性病并发症,以及新发的疾病风险。例如痛风患者康复期,需要对患者痛风急性再发的危险做出评估,并对长期高尿酸血症状态发生心血管疾病的风险进行评估。另外,对于虽然与高尿酸水平无关,但是因为长期生活方式不健康,痰湿内盛有可能出现的其他系统疾病例如肥胖、脂肪肝等风险,也需要做出评估。

3. 制订方案

实施远程的电话服务,中心专业医疗、护理人员,通过与患者之间交流分析,确认客户的健康行为改善期望程度,依据院外诊疗规范、医疗专家指导建议和健康行为改变理论模型,借助于健康管理系统的辅助,协助患者制订具体的、具有较强的操作性、效果可测量、有助于增强客户自信心和行为改善意愿、与客户健康状况维护和改善具有密切相关性的阶段目标及管理方案。

4. 回访沟通交流

回访是一个连接患者与医生的桥梁。当一个健康管理疗程结束时,从健康管理目标的达成度、行为管理的医疗效果、健康管理的经济效果、患者遵医嘱性等方面对患者的健康变化情况、健康管理服务质量、医疗费用支出控制情况进行评估,专家再根据评估结果,对下一个疗程的健康管理方案进行调整,此时沟通的重要性可以明显体现出来。回访包括对患者相关健康状态的变化情况进行汇总分析,对健康管理过程中产生的收入和费用进行统计、对比,通过与患者的交流,对其综合评价和满意度进行分析、总结,评估医护人员的服务效果,最终从临床结果、经费结果、行为结果、满意度结果等方面形成对整个健康管理过程效果的综合评价,为下一轮健康管理服务实施方法的改进和健康管理质量的提高积累经验和数据。

5. 及时分诊

及时分诊是指根据患者的主要症状及体征判断患者病情的轻重缓急及其隶属专科,并合理安排其就诊的过程。分诊是指对来院急诊就诊患者进行快速、重点地收集资料,并将资料进行分析、判断,分类、分科,同时按轻、重、缓、急安排就诊顺序,登记入册(档),时间一般应在 2~5 分钟内完成。分诊的重点是病情分诊和专科分诊。

五、特殊人群的健康管理

(一) 儿童健康管理

儿童是国家的未来,婴幼儿的正常发育和健康成长是国家和民族强大的重要标志之一,部分欧美国家已经把儿童问题当作国家安全问题。0～6 岁是婴幼儿生长发育及性格形成的关键时期,其早期发展的影响甚至可以持续终生,因而对 0～6 岁儿童进行健康管理及保健指导尤为重要。由于我国人口基数大、社会发展不平衡、城乡差别大,不同儿童群体的营养状况、生长发育、行为发育、心理发育、家庭成长环境及社会成长环境均不甚相同,中医体质评估也有较大差异。对此,国家近年来相继出台了《公共卫生服务规范(0～3 岁儿童)》《儿童保健工作规范》《中国儿童发展纲要(2011—2020 年)》等文件,各地也掀起了新的一轮儿童健康管理的实践和探索热潮。

1. 儿童健康管理概念表述及其任务内涵

国内开展儿童保健系统管理工作始于 20 世纪 80 年代,目前该项工作一直是国内医疗保健机构特别是基层单位开展儿童健康管理服务的主要形式。人群健康管理是对人体健康状况及影响因素进行监测、分析、评估,提供健康咨询和指导,以及对健康危险因素进行干预。因儿童有其自身的特点,即生长发育迅速,所以,对儿童健康管理还应注重对其生长发育的检测、评估和促进。

儿童健康管理的首要任务是降低婴儿、5 岁以下儿童的死亡率,保障儿童生存。据统计,婴儿死亡占 5 岁以下儿童死亡的 80.2%,新生儿死亡占婴儿死亡的 64.8%。5 岁以下儿童死亡的前 4 位死因分别为新生儿疾病、呼吸系统疾病、意外事故及先天畸形;前 4 位疾病分别为肺炎、新生儿窒息、早产、腹泻。所以为了更好地保障儿童生存,必须加强对肺炎、新生儿窒息、早产、腹泻等疾病的防治,提高治愈率,降低死亡率。

儿童健康管理的第二项任务是分析儿童健康状况,预防儿童时期的常见病,减少发病率,保护儿童健康。儿童健康状况的分析主要包括儿童营养状况、儿童体格发育水平、儿童中医体质评估和儿童时期常见病发病率的调查等。儿童营养不良的评价指标,一般是用年龄别体重,或者是年龄别身高,或者是身高别体重。若年龄别体重低于同龄段孩子 2 个标准差以下,为体重低下或者低体重;年龄别身高低于同龄段孩子 2 个标准差以下,为发育迟缓;身高别体重低于同龄段孩子 2 个标准差以下,为消瘦。体重低下、发育迟缓、消瘦均属于营养不良。随着社会经济水平的提高,儿童单纯性肥胖已成为威胁儿童身体健康的因素之一。加强母乳喂养的同时加强关于膳食平衡的健康教育,用以防治肥胖和营养不良的发生是长期的工作任务。同时,继续加强计划免疫工作,努力研究和增加新的有效的免疫疫苗,在全国范围内推广应用,也是长期工作任务之一。

儿童健康管理工作的第三项任务是加强儿童心理行为保健,促进儿童心理行为健康发展。儿童心理行为健康管理是一项综合系统工程,涉及儿童教育(特别是早期教育、幼儿教育)、儿童心理、发育及行为儿科、儿童保健等学科,以促进儿童心理行为健康发展和防治儿童心理行为偏离及障碍为目标。目前我国部分儿童群体在心理行为的发展过程中存在着不同程度的发展偏离和心理行为障碍,这是遗传和环境因素在发展过程中相互影响和适应的结果,例如由于家庭对儿童的过度保护形成的脆弱儿童,由于学业负担过重而产生的形形色色的学习障碍,由于气质及性格的差异导致的行为差异或社会适应偏离,或是由于留守、流浪、重残重病等特殊困境导致的儿童体质健康和心理健康等诸多问题。

2. 0～6 岁年龄期的特点与健康管理重点

因先天性疾病在儿童疾病中所占比例较大,故儿童的健康管理应从出生前开始管理。

生长发育是儿童与成人的基本区别点,贯穿于儿童时期的始终,但又表现出一定的阶段性。0～6岁儿童根据其体格、解剖、生理和心理及对外界的反应等不同方面的特点,可分为胎儿期、新生儿期、婴儿期、幼儿期和学龄前期五个不同的年龄阶段。按照各个年龄阶段的特点,健康管理工作的重点各有不同。如胎儿期注重产前检查、宫内发育检测等,可预防先天性畸形、遗传代谢性疾病、早产及出生低体重等;针对高危新生儿给予急救复苏和重症监护措施,主要防治产伤、窒息、溶血、出血和感染等;对婴幼儿进行定期规范化生长发育监测以及预防接种,避免营养缺乏性疾病和传染病。特别是儿童的计划免疫,针对某些传染病采取有目的、有计划的预防接种程序,使机体产生特异性免疫力,大大地控制了传染病的发生和流行,可以有力地保障儿童的身心健康。

(1)胎儿期:从精子和卵子结合受孕到小儿出生断脐,称为胎儿期。

整个妊娠过程分为3个时期:① 妊娠早期:从形成受精卵至胎儿不满12周,各器官在此期基本成形,其中第3～8周是胚胎细胞高度分化期,对大部分致畸因子都高度敏感,能产生许多缺陷及畸形,因此又将此期称为致畸敏感期。② 妊娠中期:13～28周,是胎儿生长发育的重要时期。此期胎儿的各器官迅速成长,器官功能逐渐成熟,性器官和味觉触觉的发育均在此期发育完全,至胎龄28周时肺泡结构基本发育完善,具备气体交换的功能,故临床上常以妊娠28周定为胎儿有无自然生存能力的界限。③ 妊娠晚期:自满28周至婴儿出生,此期胎儿以肌肉发育和脂肪积累为主,体重迅速增加,肺脏发育迅速,为出生准备物质基础。在后两个阶段如果胎儿受到伤害,容易发生早产。

胎儿期的疾病主要为先天性畸形和遗传性疾病。胎儿生长发育正常与否主要取决于孕妇的营养、健康状况、工作环境、疾病用药、理化及遗传因素等。《格致余论·慈幼论》说:"儿之在胎,与母同体,得热则俱热,得寒则俱寒,病则俱病,安则俱安。"胎儿期健康管理的重点在于预防,通过对孕母的保健,达到保护胎儿在子宫内健康发育成长,直至安全娩出的目的。故胎儿期健康管理主要通过对孕母的保健和健康宣讲来实现。

胎儿期健康管理主要包括以下几方面。

1)预防遗传性疾病和先天性疾病:应避免近亲结婚。有遗传性家族史者怀孕后应进行积极的风险预测及产前诊断。避免接触放射线和有毒化学物质如铅、苯、汞、有机磷农药等。现代研究已证实,几乎所有的药物都可以通过母体进入胎儿,胎儿因肝脏解毒能力差、血脑屏障弱、肾脏排泄功能不全等生理原因,往往导致药物在胎儿体内的浓度远远高于在母体的浓度,故孕母若患病应积极治疗但需谨慎用药,特别是一些毒性较强或药性猛烈的药物更要注意。多种抗生素如链霉素、卡那霉素、四环素类,激素如甲基睾丸素、己烯雌酚、可的松等,抗肿瘤药如氨甲蝶呤、环磷酰胺,抗惊厥药如盐酸氯丙嗪、苯妥英钠、丙咪嗪等,都可能损伤胎儿,故孕妇忌用。患有严重心肝肾疾病、肿瘤、糖尿病、甲状腺功能亢进、结核病、癫痫等疾病的育龄妇女应在医生指导下确定能否怀孕及孕期用药。

2)预防感染:包括预防孕期及分娩时的感染。孕期感染弓形虫、风疹病毒、巨细胞病毒及单纯疱疹病毒等病原微生物,可造成早产、流产、死胎或胎儿畸形等不良后果。尤其是孕早期应特别重视对上述病毒的防范,开展TORCH检查,早干预早治疗,以免造成胎儿畸形及宫内发育不良。分娩时母亲产道的病原微生物可侵入新生儿眼中而引起新生儿结膜炎,应预防来自产道的感染。

3）定期做好产前检查：对年龄小于 18 岁或大于 35 岁、有过早产或死胎、患过病毒感染、有服药史、妊娠高血压的高危孕妇，需定期检查，预防流产、早产、异常产的发生。一旦出现异常情况，应及时就诊，必要时可终止妊娠。

4）加强孕母营养：胎儿的生长发育全赖母体的气血濡养，故整个孕期都应重视饮食调养。必须保证供给胎儿正常生长发育所必需的营养素，如蛋白质、矿物质和维生素。孕后期胎儿骨骼发育加快，足月儿骨骼的钙盐 80% 是后 3 个月从母体获得，若钙与维生素 D 不足，容易引起新生儿低血钙或胎儿性佝偻病。需要注意的是，在保证充足营养的同时应防止营养摄入过多而导致胎儿体重过重，胎儿体重过重可导致妊娠并发症、难产、剖宫产、产道损伤的概率增加，同时增加胎儿出生后发生糖、代谢紊乱的风险。

5）养胎及胎教：研究发现，胎儿出生前形成的大脑旧皮质是出生后形成的大脑新皮质的基础。胎儿的耳、目和感觉在母体内日益完善，可以听到外界的声响甚至感受到母体情绪的变化。据报道，孕妇消极的情绪会增加孕妇血液系统中对神经系统和心血管系统有害的化学物质，故部分先天性生理缺陷的患儿可能与孕妇早期的情绪异常有关。结合优生学，开展胎教意义积极而深远。胎教是通过孕母对胎儿感观的良性刺激，以促进胎儿大脑的正常发育的过程。《妇人大全良方·胎教门·娠子论》说："子在腹中，随母所闻。"历代医家都强调孕妇"戒嗔恚，远七情"，"调心神，和情性，节嗜欲，庶事清净"。徐之才逐月养胎法中提到的"寐必安静，无令畏恐""居必静处""端坐清虚"等均是确保母子身心健康、优生优育的具体内容。目前胎教的主要方法有听音乐、诵读诗文等，以此怡养性情，陶冶情操，安养胎儿。

（2）新生儿期：自出生后脐带结扎起到生后满 28 天止，为新生儿期。出生不满 7 天的阶段称早期新生儿。新生儿期是婴儿出生后独立生活，经历和适应内外环境剧烈变化，面临生存考验，适应环境的阶段；其形体结构和生理功能很稚嫩，生理调节和适应环境能力差，易被病邪侵袭；此期发病率高，常见有早产、宫内生长障碍、窒息、产伤、感染、先天性畸形等。据统计，新生儿期死亡人数占婴儿期总死亡人数的 60%～70%，生后 7 天以内死亡者又占新生儿期死亡总数的 70% 左右。此期健康管理的重点是加强护理。

1）出生时的护理：新生儿娩出后应迅速清理口、咽、鼻等处的黏液或血液，预防其阻塞呼吸道引起的早期新生儿缺氧、窒息，以及进入呼吸道引起的感染；严格消毒、结扎脐带，之后脐带护理要求脐残端清洁干燥；提倡母婴同室，尽早开奶。

2）新生儿保健：新生儿体温调节功能不全，容易散热，常出现体温下降，故需特别注意新生儿的保暖。有条件的家庭在冬季应使室内温度保持在 20～22℃；需用热水袋保温时，水温宜 70℃ 左右，热水袋不可直接接触新生儿身体以免烫伤，靠身水温为 40℃，体温维持在 36.5～37.0℃。

母乳中含有丰富的营养成分、免疫球蛋白、益生菌和其他抗感染物质。提倡母乳喂养，可使小儿及早获得抵抗婴儿时期各种传染病的能力，母乳喂养是婴儿一生健康的首要保证。需指导母亲正确的哺乳方法。产后 12 天以内的母乳是初乳，其内脂肪含量少，易于消化吸收，适合初生小儿消化能力弱的特点。同时初乳中含有大量的抗体，人乳中含有 IgG、IgA 和 IgM，以初乳中浓度最高，尤其是其中分泌型 IgA 是所有外分泌液中含量最高的，随泌乳期延长，IgG 和 IgM 含量显著下降。通过母乳喂养，还可以增强母爱，有益于新生儿心理健康的发育。

新生儿皮肤娇嫩，必须慎加保护。应保持皮肤清洁，特别是皮肤皱褶处及二阴前后，可用纱布蘸植物油轻轻擦拭，去除多余的污垢。脐带脱落后可用盆浴。注意脐部护理，保持脐部干燥，预防脐风、脐湿、脐疮等脐部疾病的发生。新生儿的衣着应选择柔软、吸水性强的纯棉织物。衣服式样宜简单，容易穿脱，宽松，不用纽扣、松紧带，以免损伤娇嫩的皮肤。穿着衣物要注意保暖又不可过暖，提倡头凉，背、腹、足暖。新生儿睡眠最好达到 20 小时，不要枕头。新生儿居室应保持清洁卫生，有病者不能接触新生儿，母亲患感冒喂奶时要戴口罩。尽早接种乙肝疫苗和卡介苗。母亲应经常轻柔地抚摸新生儿，和他说话，用彩色玩具逗他，以促进视、听、触觉的发育。

（3）婴儿期：从出生 28 天后到满 1 周岁为婴儿期，又称乳儿期。小儿生机蓬勃、发育迅速的生理特点在婴儿期表现十分明显。婴儿期是小儿出生后生长发育最为迅速的时期，一年中身长比出生时增加 50%，体重增加 2 倍，脑发育很快。1 周岁时能学走，能听懂一些话和有意识地发音。此期对营养素和能量的需要相对较大，但小儿脏腑娇嫩的生理特点也十分突出，消化功能不够完善，容易发生消化紊乱和营养不良；免疫力弱，尤其是后半年从母体获得的被动免疫逐渐消失，容易感染疾病，如呼吸道感染、麻疹、手足口综合征等。婴儿期健康管理的重点是合理喂养，开展计划免疫，重视卫生习惯的培养，预防感染。

婴儿期保健：6 个月内鼓励母乳喂养，但对于部分母乳不足或者不适宜母乳喂养的婴儿，不应排斥人工喂养。人工喂养婴儿应选择配方奶粉，配方奶粉是为了满足婴儿的营养需要，在奶粉中加入各种营养成分，以达到接近母乳的效果。6 个月开始，母乳和配方奶已无法满足婴儿的营养需求，并且随着婴儿的消化、吸收及代谢功能日趋完善，需要添加辅食，为断奶做准备。添加辅食的原则是由少到多，由稀到稠，由细到粗，由一种到多种，在婴儿健康、消化功能正常时逐步添加。添加辅食的顺序可参照下表（表 7 - 1）。

表 7 - 1　添加辅食的顺序

月　龄	添　加　的　辅　食
1～3 个月	鲜果汁；青菜汁；鱼肝油制剂
4～6 个月	米糊、乳儿糕、烂粥；蛋黄、鱼泥、豆腐、动物血；菜泥、水果泥
7～9 个月	烂面、烤馒头片、饼干；碎菜、鱼、蛋、肝泥、肉末
10～12 个月	稠粥、软饭、面条、馒头、面包；碎菜、碎肉、油、豆制品等

定期进行体格检查和生长发育监测，在出生后 1 年内定期健康检查 4～5 次；早产儿出生后 4 个月，足月儿出生后 6 个月或 9 个月检查一次血红蛋白，便于早期发现缺铁性贫血、营养不良、发育异常等疾病并予以及时的干预和治疗。按照计划免疫程序，在 1 岁内完成各种疫苗的基础免疫。积极预防呼吸道感染、腹泻等感染性疾病和贫血、佝偻病等营养性疾病。

（4）幼儿期：1 周岁至满 3 周岁称为幼儿期。幼儿期生长发育速度较婴儿期减缓，但生理功能日趋成熟。幼儿期是语言、动作和神经心理发展的重要时期，应重视与幼儿的语言交流，通过游戏、讲故事、唱歌等促进幼儿语言的发育与大运动能力的发展。随着幼儿活动范围的扩大，自身免疫力尚欠完善，又因对危险的识别能力差，意外伤害、中毒、传染病发病率较高。本期儿童因断奶后膳食结构变化较大,消化功能也不够成熟,营养缺乏(维生素 A、D,钙,铁)和消化功能紊乱仍常发生,故应合理安排膳食,每日以 4 餐为好,即早、中、晚三餐午后加 1 次点心,各餐间隔以 4 小时为佳。注意培养就餐礼仪。18～24 个月时,幼儿开始能够自主控制肛门和尿道括约肌,家长可以采用赞赏和鼓励的方式开始排便训练。调查显示,幼儿期主要健康问题居前五位的分别为龋齿、视力不良、贫血、肥胖和低体重。

针对幼儿期的健康管理重点是指导喂养、防病治病、开始早教等。要建立合理的生活制度,保证幼儿充足的睡眠,培养其良好的生活习惯,增强生活自理能力,关心其情感及智力发展,加强防护,防止异物吸入、烧烫伤、触电、外伤、中毒、溺水等意外事故的发生。继续按计划免疫程序预防接种,以预防传染病。控制看电视的时间,保护视力。注意口腔卫生,早、晚刷牙,保护牙齿。

(5)学龄前期:3 周岁至 6 周岁称学龄前期。学龄前期儿童体格发育稳步增长,每年体重增加约 2 kg,身高平均增加约 5 cm。大脑皮质功能迅速发育,智能发育趋于完善。心理变化较为突出,理解能力逐渐增强,并具有一定的抽象概念,如数字、时间等,能用较复杂的语言表达自己的思维和感情,具有强烈的好奇心和求知欲,可塑性强,是性格形成的关键时期。应注意培养其学习习惯、想象与思维能力,使之具有良好的心理素质。学龄前期健康管理的重点是每年 1～2 次的健康检查,筛查与矫治近视、龋齿、缺铁性贫血、寄生虫等常见疾病;加强体格锻炼和疾病预防;进行安全教育,防范意外事故(外伤、烫伤、中毒等)的发生。

3. 0～6 岁儿童健康管理的服务内容

(1)新生儿访视:新生儿访视是指产科、儿科医生或者保健人员去产妇家中随访新生儿,其目的是协助家长做好新生儿的护理保健工作,指导科学育儿方法,及时发现异常情况及时处理,保证新生儿健康生长,减少新生儿的发病率和死亡率。一般新生儿在出生 28 天内访视 2 次。高危新生儿是新生儿访视的重点。对早产、低出生体重、多胎、产伤、窒息等高危新生儿,应在得到报告的当天进行访视。对体重低于 2000 克、体温不正常、生活能力差的新生儿应每天访视 1 次,情况好转后每周访视 1～2 次。

访视内容主要包括观察新生儿的一般情况,询问产妇新生儿出生时和出生后的情况,对新生儿进行全面的体格检查,如发现鹅口疮、脐炎、尿布皮炎等异常情况,要及时处理并向父母说明孩子的情况和注意事项,对护理及喂养进行指导。

(2)新生儿疾病筛查:某些遗传代谢性疾病、内分泌疾病,在新生儿时期尚无症状,但可以通过筛查早期确诊并及时治疗,以避免因脑、肝、肾等损害导致生长、智力发育甚至死亡。国际公认的作为筛查疾病的条件为:① 有一定的发病率。② 早期缺乏特殊症状。③ 危害严重但可以治疗。我国的新生儿疾病筛查计划始于 1981 年,目前覆盖率已超过 50%。我国目前筛查的疾病以苯丙酮尿症(PKU)和先天性甲状腺功能减低症(CH)为主,部分地区根据疾病的发生率选择如葡萄糖-6-磷酸脱氢酶(G6PD)缺陷病等疾病。

(3)定期的健康检查与生长监测:定期的体格检查能让医生和父母系统地观察儿童的生长发育、营养状况,尽早发现异常,采取措施进行预防和治疗。定期检查的时间一般为出生后第 3、6、9、12、18、24、30、36 个月,3 岁以上儿童每年体检一次。除身高体重等生长发育指标外,还需进行全身系统的检查。早产儿第 4 个月,足月儿第 6～9 个月的婴儿需检查血红蛋白,1 岁以后的儿童每年需检查一次血红蛋白。

儿童生长监测是联合国儿童基金会推荐的一套较完整的小儿系统保健方案,尤其适合农村地区的儿童。对体重增长有问题的儿童,需要从以下三方面进行诊断和干预:① 因营养缺乏导致的儿童,针对营养缺乏的原因,从添加辅食、饮食习惯、儿童食欲及食量等方面进行询问分析,指导家长合理喂养。② 因感染导致的儿童,如腹泻、感冒、肺炎等,需要针对感染的病因给予治疗。③ 因照顾不当导致的儿童,需采取综合措施,尽可能地改善居住和卫生条件,为儿童提供良好、愉快的生活环境。

(4) 营养指导:因儿童各个不同时期的生长发育规律不同,不同时期的营养投入特点和存在的营养问题各不相同。营养指导就是要针对儿童当时的生长发育状况和健康水平,根据儿童营养学的基本理论,结合不同时期儿童的主要营养问题,对儿童期摄取食物的种类、量、质、饮食安排及良好营养行为的培养等方面有针对性地进行指导,减少或避免营养性疾病的发生,为儿童的生长发育提供物质保障。儿童营养指导主要包括母乳喂养、辅食添加、培养良好的进食习惯、预防营养素缺乏知识的指导等内容。

(5) 智力发育监测:智力发育监测是指对儿童进行定期、连续的智力检查,并给予评价的过程。因大脑有极强的可塑性和代偿功能,早期的特殊刺激可极大调动智力偏离和智力低下儿童的脑功能,发挥他们的智力潜力。神经学家发现,发育早期脑受损到成人期所受影响较小,但发育晚期受损伤引起的功能障碍将永久存在,故中国优生优育协会儿童发育专业委员会建议对高危儿做系统、定期的智力测定。其目的是早期发现、早期诊断智力发育偏离的儿童,以便早期干预,减少智力低下儿童的产生,全面促进儿童的健康成长。智力监测的时间可以结合婴幼儿定期体检的时间,即出生后第 3、6、9、12、18、24、30、36 个月。

(6) 心理卫生指导:健康包括生理健康和心理健康两部分。随着社会的发展,儿童所承受的压力越来越大。据调查,儿童心理行为偏离率已达到 10%～20%,由于心理行为障碍所引起的厌食、肥胖、抽动症、遗尿、精神行为疾病等日益增多。儿童心理卫生指导的任务是宣传和普及儿童心理卫生的知识,指导家长、老师和社会工作者关心儿童的心理需求,重视养育方法和儿童心理的发育,为儿童创造一个宽松、愉快的成长环境。

婴儿期的心理健康是人一生的起点,对成人的心理素质将产生深远影响。婴儿早期与环境接触所取得的早期经验,尤其是早期母子之间牢固的依恋关系,对人的一生发展至关重要。依恋的形成和健康发展可以使婴儿产生愉快的情绪和情感,减少恐惧和焦虑,获得安全感,建立自信。如果婴儿早期丧失母爱,就很难建立对他人的信任感,这样的儿童没有安全感、胆小、孤僻、呆板。因此,需要指导家长在喂养孩子时经常逗笑、抚摸、说话、唱歌,用母爱的温暖保障婴儿的心理健康。

幼儿期对母亲健康的依恋,是他学习爱别人的基础。依恋发展的过程也是儿童向自立发展的过程。因此,幼儿期应继续指导家长进行关爱,鼓励孩子的探索行为,发展其独立性,摆脱焦虑和恐惧,健康活泼地成长。幼儿期语言发育迅速,要指导家长多与儿童进行语言交流,促进孩子想象力的发展,让孩子开心、开窍、开口。

学龄前期是儿童进入幼儿园进行初步集体生活锻炼的时期,儿童进入幼儿园初期将接受母子分离与适应新环境的双重心理压力,这就要求老师给予儿童母亲般的照顾和温暖,帮助儿童减少因母子分离造成的焦虑和痛苦。学龄前期是儿童养成良好性格的关键时期。研究表明,欲望长期得不到满足是引起儿童性格不正常或不成熟的最大原因。通情达理、关心、爱护、民主的父母培养出的孩子自信独立,善于处理冲突;一味迁就的父母则往往培养出任性、爱发脾气的孩子。因此,要指导家长培养孩子积极的性格特征,使儿童生活在一个民主、和睦、互敬互爱的家庭环境中,为儿童良好性格的形成提供有利条件。

(7) 计划免疫:计划免疫是根据儿童的免疫特点和传染病发生的情况制定的免疫程序,通过有计划地使用生物制品进行预防接种,以提高儿童的免疫水平、达到控制和消灭相应传染病的目的。我国现有的儿童免疫程序是原卫生部颁布的儿童免疫程序,按照规定,婴儿必须在 1 岁内完成卡介苗、脊髓灰质炎三价混合疫苗、百日咳、白喉、破伤风类毒素混合制剂、麻疹减毒疫苗及乙肝疫苗接种的基础免疫。此外,根据流行地区和季节,或家长的意愿,有时也进行乙型脑炎疫苗、流行性脑脊髓膜炎疫苗、风疹疫苗、流感疫苗、腮腺炎疫苗、甲型肝炎病毒疫苗、水痘疫苗、流感杆菌疫苗、肺炎疫苗、轮状病毒疫苗等的接种(表 7 - 2)。

表 7 - 2　我国原卫生部规定的儿童计划免疫程序

年　　龄	接　种　疫　苗
出生	卡介苗、乙肝疫苗
1 个月	乙肝疫苗
2 个月	脊髓灰质炎三价混合疫苗
3 个月	脊髓灰质炎三价混合疫苗、百白破混合制剂
4 个月	脊髓灰质炎三价混合疫苗、百白破混合制剂
5 个月	百白破混合制剂
6 个月	乙肝疫苗
8 个月	麻疹减毒活疫苗
1.5～2 岁	百白破混合制剂复种、麻疹减毒活疫苗复种
4 岁	脊髓灰质炎三价混合疫苗复种
6 岁	麻疹减毒活疫苗复种、百白破混合制剂复种
12 岁	乙肝疫苗

预防接种可能引起一些反应:① 卡介苗接种后 2 周左右局部可出现红肿浸润,8～12 周后结痂。若化脓形成小溃疡,腋下淋巴结肿大,可局部处理以防感染扩散,但不可切开引流。② 脊髓灰质炎三价混合疫苗接种后有极少数婴儿发生腹泻,但多能不治而愈。③ 百日咳、白喉、破伤风类毒素混合制剂接种后局部可出现红肿、疼痛或伴低热、困倦等,偶见过敏性皮疹及血管性水肿。若全身反应严重,应及时到医院诊治。④ 麻疹疫苗接种后,局部一般无反应,少数人可在 6～10 日内产生轻微的麻疹,可予对症治疗。⑤ 乙肝疫苗接种后很少有不良反应。个别人可有发热,或局部微痛,不必处理。

(8) 中医中药管理:针对体弱儿、营养不良儿童,中医中药有特殊的优势。明代医圣万密斋根据儿童生长发育的不同阶段,提出不同的保健方法。他在《万氏育婴家秘》一书中提出"预养以培其元,胎养以保其真,蓐养以防其变,鞠养以慎其疾"的分阶段保健方法,促进了中医儿科预防保健的发展。

　　体质学说认为体质是客观存在的一种生命现象,是在先天遗传的基础上,经过后天的发展而表现出的相对稳定的生理、心理特质。研究发现,体质不是一成不变的,它可以随着疾病的发生和治疗、生活调摄干预而改变。故将体质学说应用于儿童的健康管理,根据小儿体质特征,分析先天遗传和后天环境的影响因素,采取不同的健康管理方案,充分发挥中医中药的优势,运用中药、外治、推拿等方法,例如中药洗浴、三伏敷贴、三九敷贴等,可以提高儿童免疫力,减少发病次数,减轻发病症状。再比如推拿按摩法(包括摩腹、捏脊疗法)、中医穴位按揉法等,也可以改善体质,增强免疫力。其中捏脊疗法可以调节阴阳、行气活血。摩腹法具有健脾和胃的功效,有助于提升儿童的消化能力,提高食欲。足三里、迎香穴是儿童常用的保健穴位,对儿童这两穴进行按揉,可以补中益气,促进机体对营养物质的吸收;按揉四神聪可以改善睡眠,增强儿童抵抗力。中医穴位按摩法操作简单易学,适宜推广。以上手段相互配合,可以达到未病防病、既病防变,促使儿童身心健康、快乐成长的目的。

　　(9) 其他:儿童健康管理尚有儿童常见病的防治,儿童听力、口腔、视力保健,意外防范,健康教育等内容。据调查,0～6岁儿童2周内患病中排前2位的疾病是急性呼吸道感染和腹泻,因此加强对儿童急性呼吸道感染和腹泻的防治是儿童常见病预防保健工作重点。儿童意外伤害是世界范围内的一个重大公共卫生问题,约17.38%的0～6岁儿童在过去1年内发生过意外伤害,其中排前2位的是意外摔伤和烧烫伤。部分家长对儿童口腔保健意识不强,超过23%的4～6岁儿童还没有开始刷牙,所以龋齿连续多年排名3～6岁学龄前儿童健康问题的第1位。对此,社区、幼托机构必须加强对家长的健康保健知识教育,提高家长对儿童常见病防治、意外伤害预防、口腔保健、健康生活方式等方面的认识,促进儿童健康成长。

　　总体而言,由于孕期必要的产前咨询、诊断、防治,减少了先天性、遗传性疾病的发生;儿童保健工作的开展和普及,使营养不良性贫血、佝偻病、腹泻、肺炎等常见病、多发病的发生率和死亡率显著降低;国家实行计划免疫后,儿童很多传染病得到了有效的控制。因此,加强对儿童的健康管理,不仅可增强小儿体质,而且可及时发现和治疗一些潜在的疾病,从而保证儿童健康成长。

4. 0～6岁儿童健康管理工作的实施

　　(1) 散居儿童的健康管理:散居儿童健康管理主要服务对象是尚未进入托儿所或者幼儿园而散居在家的0～6岁儿童。大部分散居儿童是3岁以下儿童,生长发育速度快,是儿童体格生长和心理发育的关键时期,因此3岁以下儿童健康管理是散居儿童健康管理的工作重点。目前我国对散居儿童健康管理多采用建立儿童保健责任地段,并且在各级妇幼保健机构开设儿童保健门诊,为散居儿童及其家庭提供服务。

　　(2) 幼托机构的健康管理:进入幼儿园或者托儿所集居之处的儿童,我们称之为集体儿童。在幼托机构的儿童正处于生长发育比较迅速的时期,但年幼无知,机体的抵抗力较弱,容易患病。尤其是在集居的条件下,儿童彼此接触的机会多,一旦发生急性传染病,很快会蔓延到一个班级甚至整个园所。针对这一特点,幼托机构必须贯彻以预防为主的方针,做好集体儿童的卫生保健工作,保证儿童的健康成长。

　　幼托机构需制定以下制度:① 合理的生活制度:保证每个儿童有充足的睡眠,按时进食和游戏,并为教养工作创造条件。为了保证每个儿童吃好、睡好、玩好,身体健康,精神愉快,必须根据儿童的年龄特点和房屋条件对在园儿童进行合理分班。② 健康检查和疾病防治制度：儿童在进入幼儿园之前必须进行健康检查，每日晨间、午间也需要对儿童进行健康状况检查，以便早期发现儿童异常状况，对有疾病可疑者及时隔离观察，做到早诊断、早治疗。幼儿园是儿童密集的地方，一旦发生传染病很容易造成流行，所以必须做好预防接种工作，加强对传染病的管理。③ 卫生消毒制度：托儿所、幼儿园的环境卫生对儿童的身体健康影响很大，故应保证环境卫生清洁整齐，定期消毒园内的玩具、桌椅及室内空气等。培养儿童良好的卫生习惯，餐前、便后用流动的水洗手，经常洗澡、剪指甲，换洗衣服，早、晚刷牙等。④ 安全制度：保教人员要有高度的责任心，采取措施防止意外事故的发生。定期检查园内桌椅、门窗、大型玩具等设备，妥善保管热水瓶、药品等危险物品，防止烧伤、烫伤、中毒等意外事故的发生。⑤ 家长联系制度：采取多种方式同家长联系，争取家长配合，共同做好儿童体格和智力的健康管理工作。

5. 6～18 岁少年儿童健康管理

6～18 岁是人生发展的黄金时间，学龄儿童开始接触社会，系统地接受学校教育。与之相伴的是幼升小、小升初以及中高考所带来的巨大压力，这期间，由于学业负担过重而产生的形形色色的学习障碍和心理障碍明显增多。所以，此期的健康管理的工作重点是社会、学校和家庭密切配合，保护他们的身体和心理健康，使他们德、智、体全面发展。

学校是 6～18 岁少年儿童集居的主要场所，故对本阶段少年儿童进行健康管理主要在学校进行。学校的健康管理指导主要包括以下几方面：① 培养良好的卫生习惯：学校应经常对学生进行教育，使学生明确讲究卫生、预防疾病的重要意义，自觉建立良好的卫生习惯；养成良好的饮食习惯，不偏食、不挑食；每天早、晚刷牙；保证充足的睡眠；督促课外活动。② 培养正确的姿势：年龄越小，全身软骨的比重越大，弹性也越强，受到外界不良影响时更容易变形。学生时期正是骨骼成长发育的阶段，如果听课、看书、写字时经常弯腰驼背，会对胸廓的正常发育造成不良影响，长久下去会造成驼背、脊柱异常弯曲等畸形。③ 课间加餐：小学生最好上午课间补充营养食物以保证其体格发育。加餐时应特别重视补充强化铁的食物，以控制儿童期常见的缺铁性贫血。对营养不良儿童除了重视补充蛋白质和钙，还需适当补锌以提高食欲。④ 预防近视眼：儿童时期一般多为远视眼，随着身体的发育，逐渐变为正视，也有人发展成近视，或者保留一些远视。儿童如果不重视用眼卫生，很容易发展为近视，因此教育儿童读书、写字的正确姿势非常重要，每天定期做眼保健操。⑤ 劳动和体育锻炼：系统的体育锻炼可以促进少年儿童的体力和耐力的发展，组织学生适当参加劳动不仅能培养学生热爱劳动的习惯，还能增强体质，提高对疾病的抵抗力，促进生长发育。⑥ 安全教育，生理、心理、性知识教育：培养优良的道德品质，保证身心健康。

具体来说，6～18 岁少年儿童的健康管理可分为小学生的健康管理和初中、高中生的健康管理。

1) 小学生的健康管理：目标人群是 6 岁到 10～12 岁前后的学龄期儿童。学龄期儿童的特点是生长速度，到 7～8 岁后稍有增快趋势，皮下脂肪开始重新堆积。脑的形态发育基本完成，而淋巴系统发育则处于高潮。学龄期儿童的智能发育更成熟，理解、分析、判断等综合能力渐趋完善，求知欲强，是接受教育的重要时期，应注意全方位正确引导。疾病的发生较前明显降低，器质性疾病较少，呼吸道感染仍常见。随着社会的发展和环境因素的影响，儿童性发育提前，出现性早熟，注意力缺陷多动症和多发性抽动症也有上升趋势。

对小学生的健康管理,除健康检查外,应注意预防近视和龋齿,矫治慢性病灶,保证充足营养和休息,要注意儿童情绪和行为的变化,避免思想过度紧张,减少精神行为障碍性疾病的发生。此外还要进行法制教育,学习交通规则和意外伤害的防范知识。

2）初中、高中生的健康管理：目标人群是青春期少年。从第二性征出现到生殖功能基本发育成熟、身高停止增长的时期称为青春期,女孩一般从 11～12 岁到 17～18 岁,男孩从 13～14 岁到 18～20 岁,个体差异较大,也有种族差异。青春期为体格发育的第二个高峰期,最大特点为生殖系统迅速发育,第二性征逐渐明显,女孩出现月经,男孩发生遗精。由于神经内分泌调节不稳定,加上广泛接触社会,青春期少年易发生心理、行为、精神和社会适应度等方面的一些特殊健康问题,同时,生理的不断变化易造成青少年内心的不安或冲动;周围环境的改变、五光十色的生活也会给青少年带来适应社会的心理问题。因此必须加强教育与引导,普及青春期保健知识,正确对待和处理青春期的生理和心理变化,增强识别能力,抵御不良风气的侵蚀,建立正确的人生观,培养良好的道德品质,以保证健康平稳地度过青春期。

注意青春期生理、心理、性知识教育,培养优良的道德品质,保证身心健康,是青春期少年健康管理的工作重点。

6. 特殊儿童的健康管理

联合国儿童基金会《2016 年世界儿童状况》报告指出,全世界若不对最弱势的儿童所面临的困境加大关注,按照当前趋势,到 2030 年将有 6900 万 5 岁以下儿童死于可预防的原因。就我国实际情况而言,社会发展不均衡,城乡差别大,尚有大量特殊儿童群体的健康管理问题需要得到全社会的广泛关注和专业医疗机构的科学管理与服务。

（1）慢性病儿童的健康管理：随着生活方式和疾病谱的改变,儿童慢性疾病的患病率显著上升。据统计,我国有 10％～20％的儿童患有慢性病,2％～4％的儿童患有严重的慢性疾病。其中 3～12 岁儿童常见的慢性病有免疫相关性疾病,包括哮喘、慢性肾炎、肾病综合征等;血液病,包括白血病、地中海贫血等;内分泌疾病,包括糖尿病、甲状腺功能减退等疾病。慢性病病程长、反复发作、需要长期治疗的特点直接影响儿童的体格发育、情绪及认知等心理发育和社会适应能力,降低患儿的生活质量。多项针对青春期儿童肿瘤存活者、先天性心脏病儿童、白血病儿童、哮喘儿童、肾病综合征儿童等慢性病儿童的生存质量评价研究发现,慢性病儿童虽然在生理方面与同龄人之间没有明显差别,但生活质量总分低于一般人群得分,慢病儿童较一般儿童更容易伴有医疗恐惧和心理焦虑。疾病治疗过程的副反应,例如治疗哮喘和肾病综合征的糖皮质激素可引起患儿兴奋和幻觉,长期使用甚至出现"库欣综合征",给患儿的身体和心理均造成很大影响;预防癫痫的苯巴比妥可延缓认知发育,导致严重的行为问题;针对儿童白血病的放射治疗会使患儿记忆力、专注度、视觉运动协调性等受到影响。因此,儿童慢性病的管理有重要的现实意义。慢性病患儿在完成医院治疗后,大部分还需要在家庭或社区进行维持治疗和护理。有效的家庭护理可以缩短慢性病儿童的住院时间,减少住院次数,减轻家庭和社会的经济负担。故针对慢性病儿童进行系统的"以家庭为中心"的健康管理,可以有效改善慢性病儿童的身心状况,提高慢性病儿童生存质量并降低医疗费用。

以家庭为中心的护理（Family-centered care, FCC）理念最早于 1972 年由 Fond 和

Luciano 提出。FCC 强调对患儿的护理要重视家庭和谐与健康,需要将家庭成员视为维护患儿健康的重要参与者,要指导家长妥善地照顾患儿,认同家长在儿童患病和治疗过程中的重要作用。医院通过电话随访、专题讲座和培训、专家咨询等方式,将医院护理延伸到社区和家庭,对慢性病患儿提供更具针对性的有效护理,帮助患儿更好地战胜疾病,重获新生。

(2) 营养不良儿童与肥胖儿童的健康管理:营养不良是造成 5 岁以下儿童死亡的重要因素。儿童营养不良除影响体格发育外,同时影响儿童的脑和智力发育。幼儿园应根据每学期测量的儿童身高体重数值,及早筛查出营养不良儿童并进行专案管理,每月测量体重并进行评价;饮食中给予特殊照顾,补充能量;排除引起营养不良的病因,适当进行体育锻炼以增强体质;同时积极联系家长,取得家长的配合,共同改变儿童挑食、偏食的不良饮食习惯。

肥胖不仅影响儿童的体格、行为和心理的发育与健康,而且大多数儿童期肥胖可延续至成年人,与糖尿病、高血压、冠心病等疾病密切相关。造成儿童肥胖的原因有喂养过度、运动不足、行为偏差和遗传因素等。幼儿园应定期筛查,及早发现超重和肥胖儿童,通过家庭课堂等宣传教育方式让家长充分认识到肥胖的危害,配合幼儿园改变家庭不良的饮食习惯和喂养行为,树立儿童合理营养、平衡膳食的科学理念,培养儿童良好的饮食习惯,保证其健康成长。

(3) 留守儿童的健康管理:据不完全统计,全中国有超过 3000 万留守儿童。与一般儿童健康管理不同的是,留守儿童的监护人责任弱化或缺失会导致其健康管理各项监测指标的全面下降。针对这一特殊群体,健康管理的工作重点是进行生长发育和心理健康的评估指导,这项工作主要由教育机构完成。教育机构通过获取留守儿童准确的生长发育信息,对照标准发现问题,进而进行营养干预和运动干预。

留守儿童的心理、行为发育评估对留守儿童的正常成长非常重要,关系到儿童个体的人生发展和国家的社会发展,需要依靠直接监护人和教师的认同和配合。教育机构应根据留守儿童的身心发展特点,对他们进行心理健康教育和心理咨询辅导,对有行为偏差、心理有障碍的留守儿童及时给予必要的关心和指导,帮助他们身心健康发展。

(4) 流浪儿童、重残重病儿童、孤儿及贫困家庭儿童等特殊困境儿童的健康管理:流浪儿童是我国社会和经济结构转型过程中出现的一个特殊群体,因其权益全面受损而成为整个社会关注的弱势群体。重残重病儿童、孤儿及贫困家庭儿童则是底层社会阶层的极端个体,研究表明,这些特殊儿童群体与留守儿童有密切关系。

目前阶段,针对这类儿童群体的健康管理只停留在理论,很难进入全面的实践操作层面,只能尽可能地通过社会救助机构、社区或者家庭对其进行生长发育的水平评价。保护未成年人是国家和社会的共同责任,只有从教育、医疗、法律道德建设和社会帮助等各方面共同在源头上减少这些群体的数量才是根本。

(二) 妇女健康管理

妇女有着特殊的生理病理特点,主要表现为"经带胎产""女子多郁"等方面,针对特殊的状态进行针对妇女的健康管理,对提高妇女的健康水平具有重要意义。

1. 妊娠期妇女健康管理

妊娠期全过程从末次月经的第 1 日开始计算,孕龄为 280 日,即 40 周。临床上将妊娠期分为三个时期:第 13 周末之前称为早期妊娠(first trimester),第 14～27 周末称为中期妊娠(second trimester),第 28 周及其后称为晚期妊娠(third trimester)。

(1) 孕妇管理:孕妇系统保健实行三级管理,及早发现高危孕妇并及时转诊。建立孕妇系统保健手册制度,提高产科疾病防治与管理质量。系统产前检查,筛查出具有高危因素的孕妇,及早评估与诊治。

孕妇系统管理指从确诊妊娠开始,到产后 42 日之内,以母儿共同为监护对象,按照妊娠各期所规定的一些必查和备查项目,进行系统检查、监护和保健指导,及时发现高危情况,及时转诊治疗和住院分娩及产后随访,以确保母婴安全与健康的系统管理。我国已普遍实行孕产期系统保健的三级管理,推广使用孕产妇系统保健手册,对高危妊娠进行重点筛查、监护和管理,以达到降低孕产妇及围产儿患病率、提高母儿生活质量的目标。

1) 实行孕妇系统保健的三级管理:对孕产妇开展系统管理,做到医疗与预防紧密结合,加强产科工作的系统性以保证产科质量,并使有限的人力、物力发挥更大的社会和经济效益。现在我国城市开展了医院三级管理(市、区、街道)和妇幼保健机构三级管理(市、区、基层卫生院),在农村也开展了三级管理(县医院和县妇幼保健站、乡卫生院、村妇幼保健人员),实行孕产妇划片分级管理,并健全相互间会诊、转诊等制度,以便及早发现高危孕妇并转至上级医院进行会诊和监护。

2) 使用孕妇系统保健手册:建立孕妇系统保健手册制度,是为了加强对孕妇系统管理,提高产科疾病防治与管理质量,降低"三率"(孕产妇死亡率、围产儿死亡率和病残儿出生率),保健手册需从确诊早孕时开始建册,系统管理直至产褥期结束(产后满 6 周)。手册应记录每次产前检查时的孕妇与胎儿情况及处理意见,在医院住院分娩时应提交孕产妇保健手册,出院时需将住院分娩及产后母婴情况填写完整后将手册交还给产妇,由产妇交至居住的基层医疗保健组织,以便进行产后访视(产后访视共 3 次,分别是出院 3 日内、产后 14 日、产后 28 日),产后访视结束后将保健手册汇总至县、区妇幼保健所进行详细的统计分析。

3) 对高危妊娠进行筛查、监护和管理:通过系统的产前检查,尽早筛查出具有高危因素的孕妇,及早给予评估与诊治。妊娠早期应注意孕产史,特别是不良孕产史如流产、早产、死胎、死产史,生殖道手术史,有无畸形胎儿或幼儿智力低下史;有无妊娠合并症,如慢性高血压、心脏病、糖尿病、肝肾疾病、血液病、神经和精神类疾病等,如发现相关疾病则应及时请相关学科会诊,不宜继续妊娠者应告知并及时终止妊娠;高危孕妇继续妊娠者,应评估是否转诊。对妊娠中晚期出现的异常情况,如妊娠期高血压、妊娠期糖尿病、胎儿生长受限、胎盘和羊水异常等高危妊娠者应加强管理,及时转诊到上级医院,以确保母婴安全,不断提高高危妊娠管理的"三率"(高危妊娠检出率、高危妊娠随诊率、高危妊娠住院分娩率),这是降低孕产妇死亡率、围产儿死亡率和病残儿出生率的重要手段。

(2) 围产期保健:指一次妊娠从妊娠前、妊娠期、分娩期、产褥期、哺乳期为孕产妇和胎儿及新生儿的健康所进行的一系列保健措施,从而保障母婴安全,降低孕产妇死亡率和围产儿死亡率。

1) 孕前保健:选择最佳的受孕时机,有计划妊娠,以减少诸多危险因素和高危妊娠。女性<18 岁或>35 岁均是妊娠危险因素,易造成难产及其他产科并发症,以及胎儿染色体病。孕前应仔细评估既往慢性疾病史、家族和遗传病史,积极治疗对妊娠有影响的疾病,如病毒性肝炎、心脏病等,选择适宜时间受孕,不宜妊娠者应及时告知。妊娠前健康的心理和社会环境也很重要,生活中发生不良事件与妊娠期高血压、产后抑郁症等的发生有关。戒烟酒,避免接触有毒物质和放射线。使用长效避孕药物避孕者,需改为工具避孕半年后再受孕。孕前3个月补充叶酸或含叶酸的多种维生素,可明显降低胎儿神经管畸形等风险。若前次有不良孕产史者,此次受孕应向医师咨询,做好孕前准备,以减少高危妊娠和高危儿的发生。

2) 妊娠早期保健:妊娠早期是胚胎、胎儿分化发育阶段,易受外界因素及孕妇疾病的影响,导致胎儿畸形或发生流产,应注意防病、防致畸。避免接触有害化学制剂和放射线,避免密切接触宠物,避免病毒感染,患病时遵医嘱服药。应尽早确诊妊娠,建立孕期保健手册,评估孕前保健情况。做好预防流产相关知识宣教,指导妊娠早期营养和生活方式,保证充足睡眠,适当活动,避免高强度工作、高噪声环境和家庭暴力,避免精神受刺激,保持心理健康,解除精神压力,预防孕期及产后心理问题的发生。确定基础血压、体重,进行高危妊娠初筛,了解有无不良孕产史、家族成员有无遗传病史;了解有无高血压、心脏病、糖尿病、系统性红斑狼疮等慢性病史,如有相关疾病则应及时请相关学科会诊,不宜继续妊娠者应告知并及时终止妊娠;高危妊娠继续妊娠者,应严密观察,严格执行转诊制度。

3) 妊娠中期保健:妊娠中期是胎儿生长发育较快的阶段,此时胎盘已形成,不易发生流产,妊娠晚期并发症尚未出现。此阶段应仔细检查妊娠早期各种影响因素对胎儿是否有损伤,妊娠晚期并发症的预防也需从妊娠中期开始。评估早期产检结果,进行妊娠中期营养、生活方式、妊娠生理知识、早产的认识与预防、妊娠期糖尿病筛查意义等宣教。在妊娠中期行胎儿畸形筛查,对疑有畸形或遗传病及高龄孕妇的胎儿要进一步做产前诊断和产前治疗。适当补充铁剂和钙剂,监测胎儿生长发育的各项指标,预防和及早发现胎儿发育异常,并预防和治疗生殖道感染,可以减少妊娠晚期、产时、产后的并发症。

4) 妊娠晚期保健:妊娠晚期胎儿生长发育最快,体重明显增加。此期需进行妊娠晚期营养及生活方式、孕妇自我监护、分娩及产褥期相关知识、母乳喂养、新生儿筛查及预防接种等宣教。定期行产前检查,监测胎儿生长发育的各项指标,防治妊娠并发症(妊娠期高血压、妊娠期肝内胆汁淤积症、胎膜早破、早产、产前出血等),及早发现并矫正胎位异常。特别注意胎盘功能和胎儿宫内安危的监护,及时纠正胎儿缺氧,妊娠>41周者需住院。做好分娩前的心理准备,考虑对母儿合适的分娩方式,指导孕妇做好乳房准备,以利于产后哺乳。

5) 分娩期保健:指分娩与接产时的各种保健和处理。这段时间虽短,但很重要且复杂,是保证母儿安全的关键。提倡住院分娩,高危孕妇应提前入院。近年我国原卫生部针对分娩期保健提出"五防、一加强",其内容是:"五防"包括防出血(及时纠正宫缩乏力,及时娩出胎盘,注意产后2小时的出血量),防感染(严格执行无菌操作规程,院外未消毒分娩者应用破伤风抗毒素注射防新生儿破伤风,防产妇产褥期感染),防滞产(注意胎儿大小、产道情况、产妇精神状态,密切观察宫缩,定时了解子宫颈扩张和胎先露部下降情况),防产伤(尽量减少不必要干预及不适当操作或暴力,提高接产质量),防窒息(及时处理胎儿窘迫,接产时做好新生儿抢救准备);"一加强"是加强产时监护和产程处理。

(3) 妊娠期中医健康管理:妇女孕期"养胎",在古医籍文献中均有记载,传统中医学非常重视"养胎"。中医孕期保健的养生之道为尊重自然规律,顺应自然规律。从周围环境、个人心情、合理膳食等多方位对孕妇进行管理。通过中医健康管理手段的调理,使孕妇的身心更好、更快地适应变化,同时也有助于胎儿的健康发育、孕产妇的顺利孕产。妊娠期中医健康管理内容包括如下内容。

1）养胎先调心：孕早期的中医调养重在调养胎气，养胎先调心。孕妇应多看美好和谐的东西，保持心情舒畅开朗；聆听柔和欢快的音乐，少听令人烦躁兴奋的音乐；不说粗言乱语，以安胎养心；阅读与妊娠知识相关的书籍。

2）饮食清淡勿温补：中医学认为，孕早期胎儿尚未定型，故不宜服食药物，宜少食多餐，饥饱适中，饮食要清淡，滋补而不宜温补，否则导致胎热、胎动，容易流产。怀孕中期孕妇易燥热上火，并且容易便秘，可吃养血清热凉补的食物，如菊花茶、新鲜果汁及富含铁与钙的食物，不宜食用高脂肪、高蛋白、高糖类食物，不要过多喝茶，滥服温热补品、营养过剩、长期素食、喝刺激性饮料也是不科学的。应当科学地保持合理充足的营养摄入，避免吸入烟气等有害物质，特别是二手烟，对孕妇及胎儿都不好。

3）妊娠恶阻的中医调养：妊娠早期出现恶心、呕吐、厌食，甚至食入即吐，不能进食，严重影响身体健康，属中医学的"妊娠恶阻"。应教会孕妇及家属观察和记录呕吐物的量、色、质、呕吐次数，尿色、尿量，进食情况及全身症状。若出现精神萎靡、反应迟钝、呕吐物带血等立即来院就诊。① 呕吐频繁者应卧床休息，环境安静舒适，空气清新，避免异味刺激。② 保持口腔清洁，每次呕吐后用淡盐水漱口并及时清除呕吐物。③ 针对不同的心理特点，消除不良思想顾虑，保持情绪稳定，安心静养。④ 肝胃不和者可采用转移注意法、情志疏导法调理情志；脾胃虚弱者可指压双侧内关、轻揉足三里穴，或轻轻按摩脾俞、肾俞穴，亦可用生姜、陈皮煎水代茶饮。气阴两虚不能进食者遵医嘱补充液体，或以人参须、麦冬泡水代茶饮。⑤ 以富有营养、清淡易消化食物为宜，少量多餐，多食新鲜蔬菜水果。注意色、香、味的调配，促进食欲。忌食辛辣、味厚、油炸之品。重症者需禁食。⑥ 对服药呕吐者，中药汤剂宜浓煎，并少量多次顿服。服药前或进食前可用数滴鲜姜汁擦于舌面，以减轻呕吐。⑦ 恶阻治愈后，适当运动有助于气血调和，增加食欲，有利于胎儿的发育。

4）胎位不正的中医管理：如经医生检查发现胎位不正时，应在医生指导下每晚睡前自己用艾条灸至阴穴 1 次，每次 15 分钟；如用艾炷灸，每次 5 壮，灸 15～20 天。一般来讲，通过上述治疗，胎位都可转变为正常。平时如能配合膝胸卧式，每日 2 次，每次 5～10 分钟，则效果更好。

5）乳房的中医管理：① 清洗乳房皮肤，并将皮肤皱褶处擦洗干净，清理堵塞在乳头上的硬颗粒状结痂分泌物，用温水清洗，适时用热毛巾热敷两侧乳房，不需要使用香皂。② 从怀孕第 4 周开始，孕妇就要开始注意选择文胸。选择罩杯较大的文胸，有利于托起整个乳房，保持乳房的血液循环通畅，对促进乳汁的分泌和提高乳房的抗病能力都有好处，还能保护乳头不受擦伤。③ 乳头的凹陷处很容易藏污纳垢，所以一定要经常保持清洁；入浴后，用拇指和食指捏住乳头，轻轻往外拉数次；穿戴文胸时，将文胸罩杯放在乳头上，用胸罩固定。④ 乳房按摩护理有三种方法。第一种是手分别放在乳房的上、下方，五指并拢，以打小圈的方式向前推进，顺着乳房的生长方向从乳根慢慢按摩到乳晕和乳头，双手顺时针移动位置后继续按摩，直到按摩完整个乳房。第二种是一手托住乳房，另一手食指和中指放在乳房上方，以打小圈的方式从乳根向乳头方向按摩，然后再同样按摩乳房侧面和下方。第三种是双手张开，五指放在乳房两侧，向下挤压。

6）闲逸得当利调养：怀孕中期，胎儿成长迅速，要调养身心以助胎气。孕妇要动作轻柔,心平气和,太疲劳会气力衰退,太闲逸会气滞,多晒太阳可帮助补充钙质,少受寒以避免着凉,少穿露脐露臀装以防腹泻破胎气。孕期不宜过持重物或攀高涉险,以免伤胎。尽量不要让身体太紧张、劳累,这对缓解气短有一定的帮助。

7)胎教:孕妇的精神状况对胎儿发育有很大影响,因此要调节情志,保持心情舒畅,言行端正,以感化教育胎儿。从妊娠4个月起孕妇可通过音乐、语言、抚摸等,主动地给胎儿有益的各种信息刺激,以促进胎儿的身心健康和智力发育。

8)个人卫生:孕妇应勤洗澡、勤换衣,以淋浴为宜,避免盆浴,以防污水进入阴道;每天用温水清洗外阴,更换内裤;每日早、晚、餐后都要刷牙;衣着宜宽松,衣料质地柔软,活动方便;不宜用较紧的腰带、袜子,以免影响下肢的血液循环;不宜穿高跟鞋,以免引起腰酸腿痛。孕妇的居住环境应舒适安静,卧室应保持空气新鲜,被褥常在太阳下暴晒。家中不要养猫、狗,保持室内清洁。

9)妊娠晚期的中医调养:产前的中医调养重点是利生产。在怀孕早期和临产前的6～8周,要尽量避免性生活,以防早产。

2. 产后妇女健康管理

从胎盘娩出至产妇全身各器官(除乳腺外)恢复至正常未孕状态所需的一段时期,称为产褥期,通常为6周。

(1)产褥期母体变化:子宫复旧主要表现为宫体肌纤维缩复、子宫内膜再生及子宫颈复原等。乳腺在产后开始泌乳,吸吮和不断排空乳房是维持乳汁分泌的重要条件。

产褥期母体的变化包括全身各个系统,以生殖系统最为显著。

1)生殖系统的变化

① 子宫:产褥期子宫变化最大。在胎盘娩出后子宫逐渐恢复至未孕状态的全过程,称为子宫复旧(involution of uterus),一般为6周。其主要变化为宫体肌纤维缩复和子宫内膜再生,同时还有子宫血管变化、子宫下段和宫颈复原等。

子宫体肌纤维缩复:子宫复旧不是肌细胞数目减少,而是肌浆中的蛋白质被分解排出,使细胞质减少致肌细胞缩小,被分解的蛋白及其代谢产物通过肾脏排出体外。随着子宫体肌纤维不断缩复,子宫体积及重量均发生变化。胎盘娩出后,子宫体逐渐缩小,于产后1周子宫缩小至约妊娠12周大小,在耻骨联合上方可触及;于产后10日,子宫降至骨盆腔内,腹部检查触不到宫底;于产后6周恢复到妊娠前大小。同时子宫重量也逐渐减少,分娩结束时约为1000 g,产后1周时约为500 g,产后2周时约为300 g,产后6周恢复至50～70 g。

子宫内膜再生:胎盘、胎膜从蜕膜海绵层分离并娩出后,遗留的蜕膜分为2层。其中表层发生变性、坏死、脱落,形成恶露的一部分自阴道排出;接近肌层的子宫内膜基底层逐渐再生新的功能层,内膜缓慢修复,约于产后第3周,除胎盘附着部位外,宫腔表面均由新生内膜覆盖,胎盘附着部位全部修复需至产后6周。

子宫血管变化:胎盘娩出后,胎盘附着面立即缩小,面积仅为原来的一半。子宫复旧导致开放的子宫螺旋动脉和静脉窦压缩变窄,数小时后血管内形成血栓,出血量逐渐减少直至停止。若在新生内膜修复期间,胎盘附着面因复旧不良而出现血栓脱落,可导致晚期产后出血。

子宫下段及宫颈变化:产后子宫下段肌纤维缩复,逐渐恢复为非孕时的子宫峡部。胎盘娩出后的宫颈外口呈环状如袖口,于产后 2～3 日,宫口仍可容纳两指。产后 1 周后宫颈内口关闭,子宫颈管复原。产后 4 周子宫颈恢复至非孕时形态。分娩时宫颈外口 3 点及 9 点处常发生轻度裂伤,使初产妇的宫颈外口由产前的圆形(未产型)变为产后的"一"字形横裂(已产型)。

② 阴道:分娩后阴道腔扩大,阴道黏膜及周围组织水肿,阴道黏膜皱襞因过度伸展而减少甚至消失,致使阴道壁松弛及肌张力降低。阴道壁肌张力于产褥期逐渐恢复,阴道腔逐渐缩小,阴道黏膜皱襞约在产后 3 周重新显现,但阴道于产褥期结束时仍不能完全恢复至未孕时的紧张度。

③ 外阴:分娩后外阴轻度水肿,于产后 2～3 日内逐渐消退。会阴部血液循环丰富,若有轻度撕裂或会阴后一侧切开缝合后,均能在产后 3～4 日内愈合。处女膜在分娩时撕裂,形成残缺的处女膜痕。

④ 盆底组织:在分娩过程中,由于胎儿先露部长时间的压迫,使盆底肌肉和筋膜过度伸展致弹性降低,且常伴有盆底肌纤维的部分撕裂,故产褥期应避免过早进行较强的重体力劳动。若能于产褥期坚持做产后康复锻炼,盆底肌可能在产褥期内即恢复至接近未孕状态。若盆底肌及其筋膜发生严重撕裂造成盆底松弛,加之产褥期过早参加重体力劳动或者分娩次数过多,且间隔时间短,盆底组织难以完全恢复正常,将会导致阴道壁脱垂及子宫脱垂。

2) 乳房的变化:产后乳房的主要变化是泌乳。妊娠期孕妇体内的雌激素、孕激素、胎盘生乳素升高,使乳腺发育及初乳形成。当胎盘剥离娩出后,产妇血中的雌激素、孕激素及胎盘生乳素水平急剧下降,抑制下丘脑分泌的催乳素抑制因子(prolactin inhibiting factor, PIF)释放,在催乳素作用下,乳汁开始分泌。婴儿每次吸吮乳头时,来自乳头的感觉信号经传入神经纤维到达下丘脑,通过抑制下丘脑分泌的多巴胺及其他催乳素抑制因子,使腺垂体催乳素呈脉冲式释放,促进乳汁分泌。吸吮乳头还能反射性地引起神经垂体释放缩宫素,缩宫素使乳腺腺泡周围的肌上皮收缩,使乳汁从腺泡、小导管进入输乳导管和乳窦而喷出乳汁,此过程又称为喷乳反射。吸吮是保持乳腺不断泌乳的关键环节,不断排空乳房也是维持乳汁分泌的重要条件。由于乳汁分泌量与产妇的营养、睡眠、情绪和健康状况密切相关,所以保证产妇休息、睡眠充足,饮食可口营养丰富,并避免精神刺激至关重要。

产妇于胎盘脱出后,进入以自身乳汁哺育婴儿的哺乳期。母乳喂养对母儿均有益处,哺乳有利于产妇生殖器官及有关器官组织得以更快恢复。初乳指产后 7 日内分泌的乳汁,因含 β 胡萝卜素呈淡黄色,因含有较多的有形物质故质稠。初乳中含蛋白质及矿物质较成熟乳多,并且还含有多种抗体,尤其是分泌型 IgA。其脂肪和乳糖含量较成熟乳少,极易消化,是新生儿早期最理想的天然食物。接下来的 4 周内乳汁逐步转变为成熟乳,蛋白质含量逐渐减少,脂肪和乳糖含量逐渐增多。初乳及成熟乳均含大量的免疫抗体,有助于新生儿抵抗疾病的侵袭。母乳中还含有矿物质、维生素和各种酶,对新生儿生长发育有重要作用。鉴于多数药物可经母血进入乳汁中,故产妇于哺乳期间用药时,必须考虑该药物对新生儿有无不良影响。

3) 循环系统及血液的变化:子宫胎盘血循环终止且子宫缩复,大量血液从子宫涌入产妇体循环,加之妊娠期潴留的组织间液重吸收,产后 72 小时内,产妇循环血量增加 15%～25%,故应注意预防心衰的发生。循环血量于产后 2～3 周恢复至未孕状态。

产褥早期血液仍处于高凝状态,有利于胎盘剥离创面形成血栓,减少产后出血量。血纤维蛋白原、凝血酶、凝血酶原于产后 2～4 周内降至正常。血红蛋白水平于产后 1 周左右回升。白细胞总数于产褥早期较高,可达(15～30)×10^9/L,一般 1～2 周恢复正常。淋巴细胞稍减少,中性粒细胞增多,血小板数增多。红细胞沉降率于产后 3～4 周降至正常。

4) 消化系统的变化:妊娠期胃肠蠕动及肌张力均减弱,胃液中盐酸分泌量减少,产后需 1～2 周逐渐恢复。产后 1～2 日内产妇常感口渴,喜进流食或半流食。产褥期活动减少,肠蠕动减弱,加之腹肌及盆底肌松弛,容易便秘。

5) 泌尿系统的变化:妊娠期体内潴留的多量水分主要经肾排出,故产后 1 周内尿量增多。妊娠期发生的肾盂及输尿管扩张,产后需 2～8 周恢复正常。在产褥期,尤其在产后 24 小时内,由于膀胱肌张力降低,对膀胱内压的敏感性降低,加之外阴切口疼痛、不习惯卧床排尿、器械助产、区域阻滞麻醉,均可增加尿潴留的发生。

6) 内分泌系统的变化:产后雌激素及孕激素水平急剧下降,至产后 1 周时已降至未孕时水平。胎盘生乳素于产后 6 小时已不能测出,催乳素水平因是否哺乳而异,哺乳产妇的催乳素于产后下降,但仍高于非妊娠时水平,吸吮乳汁时催乳素明显增高;不哺乳产妇的催乳素于产后 2 周降至非妊娠时水平。月经复潮及排卵时间受哺乳影响。不哺乳产妇通常在产后 6～10 周月经复潮,在产后 10 周左右恢复排卵;哺乳产妇的月经复潮延迟,有的在哺乳期间月经一直不来潮,平均在产后 4～6 个月恢复排卵。产后较晚月经复潮者,首次月经来潮前多有排卵,故哺乳产妇月经虽未复潮,却仍有受孕的可能。

7) 腹壁的变化:妊娠期出现的下腹正中线色素沉着,在产褥期逐渐消退。初产妇腹壁紫红色妊娠纹变成银白色陈旧妊娠纹,腹壁皮肤受增大的妊娠子宫影响,部分弹力纤维断裂,腹直肌出现不同程度的分离,产后腹壁明显松弛,腹壁紧张度需在产后 6～8 周恢复。

(2) 产褥期临床表现:产后 24 小时内体温可略升高,1 周内伴有褥汗,10 日内子宫降入骨盆腔内。产后恶露的颜色及内容物随时间而变化,一般持续 4～6 周。产妇在产褥期的临床表现属于生理性变化。

1) 生命体征:产后体温多数在正常范围内。体温可在产后 24 小时内略升高,一般不超过 38℃,这可能与产程延长致过度疲劳有关。产后 3～4 日出现乳房血管、淋巴管极度充盈,乳房胀大,伴 37.8～39℃发热,称为泌乳热(breast fever),一般持续 4～16 小时,体温即下降,不属病态,但需排除其他原因尤其是感染引起的发热。产后脉搏在正常范围内,一般略慢,每分钟在 60～70 次。产后呼吸深慢,一般每分钟 14～16 次,这是由于产后腹压降低,膈肌下降,呼吸由妊娠期的胸式呼吸变为胸腹式呼吸所致。产褥期血压维持在正常水平,变化不大。

2) 子宫复旧:胎盘娩出后,子宫圆而硬,宫底在脐下一指,产后第 1 日略上升至脐平,以后每日下降 1～2 cm,至产后 10 日子宫降入骨盆腔内。

3) 产后宫缩痛:在产褥早期因子宫收缩引起下腹部阵发性剧烈疼痛,称为产后宫缩痛(after-pains)。产后宫缩痛于产后 1～2 日出现,持续 2～3 日自然消失,多见于经产妇。哺乳时反射性缩宫素分泌增多使疼痛加重,不需特殊用药。

4) 恶露:产后随子宫蜕膜脱落,经阴道排出的含有血液、坏死蜕膜等的组织称为恶露(lochia)。恶露有血腥味,但无臭味,一般持续 4～6 周,总量为 250～500 mL。因其颜色、内容物及时间不同,恶露分为以下几种:① 血性恶露(lochia rubra):因含大量血液得名,色鲜红,量多,有时有小血块。镜下见多量红细胞、坏死蜕膜及少量胎膜。血性恶露一般持续3~4日,之后出血逐渐减少,浆液增加,转变为浆液恶露。② 浆液恶露(lochia serosa):因含多量浆液得名,色淡红。镜下可见较多的坏死蜕膜组织、宫腔渗出液、宫颈黏液,以及少量的红细胞及白细胞,且有细菌。浆液恶露持续10日左右,之后浆液逐渐减少,白细胞增多,变为白色恶露。③ 白色恶露(lochia alba):因含大量白细胞,色泽较白得名,质黏稠。镜下可见大量白细胞、坏死蜕膜组织、表皮细胞及细菌等。白色恶露约持续3周后干净。

若子宫复旧不全或宫腔内残留胎盘、多量胎膜或合并感染时,恶露增多,血性恶露持续时间延长并有臭味。

5)褥汗:产后1周内皮肤排泄功能旺盛,排出大量汗液,以夜间睡眠和初醒时更明显,不属病态。

(3)产褥期处理及保健:产后2小时是产后严重并发症高发时期,应留在产房内严密观察。产褥期保健包括饮食起居、活动、避孕及产后检查。推荐母乳喂养,按需哺乳。产后注意房间空气流通,预防产褥中暑。

产褥期母体各系统变化很大,虽属生理范畴,若处理和保健不当可转变为病理情况。

1)产褥期处理

① 产后2小时内的处理:产后2小时内极易发生严重并发症,如产后出血、子痫、产后心力衰竭等,故应在产房内严密观察产妇的生命体征、子宫收缩情况及阴道流血量,并注意宫底高度及膀胱是否充盈等,最好用弯盘放于产妇臀下收集阴道流血量。若发现子宫收缩乏力,应按摩子宫并肌内注射子宫收缩剂(缩宫素、前列腺素或麦角新碱)。若阴道流血量虽不多,但子宫收缩不良,宫底上升者,提示宫腔内有积血,应挤压宫底排出积血,并给予子宫收缩剂。若产妇自觉肛门坠胀,提示有阴道后壁血肿的可能,应进行肛查,确诊后及时给予处理。在此期间还应协助产妇首次哺乳。若产后2小时一切正常,可将产妇连同新生儿送回病室,但仍需勤巡视。

② 饮食:产后1小时可让产妇进流食或清淡半流食,以后可进普通饮食。食物应富有营养、足够热量和水分。若哺乳,应多进食蛋白质、热量丰富的食物,并适当补充维生素和铁剂,推荐补充铁剂3个月。

③ 排尿与排便:产后5日内尿量明显增多,应鼓励产妇尽早自行排尿。产后4小时内应让产妇排尿。若排尿困难,除鼓励产妇坐起排尿,解除怕排尿引起疼痛的顾虑外,可选用以下方法:a. 用热水熏洗外阴,用温开水冲洗尿道外口周围诱导排尿;热敷下腹部,按摩膀胱,刺激膀胱肌收缩。b. 针刺关元、气海、三阴交、阴陵泉等穴位。c. 肌内注射甲硫酸新斯的明1 mg,兴奋膀胱逼尿肌促其排尿。若使用上述方法均无效时应予导尿,留置导尿管1~2日,并给予抗生素预防感染。

产后因卧床休息、食物缺乏纤维素,加之肠蠕动减弱,产褥早期腹肌、盆底肌张力降低,容易发生便秘,应鼓励产妇多吃蔬菜及早日下床活动。若发生便秘,可口服缓泻剂。

④ 观察子宫复旧及恶露:每日应于同一时间手测宫底高度,以了解子宫复旧情况。测量前应嘱产妇排尿。每日应观察恶露数量、颜色及气味。若子宫复旧不全,红色恶露增多且持续时间延长时,应及早给予子宫收缩剂。若合并感染,恶露有腐臭味且有子宫压痛,应给

予广谱抗生素控制感染。

⑤ 会阴处理：用 0.05% 聚维酮碘液擦洗外阴，每日 2～3 次，平时应尽量保持会阴部清洁及干燥。会阴部有水肿者，可用 50% 硫酸镁液湿热敷，产后 24 小时后可用红外线照射外阴。会阴部有缝线者，应每日检查切口有无红肿、硬结及分泌物；于产后 3～5 日拆线。若伤口感染，应提前拆线引流或行扩创处理，并定时换药。

⑥ 观察情绪变化：经历妊娠及分娩的激动与紧张后，产妇精神极度放松，加之对哺育新生儿的担心、产褥期的不适等，均可造成产妇情绪不稳定，尤其在产后 3～10 日，可表现为轻度抑郁。此时应帮助产妇减轻身体不适，并给予精神关怀、鼓励、安慰，使其恢复自信。抑郁严重者，需服抗抑郁药物治疗。

⑦ 乳房护理：推荐母乳喂养，按需哺乳。母婴同室，做到早接触、早吸吮。重视心理护理的同时，指导正确哺乳方法。建议于产后半小时内开始哺乳，此时乳房内乳量虽少，但可通过新生儿吸吮动作刺激泌乳。哺乳的时间及频率取决于新生儿的需要及乳母感到奶胀的情况。哺乳前，母亲应洗手并用温开水清洁乳房及乳头。哺乳时，母亲及新生儿均应选择最舒适的位置，一手拇指放在乳房上方，其余四指放在乳房下方，将乳头和大部分乳晕放入新生儿口中，用手扶托乳房，防止乳房堵住新生儿鼻孔。让新生儿吸空一侧乳房后，再吸吮另一侧乳房。哺乳后佩戴合适的棉质乳罩。每次哺乳后，应将新生儿抱起轻拍背部 1～2 分钟，排出胃内空气以防吐奶。对于阳光照射有限的新生儿，美国儿科协会（2008 年）推荐最初 2 个月每日补充维生素 D 400 U。哺乳期以 1 年为宜，并可根据母亲及婴儿的意愿持续更久。

哺乳开始后，遇下述情况应分别处理。

乳胀：多因乳房过度充盈及乳腺管阻塞所致。哺乳前可湿热敷 3～5 分钟，并按摩、拍打、抖动乳房，频繁哺乳、排空乳房。

催乳：若出现乳汁不足，鼓励乳母树立信心，指导哺乳方法，按需哺乳，夜间哺乳，适当调节饮食，喝营养丰富的肉汤。

回奶：产妇因病不能哺乳者，应尽早回奶。最简单的回奶方法是停止哺乳，不排空乳房，少食汤汁。但通常会有半数产妇感到乳房胀痛，此时宜佩戴合适的胸罩，口服镇痛药物，2～3 日后疼痛即可减轻。目前不推荐用雌激素或溴隐亭回奶。其他的回奶方法有：a. 生麦芽 60～90 g，水煎当茶饮，每日 1 剂，连服 3～5 日。b. 芒硝 250 g，分装于 2 个纱布袋内，敷于两乳房并包扎，湿硬时更换。

乳头皲裂：轻者可继续哺乳。哺乳前可湿热敷 3～5 分钟，挤出少许乳汁，使乳晕变软，以利于新生儿含吮乳头和大部分乳晕。哺乳后挤少许乳汁涂在乳头和乳晕上，短暂暴露和干燥，也可涂抗生素软膏或 10% 复方苯甲酸酊。皲裂严重者应停止哺乳，可挤出或用吸乳器将乳汁吸出后喂给新生儿。

⑧ 预防产褥中暑：产褥期因高温环境使体内余热不能及时散发，引起中枢性体温调节功能障碍的急性热病，称为产褥中暑（puerperal heat stroke），表现为高热、水电解质紊乱、循环衰竭和神经系统功能损害等。本病虽不多见，但起病急骤，发展迅速，处理不当能遗留严重后遗症，甚至死亡。本病的常见原因是产妇房间关门闭窗，包头盖被，使居室和身体小环境均处在高温、高湿状态，影响产妇出汗散热，导致体温调节中枢功能衰竭而出现高热、意识

丧失和呼吸循环功能衰竭等中暑表现。临床诊断根据病情程度分为以下几类：a. 中暑先兆：发病前多有短暂的先兆症状，表现为口渴、多汗、心悸、恶心、胸闷、四肢无力，此时体温正常或低热。b. 轻度中暑：中暑先兆未能及时处理，产妇体温逐渐升高达 38.5℃，随后出现面色潮红、胸闷、脉搏增快、呼吸急促、口渴、痱子满布全身。c. 重度中暑：产妇体温继续升高，达 41～42℃，呈稽留热型，可出现面色苍白、呼吸急促、谵妄、抽搐、昏迷，如果处理不及时在数小时内可因呼吸、循环衰竭而死亡，幸存者也常遗留中枢神经系统不可逆的后遗症。该病的诊断需注意与产后子痫、产褥感染、败血症等相鉴别。其治疗原则是立即改变高温和不通风的环境，迅速降温，及时纠正水、电解质紊乱及酸中毒。其中迅速降低体温是抢救成功的关键。应做好卫生宣教，居室保持通风，避免室温过高，产妇衣着应宽大透气以利于散热，并以舒适为宜。正确识别产褥中暑先兆症状对及时正确的处理十分重要。

2）产褥期保健：产褥期保健的目的是防止产后出血、感染等并发症的产生，促进产后机体生理功能的恢复。

① 饮食起居：合理饮食，保持身体清洁，产妇居室应清洁通风，注意休息，至少 3 周以后方能进行全部家务劳动。

② 适当活动及做产后康复锻炼：产后应尽早适当活动。经阴道自然分娩的产妇，产后 6～12 小时内即可起床轻微活动，于产后第 2 日可在室内随意走动。行会阴后侧切开或行剖宫产的产妇，可适当推迟活动时间，待拆线后伤口不感疼痛时也应做产后康复锻炼。产后康复锻炼有利于体力恢复、排尿及排便，避免或减少静脉栓塞的发生，且能使盆底及腹肌张力恢复。产后康复锻炼的运动量应循序渐进。

③ 计划生育指导：若已恢复性生活，应采取避孕措施，哺乳者以工具避孕为宜，不哺乳者可选用药物避孕。

④ 产后检查：包括产后访视和产后健康检查两部分。产妇出院后，由社区医疗保健人员在产妇出院后 3 日、产后 14 日和产后 28 日分别做 3 次产后访视，了解产妇及新生儿的健康状况，其内容包括：a. 了解产妇饮食、睡眠等一般状况。b. 检查乳房，了解哺乳情况。c. 观察子宫复旧及恶露。d. 观察会阴切口、剖宫产腹部切口。e. 了解产妇心理状况。若发现异常应及时给予指导。

产妇应于产后 6 周去医院常规随诊，包括全身检查及妇科检查。前者主要测血压、脉搏，查血、尿常规，了解哺乳情况，若有内科合并症或产科合并症应做相应检查；后者主要观察盆腔内生殖器是否已恢复至非孕状态。常规随诊时应带婴儿在医院做一次全面检查。

（三）老年人健康管理

按照国际规定，65 周岁以上的人确定为老年人；在中国，60 周岁以上的公民即为老年人。随着社会老龄化的日益加重，中国的老年人越来越多，所占人口比例也越来越高。未来 10 年，我国老年人口将进入快速增长期，从 2015—2025 年，中国将进入急速老龄化阶段，老年人口将从 2.12 亿增加到 4.18 亿，占比达到 29%。到 2050 年，我国老年人口将达到全国人口的 1/3。随着数量的不断增加，老年人面临着养老、医疗以及精神赡养等诸多社会问题，值得各界关注（图 7-2）。

满足数量庞大的老年群众的多方面需求、妥善解决人口老龄化带来的社会问题，事关国家发展全局，事关百姓福祉，需要我们下大气力来应对。

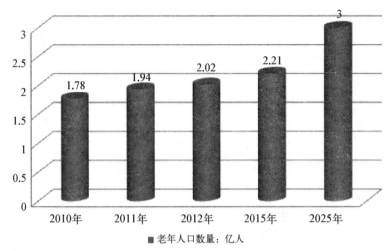

图 7-2 2010—2025 年我国老年人口数量

老年人健康管理有两方面内容,一是健康,二是管理。泛泛地讲,健康指个人的身心健康,管理指国家管理。

1. 老年人的身心健康

老年人的健康问题是多方面的,生理、心理、生活方式,无论哪方面出现问题,都会成为老年人现实生活中无法克服的难题,因此老年人加强自我健康管理意识的培养是最关键的,发挥主观能动性,不给国家添负担,自尊自爱,让老人自己帮助自己。因此自我健康管理意识的培养包括以下方面。

（1）加强自我身体管理

1）保持健康的生活习惯:人的习惯一旦养成很难改变,但老年人已不用按点工作,也无须社会应酬,有条件把生物钟调整成为最健康的模式。老年人应戒烟戒酒,睡眠起居要有规律,每天睡眠不少于 8 小时,最好有午休;主动饮水,不要等渴了才喝,且以少量多次为宜;每天应晒太阳 15～20 分钟,在树荫下停留较久,也能获得同样的效果;避免久坐,每隔一段时间站起来走走,多做提肛、收腹、踮脚等小动作;养成按时吃饭、定时排便的习惯。

2）搭配好膳食营养:老年人可以在医生的指导下,合理补充微量营养素,如钙、维生素D、铁、维生素 A 等。日常饮食中,蔬菜、水果、牛奶、豆制品、鸡蛋、粗粮都应适度补充,但也要因人而异。如对于患高血压、肾病等疾病的老人,每日应注意控制油、盐的摄入;超重、肥胖或血脂异常者,可选用低脂或脱脂奶、无糖或低糖奶粉等。

3）适量运动强健身体:老年人应选择安全的运动项目,比如散步、慢跑、游泳、太极拳、五禽戏、经络拍打操等。运动时要根据自身情况,掌握次数、时间和强度。运动时轻微出汗,无上气不接下气的感觉,运动中最大脉搏次数不超过 170 次/分,说明运动强度适宜。

（2）加强自我心理管理:老年人最好的心理管理是追求知识、勤于思考,科学地安排用脑时间,根据神经细胞活动节律进行工作和学习,克服自尊心强、空虚心理,并能在社会中获得应有的尊重和认可。其次,社会及家庭应给老年人提供娱乐、休闲场所,加强与人群的沟通,使老年人能够做自己感兴趣的事情,保持快乐、积极的心态,如报名老年大学,或参加书画班等,老有所学会让心里更满足。

2. 国家管理

国家管理并不是只需要国家政策的管理,国家管理的层面很广,上到国家政策的硬性规定,下到公民的责任、素质与义务,都反映着国家的整体精神面貌。因此老年人的健康管理包含家庭、社会、国家三方面。

(1) 家庭管理:孝敬父母是中华民族的传统美德,儿女膝下成群的老人们,最需要的是子女的关注和陪伴,加强对社会道德品质的宣传教育;监督老人生活不良习惯,戒除迷信思想,注意沟通方式,引导老人积极乐观地面对生活;儿女也可以给老人上一份保险,"保护老人",也"保护自己"。对患有慢性疾病的老年人,子女要注意指导用药,悉心照料与呵护,促进社会和谐发展。

(2) 社会管理:健康档案建立与管理。医疗机构应专门组织专业人士从事老年人健康档案管理,用于统计和建立 60 周岁以上老年人的健康档案,每年进行一次老人健康管理,并追加后续的随访工作。

1) 慢性病管理:据统计,城市和农村因慢性病死亡的居民的比例分别为 85.3% 和 79.5%。《2012 中国城市居民健康白皮书》显示,在 60~80 岁人群中,骨量减少、骨质疏松检出率占 66%,居首位;其次是老年颈动脉粥样硬化和眼底动脉硬化,发生率分别为 64% 和 51%。高血压、冠心病、糖尿病、脑卒中的老年人为我国高发病率人群,建立好慢性病个体化档案,做到系统化的健康监测、健康评估、健康干预,有效预防和控制疾病的发生和发展,有利于提高生活质量。

2) 健康体检管理:老年人需每年体检并做好健康档案。老年人除保持每年至少一次体检外,还应注意针对性的体检。对已确定病症的,无须多次普查,应做好疾病的诊断、治疗。尤其需要重点检查与生命体征关系密切的项目,如心脑血管疾病、肿瘤等。另外,要注意追踪检查结果,记录好个人基本健康信息,如常联系的医生的姓名和电话、既往病史、常服用药物、是否属于过敏体质等。

3) 指导管理:制订和实施老年人健康管理计划。老年人的健康管理是减少老年人因生活方式引发慢性病的有效途径,健康管理作为一种措施,既可以减少老年人慢性病的发生率,又可以促使老年人身心健康的改善。一方面要加强疾病指导管理,控制好现有疾病。医生与老年人应做好沟通,耐心指导老年人如何自行管理疾病,有效控制病情,延缓病情发展。如老年人在家应学会自我监测脉搏、体温、血压等生命体征;老人生病后一定要到正规医疗机构诊治,遵医嘱治疗;不要自行用药、停药;不能轻信广告宣传的"偏方""秘方"。并且,老人要随身携带医保卡、自制急救卡和急救盒,急救卡上可写明姓名、住址、联系人电话、定点医院、病案号等。另一方面要加强心理指导管理,做好老年人心理疏导。医生应学习了解老年人的心理特点,如老年人对感知觉衰退的恐惧感、百无聊赖的空虚感、无人陪伴的孤独感、由忙转闲的焦虑和抑郁感等,客观评估,针对性引导,及时纠正和治疗。

(3) 国家管理

1) 构建三级架构的老年人综合健康管理建设模式:我国现有的三级医院、二级医院和社区医院均是自行发展的,且管理模式均处于"碎片化"状态,老年人的健康管理还没有形成体系。因此,构建三级架构老年人综合健康管理建设模式是实现健康中国建设的重要内容。构建三级架构的老年人综合健康管理建设模式,是指在社区卫生服务机构组建全科团队、区域老年病医院组建专科团队、政府主导下成立区域老年专家团队的基础上,构建包含不同级别医院人员共同组成老年人综合健康管理服务团队。团队成员根据各自特点在团队中承担不同分工。社区卫生服务机构负责居家老年人健康教育、预防保健、慢性病防控、日间康复、家庭随访、老年综合征和老年常见病的评估和转诊,对特殊需求老年人开展居家医疗服务等。区域老年病医院负责老年人的急诊急救、老年综合征、多器官功能损害的诊断治疗,急性后期、亚急性和慢性病的功能康复,残障患者的长期照料、临终患者的舒缓治疗和死亡照料;担负区域老年人健康指导中心任务,负责对社区卫生服务中心全科医生进行培训和指导工作;与区域养老机构合作,促进区域医养结合建设;与区域三甲医院建立"医联体"合作,开通双向转诊绿色通道。区域老年专家团队负责制订老年人综合评估标准,对区域老年病医院、区域医院老年病科医护人员承担培训和指导工作,针对区域老年患者向区域老年病医院、区域社区卫生服务中心开通双向转诊绿色通道。三级架构老年人综合健康管理建设模式中医生分工明确,同时在技术上相互交叉,层层指导。并且三级架构老年人综合健康管理服务贯穿于老年连续性医疗服务的 5 个层级——健康、急性、中期、长期和临终。通过这种三级架构老年人综合健康管理模式,对居民以人为单位开展健康管理,为区域老年人提供连续性医疗、综合性服务,降低老年疾病的发病率和病死率,改善老年人的生活质量,实现健康老龄化。

2)建立和完善"医养结合":"医养结合"从字面意思可知是将医疗服务和养老服务相结合,医养结合的精髓是让老年人得到满意的医疗和适宜的养老,尤其不能忽视"适宜"。2005年郭东等较早引入"医养结合,持续照顾"理念,提出通过医疗和养老机构间的多方式结合实现资源共享和优势互补。医养结合是指充分融合医疗机构与养老机构,最大化地利用社会资源,以便能够为老人提供最优质的养老服务。"医"是指医疗康复保健服务,具体包括医疗服务、疾病诊治、健康检查服务、健康咨询服务、护理服务及康复服务等;"养"主要包括生活照护服务、精神心理服务及文化活动服务等。医养结合尤其注意医疗和养老机构的衔接。

老年人健康管理是世界性的难题,我们应不断建立和完善老年人健康管理制度,借鉴国外的优点,取长补短,以我国国情为基础,以最合理、最优化的方案从容面对和处理。

第四节 中医健康管理服务模式

中医健康管理是以中医健康状态辨识为主所建立的服务,它以群众的健康需求为基本目标,搭建起中医健康信息采集、中医健康风险评估、中医健康状态调整等协作平台,形成安全有效、科学规范的中医健康管理服务新模式。

一、越人健康管理服务模式

越人健康管理服务模式即太医院模式。太医院模式倡导以人为中心,家庭为单元,社区为范围,全程式连续服务。该模式把人放在天地之间,强调空间和时间的统一,整体、动态、个性化服务;如太医院一般,把皇帝一家健康管起来,应用全科医学、中医学、现代健康管理理念和现代网络信息技术,让"太医院"走进寻常百姓家,把"病床"设在家里,把健康管起来,提倡"顾客是上帝"的服务理念,就像太医院汇聚了全国最好的医生,用专业团队和技术产品替代"太医",通过"知己",实现自助,实现全程健康管理。

二、5S9H 中医健康管理服务模式

5S9H 健康管理服务模式由福建中医药大学健康管理中心基于状态学理论和中医健康理念而提出,其是对未病人群、欲病人群、已病人群、病后人群的宏观、中观、微观参数进行全面采集、分析、评估、干预、跟踪、效果评价的全过程。

5S 是以状态为核心进行服务的 5 个环节,即对客户实施健康档案建立、健康状态评估、健康状态干预、健康状态跟踪、效果评价 5 个服务环节。9H 是指 9 个模块,即为客户提供血压监测、血糖监测、身高体重测量、体质测评、疾病危险因素分析、生理特点、门诊预约、食疗药膳配方、状态要素测评 9 个模块的服务项目。

三、综合医院的中医健康管理服务模式

(一) 成立中医健康管理部

中医院或综合医院成立中医健康管理部,它是集中医健康体检、中医健康管理和中医医疗功能于一体的全新职能部门,其主要职能是探讨中医健康管理新模式、中医综合信息分析、中医健康管理策划、中医健康管理服务。在医院发展规划中,中医健康管理部和其他医疗管理部门同等重要。中医健康管理部可下设中医健康体检中心、中医健康管理中心,同时还可设立中医专家门诊、食疗门诊、情志门诊、中医理疗门诊等,使中医临床治疗和中医健康管理一体化。

(二) 配备中医健康管理师

中医健康管理师是实现中医健康管理的专业人员,具备较全面的中西医的医学知识和保健知识,负责采集和管理个体或群体的健康信息,评估个体或群体的健康和疾病危险性,进行健康咨询与指导,制订健康促进计划,进行健康维护及健康管理技术的研发。中医健康管理部应逐步配备专业中医健康管理师,专职从事健康管理工作。

(三) 制订个性化中医健康管理方案

个性化中医健康管理是以一定层次的健康需求为前提,较高的支付能力为保证的医学服务,是以个人行为、生活方式、中医状态调整、预防保健、慢性病管理为重点的、全面的、连续的、一对一的健康服务过程。近年来,不少体检机构也尝试开展了这种形式的健康管理,如干部保健科的保健对象,通过提供一对一的服务,集预防保健、医疗康复于一体,提高了服务的人性化程度,体现了健康管理的思想。其实施可分为健康问卷调查、个性化体检、专家团队会诊、健康风险评估、制订干预方案、实施健康干预等步骤来进行。

1. 中医健康问卷调查

中医健康问卷调查是个体化中医健康管理的基础,目的在于发现影响健康的因素。问卷调查内容包括生物遗传因素、健康体检信息、行为及生活方式、社会环境因素、医疗服务水平、个人健康意识、中医健康状态等。健康问卷通常在体检前进行。

2. 中医个性化体检

中医个性化体检是通过交流和健康问卷调查,对身体既往和当前健康状况、遗传背景、饮食习惯、运动习惯、情志状态、中医状态、服用药物情况等进行全面了解,并结合个体对健

康的关注点,制订有针对性的个性化中医健康体检方案。

3. 中医专家团队会诊

中医专家团队会诊是根据个体中医健康状态的特点,组织中医师、营养师、理疗师、情志调理师、运动管理师及专科专家等与客户进行一对一的会诊。

4. 中医健康风险评估

中医健康风险评估是个体化中医健康管理的重要环节,包括体质、中医状态、情志分析、营养状况、疾病危险因素评估。它主要是对综合健康得分、中医状态评估、健康年龄评估、情志得分、疾病危险性分析五方面进行数据化分析。

5. 制订中医干预方案

制订中医干预方案是为服务对象制订个体化的、能够依从、愿意配合执行的动态化中医健康管理方案,提供系统中医健康干预措施,其中最重要的是个人付出行动来实施。它包括定期中医健康体检、生活方式干预、食疗药膳配方、情志调理指导等。

6. 实施中医健康干预

实施中医健康干预包括指导服务对象执行中医健康管理方案,并监督执行情况,及时跟进服务;定期对中医健康管理的实际效果进行评价并及时修正中医健康管理方案;定期邀约服务对象来院或专家团队上门指导服务。

中医健康管理服务随着时代变迁也应与时俱进,不断寻找更便捷、高效的服务模式,顺应社会的要求,更好地服务于群众。科技化的诊疗手段,例如望诊仪、脉诊仪、中医状态辨识"太空舱"等,可以很大程度地使诊疗过程标准化、高速化。同时中医健康管理服务也借助"互联网技术",优化服务流程,打破时间局限性和信息区域性,增强相互之间的连接能力,由被动接受健康服务转变为主动参与健康管理,从而实现我国健康战略顺利前移和健康促进跨越式发展。

(王忆勤　吴冬梅　师建平　陈淑娇)

参 考 文 献

［１］　曹希亮.中国养生学(上卷)[M].西安:陕西科学技术出版社,2005.

［２］　曹希亮.中国养生学(下卷)[M].西安:陕西科学技术出版社,2005.

［３］　林禾禧.中医养生与健康长寿[M].福州:福建科学技术出版社,2003.

［４］　李灿东,纪立金,鲁玉辉,等.论中医健康认知理论的逻辑起点[J].中华中医药杂志,2011,26(1):
109－111.

［５］　李灿东,甘慧娟,俞洁,等.从证的基本特征看健康状态辨识[J].中华中医药杂志,2011,26(7):
1546－1549.

［６］　李灿东,杨朝阳,林雪娟,等.体质、病理特点、证与健康状态的关系[J].中华中医药杂志,2011,
26(8):1770－1773.

［７］　李灿东,陈妍,俞洁,等.不同人群中医生理病理特点研究[J].中华中医药杂志,2011,26(10):
2313－2318

［８］　郭志红.别把养生变养病[M].成都:四川科学技术出版社,2016.

［９］　刘湘云.儿童保健学[M].第4版.南京:江苏科学技术出版社,2011.

[10] 胡亚美.诸福棠实用儿科学[M].北京：人民卫生出版社,2002.

[11] 熊磊,常克.中西医临床儿科学[M].北京：中国医药科技出版社,2012.

[12] 阐玉英,张莉."以家庭为中心"慢性病儿童的健康管理[J].江苏卫生事业管理,2013,24(6)：277-278.

[13] 刘世华,黄文峰.不同儿童群体健康管理评价分析[J].现代医药卫生,2015,31(s2)：93-95.

[14] 张燕燕,许培斌.儿童健康管理现状与展望[J].中国儿童保健杂志,2012,20(5)：424-426.

[15] 肖峰,李瑞莉,王利红,等.我国0～6岁儿童健康管理服务实施情况分析[J].中国妇幼保健,2014,29(35)：5741-5744.

[16] 王卫平.儿科学[M].北京：人民卫生出版社,2013.

[17] 钟云兰,周桂清,朱志为.0～6岁社区儿童健康管理指导构建体会[J].当代护士旬刊,2014(12)：90-92.

[18] 高铁铮.儿科学[M].北京：人民军医出版社,2004.

[19] 孙媛媛,吕陈灏,王卫卫,等.我国儿童意外伤害研究现状分析[J].中国康复理论与实践,2014,20(2)：176-179.

[20] 李家伟,景琳,熊颖,等.农村0～6岁儿童健康管理服务利用现状与儿童健康问题调查分析[J].中国全科医学,2014(30)：3590-3593.

第八章
中医健康教育与健康促进

随着社会的进步与生活水平的提高,人们对于健康有了更高的要求,防病重于治病的理念也被广大群众所接受。为了更好地做到预防疾病,对人群的健康教育与健康促进是行之有效的途径之一,应充分发挥中医药的作用,以实现维护人类健康的目标。

第一节 中医健康教育与健康促进概述

一、中医健康教育与健康促进理念的概念

(一) 中医健康教育

中医健康教育是以人的健康为中心,以中医理论为指导,通过有组织、有计划地对健康者及患者进行健康教育,普及中医基本知识及养生保健方法的一项工作。其内容包括生活起居、情志护理、饮食调护、体质调养、中医防病等养生保健知识,以达到维护健康、预防疾病和延年益寿的目的。中医健康教育就是将健康教育与中医联系起来,运用中医学基本原理、手段和方法,教育和改变人们不良的健康行为习惯,以达到预防疾病的目的,从而促进人类的健康。

(二) 中医健康促进

健康促进是运用行政或组织措施,广泛协调社会各相关部门以及社区、家庭和个人,促进各成员履行自身对健康的责任,共同维护和促进健康。中医健康促进就是运用中医学基本理论、方法和手段,达到健康促进的目的。

大力弘扬健康教育与推动健康促进是防治不良健康行为习惯的重要措施。新时期,中医药的蓬勃发展使人们更加相信中医将在疾病的诊治过程中发挥的巨大作用。加强中医健康教育与健康促进,不仅能提高我们的健康意识,更能弘扬与继承中医药文化,增强我国文化软实力,而且能带动相关健康产业的发展,为经济的又好又快发展做出重要的贡献。健康促进以健康教育为基础和先导,是健康教育的完善,与之相比增加了生态学因素,即考虑了环境因素和行政手段。健康促进包含了个人行为改变和政府行为改变两方面。在我国拟从改变领导阶层健康观入手,制定相关政策,改变医疗卫生部门的职能,形成全社会参与、各部

门合作的外部环境，以确保健康促进的实践。

二、中医健康教育与健康促进的目的

（一）中医健康教育的目的

中医健康教育的目的是通过开展有关中医健康理念的教育活动，提高人们的健康素养及对健康和生命的认识，增强自身的健康决策能力，引导个人或群体改变不良行为和生活方式，使人们养成顺应天地四时的合理的饮食起居习惯，尤其是对于如今过着昼夜颠倒生活的年轻人，帮助其做出有益于健康的决定和正确选择，激发民众对健康议题的重视和参与改善健康的行为，从而维持、改善和促进个人和群体的健康。中医健康教育通过健康教育普及中医药知识，教育和引导人们破除迷信，摒弃陋习，积极参加全民健康活动，促进合理营养摄入，养成良好的卫生习惯和健康的生活方式，培养健康的心理素质。

健康教育可以帮助人们了解健康知识和理论，领悟长寿之道，明确保持健康之法。然而民众对健康知识量的需求与社会的供给能力存在矛盾，健康教育出现偏差，就会造成对健康长寿的误导。破解这个难题，中医有独到之处。中医养生是中国传统文化的瑰宝，是指通过各种方法颐养生命、增强体质、预防疾病，从而达到延年益寿的一种医事活动。中医药蕴藏着大量的养生保健理论、经验、方法，对延缓衰老、延长寿命都有特别卓越的作用。健康教育是医学科学发展的必然结果，预防医学改善人群相关行为，促使医学与行为科学、管理科学等学科结合并产生健康教育这一新的边缘学科，健康教育得以成为一个专业领域并开辟了医学科学知识的一个新的成长点。这使得医学不仅能救死扶伤、预防疾病，还能帮助人们促进健康，达到一种近乎完美的健康状态。

（二）中医健康促进的目的

当前，在我国广大的居民中，对基本卫生知识的了解还是比较缺乏，落后的生活习俗和不健康的生活方式仍然普遍存在。健康促进是广泛协调社会各相关部门以及社区、家庭和个人，使其履行各自对健康的责任，共同维护和促进健康的一种社会行为和社会战略。

三、中医健康教育与健康促进的意义

（一）对于社会

中医健康教育与健康促进适应改革开放的新形势，有利于促进社会主义市场经济的发展。国家开展健康教育与健康促进活动不仅带动了医疗卫生事业及其相关产业的发展，更为人们提供了更多的就业机会，带动了社区发展，为社会主义现代化建设培养了大批的人才，促进了人才强国战略的发展。

健康教育和健康促进在全社会进一步树起了预防为主的大卫生旗帜，调动了全社会的卫生保健资源。它强调健康是每一个人的责任和义务，应当各自负起应有的责任。加速我国卫生改革的步伐，拓宽卫生改革的思路，有利于改变重医疗轻预防的卫生策略，特别是为当前的慢性病防治、疾病控制总体思路开辟了新的途径，有利于改变我国卫生部门负担过重的现状，有利于拓宽卫生工作思路，提高专业人员素质。健康教育和健康促进工作需要更多的复合型通用人才，由此加强了全科型、社会医学管理型、跨学科等类人才的培养。健康教育和健康促进加强了医疗与预防的结合，加强了各学科间的渗透与研究，有利于开拓卫生工作的内容与研究范围,顺应现代医学发展的趋势,推动卫生科技的发展。健康教育与健康促进是全新的公共卫生理论,它是伴随着医学模式转变,面对新形势、新任务应运而生的。随着社会的发展,以公共卫生干预活动促使环境改善和自我行为改变,将成为我国慢性病防治、疾病控制的重要策略,从而大大推动我国卫生保障事业的发展,促使我国人民提高健康水平和生活质量。

（二）对于个人与家庭

健康教育与健康促进不仅能够提高人们的自我健康意识和保健意识,使人们在日常生活中改变自身的不良行为和习惯,从而使居民掌握一些简单的自我保健技能,消除迷信和以往的不良习惯,养成良好的日常行为生活习惯,预防疾病的发生发展,而且有利于普及和发挥中医"治未病"思想,预防疾病、残疾、非正常死亡的发生,有利于人们的身心健康,改善人际关系,加强了医生与患者之间的沟通与合作,减少医疗纠纷。目前我国慢性病患者较多,他们与家人相处的时间长,开展健康教育与健康促进要以家庭为单元,家人的共同参与有益于构建和谐温馨的家庭氛围,增进家庭成员之间的感情,且学习现代健康理念可以从各方面保障家人的健康,从而构建一个良好的家庭环境。家家户户的参与有利于促进社区乃至全社会的发展。

四、中医健康教育与健康促进的临床要求

（一）中医健康教育

1. 医护人员

中医健康教育内容广泛,在临床上对医生而言,要求医生要有扎实的专业基础,熟练地掌握药物的四气五味、功效及配伍,同时也要掌握学科的前沿知识,要充分发挥中医的优势,做到整体审查、诊法合参、病证结合。医生借助医院的平台开展中医健康教育,发挥和普及中医"治未病"思想,有益于减少疾病的发生及恶化。对于护理人员,要求了解和学习相关疾病的后期康复工作。例如对于脑中风患者,护理人员要学习和掌握一些保健按摩手法,促进局部血液循环,以益于运动功能的恢复;家属要时常与患者沟通,锻炼语言恢复能力。中医讲究药食同源,在用药的同时一定要注意饮食的护理,在不同的季节、不同的地域,要求有所不同,这就需要护理人员在饮食方面对患者进行相应的调整。

2. 社会及行业

中医健康教育模式的科学与否直接影响到中医健康教育的内容是否能有效传播,影响到中医健康教育能否达到预期效果,间接影响到中医行业的发展。中医健康教育模式的确立,首先应明确健康教育模式的目的,主要是传播中医健康保健知识、适宜技术,并开展行为、道德教育,增进整个区域人群的健康与自我保健能力;其次明确中医健康教育模式建立的理论基础,包括健康教育的内在规律、中医基本理论、政府对健康教育的总体规划、现代人群对中医健康知识的需求,也要涵盖其他基础学科和应用学科;再次中医健康教育要有利于引导与教育人们养成有益于健康的行为,使之达到最佳健康状态,使民众信服。

3. 新闻媒体

社交媒体是传播健康信息的重要渠道和影响健康行为的重要因素,在新技术不断变革发展的趋势下,医疗信息技术(HIT)的应用范围更加广泛,可利用的在线健康信息资源越来

越丰富。社交网络、物联网、移动互联网等技术成为行业创新的热门技术形式,传统的医疗服务、健康管理、健康促进、健康咨询等都因技术的变革而展现出全新的模式。特别是政府健康医疗信息和公众健康医疗数据的互联融合和开放共享、"互联网＋健康医疗"服务新模式,可提升医疗服务质量和健康活动效果,促进医疗平等。健康教育和一般教育一样,关系到人们知识、态度和行为的改变。它指导和教育人们养成并保持有益于健康的生活,合理与科学地利用已有的健康设施,并自觉地参与改善个人和集体健康状况的各种活动。

4. 健康管理师

从中医健康教育的人才队伍建设入手,首先要统一认识,医药卫生人才是推进医疗卫生事业改革发展、维护人民健康的重要保障。人才队伍建设是提升中医健康教育能力和效果的决定性因素,关系到中医健康知识的有效传播,关系到区域内健康教育的发展,关系到医疗卫生事业的可持续发展。其次要进行规划,根据区域健康教育的总体规划,制订中医健康教育人才队伍培养规划,根据区域中医人力资源的实际情况,组建中医健康教育人才库,扩大健康管理师培养途径,制订健康管理标准并积极推动健康管理机构的建设。

5. 民众

对于患者自身而言,要通过多种渠道主动学习和掌握健康知识,遵循医嘱,配合医生的诊察治疗,注意保持良好的心态,《素问·阴阳应象大论》曰:怒伤肝,喜伤心,思伤脾,忧伤肺,恐伤肾。情志的变化影响着机体的平衡,保持良好的心态有利于病情的恢复。患者要适当地运动,注意休息。中医健康教育思想在临床的应用有益于增强医生与患者的合作,更好更快地达到治疗目的。对于普通民众而言,要树立正确的健康观念,正确认识自己的生活习惯是否有利于身心健康,积极改正自己的行为习惯。

(二)中医健康促进

1. 国家和社区

国家应根据实际情况制定有益于健康的公共卫生政策,在法律、经济、管理和教育等方面为中医健康促进提供支持,相关的政策将有助于使健康促进能够在人群水平上开展。具体的实施方法应结合各种人群的不同情况,探索各种适宜的方法,例如在学校健康促进中,要了解学校现有的卫生、学生法制观念、卫生知识及卫生行为水平、自我保健能力是否已经形成等;在医院健康促进中,医院环境的改善、医生的健康处方以提高个人保健能力、面向社区的健康促进知识讲座、护士在患者中的宣教等都是较好的方法;在社区健康促进中,城市和农村有着很大不同,传播方法应该是灵活的,积极开拓新的健康促进场所,尝试新的健康促进方法。国家要重视中医的发展,加大对医疗卫生事业的投资力度,不断地制定和完善相应的法律法规,积极培养全科人才,特别是社区卫生院的人才培养,积极解决农民看病难、就医难的现状。健康促进的核心是"预防",这与中医的"未病先防"相似。未病先防是指人体在未发生疾病之前就采取预防措施,以防止疾病的发生,旨在提高抵抗疾病的能力,防止病邪侵入,损害人体。社区安排专业人员定期向居民和患者宣传疾病的预防及一些保健知识,促进医患关系,有利于健康教育的传播与促进。

2. 家庭和个人

在我们传统的家庭中贯穿着一个生活理念——家和万事兴。和睦是家庭生活的基石,为我们的成长成才提供了一个良好的环境。在这个良好的氛围中,我们要努力学习,提高自己的修养。家庭与其成员的健康息息相关,家庭成员之间相似的遗传背景、共同的生活环境以及行为、生活方式,使得慢性病常表现为家族内多发的现象,尤其是共同的生活习惯,对于家族内成员慢性病的发生与发展起到的影响不可忽视。近年来,国内对于家庭健康教育、家庭医生和以家庭为中心的护理服务研究较多,证实了这些以家庭为单位的健康促进服务形式的效果。所以,应该把健康的理念带入家庭,开创幸福生活。

五、中医健康教育与健康促进的发展

(一) 中国健康教育的发展

健康教育由口口相传的松散养生治病知识,发展到现代成为独立系统学科,其知识体系和研究内容涉及医学、行为学、教育学、心理学、人类学、社会学、传播学、经济学、管理学、政策学等有关学科领域。1984 年“中国健康教育协会”于北京成立;次年,专业学术期刊《中国健康教育》创刊;1986 年,中国健康教育研究所正式成立,标志着完整的健康教育体系在我国建立起来。如今健康教育内涵不断丰富,其知识体系和研究内容涉及医学、心理学、教育学、经济学等有关领域,在一定程度上促进了相关学科的发展。2001 年,原卫生部将健康教育正式列为国家公共卫生专业职称系列,学科的名称由“健康教育”改为“健康教育与健康促进”。2006 年 9 月,原卫生部正式批准“中国疾病预防控制中心健康教育研究所”更名为“中国健康教育中心/卫生部新闻宣传中心”,专门负责我国的健康教育与健康促进工作。

(二) 中医健康促进的发展

健康教育与健康促进相伴而行。“健康中国 2020”战略中提出的有利于健康教育促进的措施包括建立促进国民健康的行政管理体制,形成医疗保障与服务统筹一体化的“大卫生”行政管理体制;健全法律支撑体系,依法行政;适应国民健康需要,转变卫生事业发展模式,从注重疾病诊疗向预防为主、防治结合转变,实现关口前移;建立与经济发展水平相适应的公共财政投入政策与机制,通过增加政府卫生投入和社会统筹将个人现金卫生支出降到30％以内;统筹保障制度发展,提高基本医疗保险筹资标准和补偿比例,有序推进城乡居民医保制度统一、管理统一;实施“人才强卫”战略,提高卫生人力素质;充分发挥中医药的优势,促进中医药继承和创新;积极开展国际交流和合作。这些措施的提出与实施均有利于促进健康事业的发展。

“健康中国 2030 规划纲要”作为未来相当长时间里推动健康中国计划的行动纲领,要求要坚持以人民为中心的发展思想,坚持正确的卫生与健康工作方针,坚持健康优先、改革创新、科学发展、公平公正的原则,以提高人民健康水平为核心,从广泛的健康影响因素入手,从普及健康生活、优化健康服务、完善健康保障、建设健康环境、发展健康产业为重点,把健康融入所有政策,全方位、全周期保障人民健康,大幅提高健康水平,显著改善健康公平。

六、中医健康教育与健康促进面临的问题

(一) 中医健康教育面临的问题

中医健康教育是以中医理论为指导,以人的健康为中心,对人们进行中医健康理念、养生保健知识和方法的传播和指导,从而达到维护健康、预防疾病和延年益寿的目的。受教育人群包括医护人员、民众、健康管理师等。健康管理和医疗关系模糊,健康管理是医疗的基

础与前沿阵地,医疗是健康管理的手段之一。目前,我国的中医健康教育存在如下诸多问题。

1. 医护人员

医生的专业水平不足,对于中医药知识的掌握不够熟练,对于中医知识的学习不系统、碎片化;专业进修学习的机会少,不能及时掌握先进的理念;更多的住院医生在临床治疗中以西药为主,弱化中医理念。中医院的护理人力配置不足,更多进行的是西医的培训和学习,对中医健康教育重视程度较低;护理人员只了解自身所在科室疾病的护理情况,不能全面发展;护理人员一般都是年轻工作人员,临床经验少,不能更好地处理医患关系。

2. 社会及行业

其一,健康教育行业缺乏规范制度,国家监管力度不足,业内水平参差不齐,鱼龙混杂,各种所谓的"专家"损害中医健康教育的声誉;其二,健康教育在一些地域或行业被误读或误解,甚至把健康教育商业化,作为获取名利的工具,随意地夸大、曲解甚至神化;其三,中医健康教育效果并不令人满意,民众对中医知识接受困难,对中医的养生保健理论怀疑和误解的氛围较浓,甚至将其与江湖骗术画等号,与民众对中医健康知识需求相比,传统的健康教育模式已经不能适应。

3. 媒体宣传

新闻媒体对健康教育和健康促进的发展起着十分重要的作用,部分电视媒体的养生节目存在错误宣传或虚假宣传,将不正确的信息传递给民众,或者自相矛盾,使民众茫然不知所措;同时媒体对正确的健康理念及健康生活方式的宣传力度不够,或缺乏事实,难以使观众信服。

4. 健康管理师

中医健康教育的内容能否贯彻下去,能否深入人心,能否改变居民的生活习惯,能否提高全体居民的健康意识,从而达到提高民族的健康水平,关键在于健康教育的实施主体——中医健康教育的人才队伍建设。人才是确保实现卫生事业发展目标的关键,卫生人才队伍建设要从我国医疗卫生服务需求出发,立足于为卫生事业发展服务,立足于健康教育的发展需要。目前,我国从事健康教育的人才十分匮乏,远不能满足群众对正确健康知识的需求;另外,健康管理师的培养缺乏途径,没有具体的培养标准,培训机构培训的人员其理论知识不足,难以挑起中医健康教育和健康促进的大梁。

5. 民众

普通民众对中医健康理念的掌握受多种原因限制。其一,生活环境差、教育水平落后等都会使他们不能更好地学习和掌握有关的知识;其二,民众对于养生保健掌握的方式单一,只通过媒体宣传的信服力和宣传力不足以让民众信服;其三,民众的心理承受能力差;其四,重治轻防的问题仍没有得到根本的解决。大众对于医疗作用的认识仍然停留在疾病治疗阶段,并不清楚地了解医疗的作用是维护健康。

（二）中医健康促进

中医健康促进强调个人和社会对健康的责任,并协调人类与健康资源的分配。它的目的是激发社区和社会、个人和家庭的健康潜能,只有彼此相互配合,才能共同促进健康事业的发展。我们要重视在健康促进方面存在的问题。

1. 社会

目前，健康促进评价只有一些以多学科为基础的具体行动，还没有系统的比较成熟的理论框架。

国家的计划和措施不够完善，缺乏系统的规章制度；医疗卫生事业的发展仍是以疾病医学为主，健康医学没能引起足够的重视；人民的利益没有得到很好的保障，看病难、看病贵的问题没有解决，民众最基本的医疗活动没有得到满足；农村及偏远地区医疗服务供给不足，缺医少药的现象仍然存在，单个医生服务的群众数量较多，远远不能满足农村医疗服务；医疗保障制度不完善；个别部门工作人员精神懈怠，没有将群众利益放在首位；社区不能更好地利用条件与居民建立更好的关系，不能定时向居民传播健康理念等。

2. 家庭和个人

目前，还没有实施以家庭为单位的医疗保障制度改革，中国家庭的健康支持功能面临弱化的风险，人口转变和社会经济的快速发展推动着以家庭规模小型化、结构核心化和类型多元化为特征的家庭变迁，结婚率下降、家庭不稳定性增强，家庭在抚幼、教育、养老、家务劳动等方面的功能均出现了弱化趋势。个人受教育水平和家庭生活条件的影响，使我们对健康教育的掌握不同；父母和子女之间缺乏沟通、不能掌握很好的沟通技巧、不善于站在对方的角度考虑问题等都不利于家庭和睦和个人发展，从而影响健康理念的传播进程。

第二节　中医健康理念

中医健康理念的形成主要源于中医学的基本思想，即整体观念、阴阳平衡、三因制宜等，具体包括自然、静心、适劳、杂食、慎医等。

一、自然

（一）顺应自然的含义

顺应自然就是顺应自然规律，即认同客观世界，把复杂变为朴素和太初，找到事物的本质，服从现实和把问题客观化，减少自身的疏忽。"道法自然"是中医养生的最高境界，道就是对自然欲求的顺应，也是中医健康理念的首要法则。大自然作为一个客观存在的实体，影响着生活的方方面面，我们要顺应自然，尊重自然，保护自然。

（二）顺应自然的内容

1. 顺应地理环境的差异

人和自然是一个有机的整体，人们只有认识自然、适应环境，与自然保持协调统一，才能健康长寿。人的健康和疾病与自然的变化规律是息息相关的。地理环境对于人类健康和疾病的影响至关重要，正所谓"一方水土养一方人"，气候、水土等地理环境长期作用于人体，一定会形成不同的体质差异，生活在同一个地域的人往往存在某些共性的特点。《素问·异法方宜论》中提到过"北方者，天地所闭藏之域也，其地高陵居，风寒冰冽，其民乐野处而乳食，脏寒生满病……南方者，天地所长养，阳之所盛处也，其地下，水土弱，雾露之所聚也，其民嗜酸而嗜胕，故民皆致理而赤色，其病挛痹"。不同的地域，不同的环境，人民所患疾病有所不同。因此,我们应该善于利用自己的居住生活条件,充分利用当地能源资源优势,顺应自然从而达到养生保健的目的。

2. 顺应四时的差异

一年随着春温、夏热、秋凉、冬寒四季不停运转,生物也有着不同的变化和景象,春生、夏长、秋收、冬藏,正所谓"和于阴阳,调于四时",错过了相应的时间,也就达不到预期的效果。健康保健也要与天地四时阴阳的变化相适应,《黄帝内经》中提出过:"春三月,此谓发陈,天地俱生,万物以荣,夜卧早起,广步于庭,被发缓形,以使志生,生而勿杀,予而勿夺,赏而勿罚,此春气之应,养生之道也……夏三月,此谓蕃秀,天地气交,万物华实,夜卧早起,无厌于日,使志无怒,使华英成秀,使气得泄,若所爱在外,此夏气之应,养长之道也……秋三月,此谓容平,天气以急,地气以明,早卧早起,与鸡俱兴,使志安宁,以缓秋刑,收敛神气,使秋气平,无外其志,使肺气清,此秋气之应,养收之道也……冬三月,此谓闭藏,水冰地坼,无扰乎阳,早卧晚起,必待日光,使志若伏若匿,若有私意,若已有得,去寒就温,无泄皮肤,使气亟夺,此冬气之应,养藏之道也。"遵循不同季节的养生之道,才能够真正实现健康长寿。

中医健康理念的顺应自然,要求我们尊重规律,顺应自然的四时变化,以达到健康长寿的目的。否则,就有可能会"半百而衰,夭折而去"。但是,人的生、长、壮、老、已是自然规律,是一个生命的时序连续过程,人们应理智地追求长寿健康,从整体上提高人们的健康水平。

二、静心

(一) 静心的含义

静心,是指保持平静的心情。养生需要静心,是指在思想上保持内心的清静安宁,不要贪求妄想,淡泊名利,从而达到身心健康的目的。正如老子所说:"养生之道,在神静心清。静者心清者,洗内心之污垢也。心中之垢,一为物欲,一为知求。去欲去求,则心中坦然;心中坦然,则动静自然。"如今,养生的观念已经深入人心,智慧的中国人民告诉我们,养生须养心,养心须静心。静心养生是保障人们健康少疾、抵御衰老的重要条件。

(二) 静心的途径

世界有太多的滋扰与喧嚣,我们可以把它放在心底,感受心静,体验静心。中医静心的途径大概有以下几点。

1. 作息规律

中医有一种说法,称作"因天之序",也就是说应该遵循"天"自身的运动规律来养生,总的来说就是"生发""生长""收敛""收藏"。人们顺应这个规律养生,人体就会安然无恙;相反,如果违背了这个自然规律,就有可能会疾病缠身,给自己的健康带来危害。

2. 饮食有节

追求身体健康是贯穿人类生产生活的永恒主题,在影响人体健康的诸多因素之中,饮食因素发挥了重要的作用。人们为了健康的生活,在饮食上要做到有理、有节、有质,避免暴饮暴食、过食肥甘、酗酒无度等以满足食欲为目的的饮食习惯。

3. 运动适量

我们在日常生活中要尽量从事一些温和的运动,保持呼吸平稳、心情舒畅,身体内极细微的血管和经络才有机会得到充分的养分。我们要根据自己的身体健康状况制订合理的运动计划。不要经常做太激烈的运动,激烈的运动容易消耗体力,造成大量汗出,稍不注意保暖就很容易外感风寒。散步、竞走、打太极拳都是很好的锻炼方法。我们要根据自己所处的不同环境选择不同的运动,利用身边的有利条件为我们的健康服务。

4. 修身养性

修身是使身体健康,养性则是使心智本性不受损害,通过自我反省体察,使身心达到完美的境界。在日常生活中我们要培养自己的良好品德,无论我们处于什么样的环境,接触什么样的人,都要静下心来,用自己的智慧去解决问题,才能够品味到生活的真正滋味。

一个人要有一个平静的心态,调节情志做到"恬淡虚无",在思想上保持内心清静安宁,不贪图妄想,以达到保持身体健康的效果。但是,在追求健康的道路上,我们要避免过分地关注健康问题,以免造成不必要的心理负担。多与人沟通聊天、散步唱歌,便是保持静心的好方法。

三、适劳

(一) 适劳的含义

适劳实际上包含劳和逸两方面。适劳要求我们既不要过劳,也不要过逸。《素问·上古天真论》中有"食饮有节,起居有常,不妄作劳,故能形与神俱,而尽终其天年"的记载,可见劳逸适度符合中医养生的理念。

(二) 过劳过逸的危害

过度劳累严重影响人们的身体健康,特别是对现在的青壮年来说,他们正处于奋斗的关键时期,将全部的精力和热情都投入了工作,很少顾及自己的身体。长时间的劳累会消耗大量的能量,会使人们出现疲惫、少气懒言、精神倦怠,从而使工作效率降低。劳累过度易耗伤心血,容易出现心悸、失眠、健忘的症状,严重影响身体健康。疲惫时期更容易焦虑,严重时能诱发一些心理疾病。高血压、冠心病等心血管疾病已经成为青壮年群体最常见的疾病之一,严重影响了人们的生活质量。

过度安逸的环境会使人们好吃懒做,懒于用脑,饱于口福,有的甚至每天大部分时间是在床上度过的;食用的高能量食物不能很好地被消化,造成大量的脂肪堆积;长时间不运动造成肌肉松弛,气血运行不畅,各脏器生理功能减弱,严重危害人体健康。过度安逸的环境会使人丧失斗志,失去自我,没有信心和能力应对生活的挑战,也可能会使费尽艰辛建立的美好家园毁在过度安逸的生活里。

一般而言,当劳累过度时身体会给人们一些提示。例如当运动后出现肌肉酸痛、四肢无力的感觉,这就是在提示运动时间过长,需要制订合理的时间计划表;当长时间持续工作后出现身体不适、头晕眼花、视力模糊,提示身体需要休息,此时应该休息放松,而不是继续伏案工作。

适度的劳累可以消耗身体多余的能量,防止肥胖的发生;适度的休息可以使人保持清醒的头脑,获得足够的精力。实践证明,人体需要适量的劳动和休息,只有做到劳逸结合,才能更好地学习和工作。

四、杂食

(一) 杂食的含义

杂食指的是粗粮和细粮都吃,荤菜和素菜搭配,膳食品种多样化。我国地大物博,物产丰盛,形成了杂的饮食特点。杂食的正确方法是:以植物性、绿色性食物为主,注意粮豆混食、米面混食,适当辅以多种动物性食物。显然,大吃大喝、大鱼大肉的饮食习惯只会有害于健康,不符合我们提倡的荤素搭配的饮食观。我们要合理膳食,养成良好的饮食习惯。

(二)杂食的内容

1. 注意饮食的搭配

西方国家提出了的"四色膳食"。所谓"四色膳食",即在每日三餐中,将不同"颜色"的食物进行合理的搭配,其中白色的是谷类食物,绿色的是蔬菜、水果,红色的是鱼、蛋、虾、肉,黄色的是豆类和干果。不同颜色的食物搭配使营养均衡,人们进食时心情更加愉悦。

2. 注意饮食的习惯

(1)每日摄入一定量的主食。"五谷"是人类赖以生存的主食,故对其在维持性命的效能中所发挥的作用以"养"概之。五谷所提供的碳水化合物、蛋白质、膳食纤维及B族维生素是其他食物所代替不了的。

(2)常吃适量的禽、蛋和瘦肉。这些食物是脂类、脂溶性维生素、B族维生素和矿物质的良好来源,是平衡膳食的重要组成部分。

(3)多吃水果蔬菜、蛋类、豆类,切记膳食不要太油腻、太咸,不要摄食过多的动物性食物和油炸、烟熏、腌制食物,拒绝不健康的饮食。我们要吃我们身体所需要的,而不是仅吃我们喜欢吃的。

(4)饮食要适时适量,不定时定量用餐、饥饱无度、寒温失调、偏嗜五味等都会损害人体健康。我们日常饮食要适时适量,温度适中,不偏食,不偏嗜。

3. 注意饮食的禁忌

在《金匮要略》中,张仲景列举了一些对身体有害的食物搭配,如"羊肉,不可共生鱼、酪食之,害人";"马肉、豚肉共食,饱醉卧,大忌"。现在人们也发现了好多食物不能同食,就像甘薯不能与柿子同食,二者同食会形成难溶性的硬块,即胃柿石症,引起胃胀、腹痛、呕吐,严重时可导致胃出血等,甚至可危及生命。韭菜不可与菠菜同食,二者同食有滑肠作用,易引起腹泻。我们一定要注意食物的禁忌,对自己的健康负责。

吃杂食,可利用食物的合理搭配扬长避短,提高膳食的营养价值,满足机体对多种营养素的需要。人体是一个整合的有机体,需要各种各样营养物质维持机体的功能和生命的活力。目前没有任何一种食物能完全代替杂食,满足机体对营养的需要,只有杂食才能互补,有益于身体健康。

(三)杂食的原则

1. 药补不如食补

中国有一个说法叫"药食同源",意思是许多食物亦是药物,如薏苡仁、山药、莲子、百合等,它们之间并无绝对的分界线。古代医学家将中药的"四性""五味"理论运用到食物中,人们应该根据自身的状态选择适合自己的食物。身体虚弱的患者也可以从各种食物中获取身体所需的营养物质,长期吃"补药"未必能解决身体虚弱的问题。

2. 选择适合的口味

有句老话叫"吃喜欢的东西比吃补要好",从某种意义上说,喜欢吃的某个东西也许正是身体需要的。比如胃寒者多喜欢吃温胃散寒的食物,如狗肉、胡椒、老姜等会让他们觉得胃里舒服,胃热的人喜欢吃苦瓜、绿豆等,这就是"胃以喜为补"的道理。

3. 适量原则

任何东西都要适可而止,注意适量原则。我们总是鼓励大家多食水果、蔬菜,因其含有大量的膳食纤维和维生素,但我们不能只吃水果、蔬菜,因为人体所需的碳水化合物、蛋白质是水果、蔬菜提供不了的。

五、慎医

(一) 慎医的含义

所谓的慎医,是指要谨慎就医,要充分调动机体的主观能动性,而不是过分依赖医生,或者过度医疗。慎医不是不相信医生、不要医生,医生在疾病的诊治和预防中发挥重要的作用,患者要相信医生,自觉配合医生的工作,以利于疾病的恢复。"是药三分毒",慎医的另一个含义也可以理解为慎药,就是不要随便乱吃药。患者一定要遵医嘱,不要乱吃药。

(二) 慎医的要求

对于患者来讲,患者要提高自身对于疾病的认识,了解相关健康知识,掌握防治疾病的能力,降低和消除影响健康的不利因素,预防疾病的发生和发展。身体不适不要自己随便乱吃药,应及时去医院就医,以免耽误病情。去正规医院找正规医生看病,这是对自己的保护。患者一定要在医生的指导下用药,坚持长期服药,根据不同药物的起效时间选择每日最佳服药时间。

谨慎不仅仅是针对患者而言,对于医护来讲,医护人员更应该保持谨慎的作风。正如《大医精诚论》中所说的"省病诊疾,至意深心,详察形候,纤毫勿失;判处针药,无得参差"。医生对于疾病的诊断和治疗,并非人去即可,常常思之再三,认真思考与总结,对于专业知识的掌握一定要熟练和精确。医护人员的谨慎小心关系到患者的生命安全,要做到时刻谨慎,时刻注意。

综上,患者谨慎就医,是对自己健康的负责,能够保证疾病在最短的时间内得到最好的治疗,以免造成不必要的伤害;患者认真学习和掌握相关医学知识,有利于疾病的预防,减少突发疾病带来的危害,降低风险,从而减轻压力。医护人员谨慎行医,是对患者的负责,也是对自我的保护。在自己的能力范围之内谨慎行医,和患者耐心沟通,认真交流,向患者讲解相关疾病的预防与护理知识,有利于建立良好的医患关系诊治疾病。总而言之,对待医学我们一定要谨慎小心,既是对自己的要求,也是对他人的尊重。

(三) 慎医的误区

1. 讳疾忌医

慎医不等于不需要医生。"扁鹊见蔡桓公"的故事告诫人们要谨遵医嘱。有病要去医院,不能自己查找资料后给自己开处方,否则容易耽误病情,造成误诊。

2. 盲目就医

过度相信专家,则忽略了专家的专业局限性;过度依赖药物,但部分疾病是可自愈的,如感冒,其周期一般是 7 天,如果没有并发症,只要多喝水并注意休息便可自愈,而不是盲目服药。

3. 以价贵买药

人们常常以"便宜没好货"来标杆物品,在药店只买贵的药,其实好的药、有用的药不一定是最贵的药。其次是迷信进口药，认为进口药都比国产药好，有些进口药贵实则是关税和运输成本造成的。

4. 迷恋名贵补药

《黄帝内经》云"药者毒也"。不论是中药还是名贵补药，多吃乱吃对身体都是有害的。药之所以能治病，是因为其能以偏纠偏，补药能治病，同样是利用其偏性，如果用错地方，对身体也是有害的。没有一种药适合所有人，对所有人都有好处。所以，应该正确对待名贵药材。

第三节　中医健康教育的计划设计

一、中医健康教育设计原则

健康教育计划的设计过程就是计划设计，促进健康，达到"在身体上、精神上、社会上完好的状态"。人是特异性的个体，具有个体差异性。在制订健康教育计划时，要注重个体差异性，要以个体差异性为指导，以法于自然、三因制宜、切实可行为基本原则进行计划设计。

（一）法于自然

法于自然即顺应自然规律。《素问·宝命全形论》曰："人以天地之气生，四时之法成，天地合气，命之曰人。"中医学认为人与天地自然是一个有机的整体，人的一切生命活动与自然息息相关。要想保持健康，有效地预防疾病，首先就要顺应自然界的四季变化、阴阳昼夜转换，做到"和于阴阳，调于四时"。同时还要从人与自然之间的关系去思考、认识如何保持健康与预防疾病。以此为原则的中医健康教育计划设计，才更加符合人体规律，才能"上知天文，下知地理，中知人事，可以长久"。

（二）三因制宜

1. 因时制宜

因时制宜即根据时令气候规律和时间变化规律，确定适宜的疾病防治方案的原则。《灵枢·岁露论》曰"人与天地相参也，与日月相应也"，说明季节气候、昼夜昏晨在影响着自然界的同时，也影响了人体的生理状况及病理变化。从季节而言，春季为万物生发之际，五行对应肝脏，风邪盛行，因此在进行户外活动，养护阳气的同时，也要注意避风邪，疾病时注意调护肝脏；夏季阳盛炎热，暑湿之邪盛行，人体阳气旺盛于外，阴敛于内，腠理疏松，易于出汗，故平时不宜长时间在冷气环境中，以免阻碍阳气宣发，同时注重顾护脾胃，少进生冷之物，生病时也不宜过用辛温发散之品，以免使阳气过分宣发，并且要注意防暑化湿；秋天干燥，阳气收敛，五行对应肺脏，燥邪盛行，故防治疾病应注意润燥养肺。冬季，人体阴盛而阳气封藏，五行对应肾脏，故平时应进食一些温补的食物，慎用寒凉之品，注意补养肾脏。以昼夜而言，人体与其阴阳之气变化相应，生理、病理状态也具有时相特征，如脾肾阳虚之五更泄泻、阴虚之午后潮热等，因此疾病防治也要考虑不同时辰的影响因素。

2. 因地制宜

因地制宜即根据不同的地域环境特点，确定适宜的疾病防治方案的原则。不同的地域，其气候、水土、地势环境等各不相同，人的生活环境、饮食习惯甚至体质也不相同，因此不同地域的人们生理及病理情况有很大的差异性。如北方地区，气候干燥寒冷，人们逐渐形成了阳气内敛、腠理致密的体质特点；而南方沿海地区，气候炎热潮湿，人们大多具有腠理疏松、易汗出的体质特点。不同地域，首先致病因素就有很大的不同，如北方多风、寒、燥邪，南方多风、热、暑、湿邪；其次，即便疾病相同，证候表现及治疗药物的选择上也具有很大的不同，如同样是外感病，北方地区多以风寒居多，以辛温解表药多用，而南方多以风热居多，以辛凉解表药多用。故在进行中医健康教育的计划设计时，应切实做到具体问题具体分析，有针对性地开展中医健康教育。

3. 因人制宜

因人制宜即根据人们的年龄、性别、体质等不同特点，确定适宜的疾病防治方案的原则。首先，年龄不同则生理、病理情况会有很大不同，要区别对待。如在生理上，儿童脏腑娇嫩；青壮年脏腑充实，气血旺盛；老年人脏腑衰退，气血不足。生理特点的不同，就决定了病理反应的不同：小儿患病则病情变化较快，用药宜轻，忌峻剂；青壮年多表现为实证，用量可稍重；老年人多表现为虚证，多用补虚之法，用药量不宜过大。其次，性别不同，防治、用药亦不同。女子以肝为先天，有经、带、胎、产之特有病证，要注意月经期及妊娠期的用药饮食、用药禁忌。最后，体质不同则病邪易感性不同，对同样病邪的反应也不同，因此在疾病的防治上也不同。如阳盛体质的人，应慎用温热性质的药物，以防化热化火；阴盛体质的人，应慎用寒凉性质的药物，以防损伤阳气，阴气更盛。

（三）切实可行

切实可行即从实际情况出发，切实、有效地落实健康教育计划。这要求既要考虑到目前中医健康教育的社会环境、发展程度及自身的优势与不足，又要考虑到居民的实际需求，将二者有效地结合起来，确定可期许的目标，制订具体的策略，展开有效的实施，将中医健康教育落实到行动中，远离"高、大、空"的想法，踏实地扎根到群众日常生活中。如现在社会面临的老龄人口健康保健、慢性病的防治以及亚健康人群的体质改善等问题，健康教育计划要做出符合人们需求的具体的实施措施，才能够真切地解决各年龄阶段、健康情况的实际问题。

二、中医健康教育计划设计方案

中医健康教育计划在提高人们身体素质、养成健康的生活观念和习惯、预防疾病发生等方面发挥着重要的作用。为保障中医健康教育计划的顺利实施，为人们提供切实有效的健康服务，特制订方案。人们在制订中医健康教育的计划设计方案时，需要从不同的角度正确认识普遍存在的个体差异，从而制订合理的设计方案。

（一）特殊人群的中医健康教育计划设计

1. 小儿

（1）小儿生理病理特点：小儿具有"脏腑娇嫩，形气未充""生机勃勃，发育迅速"的生理特点，病理上具有"发病容易，传变迅速""脏气清灵，易趋康复"的特点。由于小儿"脏腑娇嫩，形气未充"，"脏腑薄，藩篱疏，易于传变；肌肤嫩，神气怯，易于感触"，小儿适应外界环境、抵御外邪入侵及其各种病因的能力均较成人低下，易为外邪所伤，发病容易，且相较成人而言，病情多变且传变迅速。另一方面，小儿为病虽较成人更易传变，但因小儿生机蓬勃，脏气清灵,发病之后会表现出更为强大的生命力和恢复能力,一般会比成人易趋康复。

(2) 设计方案:一是在对小儿进行中医的健康教育计划设计时,要充分了解到其健康教育方案的具体实施人员并非是小儿,而在于看护小儿的家长。向家长宣传小儿时期的中医健康教育的预期目标是教育小儿懂得一定的生活和卫生常识,培养良好的生活习惯。并且小儿接受教育有很大的被动性,需要家长言传身教,需要家长首先培养正确的健康意识,具备健康的看护习惯。二是请专业的儿科医师及护师在社区开展儿科教育宣传活动,帮助家长了解小儿的生理特性,普及基本的小儿中医健康知识。三是运用媒体推广小儿捏脊疗法及其他小儿推拿保健方面的中医手法,为小儿健康提供更多的服务。

2. 妊娠及产后期

(1) 女性妊娠及产后期生理病理特点:女性妊娠期间胞宫行使藏而不泻的功能,月经停闭,脏腑、经络之血下注冲任胞宫以养胎元,因此妊娠期间孕妇机体可出现"血感不足,气易偏盛"的生理特点。但因阴血聚下以养胎元,故女性容易出现阴阳失调,同时抵抗力下降而易感受外邪。由于分娩时用力、汗出和产创出血,损伤气血阴阳,产生虚象,又有余血浊液贮存胞宫易生瘀候,故产后期的女性处于多虚多瘀的生理状态。女性本就"以肝为先天""以血为先天",且"女子多郁",关注女性妊娠期情志变化,普及妊娠期女性的中医健康教育,注意摄生调养,是中医健康教育计划设计的重要方面。

(2) 设计方案:开展女性中医健康讲座,为大众普及女性在妊娠期及产后期可能的不适应因素,从心理上消除其致病因素,预防女性妊娠期及产后期可能出现的焦虑或抑郁状态。宣传中医养生、防病理论,指导孕期及产后期女性进行自我健康管理,如合理饮食,饮食有节、不偏嗜,食物寒温适中等,适度锻炼,预防疾病。

3. 老年期

(1) 老年期生理病理特点:脏腑生理功能衰退是老年生理的主要特点。人体阴阳气血之盛衰、形体百骸之壮赢,皆取决于脏腑功能的强弱,以五脏为核心的脏腑功能亏虚是人体衰老的根源。老年人阴阳气血亏虚,抗邪能力低下,故易于发病而难以康复是老年期的重要病理特征。

(2) 设计方案:普及老年期的中医生理病理特点,开展卫生教育,指导老年人进行综合养生。如在饮食卫生方面,要根据个体差异,制订符合自身状态的饮食方案,做到重视脾胃、饮食有节、荤素合理搭配,增强老年人脾胃的运化功能。在社区宣传传统的健身术,如五禽戏、太极拳、八段锦等,指导老年人根据自己的身体状况选择合适的运动方式,帮助老年人养成合理的养生习惯而达到养生的目的。

(二) 地域差异的健康教育计划设计

1. 人群的地域差异

俗话说,"一方水土养一方人"。正如《素问·异法方宜论》中的记载,居于东方之人,气候温和,临近海滨,多产鱼和虾,故当地之人食鱼而嗜咸,所以大都面色黑,肌腠疏松;居于西方之人,依山而住,气候多风,多"不衣而褐荐",嗜肉,故体肥质强;居于南方之人,阳气最盛,因地势最下,多有雾露,嗜酸食腐,皮肤腠理致密而带红色。长期居住于不同地域的人们,由于受到当地水土、气候等因素的影响,养成了具有地方特色的生活习惯,因而所具有的体质也是有差异的。因此在对不同地域的人们进行健康教育计划设计时需要结合当地的风俗习惯,制订适合不同地域人群的计划方案。

2. 病因的地域差异

自《黄帝内经》开始就有关于地理环境影响发病的论述。《素问·异法方宜论》中提到东方之人嗜食鱼盐,因"鱼者使人热中,盐者胜血",故多发痈疡之病;西方之人多食鲜肉筋骨,"邪不能伤其形体",故"病生于内";北方之人,久居寒风凛冽之地,故易"脏寒生满病";南方之人,居处阳盛而多雨露,故易受湿热之邪,而"病挛痹";中原之人,物产丰富,多不劳作,故"病多痿厥寒热"。现代医学研究表明,诸多疾病在不同地区的发病率有所差异,某些疾病则会呈现出典型的地域性特点。在设计健康教育计划时,应考虑地方性特殊疾病的健康教育,使其与地区居民有更直接的联系,从而推动健康教育计划设计方案的实施。

(三) 季节时令不同的健康教育设计

人若能执天道生杀之理,法四时运用而行,自然疾病不生,长年可保。人们顺应四时以适寒暑,就可以避免很多疾病的发生,从而保持健康。一年中,春夏秋冬四季各有不同的五行属性和自然特点,人体亦与之相应。

在设计健康教育计划时要从饮食、情志、起居等方面指导人们在不同季节如何调养身体,如何防治季节性的多发病。以"春季摄养"为例,春季在五行中属木,主生发,自然界阳气初生,万物萌芽。而人与自然相应,五脏中肝属木,与春气相通。春季肝气旺,肝强则克脾。《养老奉亲书·春时摄养第九》记载:"春属木,主发生。宜戒杀,茂于恩惠,以顺生气。春,肝气旺,肝属木,其味酸,木能胜土。""当春之时,其饮食之味宜减酸增甘,以养脾气。"春季的饮食适宜酸、甘味,因为酸味入肝,可以补肝阴而顺肝气,甘味入脾,能实脾气,同时要不吃难以消化的黏冷、肥腻之物,以防伤及脾胃。春季人体阳气初生,人们常出现精神昏倦、体热、头昏、膈壅、涎嗽、四肢劳倦、腰脚不任等不适,以凉膈化痰之药消解。若别无疾状,无须服药。春季的养性之法主要在于顺应肝之升发之性,勿使肝气郁滞。当"常择和暖日,引侍尊亲,于园亭楼阁虚敞之处,使放意登眺……以畅生气。时寻花木游赏,以快其意。不令孤坐、独眠,自生郁闷"。春季的起居护理方面,天气乍寒乍暖,不可顿减棉衣,"但多穿夹衣,过暖之时,一重渐减一重,即不致暴伤也"。

第四节　中医健康教育的实施与评价

中医健康教育实施是将已经制订的中医健康教育计划按照要求落实开展活动、实现计划目标和获取效果的过程。实施是中医健康教育计划的关键环节,要在组织、人员、条件齐备的基础上,严格按照活动的时间进度和质量完成各项活动。中医健康教育评价是对计划取得的效果得出结论的过程。评价是中医健康教育计划取得效果的关键性措施,是判断计划设计合理先进、实施成功的手段。

一、中医健康教育的实施

中医健康教育的实施主要从制订计划实施时间表、建立中医健康教育组织机构、计划实施人员培训、实施质量监测、健康教育材料及设施设备等方面入手。

（一）制订计划实施时间表

制订计划实施的具体时间表是各项教育内容在时间和空间上的整合，各项教育活动的实施以时间表为主线，逐步实施教育计划，达到教育目的。时间表是需要包含实施时间、工作内容、责任人员、材料设备、参与对象、地点、经费预算、特殊要求等内容的一个综合执行计划。

（二）建立中医健康教育组织机构

中医健康教育组织机构应建立在各级中医药管理局的基础上，充分发挥各中医临床、科研单位优势，成立中医健康教育领导机构及执行机构，充分发挥中医健康教育机构的管理作用。实施中医健康教育计划时，建立领导机构和执行机构对中医健康教育项目的顺利实施具有重要意义。

一个具有中医背景、影响力和权威性的领导机构是中医健康教育的基础。领导机构应包括计划实施相关部门的责任人和主持实施工作的负责人。领导机构要为健康教育项目提供政策支持、部门协调，研究解决中医健康教育工作中的各项问题。

执行机构的职责是具体负责落实和执行中医健康教育计划，分解计划中的每项活动，开展干预活动。执行机构一般设置在某一相关业务部门内，如中医院治未病科、中医健康管理中心等部门。其成员组成应以部门为主体，纳入相关部门的专业人员。中医健康教育内容专业性较强，实施中医健康教育的主要工作人员需要具有稳定性（表8-1）。

表8-1　中医健康教育计划时间表

实施时间							工作内容	责任人员	材料设备	参与对象	地点	经费预算	备注
1	2	3	4	5	6	7							
√							组建工作小组	×××	电脑、投影仪、茶水	学校相关教师	会议室	50	
	√						中医健康教育人员培训	×××	培训教材	培训员	教学楼	1000	
		√					中医健康养生知识讲座	×××	PPT、电脑、投影仪、宣传册	全校学生	多媒体教室	2000	
			√				效果评价	×××	评价问卷、笔	全体参与人员	多媒体教室	100	

（三）计划实施人员培训

对计划实施人员进行培训，可以加强中医健康教育人员的能力，使之明确计划的目的、意义、内容、形式、方法及要求等。我们要统一认识，统一技术，统一步调，建设一支能顺利实施中医健康教育计划的队伍。实施人员培训的内容通常包括以下几方面。

1. 项目意义与目的

培训项目工作人员理解掌握项目的意义、目的，充分发挥项目管理人员和实施人员在实施计划过程中的能动性，使项目活动更好地为实现项目目标服务。

2. 专业知识与技能

中医健康教育项目需要特定的专业理论和知识，如针刺、艾灸、拔罐、刮痧、食疗等涉及的知识是十分专业的,实施人员需要对各种健康问题的知识和预防技能全面掌握并不断更新理念,掌握新的方法和技巧等。

3. 项目管理知识与技能

项目管理人员掌握项目管理的意义与基本理念,明确本职工作中进行项目管理的职责与义务,在项目实施阶段做好每一个环节的管理工作,如做好活动记录、项目资料的管理、项目评价等,为实现全面的项目管理提供信息和技术保障。

4. 培训方式

中医健康教育项目人员培训的对象通常是具有一定实践经验的成人,培训目的与内容非常明确,因此打破传统的学校课堂教育方式,在成人培训中,要充分发挥他们已经具备一定经验的特点,使之在原有基础上学习,在分享中进步。培训中常使用头脑风暴法、角色扮演法、小组讨论法、案例分析法。

(四) 实施质量监控

质量控制是指对实施全过程进行监督与控制,目的在于确保项目各项活动的质量都达到要求,符合质量标准。在各个中医健康教育项目中,不同的中医健康教育活动有不同的质量要求和标准,即使是同样的活动,也会因为各种原因而有不同的要求和标准。质量监控主要包含进度监测、内容监测、项目人员能力监测、费用监测以及受教育人群监测。

1. 进度监测

进度监测包括项目活动进度是否与项目计划一致,是否在特定的时期完成了特定的工作或活动。对于项目延误,应当明确延误了多久,延误的原因是什么,采取哪些相应对策进行弥补等。

2. 内容监测

内容监测需要注意项目活动内容是否属于项目计划,有无额外增加或更改的活动,增加或更改的理由是什么。原则上讲,项目计划一经确定,活动内容随即也得到了认定,各项目执行机构和个人应遵照执行。但在现实中可能发现实际情况与预期要求不完全一致,需要根据实际情况对项目工作和活动内容进行必要调整。

3. 项目工作人员能力监测

项目工作人员能力直接影响项目工作的顺利开展与进行。在工作人员能力监测方面,需要监测其是否按计划接受了培训、培训后知识和技术的掌握情况,并考察其对培训知识与技术的运用。出现问题的工作人员需要进行再培训,无法通过的工作人员应当做出调整。

4. 费用监测

项目经费需要进行严格的预算和审核,每一项工作或活动都有其规定的预算,每一项活动应当严格执行预算,才能确保整个项目的经费得到合理使用,确保活动质量。

5. 受教育人群监测

随时了解受教育人群参与项目的情况,对项目的满意程度及建议,受教育人群认知、行为的变化。这有利于进一步对项目活动进行完善,制订出更加符合受教育人群需要的活动。

(五) 健康教育材料及设施设备

在中医健康教育项目实施阶段,材料及设施设备是确保项目工作与活动顺利进行的物质基础。这些材料与设施设备的使用需要依据受教育人群的特点。例如,大多数老年人对于现代电子设备缺乏适应性,教育过程中适宜运用简便的设备进行;儿童对于专业的材料难以理解,教育过程中适宜使用多媒体进行教育;妊娠期妇女处在特定阶段,对该阶段的中医健康教育材料具有需求性等。

二、中医健康教育的评价

中医健康教育评价是对评价对象各方面进行量化或非量化的测量分析,得出结论的过程,是中医健康教育计划成功的必要保证,可以科学地说明中医健康教育的价值所在,有利于提高中医健康教育水平。评价主要包含形成评价、过程评价、效应评价、效果评价、总结评价等方面。

(一) 形成评价

形成评价是在计划项目执行前或执行早期,对计划项目内容进行的评价。形成评价有助于进一步完善方案,使所选择的实施策略、方法和形式等更加科学合理。形成评价的内容主要包含目标是否合理,实施对象是否明确,实施内容与措施是否恰当,测量指标是否适宜,经费预算是否详尽,材料设备种类与数量是否充足,资料收集方法是否可行等。形成评价常用方法有专家咨询、问卷调查、深入访谈、专题小组讨论、文献资料回顾、计算机模拟等形式。

(二) 过程评价

过程评价是从中医健康教育项目开始到结束的整个过程的评价,包括对项目方案、实施过程的各个环节、管理措施、工作人员情况等的评价。

过程评价的内容主要包含计划方案执行情况,对计划方案的重要环节和主要活动应进行评价,例如各个环节的具体目标、受教育人群接受教育情况、干预措施、按计划完成任务情况、取得的成绩及存在的问题等;参与人员工作情况、参与人员的态度与责任心、对专业知识和项目的熟悉程度、上下协调相互配合、内外联络等情况。

过程评价的方法主要通过查阅资料、现场考察和工作人员调查收集资料与数据并对获得的数据进行定性、定量分析等。

(三) 效应评价

效应评价是评价项目实施之后受教育人群健康相关行为及其影响因素的变化。

1. 效应评价内容

(1) 倾向因素:是指在项目执行前后受教育人群的中医养生保健知识、健康价值观、对健康相关行为的态度,对疾病易感性和严重性的观念,采纳促进健康行为的动机、行为意向以及自我效能等发生了什么变化。例如在保健刮痧健康教育中,向受教育人群传授什么是保健刮痧,多长时间刮拭一次,刮拭的力度、速度等基本知识。对倾向因素进行评价就是了解受教育人群是否掌握了上述知识。

(2) 促成因素:是指受教育人群实现促进健康行为所需要的政策、环境、条件、服务、技术等方面的变化。例如在保健刮痧健康教育项目中,受教育者家庭是否有刮痧板、是否会测量血压、社区卫生服务站是否提供刮痧培训与服务等,都是对影响保健刮痧的促成因素的评价。

(3) 强化因素:是指与受教育人群关系密切的人对其采纳促进健康行为的支持程度、个人感受等方面在项目前后的变化,如同伴的评价、家人的理解、社会道德、公众舆论等。例如在保健刮痧健康教育项目中,对强化因素的评价表现在评估受教育者家庭成员是否对其刮痧行为给予了支持、是否鼓励其坚持保健刮痧。

（4）健康相关行为：是指项目实施前后目标人群健康相关行为发生了什么样的改变,各种变化在人群中的分布如何,如保健方式的选择、食物选择、运动锻炼等。

2. 评价指标

常用的评价指标有中医健康知识平均分、中医健康知识合格率、中医健康知识知晓率（知晓人数/总调查人数×100%）、中医健康知识总知晓率（知晓题次/总调查题次×100%）、信念持有率、行为流行率、行为改变率等。

3. 评价方法

对特定人群在干预前后的评价指标变化进行比较时,可通过统计学检验确定干预措施的效果。一般而言,应设立对照组进行同期随访,并与干预组进行对比分析,使干预措施的效果评估更为科学。如果条件许可采用随机对照试验,评价结果更有说服力。

（四）效果评价

效果评价是评价项目实施之后目标人群的健康状况乃至生活质量的变化。不同的中医健康促进项目,其结局变化及所需时间有很大的不同。

效果评价的指标通常有两类。第一类是中医健康状态指标,主要包括中观及微观参数。第二类是生活质量指标,包括生活质量指数、生活满意度指数等。

效果评价的方法按照设计方案,经过全程的随访调查并获取干预后的"结局数据",然后与干预前的数据进行比较分析,通过统计学检验确定干预的效果。与效应评价相同,效果评价也可设立对照组进行同期随访,通过两组对比分析,则干预措施的效果评价较有说服力。由于有些效果指标,如发病率、死亡率需要较长的时间才可能看到变化,所以此类评价并不是所有项目都能进行。

（五）总结评价

总结评价是对形成评价、过程评价、效应评价、效果评价的总结,是全面反映活动取得的成绩和存在的不足,可以为今后继续深入开展相关中医健康教育计划提供参考与借鉴。

（熊丽辉　林雪娟）

第九章
中医健康管理与健康产业

健康产业是指全社会为维护健康、修复健康、促进健康而从事的产品生产、服务供给和信息传播等各类经济活动的总和，在国际上被认为是继 IT 产业之后的"财富第五波"。健康产业是一种跨产业、跨领域、跨地域，与其他经济部门相互交叉、相互渗透的综合性产业，以生命科学和生物技术为先导，涵盖医药卫生、医疗器械、营养保健、健身休闲、健康咨询、健康管理、养老服务、健康保险等多个与人类健康紧密相关的生产和服务领域，将成为 21 世纪引导全球经济发展和社会进步的重要产业。

《"健康中国 2030"规划纲要》在对"发展健康产业"中明确提出了优化多元办医格局、发展健康服务新业态、积极发展健身休闲运动产业、促进医药产业发展等规划纲要，着力建立体系完整、结构优化的健康产业体系，为健康产业的健康有序发展提出了具体的目标要求。

中医健康管理作为健康产业的重要组成部分，主要是从"治未病"的理念中延伸出来的健康管理和服务产业，对于充分发挥中医药独特优势，实施中医治未病健康工程，将中医药优势与健康管理结合，探索融健康文化、健康体检、健康养老、健康保险为一体的中医健康管理模式，着力推动中医药在健康产业发展中彰显优势、发挥特色、提高贡献率具有重要意义。

第一节　中医健康管理与健康体检

健康体检是指通过医学手段和方法对受检者进行身体检查，了解受检者健康状况、早期发现疾病线索和健康隐患的诊疗服务行为及过程。其重点是对慢性非传染性疾病及其风险因素进行筛查与风险甄别评估，并提供健康指导建议及健康调理方案。其目的是为了检查体检者自身是否存在疾病危险因素，从而对其进行早期干预，并提出改善不良生活方式的措施，以期能够帮助体检者促进、维护自身健康。因此，健康体检是实施疾病早期预防和开展健康管理的基本途径及有效手段之一。

健康体检作为中医健康管理中的重要一环，除了应用现代体检的方法和手段以外，还要根据中医学基本理论，运用中医"整体观念""治未病"思想，结合健康管理学理念，对社会个体或群体的健康状态进行系统的信息采集、评估、调理以及跟踪服务，从而提高人口健康素质。

一、健康体检业的发展及其服务模式

（一）健康体检与医疗体检的区别及其对行业发展的影响

1. 健康体检与医疗体检的区别

一般的医疗体检主要是寻找疾病的阳性指标，无病即可，不会重视阴性指标、隐性指标对健康的影响，而健康体检是对受检者的健康与疾病状态检测后进行全面评估。因此，健康体检不仅可以使健康人加深对自我身体功能的了解，改变不良生活习惯，避免导致疾病的危险因子产生，更重要的是可以帮助人们科学了解和维护健康，最大限度降低疾病的困扰。两者之间有本质的不同，健康体检有其特定的内涵及意义。

从健康体检的内涵来看，健康体检包含针对不同人群的体检设计、体检服务与体检评估。体检设计主要通过对受检者健康信息包括年龄、性别、职业等相关资料的分析，有针对性地制订个性化的健康检查方案。体检服务是指定期进行相关适宜的健康检测与监测，有专业人员陪同体检，负责收取检测报告。体检评估是指各项体检项目汇总后，再由健康管理专家会诊评估，并撰写体检评估报告，对检出的异常指标或疾病及时安排后续诊疗服务，跟踪指导保健，并纳入健康管理服务流程。

从健康体检的意义来看：一是健康体检在体检项目上具有更好的针对性和个性化的设计，这是与常规医疗体检的最大不同；二是健康体检对体检后的报告分析与健康干预更为专业与系统，健康管理专家对每个人的各项体检报告进行综合分析评估，不仅对检出的异常指标和疾病及时给出医疗安排建议和必要的健康指导，而且对于出现的边缘指标纳入健康状态的总体分析与预测，从而实现未病先防、既病防变的预期目标。

从健康体检的必要性来看：第一，健康是自己的。定期全面健康体检，"定期审计""年检"，可实现预防为主的目标。第二，健康是社会的。定期进行全面的健康体检，可了解环境、家庭、社会有关因素的影响。第三，健康是动态的。定期进行全面的健康体检，可从生活方式和致病原因上发现影响健康的因素。第四，健康是主动的。定期进行全面的健康体检，可了解自己的健康状态，以便采取最佳方式和强度提高免疫和抗病能力，早期发现健康危险因素。

综合以上，健康体检是以健康为中心的身体检查，可以帮助人们科学了解和维护健康，最大限度降低疾病的困扰。在身体尚未出现明显疾病时对身体进行的全面检查，即为中医"整体观念""治未病"思想的一个现代阐释，是区别于医疗体检追求阳性指标从而诊断疾病的。健康体检对检出的异常指标或疾病及时安排后续诊疗服务，跟踪指导保健，并纳入健康管理服务流程，从而更方便受检者了解身体情况。筛查身体疾病的检查手段，就是"健康体检"，或称为"预防保健性体检"。

2. 我国健康体检行业的兴起及发展概述

人类 1/3 的疾病是通过健康体检得到的信息反馈的，"早发现、早诊断、早治疗"的观念已经被越来越多的人接受。根据原卫生部统计数据，我国 2014 年体检市场规模约为 3.73 亿人次，相较 2009 年的 2.30 亿人次增长了 62.17%，复合年均增长率（CAGR）为 10.15%，形成了一定的规模。但相比我国 2014 年人口普查总数 13.68 亿来说，其占比仅 27.27%，与发达国家相比仍有较大差距，如日本约有 70% 的人每年享受体检服务。这是由于健康体检在目标定位、功能内涵与临床意义等与常规医疗体检上有着明显的不同,健康体检行业的发展有其独特的过程。在国外健康体检的发展已经有上百年的历史,而在我国健康体检还是一个相对年轻的产业。

我国健康体检产业的兴起与发展主要是在改革开放以后,特别是近年来随着社会经济的发展,人们的健康观念发生了转变,"未病先防,有疾早医"已成为人们的共识,主动进行健康体检的人越来越多,健康体检不再局限于指令性体检,而成为一项自我预防保健行为。其发展可分为以下几个阶段。

初期阶段:我国的健康体检最初多用于干部保健或政府有关部门规定的指令性体检。指令性体检具有一定的强制性,目的是检查受检者身体状况是否达到胜任某些学习和工作的要求或者是检出某些传染性疾病。目前已经有招生体检、征兵体检、驾驶员体检和从业人员预防性健康体检、献血人员体检、职业病健康体检、婚前健康体检等十余种。体检工作仅限于为体检而体检,体检人员需要与门诊、急诊、住院患者一起排队检查,体检对象多为被动体检。

中期阶段:自20世纪90年代中后期到21世纪初,人们的健康理念开始转变,公众对健康的需求日益增长,健康体检也有了较快的发展。体检需求量增加,体检内涵要求改变,行业市场凸显,健康体检正逐渐成为人们的自觉行为。各医疗机构有所重视,许多医院专门设置了健康体检中心,配备专职人员、设备,体检环境有所改善,受检人员与一般患者分开检查;在工作思路上不再局限于为体检而体检,而是在加强体检管理的同时创建体检档案,进行健康咨询、健康教育等工作,体检对象的范围逐步扩大。

快速发展阶段:近10年来我国大健康产业包括健康体检行业在内的相关产业进入快速发展阶段,提供健康体检的机构范围进一步扩展,健康体检的服务模式进一步完善,服务质量进一步提升。特别是2013年国务院发布了《关于加快健康产业发展的指导意见》:要求放宽市场准入,按照"非禁即准"原则,全面清理和修改不利于健康产业发展的政策规定;鼓励社会力量办医,形成多元办医格局,推行精准医疗,发展高端医疗,引导非公立医疗机构向老年护理、康复等薄弱领域发展,满足多元化服务需求;大力发展医学检验中心、卫生检测中心、影像中心、病理中心、制剂中心和消毒供应中心等第三方服务机构。健康体检作为大健康产业链中的重要一环,涉及的公立医疗机构、民营医疗机构、社会团体、疾病预防控制中心、健康管理机构等多元化服务已初具规模。

健康体检具备需求高、服务人群广、投资风险低的特点,被称为"朝阳产业",从而受到众多投资者的关注,促进了体检产业的快速发展,因此,国家更应保证健康体检稳定健康发展。第一,克服追求暴利的心态,正确处理体检服务与经济效益的关系。任何一个投资者都要获取投资效益,这是理所应当的事情,但是过分追求暴利就会影响其经营原则,造成不良后果。体检机构同属医疗机构,"君子爱财,取之有道",诚信、服务是其基本经营指导思想,要根据客户的需求科学地设计体检项目,更要避免推销保健品和药品。第二,严格执行各项法规,规范体检机构的管理行为。体检机构属医疗机构,服务的对象是人,国家对医疗机构的管理有一系列的法规,必须认真执行,不能因体检服务的特殊性而有所放松,如执业人员的资格认定、执业科目的认定、医疗废弃物处理等内容的监督管理规定,以及内部管理规章制度等。第三,严格体检质量管理,为体检者的健康负责。健康体检虽不像疾病诊治那样有一个相对的诊治周期,一般每年进行一次,而且每次体检也都是一过性的,因此体检机构更需要高度负责,对体检者的检查项目要认真仔细,防止漏诊或误诊等体检差错的发生,维护体检信誉,创立体检品牌。第四,做好优质服务,打造温馨、优雅、和谐的体检氛围。健康体检的本身就是社会发展、文明进步的表现,是体检者主动的健康消费,体检机构要把优质服务放在首位,不论是服务环境,还是服务态度和作风,都应是一流的。与医疗机构相比,体检机构更强调它的服务素质和水平。

3. 中国健康体检行业未来探索

目前健康体检行业存在的问题比较多,很多体检套餐都是千篇一律,缺乏针对性的检查,再加上很多体检者看不懂体检报告,只能回答检测指标是否正常,但是不明确指标的含义,更不知道如何采取有效措施进行改善,体检工作结束后不能及时交流,导致一些慢性病形成不可逆的发展。因此,针对现阶段健康体检的现状,需要对固有的体检模式进行全方位的改革,需要促进个性化的体检移动医疗服务模式的有效打造,为体检者量身定做一个体检的方案,通过个性化的体检测试,结合日常的相关家族病史、体检历史等制订专属的"套餐";体检过程符合卫生经济学的要求,防止过度体检对体检者造成经济及身心方面的双重损失;借助现代科学技术的优势,采用相关的软件,进行智能化的分诊,分时段预约挂号;做好就诊档案管理工作,提供有效的在线咨询工作;做好体检报告的权威解读工作;借助互联网促进医疗服务流程的优化,最大限度地释放医疗资源,促进健康体检行业朝着更加科学化、先进化、智能化的方向发展。

(二) 健康体检的服务模式

随着我国社会经济和科学技术的发展和人民生活水平的不断提高,人们对健康的认识与需求发生了巨大变化。体检作为早期筛查疾病、维护健康的一种重要手段,越来越为公众所认知和接受。健康体检面对多层次、多样化的体检客户,更加需要树立以人为本的服务理念,倡导人性化服务,只有这样才能真正提高体检服务质量。优质的体检服务模式,不仅能提高体检者的满意度,还可以提高体检中心的竞争力,更是提高体检者忠诚度,留住体检者的重要手段。

1. 综合医院健康体检中心

综合医院依托其丰富的人才资源和齐全的医疗专业设备,成立专门的健康体检中心(有的也称为健康管理中心),是目前健康体检的主流。随着现代人的健康需求不断增长,医院的服务和经营理念发生了重大改变,特别是在 2003 年"非典"之后,各地医疗卫生机构更是感受到了巨大的市场需求和潜在商机,相继设立了下属的体检机构来满足就医人群的需求。不少中医医院也成立了类似的健康体检中心(有的也称为治未病科),并尝试将中医检查方法运用于健康体检及健康管理之中。依托综合性医院的体检中心拥有先进的仪器设备和专家优势,所出具的体检报告在准确性和可信度上相对于私立体检机构较高,但其专门的检查场所相对不足,检查设备与就诊患者公用,医、检难以完全分开。在我国南方经济发达省份,有些医院的健康体检收入占医院总收入的 20% 左右。在医院开展健康体检工作,将医院从人们传统观念中的仅仅治疗疾病转变到预防治疗一体化服务,这是对医院经营理念的一次突破和创新。在医院开展健康体检工作,对促进社会发展和提高人群健康水平有重要意义。但是对于综合医院体检中心的弱势,如场地限制、服务意识、管理水平等,这些都是可以通过加强培训,提高资源配置等措施在短期内快速提高的。更为重要的是,公立综合医院本来就是非盈利性医疗机构,理应担负起辖区内全人群健康、降低全人群疾病负担的重任。对于医院本身而言,通过健康体检可以提高医院医疗设备和尖端人才等医疗资源的利用率,增加医院的业务收入,而且可以起到拉近医院与人群之间的距离,扩大医院社会影响力的作用。

2. 职业健康体检中心

这类健康体检中心主要是由各地地方政府主办,以承担政府指定的特定的职业健康检查为主,如承担国家规定的招生、征兵、机动车驾驶员、从业人员、教师等的体检,检查项目相对固定、单一,客户群体也相对固定。这是由于部分行业的特殊性,长期从事该行业的劳动者经常会患上职业病,即企业、事业单位和个体经济组织的劳动者在职业活动中,因接触粉尘、放射性物质和其他有毒、有害物质等因素而引起的疾病。据调查,每年新增职业病患者约 1.5 万人,已成为我国一大社会问题。

3. 新型专业健康体检机构

此类健康体检机构绝大部分为民营性质,以市场发展的需要为基础,注重服务理念,业务运作市场化。新型专业健康体检机构可根据体检者的不同需求而提供相应的体检项目,其服务模式灵活多变,除了常规检查外,还有专科查体等,并提供相应的诊疗、保健、调理方案,形成了集卫生保健、疾病预防、健康咨询为一体的综合产业链。此类健康体检中心作为商业盈利性的服务机构,根据服务的人群提供较为个性化的体检套餐服务。例如采取"集团化管理,连锁式经营"管理模式的国内最大的慈铭体检,便是以秉承"治未病,为人民健康服务"的经营宗旨,专注于健康体检领域,致力于健康体检行业的发展,努力实践"利己、利家、利国、利民"的健康体检经营理念。也有部分机构为了满足受检客户后续的治疗需求,寻求与大型医院合作,提高服务水平,以加强服务创新和业务创新,扩大服务覆盖面,力求为广大客户提供一流的服务。

4. 社区诊所

社区诊所承担社区居民和社区卫生保健的职责,可为辖区居民提供一些常规的健康体检工作,其优势在于可及时提供基础性的居民健康体检服务,更贴近居民的日常健康需要。但由于社区诊所技术人员匮乏,检查仪器设备简单、陈旧,技术水平一般,往往难以满足群众日益增长的健康需求。因为社区诊所是综合性保健服务,重视预防,可以在节约资源的同时能较好地满足居民对卫生保健的需求。在发展中国家,经济水平低,卫生资源有限,更应发展社区卫生服务,推行简便技术,改善居民健康状况。推行社区诊所健康体检,也就需要有一个功能完善的信息化系统在后台做技术服务支撑,所以社区诊所体检服务的进一步良性健康发展与信息化建设密不可分。

5. "互联网+健康体检"创新健康体检服务

以互联网为载体拓展健康体检服务,可改善体检者的体检体验,为体检者提供更加优质、高效的体检服务。将互联网技术与体检全流程深度融合,可在检前、检中和检后借助互联网平台为体检者提供更便捷的服务。患者从网上预约挂号、查询费用、在线缴费、查询报告和电子病例,既解除了患者在就诊过程中重复排队的困扰,又有效节省了患者的看病等待时间,良好的就医体验带来患者满意度的大幅提升,通过互联网医院获取各种在线医疗服务逐步成为患者的一种习惯。此种模式既改善了体检者的体检体验,同时又节约了体检中心的人力资源成本,提高了工作效率。

6. 依附于其他产业的健康体检机构

依附于其他产业的健康体检机构类型较为复杂,提供的服务内容与质量参差不齐,如有的依附于某类健康产品,提供简单的健康体检服务,促进产品的营销;有的依附于高端休闲场所,体检服务属于其增值服务,主要定位于高端市场,客户在享受优美的居住环境、丰富的娱乐项目的同时完成健康体检项目。由于这类健康体检机构的复杂性,健康体检行业必须要做到自律、有序,才能做到可持续发展,制度和规范标准的更新与完善是机构进步的标志。

二、健康体检的相关法律法规及政策

健康体检是关系到人民健康的重要环节,历来受到国家相关部门的重视。在婚前健康体检、妇幼健康体检、职业健康体检、入学入伍专项体检、基本公共卫生服务项目提供的健康体检、新农合参保农民健康体检、社区居民专项疾病的筛查和普查等方面,国家出台了一系列的法律法规与制度规范。

近年来随着人们对健康问题的日益重视,人们希望能够及时了解自身的健康状况的同时有效预防疾病的发生,非强制性专项体检的新型健康体检产业得到蓬勃发展,公立、民营、合资性质的健康体检中心呈井喷式发展,导致健康体检中心规模、水平参差不齐。为此,卫生行政主管部门也针对性出台了一系列规定和标准以规范行业行为。

（一）关于婚前及妇幼健康体检的法律法规

1.《婚姻法》(1980 年公布,2001 年修正)第 7 条第 2 项规定,患有医学上认为不应该结婚的疾病者禁止结婚。

2.《女职工保健工作规定》(1993 年发布)第 8 条规定,对欲婚女职工必须进行婚前的健康体检。第 11 条第 2 项规定,产后 42 天对母子进行健康体检。第 13 条第 3 项规定,进入更年期的女职工应每 1～2 年进行一次妇科疾病的查治。

3.《母婴保健法》(1994 年公布,2009 年修正)第 7 条第 2 款第 3 项规定,要对准备结婚的男女双方可能患影响结婚和生育的疾病进行医学检查;第 12 条规定,男女双方在结婚登记时,应当持有婚前医学检查证明或者医学鉴定证明。

4.《人口与计划生育法》(2001 年公布)第 30 条规定,国家建立婚前保健、孕产期保健制度。

5.《婚姻登记条例》(2003 年公布)第 6 条第 5 项规定,患有医学上认为不应当结婚的疾病者,婚姻登记机关不予登记。

6.《托儿所幼儿园卫生保健管理办法》(2010 年发布)第 14 条规定,托幼机构工作人员上岗前必须进行健康体检。第 15 条第 4 项规定,建立健康体检制度,开展儿童健康体检,建立健康档案。

（二）关于职业健康体检的相关规定

1.《药品管理法》(1984 年公布,2001 年修正)第 51 条规定,药品生产企业、药品经营企业和医疗机构直接接触药品的工作人员,必须每年进行健康体检。

2.《化妆品卫生监督条例》(1989 年发布)第 7 条规定,直接从事化妆品生产的人员,必须每年进行健康体检。

3.《学校卫生工作条例》(1990年发布)第14条规定,学校应当建立学生健康管理制度,纳入学生档案。

4.《劳动法》(1994年公布)第57条规定,对从事有职业危害作业的劳动者应当定期进行健康体检。

5.《放射性同位素与射线装置安全和防护条例》(2005年公布)第29条规定,对直接从事生产、销售、使用活动的工作人员进行个人剂量监测和健康体检。

6.《职业健康检查管理办法》(2015年公布)第9条规定,对"接触粉尘类、接触化学因素类、接触物理因素类、接触生物因素类、接触放射因素类、其他类(特殊作业等)"六类劳动者接触的职业病危害因素进行相应的职业健康检查。

7.《尘肺病防治条例》(1987年发布)第19条规定,对新从事粉尘作业的职工,必须进行健康体检。对在职和离职的从事粉尘作业的职工,必须定期进行健康体检。第23条第6项规定,不执行健康体检制度的给予警告、限期治理、罚款和停业整顿的处罚。

8.《放射诊疗管理规定》(2005年发布)第19条第3项规定,组织放射诊疗工作人员健康体检;第41条第4项,未按照规定进行健康体检的给予警告并处1万元以下的罚款。

9.《食品安全法》(2009年公布)第34条规定,食品生产经营者应当建立并执行从业人员健康管理制度。违反本法规定者,依据第87条第7项给予警告;拒不改正的,处2000元以上2万元以下罚款;情节严重的,责令停产停业,直至吊销许可证。

10.《职业病防治法》(2001年公布,2011年修正)第36条规定,对从事接触职业病危害的作业的劳动者,组织上岗前、在岗期间和离岗时的职业健康体检。用人单位违反本法规定者,依据第72条第4项规定给予警告,可以并处5万元以上10万元以下的罚款。

11.《公共场所卫生管理条例》(1987年发布)第7条规定,公共场所直接为顾客服务的人员,持有"健康合格证"方能从事本职工作。第14条第2项规定,未获得"健康合格证"的给予警告、罚款、停业整顿、吊销"卫生许可证"的行政处罚。

12.《艾滋病防治条例》(2006年公布)第30条规定,公共场所的服务人员应当依照《公共场所卫生管理条例》的规定,定期健康体检。第61条规定,公共场所的经营者未查验服务人员的健康合格证明或者允许未取得健康合格证明的给予警告,并处500元以上、5000元以下的罚款。

(三)关于社区居民及参保新农合农村居民的健康体检规定

1.《城市社区卫生服务机构管理办法》(2006年发布)第6条第1项规定,开展社区卫生诊断,建立和管理居民健康档案。第34条明确提出,社区卫生服务机构提供中医药(含民族医药)服务,应配备相应的设备、设施、药品,遵守相应的中医诊疗原则、医疗技术标准和技术操作规范。

2.《关于规范新型农村合作医疗健康体检工作的意见》(2008年发布)指出:一是要因地制宜地开展新农合健康体检工作,二是要合理确定新农合健康体检项目,三是要明确新农合健康体检对象、时间和方式,同时对承担新农合健康体检的医疗机构应具备的条件也进行了详细规定。

(四)关于新型健康体检产业现行规定及相关政策

1.《健康体检管理暂行规定》(2009年发布)旨在加强健康体检管理,促进健康体检规范有序进行，保护和增进人民群众健康，根据《中华人民共和国执业医师法》《医疗机构管理条例》和《护士条例》等法律法规组织制定，对体检中心面积、布局、医护人员配置、辅诊科室等做了详细规定。第34条特别指出：认定本规定所称的健康体检不包括职业健康体检，从业人员健康体检，入学、入伍、结婚登记等国家规定的专项体检，基本公共卫生服务项目提供的健康体检和使用新型农村合作医疗基金为参加新型农村合作医疗的农民开展的健康体检以及专项疾病的筛查和普查等。本规定所称健康体检是指通过医学手段和方法对受检者进行身体检查，了解受检者健康状况，早期发现疾病线索和健康隐患的诊疗行为。

2.《国家基本公共卫生服务规范》（2009年发布）将中医体质辨识纳入城乡居民健康档案管理服务规范。

3.《关于促进健康服务业发展的若干意见》（2013年发布）在"发展目标"的第2条提出：健康管理与促进服务水平明显提高，中医医疗保健、健康养老以及健康体检、咨询管理、体质测定、体育健身、医疗保健旅游等多样化健康服务得到较大发展。

4.《"十三五"卫生与健康规划》（2016年发布）在发展健康产业方面强调，"大力发展第三方服务，引导发展专业的医学检验中心和影像中心等"。在实施慢性病综合防控方面强调，"加强脑卒中等慢性病的筛查和早期发现，针对高发地区重点癌种开展早诊早治工作，早诊率达到55%，提高5年生存率。全面实施35岁以上人群首诊测血压，逐步开展血压血糖升高、血脂异常、超重肥胖等慢性病高危人群的患病风险评估和干预指导，将口腔健康检查和肺功能检测纳入常规体检"。同时该规划强调要"加强健康体检的规范化管理，发展中医药健康服务"。

（五）法律法规下健康体检的现状及展望

随着国家机构改革的不断深化、职能调整的不断深入，从业人员健康体检的职责更加凸显与明晰，全社会、各级政府各个部门、卫生主管机构在此过程中都承担着重要责任，可以说责任是共同、共通的。但同时也存在一些问题，比如部门之间的协调效率较低，权责应该更进一步明晰，立法与监督应更进一步完善，要进一步加强追责制度等。以职业病为例，卫生主管部门的统计数据显示，截至2010年全国累计报告尘肺病676541例，死亡149110例，尤其是2010年6月19日中央电视台《新闻调查》报道河南新密人张海超的"开胸验肺"事件后轰动全国。职业病防治存在着进企业难、监督管理难、职业病患者申请鉴定难的问题，除了企业因素外，也存在着行政干预、执行难的问题。从目前的立法情况来看，国家的立法已从繁衍后代，提高人口素质（婚姻法、母婴保健法），到参与社会建设，杜绝以用人的健康生命（劳动法、职业病防治法、生产安全法）为代价换取经济、社会效益，到人的生老病死都已受到极大的关注，都显示出了国家对人民群众、劳动者健康水平的高度重视，立法保障劳动者健康权利、执法维护劳动者健康权利，在保障劳动者健康权利上做到了"有法可依、违法必究、执法必严"。

法律最关键的作用就是提供一种强制的契约。依据《立法法》规定的"新法优于旧法"的原则和《行政强制执行法》规定的行政强制措施由法律、法规规定的行政机关在法定职权范围内实施，故建议将原卫生部发布的规章《预防性健康体检管理办法》与规范性文件《健康体检管理暂行规定》进行整合，制定特殊的《健康体检管理法》报国务院审查，提请全国人大审议。健康体检立法应解决的问题如下。

（1）规范健康体检的市场与行为：依据《医疗机构管理条例》《执业医师法》《护士法》的相关规定，严格实行准入制度，规范健康体检机构的规模与行为；依据不同的体检对象制订不同的全国统一内容的体检项目；除疾病筛查、重点普查外，还应根据职业的特点由卫生行政部门指定的健康体检机构开展相应工作。

（2）健康体检工作的强制性：为加强健康体检管理，保障健康体检规范有序进行，必须制订一定的带有强制性的措施，如有组织从业人员健康体检义务的法人、组织和负有监管职责的机构不履行责任义务的都应给予严重处罚。也就说要充分体现法律的严肃性，对不按法律法规要求执行体检的相关责任人要给予严厉的责任追究。《母婴保健法》虽然做出相应规定，"男女双方在结婚登记时，应当持有婚前医学检查证明或者医学鉴定证明"，但是在法律责任中"应当"倡导下没有处罚条款，这是立法上的遗憾。

三、中医"治未病"理念与技术在中医健康体检中的应用

中医"治未病"理念是数千年来历代医家经验的结晶，从其所涉及的内容和方法来看，可谓资料丰富、记载翔实、效用确切、简便易行。未病先防、既病防变、病后防复是这一学术体系中的精华，即"三级分层预防法"。它将预防思想贯穿于疾病的前、中、后三个阶段，使之在整个医疗过程中都得以充分体现。中共十七大报告在有关"建立基本医疗卫生制度，提高全民健康水平"的论述中，提出要"扶持中医药和民族医药事业发展"。就实际情况而言，对于健康人群，未病先防的"预防第一"思想较易接受，而对于病态人群，预防观念还显得比较薄弱。中医预防学恰在既病防变、病后防复方面积累有丰富的经验，在西医未传入的千百年中为中华民族的繁荣昌盛做出了巨大的贡献，其"治未病"的战略思想与21世纪健康模式惊人地一致。因此，加强中医预防学知识的宣传与普及对现代健康教育、预防医学来说无疑是一大福音，应当继承、发扬、提高、振兴。

面对当前全球性的健康难题，随着人们对健康与疾病认知水平的不断提高，对享受健康的需求进一步提升，鉴于现代体检模式发展存在的一些不足，如对健康体检内涵认识不足、体检中心不适应发展要求、体检不规范、体检行业准入标准不完善、服务不到位、单位追求经济效益、体检后服务模式欠缺等，已经不能很好地满足现今社会人们对健康的需要，创新健康体检模式与健康体检服务，催生了具有中国特色的健康体检模式与健康体检服务。

中医药注重社会、心理、环境等对健康的影响；注重从整体功能上维护健康；注重预防保健养生"治未病"，这些调整了的医学目的和已转变的医学模式相一致，显示了独特的优势和生命力，越来越受到现代生命科学和健康医学科学的关注和重视。尤其是通过实施"治未病"健康工程，积极探索中医特色的健康体检的服务模式，努力构建中医预防保健服务体系，为加快发展中医药健康服务奠定了良好基础，积累了有益经验。

随着现代社会健康体检及健康管理事业的蓬勃发展，独具特色的中医健康体检、风险评估、健康干预和效果评估为一体的中医"治未病"体系应运而生，中医健康体检在"治未病"体系中有着重要的基础性和引领性作用。中医健康体检是在中医基础理论的指导下，应用望、闻、问、切等诊察方法对体检者进行相关健康状态辨识并进行健康风险评估、指导与干预、干预后状态再辨识、风险再评估、再指导与再干预的一个健康管理闭环服务过程。2009年，国家中医药管理局《中医特色健康保障——服务模式服务基本规范（试行）》提出中医体检概

念,包括辨体质、易患疾病、环境适应能力、生命周期,以及辨证候、辨脏腑经络状态等。

中医体检涵盖健康状态辨识、体质辨识、证候辨识、经络辨识等多种方法。目前,在中医健康体检中,传统的望闻问切技术通过与现代中医诊疗技术、设备相结合,提升了中医健康体检的客观化和规范化。例如,运用脉诊仪、舌诊仪、四诊仪、经络检测仪等采集相关状态表征参数,借助大数据、云计算、物联网、"互联网＋"等现代科技手段进行中医健康咨询评估、干预调理、随访管理等,为"治未病"服务提供了技术支撑。

（一）健康状态辨识

人体健康可以用状态来描述。状态是对生命过程中不同生命特征的概括,涵盖了健康、疾病、痊愈或衰亡等不同阶段,包括了生理病理特点、体质、证等诸多概念,是对生命体在时空上的高度认识。健康状态是人体在一定时间内所表现出来的形态与功能状况。中医学认为健康是人与自然、社会协调以及自身阴阳动态平衡的结果,健康状态可以表述为人体在一定时间内所表现出的躯体形态、脏腑功能、精气血津液等的生理功能状态以及人与自然和社会相适应的综合状态。这种状态具有相对稳定性和动态可变性,并且能够被测量和评价。李灿东等提出的状态表征参数可以分为宏观参数、中观参数、微观参数等不同层次,宏观参数主要指天、地、时,中观参数指与健康状态相关的生物、心理、社会等四诊及体质辨识资料,微观参数指临床理化指标、病理指标等。以状态为中心来构建状态辨识的健康认知体系,即通过搜集健康状态表征参数并借助数学运算,客观地表达当前状态,参考证素辨证的原理,建立人体健康状态辨识的方法体系。

目前已有单位采用以状态辨识为核心的中医健康管理系统与平台（中医健康管理太空舱、中医四诊仪、中医健康管理手机 APP 软件等）在中医健康体检和管理中应用,也有人从躯体感受、心理状态、对自然的适应性、对社会的适应性四方面通过研制《中医健康状态自评问卷》对健康状态进行辨识。

（二）中医体质辨识

中医体质是指人体生命在先天禀赋和后天获得的基础上所形成的形态结构、生理功能和心理状态方面综合的、相对稳定的固有特质。不同体质对同一致病因子的易感性和疾病发展的倾向性不同。体质辨识是在中医整体观念指导下对人体整体健康状态把握的重要方法之一。中医学对体质分类有多种不同的方法,目前使用较多的是王琦教授提出的体质九分法,具体包括平和质、气虚质、阳虚质、阴虚质、痰湿质、湿热质、瘀血质、气郁质、特禀质九种基本类型。这种体质分类法现已为中医界广泛认同和应用,被中华中医药学会认定为学会标准（试行）,并在全国范围内推广使用。

其应用方法是由受检者按自己的主观感受进行填写《中医9种基本体质分类量表》,之后由专业人员根据指定的《中医体质分类判定标准》对其得分予以转化、计算,最终判定出该被测者的体质类型。

（三）中医证候辨识

辨证论治是中医临床的一大特点。辨证,即通过望、闻、问、切四诊搜集受检者的资料、症状和体征,通过分析、综合,辨清疾病的病因、病位、病性、病势等,判断为某种性质的证。论治,又称为"施治",即根据辨证的结果,确定相应的治疗方法。中医体检就是要在人体尚未发现明显疾病的时候,通过探寻症状体征,辨析证候,因证施防,达到"治未病"的目的。可以看出,体质主要针对健康者而言,一般相对稳定;证是针对疾病而言,由近期的症状和体征得出,相对变化较大、较快。证候辨识是对患者当前的病理本质的综合判断,对病因病机、病性病位等把握得更加准确,更适合症状、体征复杂严重者的体检。

其应用方法主要是通过中医四诊收集四诊信息,或通过证候调查量表进行症状、体征收集,再结合舌诊仪、脉诊仪等对患者临床资料进行综合判断,得出证候结论。

（四）中医经络辨识

经络学说是中医理论的重要组成部分,人体五脏六腑与四肢百骸通过经络对气血精津的正常运行实现各项功能的相互联系、相互作用。《灵枢·经脉》云:"经脉者,所以能决死生,处百病,调虚实,不可不通也。"《灵枢·经别》曰:"夫十二经脉者,人之所以生,病之所以成,人之所以治,病之所以起,学之所始,工之所止也。"所以,经络失常是诸多疾病的一个基础。调理疏通经络,可预防疾病由表入里、由浅入深、由轻到重、由小到大,对预防疾病尤其是高发疾病有着药物不可替代的重要作用。中医在经络调理方面有一整套非药物疗法,如针刺、艾灸、按摩、火罐、刮痧、放血、砭石、熏蒸、耳针及足疗等,这些都是在经络理论指导下的疾病防治方法。

目前对经络辨识的一般方法是通过运用经络检测仪对人体经络穴位生物电的导电量进行测量并收集数据,通过计算机系统处理,根据生物电值的变化,系统评估人体经络脏腑系统功能状况。

（五）中医证素辨识

证素辨识是根据中医学理论,对证候等资料进行分析归纳,从而判断病位、病性证素,并做出证名诊断的一种辨证方法。证素辨识是朱文锋教授创立的辨证的新方法,他继承中医辨证精华,对八纲、气血津液、脏腑、六经、卫气营血辨证等内容进行深入研究,分析总结辨证的规律,明确辨证的原则,诠释辨证的内容,提出了以"证素"为核心的辨证新体系。其思维的基本原则是遵循中医学基本理论,以症为据,从症辨证;辨证思维过程是根据临床证候辨别证素,然后由证素组合做出证名诊断。例如,当患者出现心悸、胸闷、气短、乏力,活动后症状加重,舌淡红、苔薄白、脉弱时,根据上述心悸、胸闷症状判断患者病位在心,从气短、乏力、活动后症状加剧、脉弱可以判断疾病的本质(即病性)为气虚,组合成证名即为心气虚证。这种从证候到证素到证名的诊断模式符合临床实际,既有规律可循,又能体现中医辨证的灵活性,克服了按病分型、以证套症的弊端,是健康状态辨识体系"已病状态"辨识的核心内容。证素辨证的原理可以为我们把握生命全过程的健康状态提供方法学依据。

（六）中医现代设备检测

中医现代设备是在中医基础理论的指导下,通过对接传统中医诊断过程的模拟、分析,把握中医诊断的基本原理,再结合现代科学技术而研究开发的具有中医特色的诊断仪器,例如舌诊仪、脉诊仪、问诊仪、嗅诊仪、经络分析仪等。目前临床运用比较广泛,认可度较高的中医现代设备主要是舌诊仪和脉诊仪。

舌诊仪硬件由图像采集器、照明光源、采集平台、计算机、结果输出设备等组成。其基本的工作过程如下:图像采集→图像分割→图像特征提取→图像分析与知识库匹配→得出舌象诊断结论。

脉诊仪硬件由脉搏传感器、定位调压控制器、计算机、结果输出设备等组成,其基本设计原理：第一，用各种相关的物理量来量化描述脉象的特征并分析脉象的信息结构；第二，选择相关的物理传感器和机械及软件系统构建信息采集平台；第三，以专家结论为依据对采集平台脉图进行分析与机器学习；第四，建立仪器的脉象结论知识库，并对采集脉象进行判读。

　　舌诊仪和脉诊仪的优势在于将原来只能定性描述的舌诊、脉诊信息转化成可以定量描述的信息，更加客观地反映了舌诊、脉诊信息的性质，为中医的科学研究提供了比较可靠的工具。当前存在的主要问题是现有舌诊仪和脉诊仪采集的信息内涵有一定局限，不能获得传统舌诊和脉诊的全部信息。另外，舌诊仪和脉诊仪所采信息的诊断意义有限，由于中医学对诊断的要求是四诊合参，因此，中医诊断仪器往往特异性不强，还需要借助其他信息，人机结合、四诊合参才能发挥作用。这些都在很大程度上影响了舌诊仪和脉诊仪在临床中的应用和推广。

　　另外，随着现代科学技术的不断发展，一些设备不断小型化、网络化，也被运用到中医信息采集和研究中，比如红外成像仪、电子鼻、电子手环等。红外成像仪最早是被运用于军事和工业领域，近年来研究人员把它引入到了医学诊断领域，在疼痛诊断、肿瘤诊断等方面的研究取得了不少进展。中医研究人员也运用红外成像技术开展了望诊方面的研究，并逐渐成为研究热点，为中医望诊信息的采集提供了新的技术和方法。电子鼻是应用列阵式气体传感器对气味信息进行检测的一种新型设备。它最早被应用于环境监测和产品质量检测领域。近年来，研究人员利用电子鼻开展了人体气味特征的采集和研究，为中医闻诊提供了新的工具和手段，是现代技术运用与中医四诊研究的一种积极有益的探索。电子手环等基于移动互联技术的电子产品可以很好地及时捕捉并记录人体参数，对人体生理状态做出连续监测，目前已经被尝试用于人体状态表征参数的采集和管理中。上述这些仪器装备虽然不像舌诊仪、脉诊仪那样专门为中医研究和临床诊断而研制，但是均已被积极地运用到中医研究中来了。虽然这些仪器目前还处于研究探索阶段，其所采集参数的中医学意义仍需挖掘和探讨，距离成熟运用还需时日，但不可否认的是，多元化、多维度的研究既开阔了中医研究人员的思路和视野，也为健康状态表征参数的采集提供了新技术。同时，网络化、小型化、便携式的信息采集设备是未来状态表征参数采集设备的发展趋势。因此，如何让现代科学技术在中医理论指导下更好地为维护健康服务，是广大研究人员不断努力的研究方向。

（七）中医健康服务产业化

　　习近平总书记在 2013 年 9 月强调，"人民身体健康是全面建成小康社会的重要内涵，是每一个人成长和实现幸福生活的重要基础"。2013 年 8 月 28 日李克强总理主持召开国务院常务会议，把健康服务业列入国家战略。

　　健康服务和医疗服务有共性，也是有差异的。医疗服务的需求前提是生病，需求的弹性小，服务特殊性强。医疗服务的市场机制作用受限，医疗服务及提供医疗服务的医疗机构始终是发展核心，这一点在国家发展健康服务业当中非常清晰。另外，没有优质的医疗服务作为支撑，其他衍生、外延服务也难以持续发展。而健康服务不是以生病为前提，是以医疗服务为中心的前移或者是后延，健康服务不同于医疗服务，这个概念我们要把它弄清楚，它需求弹性大、市场机制作用大。另外它的目的是让人少生病、生小病、晚生病，最好是不生病。它能够使我们的服务对象获得福利，或者叫福利增加。这是健康服务和医疗服务需要区别的地方。

健康服务业一头连着经济发展，一头连着民生福祉。在产业结构调整的新时代，健康服务业迎来了消费的大时代。党的十八大以来，最先抓的、出台政策最多的，就是与健康服务业相关的内容。

健康服务业有它自身的主要特点，首先是有需求，其次是有服务提供，然后在这个基础上才能够出台技术产品。在技术产品不断增加、不断丰富的同时可能会有新的产业产生，产业之间有关联性，需求产品多样化，服务产品的结构方式与内容也是不一样的，而且服务的需求是多样化的，这样从消费、投资、结构就会为健康产业服务业的发展提供广袤的空间，使我们整个消费结构也发生变化，带动整个第一、第二和第三产业的发展。

中医健康服务行业在第一产业涉及范围主要是中药材，第二产业主要涉及中药的生产、保健食品、诊疗设备、康复用具、保健用具、文化用品，第三产业就是以养生保健服务为主的医疗服务、中医康复、文化旅游、服务贸易、支撑产业。这第一、二、三产业都有的庞大的产业，未来的前途不可限量。它涉及全民，覆盖面广，带动产业，创新驱动，投资多元，带动就业。美国健康服务业以年70%的速度增长，成为21世纪最重要的产品。很多产业已经从信息产业的投入转变为向健康产业的投入。

现在我们虽然是围绕着身心健康提供服务，国务院的文件也明确提出了目前我们国家的健康服务业还存在不少问题，比如产业规模小、服务供给不足，服务体系不够完善，供给不足与资源浪费现象并存，同时监管机制不健全，开放程度低，观念相对滞后。2013年国家发布了《关于加快发展养老服务业的若干意见》《关于促进健康服务业发展的若干意见》，并在服务贸易、医疗服务、保健服务、康复服务、健康管理、养老服务、健康旅游、文化产业等方面颁布了相应文件，从多方面推进健康服务业的发展。

根据不同地区中医药健康服务的不同需求，应形成供不同地区、不同人群选择使用的中医健康服务模式、流程和规范，革新中医服务业形态；研制符合中医特色并针对不同健康状态的饮料、食品、药物等系列产品，推进中医健康管理技术创新和服务产业联盟发展。

（八）中医"治未病"理念与健康教育

"治未病"工作是一项需要全社会参与的开放性工作，认识"治未病"、了解"治未病"是社会接受和欢迎"治未病"的前提。工程要落地，理念必先行。国家中医药管理局利用"中医中药中国行"等活动平台，在全国播撒"治未病"理念的种子。各省市也积极响应，通过多种多样的渠道将"治未病"理念传播出去。随着群众对中医养生保健服务需求的扩大，人们对"治未病"服务的可及性要求也就更高。从大型三甲医院到乡镇卫生院，从公立医院到民营养生保健机构，"治未病"服务范围由点到面不断扩大。从健康宣教到言传身教，从简单干预到深度健康管理，"治未病"服务方式和内容不断拓展丰富，极大地增加了"治未病"服务的技术含量。

接受"治未病"理念是一个润物细无声的过程，广东省佛山市三水区中医院院长余俊文很早就认识到了这一点。从2013年起，三水区中医院在三水电台、电视台播放中医健康专题节目200余期，在《佛山日报·今日三水》《南方日报》等平面媒体刊登相关文章200余篇，举办健康大讲堂100余场。在全国其他地方，类似的中医养生保健讲座、讲堂和电视节目，都极大地推动了中医"治未病"科普知识的宣传和普及。

普及"治未病"理念，需要织密基层网底。在甘肃省，每个村或社区都有一名健康教育骨干为居民普及"治未病"相关的中医养生保健知识。全省1万多名医务人员和管理人员也利用新媒体手段,通过微博、微信推进中医药健康教育,及时向居民普及中医药养生保健、卫生惠民政策等知识,居民们还会在健康沙龙上学习如何用政府发放的健康工具包进行防病治病。

让"治未病"理念在人们心中生根发芽,还需要厚植文化土壤。《中医药发展战略规划纲要(2016—2030年)》提出要推动中医药进校园,将中医药基础知识纳入中小学传统文化、生理卫生课程。党的十八大以来,随着一系列工程和活动的实施,这一要求很快被转化为实践。

"中医'治未病'就相当于给人体修筑了'长城'或'防火墙',可以抵御或驱赶'恐怖分子'的侵袭……"在江西省南昌市湾里区第一中学的教室里,几名初一学生拿着学校刚发下来的《初中生学中医药》课本,默读着治未病有关章节。在上海科学技术出版社出版的《中医药文化》教材中,同样单设一个系列,为孩子们讲解"治未病——预防的力量"。在不久的将来,通过系统的学习,孩子们将会对中医"治未病"理念有更深刻的认知。

第二节　中医健康管理与健康养老产业

当今,人口老龄化已成为全世界共同关注的重要问题。

随着科技的发展、社会的进步和物质资料的空前丰富等诸多因素,人们的生活质量得到了极大改善和提高,人的寿命也日益延长,到达老年期的人数在总人口中的比重也逐年增加。人口学中通常认为,社会中60岁以上或65岁以上的人口比重分别达到总人口的10%或7%以上时,就称为人口的老龄化社会。

老龄化已成为21世纪不可逆转的世界性趋势。目前,全世界60岁以上老年人口总数已达6亿(2020年将突破10亿),有60多个国家的老年人口达到或超过人口总数的10%,190多个国家和地区中,约有50%以上的国家已进入"老年型"社会。老龄化社会不仅是社会发展的一个趋势,也是社会进步、科技发展的标志。中国是世界上人口最多的国家,也是世界上老年人口最多的国家。目前,中国老年人口正在逐年增多,截至2017年年底,中国60岁以上老年人已经达到2.4亿,占总人口比例的17.3%。据WHO预测,今后几年中国的老年人口将以每年超过1000万的速度增加,到21世纪中叶,中国超过60岁的人口将占35%,达到4.87亿,80岁以上的老年人也将超过1亿。相对于世界老龄化2.5%的平均速度,中国老龄化的速度是3.3%,预计到2023年,中国老年人口将达到3亿,到2033年前后将达到4亿,到2053年将达到峰值4.87亿,超过全国总人口的1/3。人口老龄化的快速发展必将带来许多新的矛盾和压力,对经济和社会的发展必将提出严峻的挑战。慢性病患病率的快速上升、导致慢性病的危险因素日益加剧、医疗费用的剧增等问题的出现给老年人的健康养老问题带来很多不利因素。近年来,在党和政府的高度重视下,中央和全国各地相继出台了许多关于加快发展养老服务业、健康服务业方面的政策,比如政府和全社会应树立"积极老龄化"和"健康老龄化"的强烈意识。"积极老龄化"和"健康老龄化"是联合国面对全球老龄化态势所提出的策略,它应该成为我国在制定预防和控制老年人疾患或健康问题的策略和措施的重要原则。相对而言,目前我国的老龄工作理念似乎还处于较为被动的局面,国家在制定应对策略方面必须树立强烈的"健康老龄化"和"积极老龄化"意识,国家应坚持"老有所养、老有所医、老有所为、老有所学、老有所教、老有所乐"的工作目标,提高对老龄化问题的认识,处理好家庭养老和社会养老两者的关系。经过党和政府部门的不断努力,我国的社会养老服务和健康服务业体系建设取得了长足发展。

一、概述

计划生育政策使我国家庭结构发生了重大变化,"4+2+1"结构的家庭将会在 20 世纪 90 年代出生的人群中普遍存在。家庭日趋小型化,独生子女家庭众多以及妇女广泛就业,形成了大量的"空巢老人"家庭。据相关数据显示,我国城市老年人"空巢"家庭的比例已达 49.7%。在现代"生物-心理-社会"医学模式的前提下,由于精神心理因素所导致的疾病越来越受到人们的关注。越来越多的空巢老人出现心理孤独与悲观情绪,影响其生活质量。在这种形势下,对老年人生活方面的照顾和精神上的慰藉越来越少,而残障老人、慢性病老人、易复发病老人以及绝症晚期老人越来越多的医疗诊治、大病康复和安宁养护问题,更是让家庭中的年轻成员感到力不从心。因此,健康养老成为我国当前亟待解决的社会问题。老年人为社会、家庭做出了大半生的贡献,到了年老体衰之时理应得到社会和家庭的供养。"老有所养"和"老有所终"是评判人类生存质量的基本标准之一,也是评价政府工作绩效、社会保障政策可行性的重要参照,一个社会对待老年人的态度能够折射出社会的文明程度和进步程度。随着中国社会文明程度的进步,养老问题不仅涉及"老有所养"和"老有所终",而且还包括"老有所乐"和"老有所医"的健康养老模式。

我国目前的养老模式有三种,即社会机构养老、家庭养老、社区居家养老。但是由于我国现有的国情和传统思想的影响,有 90% 以上的老年人均是选择社区居家养老和家庭养老,不到 10% 的老年人选择社会机构养老。以此来看,我国的养老模式现状是以社区居家养老和家庭养老为主,机构养老为补充的结构模式。其主要区别就在于老年人用于自己养老的经济来源途径不同:家庭养老中老人的养老资金主要来源于子女的经济供养,即我国传统的"养儿防老";社区居家养老和机构养老的着眼点不再是单个的家庭,而是整个社会,即当老年人丧失劳动能力后,是由社会中整个成年一代来负担起所有老年一代的赡养。社区居家养老和机构养老方式主要是适应于社会化大生产的需要,从我国相关的养老政策来看,也是符合当前国情的。2013 年出台的《关于加快发展养老服务业的若干意见》明确提出了中国养老服务业的发展目标,即到 2020 年,全面建成以居家为基础、社区为依托、机构为补充的功能完善、规模适度、覆盖城乡的养老服务体系。

(一) 社会机构养老

社会机构养老是指为老年人提供饮食起居、清洁卫生、生活护理、健康管理和文体娱乐活动等综合性服务的机构所提供的养老服务模式。它可以是独立的法人机构,也可以是附属于医疗机构、企事业单位、社会团体或组织、综合性社会福利机构的一个部门或者分支机构。公益即"公众利益"之意。我国目前绝大多数的养老机构都是带有公益性的组织,是以帮扶和救助城市"三无"、日常生活疏于照料、农村"五保"老人为主,且多不以赢利为主要目的,所以其公益性特征尤为明显。从现实来讲,社会机构养老的产生和发展有其历史必然性,在农业社会,养老是家庭的重要职能。但随着工业化、城市化和现代化的发展,家庭养老的职能被逐渐分离到社会专业化部门中去是必然的趋势,这是由于专业化分工经济和规模经济的发展使人们的一部分生活服务的家庭供给成本超过了社会供给成本,而家庭中养老的生活服务恰好如此。所以,社会化的养老机构正是适应这种变化趋势的替代物。而我国在经济还不太发达的情况下老龄化的时代就到来了,那么社会对公共机构养老的需求就会特别强烈。以下原因可以用来解释社会养老机构养老产生和发展的必然性:① 人口老龄化速度加快,且高龄老人增速加快,对社会养老机构的需求增大。② 现代企业制度的建立,促进了对养老机构的需求。③ 家庭结构的变化,增大了对社会化养老机构的需求。④ 住房格局的变化,增加了人们对老年服务业的需求。⑤ 工作节奏的加快以及"代沟"的影响,也增加了人们对老年服务业的需求。

养老机构提供的是一种全人、全员、全程服务。"全人"服务是指养老机构不仅要满足老人的衣、食、住、行等基本生活照料需求,还要满足老人医疗保健、疾病预防、护理与康复以及精神文化、心理与社会等需求;"全员"服务是指要满足入住老人上述需求,需要养老机构全体工作人员共同努力;"全程"服务是指绝大多数入住老人是把养老机构作为其人生最后的归宿,从老人入住那天开始,养老机构工作人员就要做好陪伴着老人走完人生最后里程的准备。入住养老机构的老人平均年龄多在 75 岁以上。增龄衰老,自然使老人成为意外事件、伤害、疾病突发死亡的高危人群。养老服务业又是一个投资大、回报周期长、市场竞争激烈的高风险行业。如果没有市场意识、经营意识,没有严格的管理和风险防范机制,必然增加养老机构的投资与经营风险。

因此,我国目前对于社会养老机构的建设发展方向是"医养结合"的模式。所谓的"医养结合"养老模式是在重新审视养老服务内容之间的关系之后,将老年人健康与医疗服务放在更加重要的位置,以区别传统的单纯为老年人提供基本生活需求的养老服务。"医养结合"养老模式涵盖五方面的元素,即服务主体、服务客体、服务内容、服务方式和管理机制。

服务主体,即"医养结合"服务的提供方,具体包括老年公寓、护理院、临终关怀院、各级医院、社区卫生服务中心和社区居家养老服务中心等。

服务客体,即"医养结合"服务的对象。"医养结合"养老服务面向健康、基本健康、不健康和生活不能自理这四类老年人,但重点面向生活不能自理的老年人,主要包括残障老年人、慢性病老年人、易复发病老年人、大病恢复期老年人及绝症晚期老年人等。

服务内容,即"医养结合"的服务项目。"医养结合"服务不仅仅提供日常生活照料、精神慰藉和社会参与,更为重要的是提供预防、保健、治疗、康复、护理和临终关怀等方面的医疗护理服务。

服务方式,主要包括三种,即养老机构或社区增设医疗机构,医疗机构内设养老机构,养老机构或社区与医疗机构联合。

管理机制,即对"医养结合"养老模式的管理及相关政策制度,具体包括"医养结合"服务的管辖部门、管理方式、扶持政策的制定与落实。在养老机构中加强医疗健康管理的项目建设,有助于提高老年人在养老机构中的生活和生存质量。2015 年年底,全国各类养老服务机构和设施共计 11.6 万个,大约比上年增长了 23.4%,按规定注册登记的养老服务机构有 2.8 万个,互助类养老设施有 6.2 万个,各类养老型床位共有 672.7 万张,大约比上年增长了

16.4％,其中,社区留宿和日间照料床位 298.1 万张。我国失能老人总数接近 4000 万,但我国各级、各类养老机构中,有医疗服务支持的养老机构还不足 20％。就目前发展状况来说,"医养结合"养老模式在我国的发展仍处于初期萌芽阶段。

虽然我国目前的社会养老机构养老有它出现的必然性,但是由于当代社会自身的局限性,如今社会养老机构养老也遇到了瓶颈期。一方面我国目前社会养老的需求极大,另一方面现有养老机构人均住率较低,供需严重不平衡,应尽快探索出一条由国家倡导并资助、社会各方面力量积极兴办社会养老机构的新路子,形成投资主体多元化、服务对象公众化、服务队伍专业化的社会养老机构多元化体制。建立社会养老机构多元化体制,政府应起主要和主导作用,为全社会的老年人营造一个幸福、快乐的晚年生活环境是政府义不容辞的职责,但政府不应包揽一切,只应从宏观上加强管理、指导。

（二）家庭养老

家庭养老实际上指的是"在家养老"和"子女养老"的相结合,是一种环环相扣的反馈模式。一直以来中国传统的养老模式就是家庭养老,当年老的父母不能以自己的劳动养活自己时,子女就自然地承担起赡养老人的责任,即子女承担经济上的供养、生活上的起居照料和精神上的慰藉。即便是当今社会,社会福利机制的发展仍然不能完全替代家庭养老。在经济供养上,家庭养老是代与代之间的经济转移,以家庭为载体,自然实现保障功能和保障过程。父母养育儿女,儿女赡养父母,这种下一代对上一代予以反馈的模式在每两代之间是互惠均衡的,是在家庭单位内形成一个天然的养老基金的缴纳、积累、增值以及给付过程。

在中国,家庭养老通常被解读为由子女供养,并且更多的是指来自儿子的赡养。"养儿防老"是中国传统养老方式的基本特征,传统家庭一般通过生养子女来解决他们的养老问题。中国宪法规定:"父母有抚养教育子女的义务,成年子女有赡养扶助父母的义务。"这是对东方反哺模式的法律解说。从实质上来说,家庭养老是指由家庭成员提供养老资源的养老方式和养老制度。用现代社会保障的观点来看,生育和抚养子女的花费,可以被看成是正值劳动年龄的父母为将来养老而缴纳的保障基金。这笔基金随着子女年龄的增长在逐年缴纳和积累,在子女的逐步成长中得以保值和增值。当父母老年丧失劳动能力时,当子女成年进入劳动年龄时,原先所缴纳的养老保障金就开始给付了,直至父母去世。从传统家庭的角度看,这种养老模式是一个"天经地义",衔接得十分平滑的过程,似乎找不到过渡的节点或环节。但是随着社会的发展,当今出现大数量的家庭规模小型化、家庭结构核心化和少子化等现象,这些现状的出现及发展对传统的家庭养老提出了前所未有的挑战。面对我国出现的"银发浪潮"或是"人口海啸"的现象,这种人口老龄化不但使养老的绝对需求迅速加大,而且让依赖传统的伦理道德观来维持家庭养老显得力不从心,主要表现在老年抚养比较高、子女赡养负担重、家庭养老照顾资源少,所以思考如何避开家庭养老弊端的另一种养老模式就迫在眉睫了。

（三）社区居家养老

社区居家养老服务作为治理中国人口老龄化问题的社会福利政策,在中国社会应对人口老龄化规模大、速度快和"未富先老"带来的养老压力和社会问题方面上发挥了重要的作用。社区居家养老是指以家庭为核心、以社区为依托、以专业化服务为依靠,为居住在家的老年人提供以解决日常生活困难为主要内容的社会化服务,这一体系的核心是家庭照顾功能的发挥。这是社区居家养老服务的社会福利政策思路,这一政策思路的来源从传统文化的角度看,是传统家庭养老的老年福利模式在现代社会的延伸。它不同于传统家庭养老的方式,是将依靠家庭及个人的力量赡养老人的方式,与政府、社会组织和社区的资源相结合,既要发挥家庭在照料老人,满足其日常生活需要和精神情感需要方面的优势,又要根据现代社会工业化和城市化发展所造成的家庭结构变化、家庭功能弱化,无法继续家庭养老方式的现实,将社会化养老的理念和方法注入家庭养老过程中,为家庭养老提供社会支持,增强家庭养老的福利功能。中国人的养老观念倾向于选择居家养老,根据有关调研,选择居家养老的老年人占90%以上,只有不到10%的老年人选择机构养老。社区居家养老主要形式有两种:一是由经过专业培训的服务人员上门为老年人开展照料服务;二是在社区创办老年人日间服务中心,为老年人提供日托服务。它最大的特点是让老人住在自己家里,在继续得到家人照顾的同时,由社区的有关服务机构和人士为老人提供上门服务。这种养老方式调动社会和企业的力量出资建立家庭养老院,成为老人、养护员、政府和多方受益的良好模式,有效地解决了社会养老机构数量和质量上的不足、家庭养老负担重等问题。

社区居家养老吸收了家庭养老和社会机构养老方式的优点和可操作性,把家庭养老和机构养老的最佳结合点集中在社区,是针对中国社会转型期所面临的老龄化问题所提出的一种新型养老方式。它能够弥补家庭养老的不足,也能够解决政府财政负担不起、商业化养老机构费用过高、个人和家庭承担不起的矛盾,因而成为一项能够被大多数家庭和老年人接受,同时又能够较好地解决老龄化速度快、未富先老、家庭结构小型化、社会工薪阶层化所带来的养老矛盾,促进老年人福利发展的社会福利政策。具体说来,社区养老让老人既享有家庭温暖,又能体会到同龄人的认同感,是一种“双赢”策略。

总之,建立社会养老机构多元化体制,在政策上应鼓励社会各界兴办不同类型的养老机构,在法律规范下和社会福利的框架下,合理地引进高素质、专业化的技术人才,提高养老机构的管理水平和服务质量,以满足社会发展的需求,更大程度上让老年人老有所养、老有所依。

二、中医健康管理在健康养老产业中的应用

我国失能老人、高龄老人、“空巢”老人数量巨大,这部分人多数分散居住在各自家庭中,其养老不仅有生活照料、精神文化服务和情感慰藉等方面的需求,更有长期照料和医疗护理等方面的更迫切的需求。“十二五”期间我国养老产业快速发展,老龄事业真正开始与市场结合,并逐步深入;“十三五”规划建议、“十三五”规划纲要、十八届五中全会公报等一系列大政方针和政策措施中提出,政府对养老产业的投入力度、扶持力度持续加码升温,大力发展养老产业,突出“医养结合”的养老模式。

(一) 突破传统养老的管理思维

传统的养老管理者认为,只要在老年人的生活方面进行有效的管理即可,但是经过多年的养老产业发展来看,这种传统的模式并不能有效提高老年人的晚年生活质量,尤其是对失能老人和患病老人来说,他们不仅需要生活上的照顾,更需要精神上的慰藉和医疗上的支持,需要管理者从“整体”思维上去看待养老问题。

中医健康管理思想提倡建档、状态辨识、个性化干预方案的一条龙服务,可以为养老模式提供强大的支持。近年来由国家主导为居民建立健康档案,一方面为了更好地维护居民的健康,另一方面倡导"疾病早发现、早治疗"来减少人们的疾病痛苦,也能在一定程度上减少医疗成本。对于老年人来说,建立一份完整的健康档案尤其重要,不仅让老年人对于自己的健康状态可以比较清楚的认识,而且可以为机构或家人的看护提供指导。

健康档案的内容不仅包含既往健康状况、既往疾病史、慢性病信息,还应包含中医的健康状态信息。中医的健康状态报告包括脏腑功能、寒热、阴阳的偏颇,根据中医的健康状态报告可以开展丰富的干预手段,比如音乐疗法、食疗、药膳、养生功等。这些丰富的干预手段不仅可以灵活实现,还能为老年人的生活带来不少乐趣。

（二）健康文化和健康体育与健康养老的结合

中医健康管理与文化、体育相结合可以在健康养老中发挥重要作用,这不仅能帮助老年人减少疾患痛苦,还能为老年人的身心健康提供丰富的内容。

健康文化是指人们对健康的认知、观念、知识、制度等意识形态,以及与之相适应的行为方式。广义的健康文化涉及健康价值观念、健康意识、制度规范、知识能力、生活方式以及相应的器物用品等。狭义的健康文化则涉及人们理解和应用健康知识的能力,侧重于健康认知和技能,主要通过意识、观念、行为方式、制度规范等反映出来。健康文化的建立和营造一方面由政府来宣传和引导,另一方面则由社会机构宣传,如医院、社区宣传正确的健康养生知识,通过各种渠道把健康文化的观念和知识传播到社会当中,以便提高人们的健康素养。健康文化与健康养老相结合,不仅可以指导养老机构的建设和业务的开展,还可以提高广大老年人的生活质量。

健康体育是指在健康管理理念指导下开展体育运动。对于多数老年人来说,体育运动是一项重要的日常活动,但是如果缺少正确的观念指导,这些体育锻炼并不能促进健康,反而可能给身体带来负面的影响。健康体育要如何开展？这就需要健康知识的指导。不同人的健康状态不一样,适合的体育活动项目也不一样,比如有的人练太极拳很好,而有些人则练八段锦更适合。养老机构如果能根据健康状态来指导老年人做适应的体育运动,不仅能促进老年人的身心健康,还能从一定程度上减少疾病的痛苦。

（三）打造"医养结合"新模式

中医健康管理是运用中医学的理论对被管理人进行健康干预,中医学中有许多的养生保健、体质测评、康复治疗的特色方法能有效地指导管理者对老年人进行有效管理。将中医健康管理的管理方法和养老相结合形成我国特有的"医养结合"新模式,是根据当下养老现状所提出的发展方向和目标。它使医疗资源与养老资源相结合,实现社会资源利用的最大化。其中,"医"包括中医诊疗服务、健康咨询服务、健康检查服务、护理服务、保健康复服务以及临终关怀服务等；"养"包括的养生照护服务、精神心理服务、文化活动服务。"医养结合"是利用"医养一体化"的发展模式,集医疗、康复、养生、养老等为一体,把老年人健康医疗服务放在首要位置,将养老机构和医院的功能相结合,把生活照料和康复关怀融为一体的新型模式。

第三节　中医健康管理与健康保险

健康是人的生存、生活之本,人们在日常工作生活中不可避免地会遭受各种不确定因素导致的意外和各种疾病因素所造成的健康损害,这些意外和疾病造成的健康损害将会产生高昂的医疗费用支出及收入损失。而保险就是通过确定的、少量多次的保险费用支出,来弥补因健康损害而造成的各类经济损失,从而获得相应的健康保障。

健康保险最早起源于19世纪的英国,迄今已有160多年的历史。1848年英国铁路运输部门第一次对铁路运输意外伤害提供保险,这种意外伤害保险就是健康保险的最初的一种形式,自此以后逐渐出现了疾病保险。第一份疾病保单是在19世纪中叶的美国签发。1886年,瑞士一家保险公司开始对以急性传染病为主的重大疾病进行承保。19世纪末至20世纪初,西方各主要国家先后建立了包括疾病、残疾、老年等社会保险制度。虽然健康保险的出现仅有百年历史,但目前世界各地约有100多个国家已普遍采用不同的健康保险方式为国民提供医疗服务。我国健康保险是在改革开放后,随着人身保险业务的恢复而逐渐发展的。1983年"上海市合作社职工健康保险"的实施,是国内恢复保险业务后第一个健康保险业务。随后,各商业保险公司在健康保险业务经营中不断摸索。目前,中国健康保险已经初具规模,多家专业的健康保险公司已经成立,商业健康保险险种已达300余种,涵盖了医疗保险、疾病保险和收入保障保险等多个领域。

我国已经基本形成了以城镇职工基本医疗保险、城镇居民基本医疗保险、新型农村合作医疗为主体,国家公务员医疗补助、企业补充医疗保险、大额补充医疗保险、商业保险为补充,医疗救助托底的新型的社会医疗保障体系。

一、健康保险的定义

（一）目前健康保险存在的定义问题

我国各保险公司对健康保险的定义及分类不统一,是在健康保险专业化经营过程中所遇到的普遍问题。对于哪些险种应该纳入健康保险专业化管理,各家保险公司的看法不一,而这种分歧的存在也就直接造成了健康保险数据统计和行业标准制订的混乱。

（二）部分国家对健康保险的定义及分类

1. 德国的保险公司将其险种明确定义为"补偿因疾病和意外事故而导致的经济损失的险种",其分为医疗费用保险、住院日津贴保险和收入损失补偿保险三种类型。从补偿的性质方面来看,前两种主要以补偿被保险人在接受治疗过程中所需要的医疗费用支出,而第三种则是补偿因为健康而带来的间接经济损失。

2. 美国健康保险学会的会员资格考试的教材中,健康保险的定义是"为被保险人的医疗服务需求提供经济补偿的保险,也包括为因疾病或意外事故导致工作能力丧失所引起的收入损失提供经济补偿的失能保险",其分为医疗费用保险、补充医疗保险、长期看护医疗保险、伤残失能保险和管理式医疗保险五类。

3. 日本的情况较为特殊,没有单独的健康保险的定义,而是用"第三领域"的概念将健康保险包含其中。日本的《保险业法》中"第三领域"是指"约定对意外伤害和疾病给付一定金额的保险金,并对由此产生的该当事人受到的损害予以补偿,收取保险费的保险"。根据该定义,常规意义上的意外伤害保险和健康保险都被包含其中了,去除意外伤害保险部分的险种,健康保险共可分为门诊保险、住院保险、疾病医疗保险、护理保障保险和收入补偿保险五类。

(三) 我国对健康保险的定义及分类

《保险知识读本》中将健康保险定义为"以被保险人的身体为保险标的,保证被保险人在疾病或意外事故所致伤害时的费用或损失获得补偿的一种人身保险"。

健康保险是以人的身体为对象,对被保险人因疾病、生育或意外伤害发生的医疗费用支出,以及由此造成的残疾或收入损失而获得补偿的一种保险。健康保险的保险费率与被保险人的年龄、健康状况密切相关,保险公司往往要求被保险人体检,规定观察期或约定自付额,承保比较严格。健康保险在我国通常称为医疗保险。广义的健康保险,则是对参保人的健康出现异常而造成的经济损失给予补偿,包括因疾病、残疾、生育、死亡等医药费损失和工资损失;狭义的健康保险,除了补偿因疾病造成的医药费外,还对预防、保健、康复、生育、健康教育等费用给予补偿。

我国健康保险是在改革开放后开始逐渐发展的,经营的历史还不算太长,各公司都是在试点经营中摸索经验。因为健康保险经营中的巨大风险,各保险公司在新险种开发上更是抱着谨慎又谨慎的态度,最初基本只提供附加形式的住院医疗保险,后来尝试着推出了定额给付型的重大疾病保险。近几年,各保险公司在此基础上又逐步开发出一系列作为主险销售的住院医疗保险产品,包括住院定额保险、住院费用保险和高额医疗费用保险等。随着人们对保险的逐步了解和接受,民众对各种与健康相关的保险需求将越来越多,也越来越全面。中国自 20 世纪实行计划生育政策以来,中国家庭逐渐成为"4+2+1"模式,一对夫妻要照顾四位老人,必然力不从心,长期护理保险自然会应运而生。失去工作能力后家庭往往会面临较大的财务危机,这种保险需求也会逐渐增加。医养结合的养老模式下,将中医健康管理与健康保险相结合,更是未来保险行业完善的必然选择。

(四) 医疗保险与健康保险的区别

1. 从含义上来看

健康保险是以被保险人的身体为保险标的,使被保险人在疾病或意外事故所致伤害时发生的费用或损失获得补偿的一种保险。按照保险责任,健康保险分为重大疾病保险、医疗保险、收入保障保险等。而医疗保险是为补偿疾病所带来的医疗费用的一种保险,是按实际所用医疗费来赔付。

2. 从类型上来看

健康保险是重大疾病保险和医疗保险的统称,医疗保险是包含在健康保险里。健康保险的范围有重大疾病保险、医疗保险。重大疾病保险一般是长期性的,而医疗保险一般为短期的,如一年期;医疗保险是消费性的,是指发生一般疾病住院时产生的相关费用的报销,而重大疾病保险有可能是消费性的,也有可能是返还型的,是给付性质的。

3. 从缴费的费用高低来看

健康保险的缴费较高,而医疗保险则缴费较低。

4. 从理赔方式上来看

健康保险所保疾病有明确规定,不在保障范围内的是不予理赔的;医疗保险一般不规定疾病种类,只要住院了就可以报销。

5. 从办理方式上来看

健康保险由保险公司办理;医疗保险则可以由保险公司在健康保险上附加,也可以通过办理社保来办理医疗险。

(五) 健康保险承保的主要责任可以分为三大类

1. 医疗费用补偿

医疗费用补偿是指由于疾病、生育或意外事故所致的医疗费用支出,包括检查费、治疗费、普通药费、住院费、护理费、手术费等,一般由医疗费用保险、生育补助或看护津贴等来提供这类补偿。

2. 收入损失或经济补偿

此类补偿包括由于疾病或意外事故导致被保险人丧失工作能力或残疾,以致收入减少或损失的补偿,或因年老、疾病或伤残需要长期护理而给予经济补偿,通常由残疾收入补偿保险和长期护理保险来补偿这类损失。

3. 残疾或死亡给付

许多商业健康保险产品中包含被保险人因疾病或意外所致的残疾和死亡责任,一般按合同约定的保险金额给付保险金;社会保险的参保人员若完全残疾一般可得到一次性或终身年金给付,如果参保人死亡还可以享有丧葬费及抚恤金的给付。

(六) 健康保险的特点

1. 精确计算

健康保险比较突出的一个特点是计算精确,其保险产品的定价都是依据精确的数据计算得来,包括疾病率、伤残率和疾病持续时间。

2. 风险不确定性

与普通的寿险相比,健康保险具有不确定性的风险特点。疾病的发生是人体中各种因素累积所致,具有复杂性,因此健康保险也具有很高的不确定性。

3. 受益人的确定性

一般来说,健康保险不需要指定受益人,保险公司默认参保人与受益人为同一人。

二、健康保险的分类

健康保险分为狭义的健康保险和广义的健康保险。狭义的健康保险针对商业健康保险,广义的健康保险是根据其性质、功能的不同分为社会医疗保险和商业健康保险。

(一) 社会医疗保险

社会医疗保险亦称"疾病社会保险"或"健康社会保险",是被保险人因疾病、负伤、残废等其他伤害导致收入中断及医疗费用损失,由保险组织提供物质帮助的一种社会保险。它是一个国家医疗保障体系的主要构成部分,与基本养老保险、工伤保险、失业保险、生育保险等共同构成现代社会保险制度。根据保险层次的不同,社会医疗保险可分为基本医疗保险和补充医疗保险。

1. 基本医疗保险

基本医疗保险是由社会医疗保险机构提供,对个人因病获得符合保险范围的必需的医疗服务而进行一定医疗费用补偿的一种社会医疗保险制度,是社会保险制度中最重要的险种之一。社会基本医疗保险是为保障人民的基本医疗服务需求,由国家强制实施的医疗保险制度,具有普遍性、复杂性、服务性等特点。根据国家法律规定,保险基金按照"以支定筹,量入为出,收支平衡,略有结余"的原则筹集,主要由国家、企业和个人三方面共同负担。该保险是在劳动者及其亲戚或遗属遭遇工伤、疾病、生育、年老、死亡和失业等风险时,给予物质帮助,以保障其基本生活需要的一种社会保障制度。我国的社会医疗保障体系是基本医疗保险的基础和核心。基本医疗保险包含城镇职工基本医疗保险和城乡居民基本医疗保险两类(表9-1)。

表9-1　城镇职工基本医疗保险和城乡居民基本医疗保险的区别

项　目	城镇职工基本医疗保险	城乡居民基本医疗保险
保险对象	城镇所有用人单位的职工	参保人员没在具体的用人单位上班,只能由自己缴纳社保
保费来源与负担	单位和职工共同承担	参保人自己开立社保账户或由居委、村委开立,另有资助缴纳
住院报销	起付线低于门诊报销	起付线高于门诊报销

(1) 城镇职工基本医疗保险:是为补偿劳动者因疾病风险遭受经济损失而建立的一项社会保险制度。该保险通过用人单位和个人缴费,建立医疗保险基金,参保人员患病就诊发生医疗费用后,与医疗保险经办机构给予一定的经济补偿,以避免或减轻劳动者因患病、治疗等所承受的经济风险。1998年,国务院召开全国医疗保险制度改革工作会议,发布了《国务院关于建立城镇职工基本医疗保险制度的决定》,要求在全国范围内建立以城镇职工基本医疗保险制度为核心的多层次的医疗保障体系。该"决定"指出,医疗保险制度改革的主要任务是建立城镇职工基本医疗保险制度,即适应社会主义市场经济体制,根据财政、企业和个人承受能力,建立保障职工基本医疗需求的社会医疗保险制度。建立城镇职工基本医疗保险制度的原则是:基本医疗保险的水平要与社会主义初级阶段生产力发展水平相适应;城镇所有用人单位及其职工都要参加基本医疗保险,实行属地管理;基本医疗保险费用由用人单位和职工双方共同负担;基本医疗保险基金实行社会统筹和个人账户相结合。这一"决定"标志着在我国实施了近半个世纪的公费、劳保医疗制度将被新的职工基本医疗保险制度所替代。

(2) 城乡居民基本医疗保险:是整合了城镇居民基本医疗保险和新型农村合作医疗的一项社会保险制度。2016年1月《国务院关于整合城乡居民基本医疗保险制度的意见》发布,该意见指出应整合城镇居民基本医疗保险和新型农村合作医疗两项制度,建立统一的城乡居民基本医疗保险制度。

进入21世纪,我国开始积极推进多层次医疗保障体系的建设。2016年国务院下发《中医药发展战略规划纲要(2016—2030年)》,明确提出我国要加强中医医院治未病科室的建设,探索融健康文化、健康管理、健康保险于一体的中医健康保障模式。2016年10月25日中共中央、国务院印发并实施《"健康中国2030"规划纲要》，提出推进健康中国建设是全面建成小康社会、基本实现社会主义现代化的重要基础，是全面提升中华民族健康素质、实现人民健康与经济社会协调发展的国家战略，是积极参与全球健康治理、履行2030年可持续发展议程国际承诺的重大举措。

2. 补充医疗保险

补充医疗保险指相对于社会基本医疗保险范围以外的其他形式的社会医疗保险，包括企业补充医疗保险、商业医疗保险、社会互助和社区医疗保险等多种形式。补充医疗保险在性质、筹资、支付和管理等方面与基本医疗保险有本质区别。补充医疗保险不仅能满足多层次医疗需求，而且可提高医疗费用的补偿能力和基本医疗保险的管理能力。由于补充医疗保险不是通过国家立法强制实施的，其具有一定的选择性和自愿性，因而在运作方式上较多地依赖于市场机制，具有商业化特征。制定补充医疗保险方案时要考虑自愿性、客观性、衔接性、补充性、针对性、动态变动和多样性等原则，相比基本医疗保险体现的公平原则，补充医疗保险更注重效率原则。按照保险待遇的不同，补充医疗保险可分为以下五类。

（1）国家公务员医疗补助：是依据国家公务员的工作性质和基本特征，借鉴国际上的通行做法，在参加基本医疗保险的基础上，由财政按当地公务员工资总额的一定比例筹资对其进行补偿，解决国家公务员超过基本医疗保险待遇之外医疗费用的一种补充性医疗保险形式，是保持国家公务员的队伍稳定、廉洁，保证国家政府高效运行的不可或缺的重要措施。各地在实施过程中，要从当地实际情况出发，既要保障国家公务员合理的医疗消费需求，又要考虑各方面的承受能力，注意做好与城镇职工基本医疗保险制度的衔接工作，要加强对国家公务员医疗补助经费的管理，建立完善的规章制度，杜绝浪费。

（2）大额补充医疗保险：是医疗保险机构在基本医疗保险方案的基础上，按照职工工资的一定比例或定额筹集保费，对超过封顶线以上的符合给付范围和标准的大额医疗费用给予补助的一种保险。大额医疗保险就是作为社会保障体系建设的一部分，在整个医疗保障体系制度建设中承担着极其重要的"补充"作用，同时在彰显保险业社会管理功能、促进社会保障综合服务水平进一步提高方面发挥着良好的示范和促进作用。

（3）企业补充医疗保险：是依据企业经营效益和行业特点，企业在参加城镇基本医疗保险的基础上，依据国家有关鼓励政策，由企业和职工自主缴纳医疗保险基金，解决企业职工基本医疗保险待遇以外医疗费用的一种补充性医疗保险形式。其主要形式包括商业医疗保险机构举办、社会医疗保险机构经办和大集团、大企业自办。我国医疗保险制度改革的目标是实现多层次的医疗保险体系。

（4）职工医疗互助保险：是以工会为主体，职工自愿参加的，以职工筹资为主，在国家法定基本医疗保险待遇之外，对参加互助医疗的职工及家属发生疾病、非因工负伤等特殊困难时给予经济帮助的保险。职工医疗互助保险一般是职工个人一次性交纳的，当个人负担的医疗费超过一定数额时，职工能从职工互助补充医疗保险基金中领取一定费用的待遇。

（5）城乡医疗救助制度：由国家财政和税收、募捐、慈善机构等多渠道筹集经费来源，对患大病的农村五保户和贫困农民家庭、城市居民最低生活保障对象中未参加城镇职工基本医疗保险人员、已参加城镇职工基本医疗保险但个人负担仍然较重的人员以及其他特殊困难群众提供最低限度的医疗需求的救助制度（表9-2）。

表9-2　我国四直辖市享受医疗救助比例

直　辖　市	城镇(%)	农村(%)
上　海	1.1	2.6
北　京	0.3	2.1
天　津	0.08	1.4
重　庆	0.02	3.3

基本医疗保险和补充医疗保险是社会医疗保险体系互为补充、不可替代的一部分,有利于提高劳动生产率,促进生产的发展,还可以调节收入差别,体现社会公平性,两者的区别参见表9-3。它在一定程度上解除了劳动者的后顾之忧,使其安心工作,从而可以提高劳动生产率,促进生产的发展;另一方面也保证了劳动者的身心健康,保证了劳动力正常再生产。

表9-3　基本医疗保险和补充医疗保险的区别

项　目	基本医疗保险	补充医疗保险
立法范畴	社会立法范畴	保险合同规定的范围
性　质	社会福利性事业,具有非盈利性质	商业性保险公司办理的补充医疗保险多以盈利为目的,属于商业性医疗保险范畴,但社会保险部门办理的补充医疗保险属非盈利性
权利与义务的对等关系	建立在劳动关系上,两者不对等	建立在合同关系上,两者对等
待遇水平	从保险职工的基本医疗需求和社会安定出发,受诸多因素影响	只考虑参保人缴费的数目,不考虑其他因素
作　用	保险上人人平等,调节收入差别和社会关系,维护社会公平	满足劳动者的较高层的或特殊的医疗需求,不具有维护社会公平性

(二)商业健康保险

商业健康保险是以被保险人的身体为保险标,保证被保险人在疾病或意外事故所致伤害时对产生的直接费用或间接损失获得补偿的保险,包括疾病保险、医疗保险、收入保障保险和长期看护保险。疾病保险指以疾病的发生为给付条件的保险;医疗保险指以约定医疗的发生为给付条件的保险;收入保障保险指以因意外伤害、疾病导致收入中断或减少为给付保险金条件的保险;长期看护保险指以因意外伤害、疾病失去自理能力导致需要看护为给付保险金条件的保险。商业健康保险产品有多种形态,如消费型、返还型、定期、终身、提前给付、额外给付、单次赔付、多次赔付、不含轻症、包含轻症、固定保额、保额递增、传统保障、高端医疗等。目前,国内商业保险公司推出的医疗保险产品种类繁多。结合市场上的各险种,按照给付方式,商业健康保险的主要险种分为定额给付健康保险、医疗费用健康保险和津贴给付健康保险。

1.定额给付健康保险

定额给付健康保险主要是针对重大疾病,一般在保险合同中规定疾病种类或者疾病治疗方式,当被保险人所患疾病符合保险合同对应条款时,保险公司按照合同约定向被保险人一次或者分次支付保险金,不以实际损失的发生为条件。常见的险种如各家保险公司提供的重大疾病保险等。我国《保险法》第 67 条规定:人身保险的被保险人因第三者的行为而发生死亡、伤残或者疾病等保险事故的,保险人向被保险人或者受益人给付保险金后,不得享有向第三者追偿的权利。

2. 医疗费用健康保险

医疗费用健康保险是向被保险人提供医疗费用保障。该种保险是目前各家保险公司健康保险产品中重要的业务形式,目的是补偿被保险人的医疗费用,理赔时需要被保险人出具门诊或住院发票。医疗费用健康保险合同所规定的医疗费用一般包括门诊诊疗费、药费、住院费用、护理费、医院杂费、手术费和各种检查费用等。不同的险种所保障的费用项目和补偿内容不同。常见的险种如各家保险公司的附加住院医疗保险等。

3. 津贴给付健康保险

津贴给付健康保险是以住院天数给付津贴,是目前健康保险市场上的主要产品之一。住院津贴保险的保险金给付以被保险人的实际住院天数为基础,按照保险合同中所约定的天数给付金额或给付保险金的医疗保险,一般的住院津贴保险也常常包括了手术津贴给付。其理赔与实际发生的医疗费用无关,无须提供发票。常见的险种如泰康人寿的世纪泰康个人住院医疗保险,中国人寿的附加住院医疗日额给付保险,新华人寿的人身保险附加住院补贴保险等。

投保案例:

李先生,40 岁。李先生本人在两家保险公司各投保一份某保险公司的住院医疗保险(津贴型,300 元/天,疾病住院,免赔 3 天)。去年 5 月,李先生因病住院 30 天。李先生出院后,不仅从社会保险机构获得医疗费用的部分赔付,并且两家保险公司共计赔付李先生18000 元(300 元/天×30 天×2)的住院医疗津贴。

(三) 社会医疗保险与商业健康保险的区别

社会医疗保险和商业健康保险共同构成了我国的医疗保险体系,两者都对人们因疾病或意外等因素导致的损失予以经济上的补偿。社会医疗保险和商业健康保险是互为补充的,社会医疗保险是一种基础性的保障,难以满足不同人群的多种需求,而商业健康保险则可以满足不同人群不同层次的保险需求。社会医疗保险和商业健康保险也存在着明显的区别,详见表 9-4。

表 9-4 社会医疗保险与商业健康保险的区别

项　　目	社会医疗保险	商业健康保险
性　　质	法定保险、强制性、公共性	商业性、资源性、私人性
政策目标与公平性	政府所负责提供的准公共物品	个人责任的私人物品、个人公平
保险对象	所有的社会劳动者	自愿参加的投保个人或团体
责任者	政府负责	公司、企业负责
产生方式	社会契约	保险合同(保单)

项　　目	社会医疗保险	商业健康保险
保费来源与负担	个人、企业和政府共同出资	投保人
经办单位	非营利性机构为主	营利性机构为主
保障水平	满足基本医疗需求	高于基础保障水平
功　　能	社会公共政策、保障基本健康	分担经济风险
保险金给付原则	强调"社会公平"	强调"个人公平"

三、健康保险的特点

(一) 保险期限

除重大疾病等保险以外,绝大多数健康保险尤其是医疗费用健康保险常为一年期的短期合同。

(二) 精算技术

健康保险产品的定价主要考虑疾病率、伤残率和疾病(伤残)持续时间。健康保险费率的计算以保险金额损失率为基础,年末未到期责任准备金一般按当年保费收入的一定比例提存。此外,等待期、免责期、免赔额、共付比例和给付方式、给付限额也会影响最终的费率。

(三) 健康保险的给付

关于"健康保险是否适用补偿原则"问题,不能一概而论,费用型健康保险适用该原则,是补偿性的给付;而定额给付型健康险则不适用,保险金的给付与实际损失无关。

(四) 经营风险的特殊性

健康保险经营的是伤病发生的风险,其影响因素远较人寿保险复杂,逆选择和道德风险都更严重。此外,健康保险的风险还来源于医疗服务提供者,医疗服务的数量和价格在很大程度上由他们决定,作为支付方的保险公司很难加以控制。

(五) 成本分摊

由于健康保险有风险大、不易控制和难以预测的特性,因此,在健康保险中,保险人关于所承担的疾病医疗保险金的给付责任往往有很多限制或制约性条款。

(六) 合同条款的特殊性

健康保险无须指定受益人,且被保险人和受益人常为同一个人。健康保险合同中,除适用一般寿险的不可抗辩条款、宽限期条款、不丧失价值条款等外,还采用一些特有的条款,如既存状况条款、转换条款、协调给付条款、体检条款、免赔额条款、等待期条款等。

(七) 健康保险的除外责任

健康保险的除外责任一般包括战争或军事行动,故意自杀或企图自杀造成的疾病、死亡和残废,堕胎导致的疾病、残废、流产、死亡等。

四、健康保险的需求

随着人民生活水平的日益提高,人们对健康保险的需求也与日俱增。现阶段健康保险有其发展的必要性。

一方面,社会保障力度在不断加强,但社会保障仍以"低水平、广覆盖"的形式存在于人们的多种医疗需求中,一些费用是社会保障所不能够涉及的,也是超出家庭承担预期的。我们要将中医健康管理与健康保险进行结合,用健康保险去补充社会保障,为中医健康管理的普及提供更大的可能。

另一方面,我国医疗费用的偏低是不争的事实,在这一方面仍有很大的缺口需要弥补。一个人口占到世界近 1/5 的大国,其医疗费用如果经过充分挖掘,必然是非常庞大的,将中医健康管理与之相结合,其前景也是可观的。

五、健康保险的发展

(一) 我国健康保险的发展现状

我国的健康保险发展始于 20 世纪 80 年代,时至今日已经取得了不小的成就。保险产品不断丰富,保险范围不断扩大,保险市场越来越完善。然而,我国的健康保险的覆盖面仍然是非常有限的,我国的医疗费用支持与发达国家依然相距甚远。我国的健康保险发展仍然存在着很多缺陷。

(二) 我国健康保险面临的困境

1. 有效供给不足,难以满足居民的巨大需求

随着居民收入水平的不断提高、医疗费用的快速增长和我国人口老龄化的趋势不断加深,人民群众的健康需求与健康意识也在不断增长,健康保险前景十分广阔。但保险公司提供的健康保险产品并没有跟上市场需求的脚步,其范围仍然局限以往,缺乏特色与创新,缺少市场细分,各公司仍旧在打"价格战",而忽略了在技术和服务上形成新的优势。

2. 我国商业健康保险经营专业化水平低

从国际市场来看,商业健康保险经营的专业化程度较高,保险公司与医疗机构形成了风险、利益命运共同体。美国健康保险市场上的保险产品种类繁多,具有组合灵活的特点,消费者的选择范围很广。同时,提供健康保险的保险机构也具有其复杂性。而在我国,健康保险只是作为保险产品存在,在结构、形式上都相对单一,在对健康风险的管控上仍存在着许多不足。

3. 我国商业健康保险中逆选择现象和道德风险问题严重

逆选择现象和道德风险问题主要表现在保险人及医疗服务机构上。逆选择是保险领域普遍存在的问题。一方面,在健康保险中表现为风险较高的投保人更愿意参与风险分摊,进而投保健康保险,从而影响保险公司费率的计算;另一方面,参与商业健康保险的被保险人由于有着保险在身上,不存在医疗费用负担过重的忧虑,因此也不会去尽量选择节省费用的治疗方案。同时,医疗机构追求利益最大化的"过度医疗",也会给保险公司的理赔造成更大的负担。

4. 我国健康保险的基础设施建设匮乏

商业健康保险的建设和发展是一项长期的系统性工程,需要专业的管理团队采用专业的管理方式进行管理。目前我国商业健康保险由于缺乏专业的技术人才和医疗团队,发展的硬件设施不完备,直接导致了保险公司对于健康保险无法实现合理理赔,健康保险的专业化风险管理也无从谈起。美国的商业健康保险由于政府的大力支持与倡导,对商业健康保险的基础设施建设也极为重视。因此,我国要急需改变目前的管理状况。建设专业、系统的健康保险管理系统和培养专业化的医疗保险一体化人才是发展我国商业保险的必然前提和保证。

（三）我国健康保险的发展出路

1. 增强保险产品多样性、创新性、专业性

健康保险与其他险种相比较,其在评定、核算、理赔方面有其独特之处,这就需要专业化的经营才能保证其健康迅速的发展。这样的专业化体现在专业化的人才,特别是医疗人才方面。医学人才的需求缺口,一直是我国健康保险行业发展的阻碍。由于健康保险的特殊性和不确定性会给承保理赔带来极大的风险,所以专业化的医疗人才是健康保险发展的必要条件。

现阶段的健康保险,由于发展速度较慢,各种制度还尚不完善,所以产品的单一性和陈旧性问题突出。在这个基础上,结合中医健康管理进行改进是非常有效的解决方式。通过中医"治未病"的思想,以及新型家庭医生的模式,对投保人的健康状况评估以及风险预估有非常重要的意义。

2. 加强监管,完善法律体制

世界上大多数发达国家在进行各项经济活动时都有完备的法律法规做支撑,健康保险也不例外。对于健康保险来说,无论是在以国家卫生服务为主导实施全民福利性医疗保障,还是以社会保险和商业保险相互竞争为主要形式,其发展都离不开法律。我国在已经实施的《健康保险管理办法》中为健康保险的经营提供了规范法则,而对于监管方面的法律还有待完善。

相对于美国而言,我国当前对于商业健康保险的发展没有足够的法律文件作为基础,也没有对商业健康保险设置相应的税收优惠政策。因此,我国应该加强立法建设,对于商业健康保险的发展做充分的评估,并在法律层面予以充分的支持。此外,在财力允许的前提下,应当考虑减免个人购买商业健康保险的所得税,在税收政策上给予优惠,这样才能吸引和鼓励更多的人来购买商业健康保险,进而促进商业健康保险的发展。

3. 加大对商业健康保险市场的投入

根据世界银行统计,到 2020 年我国 60 岁以上的人口将达到总人口比重的 16%,届时养老金的需求将是目前的 10 倍以上,这对我国社会保障体系的冲击可想而知。而美国的社会保障体系是由政府、雇主和个人共同来承担,政府通过政策扶持和税收优惠,避免了政府的负担过重。因此,我们应该对商业健康保险的发展给予充分的支持和足够的重视,充分挖掘其内在的市场潜力。

4. 加大团体商业健康保险的建设力度

我国目前商业健康保险主要还是以个人投保为主,而像美国那样以团体投保的形式进行的则很少。因此,我们国家的保险公司或者医疗机构一定要紧紧抓住团体保险的发展机遇,大力发展商业健康保险。而且我国商业健康保险市场潜力巨大,发展前景也比较乐观,发展商业健康保险也可以促进经济的发展。

六、中医健康管理与健康保险的关系

中医健康管理以中医学"治未病""整体观念""辨证论治"为核心思想,结合现代健康管理学的理论方法,提供中医方面的健康咨询指导、健康教育及对健康危险因素采取与中医相关的各种干预措施。其对于各种疾病的预防,尤其对亚健康防治有着积极意义,目前正逐渐为人们所公认和接受。因此,从整体观念的角度上对个人的健康状态进行衡量,才是真正意义上的个性化健康管理;将"治未病"的内容与健康管理的理念相结合,才是具有中医特色的健康管理。

健康保险是以经营健康风险管理为核心内容的金融服务业,其发展需要运用健康管理的手段来体现中医特色服务,实施风险控制。实施中医健康管理的主要目的有三个。一是提供中医健康管理服务。以"治未病"思想为主导,对被保险人开展诸如健康教育、健康咨询和健康维护等健康指导活动,通过健康知识普及减少潜在疾病的发生率,来降低医疗赔付风险。二是控制诊疗风险。通过助医等形式对被保险人在医疗机构享受诊疗服务进行干预指导,对服务选择、服务方式和服务过程等进行建议和管理,引导被保险人员的诊疗行为,降低诊疗过程中不合理的医疗费用支出。三是树立正确的健康管理观念。通过给被保险人提供专业的中医健康管理服务,让他们了解自己的健康状态,教授其健康知识,树立正确的健康管理观念,使被保险人的健康管理观念从被动转变为主动。

从中医健康管理的定义可以看出,广义上的中医健康管理是运用中医学的核心思想,结合现代健康管理学的理论方法,提供中医方面的健康指导、健康教育及健康危险干预措施。提供健康管理服务的机构,包括医疗机构、健康管理中心,以及体检中心等。中医健康管理的目的是使人不生病、少生病、迟生病、带病延年,提高生存质量,从而降低疾病发病率、复发率,进而降低医疗费用。

把中医健康管理看作一个链条,这个链条的初端是预知疾病发生的概率或可能性;其次是预防疾病,尽量避免生病;再次是治疗疾病,一旦生病就要到医院去看病;最后到了健康管理这个链条的最末端,就是健康保险。通常意义上的健康保险只是弥补看病用去的医疗费,减轻客户因生病而面临的经济负担,因此它只是整个链条中的一个环节。

狭义上的中医健康管理,只包括中医健康管理手段,不包括健康保险部分。"管理＋保险",这是目前被大部分认可的观点,而保险公司除了提供健康保险产品外,也提供健康管理服务,这两者并不冲突。中医健康管理与健康保险的关系是异常紧密的,中医健康管理对于健康保险发展的重要性也是毋庸置疑的。

健康保险与中医健康管理有机结合,能够发挥巨大效应。一是实施专业化的中医健康管理服务。在"治未病"思想的指导下,通过对被保险人的整体状态进行评估,客观地评价其身体处于哪种状态,如未病态、已病态、欲病态等,并建立起健康档案,进行健康跟踪管理;根据不同的状态采取有针对性的、个性化的中医管理方案。对处于未病态的被保险人,要注重预防和教育,根据被保险人的不同状态来制订中医健康养生方案,从身体、心理和精神方面进行全方位的科学指导,以维持其健康的状态;对处于欲病态的患者,要注重预防和改善,通过对其相应症状、体征的改变进行提前干预,使其恢复到正常的状态,同时进行科学的健康知识普及;对处于已病态的患者,根据被保险人的身体状态制订个性化的健康调养方案,使其身体健康状态逐渐恢复到正常。二是进行专业化的中医健康诊疗风险控制。为服务的更加全面、合理和有针对性提供有力的保障,对处于已病态的被保险人,主动提供给他们专业的建议和管理,保障他们在诊疗过程中的风险控制,同时对他们的健康调养,给予专业的指导建议，并制订有针对性的调养方案，全方位地管理他们的健康问题。要在健康保险中融入专业化的中医健康管理服务，从根本上将原来被动地保险给付功能，变为主动地给客户提供健康服务。这样既体现健康保险在国家保障体系中的作用，又丰富了服务内涵，满足了保险消费者全方位的健康保障需求，对传统健康保险事业的发展具有重要的意义。

在中国，健康保险和健康管理的关系可以追溯至近 15 年前：2002 年 12 月，保监会颁布《关于加快健康保险发展的指导意见》，鼓励保险公司与医疗健康服务机构开展合作研究；2006 年 9 月，保监会颁布《健康险管理办法》，明确指出保险公司应当加强与医疗服务机构和健康管理服务机构的合作，加强对医疗服务成本的管理，监督医疗费用支出的合理性和必要性。

2016 年 11 月，中国非公立医疗机构协会健康管理与健康保险分会成立，其主要任务有两方面：一是搭建健康管理与健康保险合作的平台；二是把医疗保险与健康产业、健康服务业有机结合起来，针对健康管理与健康保险事业发展中的瓶颈和困惑问题开展专项调研。

目前参与医疗保健服务的主体日益增多，但组织松散，这是多数国家健康产业面临的问题。由于我国特定的医疗卫生体制，医疗保健服务还没形成由初级到高级、由全科到专科的统一运行体系。普通民众在享受医疗保健服务时，不得不耗费大量精力周旋于各个服务主体之间。而保险业具有较强的市场化机制及社会管理和资金管理能力，它不仅有能力整合并协调好各种类型的健康诊疗服务，为客户提供便捷、高效的全程服务，而且还能够通过激励机制及所掌握的客户资源，有效、合理地配置健康管理资源，促进费用支付体系的健康发展。另外，中医健康管理作为服务产品刚刚在国内面世不久，它的服务理念、技术原理、内在价值和操作流程对于广大民众来说还比较陌生，加上服务技术含量较高，其推广有一定的难度。但保险业已经发展成一定规模，并在社会上树立了一定的声誉和市场影响。如果中医健康管理与健康保险产品有机地融合，不仅可有效地利用保险公司已经建立的市场渠道和营销平台进入健康消费市场，降低销售管理成本，使健康管理机构将更多的精力投入到研发中，而且还可以借健康保险的良好形象与认同度，更快地被市场接受，这将会对中医健康管理业的发展起到重要的推动作用。

中医健康管理已成为健康保险生产链中的最重要的环节之一，是对健康服务的成本、对象和质量进行有效控制的实施过程。它不同于仅对医疗成本费用控制的传统的健康管理概念，它更多的是强调在管理活动中为健康保险公司最大限度地控制医疗消费成本的同时，使用中医健康干预等手段为参保人群提供适宜的医疗保健服务，促进健康保险公司的业绩提升和利润增长。中医健康管理是健康保险的基础，也是健康保险控制健康风险从而控制成本达到盈利的必不可少的手段和工具。另一方面，由于现代健康保险的兴起，中医健康管理的理论和技术获得了相应的发展，其管理的细度和广度要求中医健康管理达到更精细的程度，由此引发的一系列问题也必将促进健康管理学科进一步发展，二者将相互促进，共生共荣。

七、建立健康保险和中医健康管理结合新模式

（一）双赢模式的可行性分析

1. 对健康管理而言

健康管理事业需要保障的形式支持才能得到社会更好的认同。客户虽然对健康保险需求很高，但也越来越关注在医疗费用补偿同时的健康需求保障问题。如果缺乏健康保险经

营者的支付和更好的激励机制,客户自然在享受健康管理的必要性和紧迫性上犹豫不决,无法促使他们主动地关注自己日常的健康生活。

2. 对健康保险公司而言

需要建立健康诊疗活动的事前、事中和事后全过程的管理和服务,才能满足客户更加迫切的健康服务需求,才能有效控制经营风险。健康保险和健康管理的有机结合能够充分发挥其双重效用:一方面是实施专业化的健康服务,提高风险控制效果和客户满意度;另一方面是进行专业化的健康诊疗风险控制,为服务的更加全面、合理和更具针对性提供有力保障。

（二）健康管理与健康保险结合的前期准备

要实现健康管理与健康保险的结合,主要需要两项前期准备工作,一是要延伸和扩展对客户实施的健康服务,二是要对健康诊疗的各个环节和内容实施全程化的风险管理。为了更好地完成这种结合模式,我们还需要完成以下工作。

1. 搭建良好的运营和服务支持平台

平台主要包括合作医院、中医健康管理队伍、其他医疗卫生组织网络体系、服务与管理体系、标准化体系等。

2. 建立一整套服务体系

它包含了对客户实施从健康、欲病、已病到诊疗、康复等全程的健康指导、健康维护、就诊服务和诊疗管理等全方位的服务。

3. 建立健康诊疗风险控制模式

我们要从疾病发生风险、就诊行为风险和诊疗措施风险等方面进行健康诊疗信息收集,对客户和服务提供者的健康诊疗行为和费用方面进行风险评估。

虽然健康管理的理念先进并被普遍接受,人们对健康服务的需求不断增加,但其健康管理服务产品远不能满足人们的需求。现阶段健康保险公司提供的有限健康管理保单的费用和保单的内容,还达不到客户的期望值,同时缺乏系统全面的科学评估与检后有效干预服务,使得健康管理服务的"需方"满意度和信任度下降,客户流失率增加,严重制约了健康体检机构的运营与发展。在引入健康管理来实现控制健康保险风险方面,健康保险公司首先应把健康保险产品开发同健康管理结合起来,对市场需求进行全面调查,通过产品创新完善健康保险产品体系;其次,运用健康管理手段,不断进行保单的调整和使付费方式更便捷,加强健康管理和健康保险人才队伍的建设,加强技术创新,强化对健康保险经营风险的事前和事中监控,完善健康保险风险控制体系;最后,要通过全方位、个性化的健康管理服务满足不同健康状态客户的医疗保健要求,完善健康保险经营服务体系。

八、健康保险的中医健康管理服务体系

健康管理的概念源自20世纪六七十年代,当时是由美国的保险业最先提出的。健康管理来自英文 health management,是指"包括致力于改善健康的服务组织政策开发,以及实施的相关系列活动,焦点是研究和改善与人群健康相关的组织中的服务传递和健康变化",是一种对个人或人群的健康危险因素进行全面评估与有效干预的活动过程。其主要目的是通过改善或改变健康服务的手段和产品提供以及提高公众健康有效的组织行为等方面的最小

投入来获取最大的健康改善效果。现代社会由生活方式所引起的疾病和亚健康状态呈上升趋势,医学模式也逐步从以治疗为主向以预防为主导转变。运用健康管理的科学理念和科学手段,并结合中医传统诊断及养生方法,越来越受到大众的青睐,中医健康管理体系的建立也就成为迫切需要。2009年7月27日由中国老年学会、中国中西医结合学会、中国药膳研究会、中国残疾人联合会等机构联合发起的"中医健康管理工程"对"中医健康管理"的定义为:中医健康管理是根据人的不同体质进行防治、维护的全过程,中医调理的过程就是根据不同的状态来调动人这一复杂、开放系统的自我组织能力进行修复。开展中医健康管理服务体系,就是要将中医药的优势与健康管理相结合,通过现代化的中医理论方法,形成以中医思想理论为指导的健康服务体系。这是一个具有广阔发展前景的医学新领域。中医健康管理在健康保险行业中的具体应用形式是构建完整的中医健康管理运行体系,它包括构建中医健康管理服务平台、建立完善的中医健康服务体系和建立健康诊疗风险控制体系三方面。

（一）构建中医健康管理服务平台

健康保险行业面对群体的中医健康管理是个性化、规模化服务,这和中医"辨证论治"的核心思维一致。但是在如今大数据盛行的时代,我们需要借助相应的互联网管理平台才能更加有效地将中医健康管理与健康保险有机结合。

1. 中医健康管理服务平台

平台通常包括各级医疗保健机构、不同层次医师队伍、专业体检和康复中心、各类健康管理机构以及其他卫生组织。这些组织机构对不同层次的需求提供技术支持,进行服务实施和诊疗管理,最终达到维护客户健康的目的。

2. 中医健康数据管理平台

此平台指可以收集、统计、分析客户健康信息和风险分析结果的个人健康档案管理平台,它包含医疗、诊疗和卫生资源信息等相关健康数据,可以支持中医健康管理的实施操作、服务状况和服务质量的有关信息的管理。

（二）建立完善的中医健康服务体系

健康保险业中中医健康管理服务由三个要素构成。① 核心技术:指以中医学"治未病""整体观念""辨证论治"等为重要理论,实施健康监测、健康风险评估与分析、健康指导与健康干预等的科学应用技术。② 实施方式:指将中医健康管理服务通过线上、线下各种传播途径传递给服务对象的方式。③ 实施内容:重点关注对医疗费用影响较大,能明显降低发病率和减少医疗成本的中医健康管理项目。建立中医健康服务体系和选择服务项目应从多个角度出发,全面涵盖各个领域,涉及个体的健康、疾病、诊疗、康复的全过程,将中医健康管理服务贯穿于健康保险的保前、保中和保险事故发生时和发生后,各个服务项目要有机地结合,才能形成完整的服务流程与服务计划。

（三）建立健康诊疗风险控制体系

健康保险公司可通过建立信息完备、技术成熟、使用性强的健康风险控制模型来量化分析健康管理实施成本与医疗成本控制效果的关系,计算成本效益比。这样,才能有效地与其他保险方案竞争,使利润最大化。如建立客户健康档案,从疾病发生风险、就诊行为风险和诊疗措施风险等方面,进行健康诊疗信息收集、风险分级评估和高危对象筛选,制订健康诊疗干预方案。通过对疾病管理、案例管理、第二诊断意见等手段的选择,有针对性地实施风险防范与干预。在整个风险控制模型中,风险预测与干预模型最终决定医疗成本的控制效果。

（董昌武　周常恩）

参 考 文 献

黄喜顺.浅谈健康体检市场面临的问题及对策[J].中华现代医院管理杂志,2008(3):8-10.

第十章
常见慢病的中医健康管理

慢病是慢性非传染性疾病的简称,是指一类病程漫长、无传染性、无法自愈,且在目前医疗水平下也很难完全治愈的疾病。慢病病因复杂,且多不明确,发病与不良生活方式和行为密切相关,而且病程长,病势缠绵难愈,常伴有进行性功能缺失、难以逆转的特点。由于其涉及面广,病程较长,易反复发作,不仅严重影响人们的身心健康以及日常生活,长期服药也使社会经济负担日益加重,造成巨大的资源消耗。随着慢病人群及种类的不断激增,慢病已成为当前我国健康管理的重点。常见慢病包括慢性阻塞性肺疾病、冠状动脉粥样硬化性心脏病、慢性胃炎、慢性腹泻与便秘、非酒精性脂肪肝、高血压、高脂血症、高尿酸血症、糖尿病、肥胖、骨质疏松症、围绝经期综合征、脑卒中、老年性痴呆、恶性肿瘤等。

中医健康管理具有整体、动态、个性化的特点,基于"状态辨识"的健康管理模式对于慢病的日常管理具有独特优势。本章节从常见慢病的流行病学、中西医诊断、危险因素、风险评估、管理流程以及疾病的状态特征、辨证分型等方面进行介绍,并且提供了慢病管理过程中具体的自助和他助方案。

一、慢性阻塞性肺疾病的健康管理

慢性阻塞性肺疾病(Chronic Obstructive Pulmonary Disease,COPD,简称慢阻肺),是一种严重危害人类健康的慢性呼吸系统常见病、多发病,是全球性疾病,也是呼吸系统疾病患者死亡的主要原因。临床表现为咳嗽、咯痰、进行性加重的呼吸困难,严重影响患者的运动耐力和生活质量。慢阻肺具有高患病率、高致残率、高病死率和高疾病负担的特点,不但严重影响患者的生命质量,还给患者及其家庭以及社会带来沉重的经济负担。由于其危险因素的持续暴露和人口的老龄化,全球范围内慢阻肺的疾病负担在未来几十年里还将逐渐增加。我国慢阻肺目前的管理现状是:诊断不足,治疗不足,患者对疾病认知不足。

(一)流行病学特征

1. 患病率高

基于阻塞性肺病负担研究(BOLD)和其他大型流行病学研究,2010年全球慢阻肺患者达3.84亿,发病率为11.7%。最新的流行病调查数据显示:我国20岁及以上成人患病率为8.6%,40岁以上则达13.7%,患病人数达1亿。其中,男性患病率明显高于女性,农村患病率高于城市。

2. 死亡率高

慢阻肺居全球死亡原因的第 4 位,预计到 2020 年将升至第 3 位。WHO 的数据显示,中国慢阻肺的死亡率居各国之首,占全球慢阻肺死亡总人数的 31.3%。

3. 致残率高

根据中国疾病与预防控制中心数据显示:慢阻肺在慢性疾病所致的"伤残调整寿命年(DALYs)"中占据第 2 位,仅次于心血管疾病。

4. 疾病负担重

慢阻肺是全球范围内致残率和死亡率增加的主要原因之一,给社会带来了沉重的经济负担。根据欧盟统计,慢阻肺的花费占呼吸系统疾病花费的 56%(386 亿欧元)。在中国,每个患者每年的医疗花费约 1732.24 美元,每个慢阻肺患者总花费 963.8 美元,占平均家庭收入(4849.8 美元)的 20%。

5. 危险因素

引起慢阻肺的危险因素包括吸烟大于 20 包/年,空气污染,低体重指数,幼年时慢性咳嗽或频繁咳嗽史,家族中父母有呼吸系统疾病史,低教育水平等。

(二) 慢阻肺的诊断及临床表现

1. 慢阻肺的诊断

慢阻肺的诊断应根据临床表现、危险因素及实验室检查等资料,进行综合分析后确定。任何有呼吸困难、慢性咳嗽或咳痰,且有暴露于危险因素病史的患者,临床上都需要考虑慢阻肺的诊断。诊断慢阻肺需要进行肺功能检查,吸入支气管扩张剂后 $FEV_1/FVC < 70\%$ 即明确存在持续的气流受限,在排除其他疾病后即可确诊为慢阻肺。

2. 慢阻肺的临床表现

慢阻肺临床特征表现为慢性进行性加重的呼吸困难、咳嗽和咳痰。慢性咳嗽和咳痰的存在常先于气流受限多年,然而有些患者也可以无慢性咳嗽和咳痰的症状。常见症状:呼吸困难、慢性咳嗽、咳痰、喘息和胸闷。其他症状:在慢阻肺的临床过程中,患者特别是程度较重的患者可能会发生全身性症状,如食欲减退、体重下降、外周肌肉萎缩和功能障碍、精神抑郁和焦虑等,长时间的剧烈咳嗽可导致咳嗽性晕厥;踝部水肿可能提示患者并发肺心病,合并感染时可咯脓痰和(或)脓血痰。

3. 鉴别诊断

哮喘、充血性心力衰竭、支气管扩张症、肺结核、闭塞性细支气管炎、弥漫性泛细支气管炎。

4. 自我诊断

早期慢阻肺的自我筛查可以通过回答以下 5 道问题进行简单的自测。

(1)你经常咳嗽吗?

(2)你经常咳出黏痰吗?

(3)你在进行爬楼梯、逛街购物等日常活动时,是否比同年龄人更容易出现呼吸困难?

(4)你超过 40 岁吗?

(5)你现在吸烟或曾经吸烟吗?

若有 3 个或 3 个以上的问题回答"是",则应向医生咨询是否应该进行一次较为全面的肺功能检查。

（三）慢性阻塞性肺疾病健康管理内容

1. 管理目标与原则

（1）管理目标：① 减轻当前症状：包括缓解症状、改善运动耐量和维持健康状况。② 降低未来风险：包括防止疾病进展、防止和治疗急性加重及减少病死率。

（2）管理原则：分期、分级、联合、综合、个性化，即根据慢阻肺发病的不同时期、不同严重程度，自助和他助，药物与非药物多种方案联合，注重整体状态，突出个性化管理。

2. 管理服务流程（图 10-1）

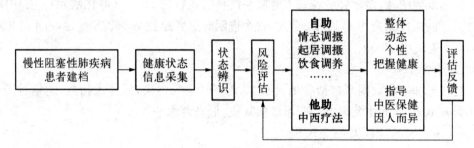

图 10-1　慢性阻塞性肺疾病的健康管理服务流程

（1）三观信息采集：应用中医健康管理系统，采集三观（宏观、中观、微观）信息，包括四诊信息采集、慢阻肺的评估（包括肺功能评估、症状评估、运动耐力、急性加重风险评估及合并症评估等）、胸部 CT、心电图、心脏彩超、血常规、血气分析、生化全套等，或提供有效的相关资料。

慢阻肺病情严重程度评估方法如下。

1）肺功能评估

Ⅰ级（轻度）：$FEV_1/FVC < 70\%$，$FEV_1\% \geqslant 80\%$预计值。

Ⅱ级（中度）：$FEV_1/FVC < 70\%$，$50\% \leqslant FEV_1\% < 80\%$预计值。

Ⅲ级（重度）：$FEV_1/FVC < 70\%$，$30\% \leqslant FEV_1\% < 50\%$预计值。

Ⅳ级（极重度）：$FEV_1/FVC < 70\%$，$FEV_1\% < 30\%$或 $FEV_1\% < 50\%$，伴有慢性呼吸衰竭或心衰。

2）症状评估

① CAT 评分：见表 10-1。

表 10-1　CAT 评分

A	我从不咳嗽	0	1	2	3	4	5	我一直在咳嗽
B	我一点痰也没有	0	1	2	3	4	5	我有很多很多痰
C	我一点也没胸闷的感觉	0	1	2	3	4	5	我有很重的胸闷感觉
D	当我在爬坡或爬一层楼梯时我并不感觉喘不过气来	0	1	2	3	4	5	当我在爬坡或爬一层楼梯时我感觉非常喘不过气来
E	我在家里任何活动都不受慢阻肺的影响	0	1	2	3	4	5	我在家里任何活动都很受慢阻肺的影响

续 表

F	每当我想外出时我就能外出	0	1	2	3	4	5	因为我有慢阻肺,所以我从来没有外出过	
G	我的睡眠非常好	0	1	2	3	4	5	由于我有慢阻肺,我的睡眠非常不好	
H	我精力旺盛	0	1	2	3	4	5	我一点精力都没有	
得分范围 0~40								总分	

CAT 问卷共包括 8 个问题,患者根据自身情况,对每个项目做出相应评分(0~5 分),CAT 分值范围是 0~40。得分为 0~10 分的患者被评定为 COPD"轻微影响",11~20 者为"中等影响",21~30 分者为"严重影响",31~40 分者为"非常严重影响"。患者 CAT 评估测试≥2 分的差异或改变量即可提示具有临床意义。

② 改良英国 MRC 呼吸困难指数(mMRC)

0 级:我仅在费力运动时出现呼吸困难。

1 级:我平地快步行走或步行爬小坡时出现气短。

2 级:我由于气短,平地行走时比同龄人慢或者需要停下来休息。

3 级:我在行走 100 m 左右或数分钟后需要停下来休息。

4 级:我因严重呼吸困难以致不能离开家,或在穿衣、脱衣时出现呼吸困难。

3) 运动耐力:6 分钟步行试验(6MWD):让患者在平坦的硬地上尽可能快地行走 6 分钟,然后测量行走距离。6 分钟步行试验是评价运动能力的试验,可以较好地反映日常生活中体力活动的水平。

4) 急性加重风险评估:上一年发生≥2 次急性加重者,或上一年因急性加重住院 1 次,预示以后频繁发生急性加重的风险大。

5) 合并症评估:评估患者是否合并心血管疾病、骨骼肌功能障碍、代谢综合征、骨质疏松、抑郁和肺癌等疾病。

6) 综合评估:"ABCD"分级见图 10-2。

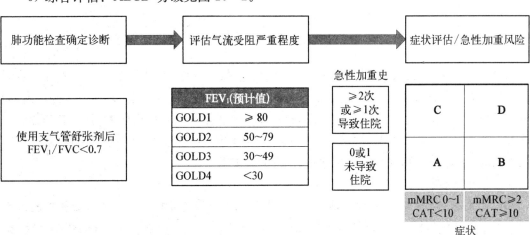

图 10-2 慢性阻塞性肺疾病的综合评估

（2）中医健康状态辨识：建立中医健康档案，依据"中医健康状态辨识"系统，确定健康状态，包括生理病理特点、体质、健康状态要素、疾病风险预警等。

（3）风险评估：对于有引起慢阻肺危险因素的高危人群，建议定期筛查，通过肺功能检查，及早诊断慢阻肺。对于高危人群，建议做健康体检，特别是常规肺功能检查项目。

3. 西医全科管理

（1）自助方案：自我管理包括戒烟，避免"二手烟"，避免或防止吸入粉尘、烟雾及有害气体，预防感冒，饮食调理，了解慢阻肺的基本知识，掌握舒缓呼吸困难的应对策略，正确使用吸入装置，早期识别急性加重、了解赴医院就诊的时机，社区医生定期随访等。这些内容通过自我管理可实现更好的干预。

1）缓解喘息气促的方法：当气喘或气促时，可采取以下舒缓的方法（图 10-3）：保持冷静，因为紧张只会令气喘加剧；找一个地方坐下或倚靠，稍作休息，让身体放松；用口呼口吸的方法，把空气深深吸入肺部，然后缓慢地呼气；尽量控制呼吸频率；当可控制呼吸频率时，改用鼻吸口呼；若气喘仍不能控制，可遵医嘱使用支气管扩张剂。

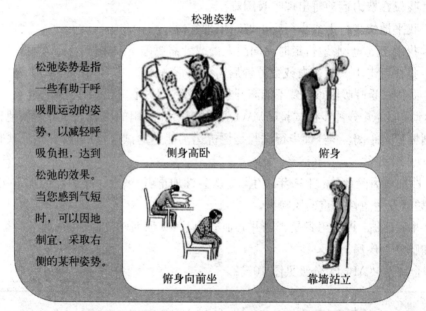

图 10-3　舒缓呼吸的方法

2）饮食调理：慢阻肺患者的饮食原则应为高热量、高蛋白质和高维生素，并补充适量无机盐。患者每日饮食摄入的热能应在 10000 千焦以上，可一日多餐，避免每餐吃得过饱，即少量多餐，提高总热量。除普通谷米、面食外，增加富含蛋白质的食物如牛奶、鸡蛋和瘦肉的摄入。另外，B 族维生素和维生素 C 可提高机体代谢能力，增进食欲，维护肺部及血管等组织的弹性；维生素 A 和维生素 E 可改善肺部防御功能。

（2）他助方案

1）急性发作期：主要治疗原则及方法：根据患者的临床症状、体征、血气分析和胸部影像学等指标评估病情的严重程度，采取相应的治疗措施。主要方法包括氧疗、药物治疗（抗生素、支气管扩张剂、糖皮质激素）、辅助治疗（包括维持液体和电解质平衡、补充营养、促进排痰）、鉴别及治疗合并症（冠心病、糖尿病和高血压等）及其并发症（如休克、弥漫性血管内凝血和上消化道出血等）。必要时使用机械通气治疗。

2）稳定期：主要治疗原则及方法：采用药物和非药物手段治疗，用于预防和控制症状，减少急性加重的频率和严重程度，提高运动耐力和生命质量。药物治疗应根据疾病的严重程度，逐步增加治疗，如没有出现明显的药物不良反应或病情恶化，则应在同一水平维持长期的规律治疗。根据患者对治疗的反应及时调整治疗方案。

① 药物治疗（图 10-4）：主要有支气管扩张剂（包括有 β_2 受体激动剂、抗胆碱药、茶碱类药物）、吸入糖皮质激素（ICS）、磷酸二酯酶-4（phosphodiesterase4，PDE-4）抑制剂及其他药物（祛痰药、抗氧化剂、免疫调节剂）等。支气管扩张剂是控制慢阻肺症状的主要措施，ICS 与长效 β_2 受体激动剂（ICS/LABA）联合治疗对中度到极重度的慢阻肺患者以及反复急性加重史的患者效果更好。根据慢阻肺不同的表型，目前有长效 β_2 受体激动剂、长效抗胆碱药（LABA/LAMA）上市。一般不推荐对慢阻肺患者采用长期口服激素及单一吸入激素治疗。

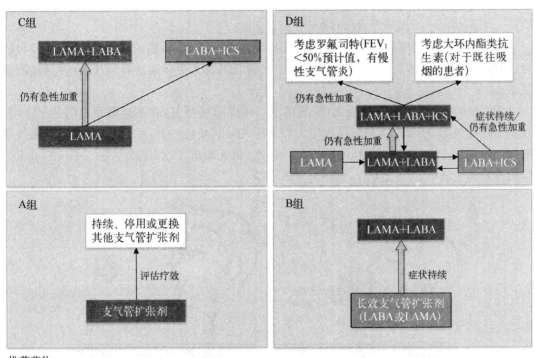

推荐药物 ⟹
对于主观症状和气流受限程度出入较大的患者，需要进一步评估

图 10-4　慢阻肺 GOLD 分级的药物治疗方法

② 非药物治疗：有氧疗、通气支持、康复治疗、外科治疗等。近年来呼吸康复已逐渐受到人们的重视，被认为与药物治疗同等重要，是慢阻肺管理的重要组成部分。

③ 呼吸康复：2013 年美国胸科学会（ATS）和欧洲呼吸协会（ERS）官方共识中，肺康复的定义为"在全面评价后给予患者的个体化综合干预治疗，包括但不局限于运动、教育、行为改变，以改善慢性呼吸系统疾病患者生理和心理状态，促进健康增进行为的长期坚

持"。在我国,广州医科大学附属第一医院广州呼吸健康研究院郑则广教授在 2016 年中国残疾人康复协会肺康复专业委员会中青组南宁会议上提出:将原来的肺康复发展成为呼吸康复,并定义为"呼吸康复是以患者健康状态的综合评估为基础,以预防各种能导致和(或)加重呼吸系统症状的诱因,或以改善呼吸系统症状为目标,所确定的个体化非药物管理措施"。呼吸康复的概念得到广泛的认可。呼吸康复的目的在于减轻慢阻肺患者的呼吸困难症状,提高运动耐力,改善生活质量,增加其参与社会活动能力,改善身心状态,使其成为自立的和有用的一员回归家庭和社会。呼吸康复适合于所有慢阻肺患者,对不同严重程度的慢阻肺患者都能改善其运动能力和健康相关的生活质量,中重度患者尤为明显。呼吸康复内容包括运动康复、有效的咳嗽咯痰训练、营养康复、心理教育、宣教、消除诱因等。

其中,运动康复包括呼吸肌肉的康复、上肢肌力耐力训练、下肢肌力耐力训练和全身有氧运动等。运动训练作为呼吸康复的基石,是 20 余年来迅速发展起来的全新的领域。

下面介绍两种呼吸训练方法。

a. 呼吸训练一:缩唇呼吸法(图 10 - 5)。

缩唇呼吸法是通过缩唇徐徐呼气(类似吹笛子),以提高气道内的压力,防止气道过早闭合,使肺内残留的气体更易排出,有助于下一次吸气时吸入更多的新鲜空气,改善身体的缺氧状态。

缩唇呼吸练习方法:用鼻吸气,缩唇做吹口哨样缓慢呼气,在不感到费力的情况下,自动调节呼吸频率、呼吸深度和缩唇程度。要求呼气时间要长一些,尽量多呼出气体,吸气和呼气的时间比在 1:2.5 或 1:3,每分钟 7~8 次,每天锻炼 2 次,每次 10~20 分钟,可习惯应用于日常生活中。

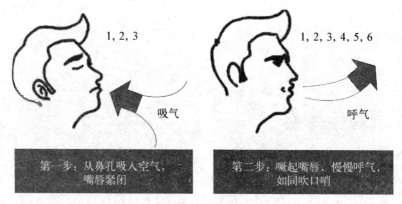

图 10 - 5 缩唇呼吸法

b. 呼吸训练二:腹式呼吸法(图 10 - 6)。

腹式呼吸练习方法:练习前,先选择一个舒适的姿势,一手放于腹部,另一手放于胸前,吸气时尽力挺腹,心数 1、2,呼吸时腹部内陷,尽量将气呼出,心数 1、2、3、4。用鼻吸气,用口呼气,缓呼深吸,不可用力。开始时每日 2 次,每次 10~15 分钟,熟练后可增加次数和时间,使之成为自然的呼吸习惯。

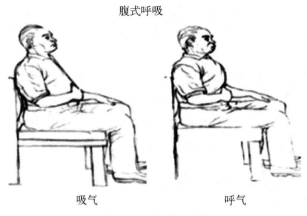

腹式呼吸

吸气　　　　　　　　呼气

图 10-6　腹式呼吸法

4. 中医健康管理

慢阻肺属中医学"咳嗽""肺胀""喘病""痰饮""哮病"等范畴。肺脏感邪,迁延失治,痰瘀稽留,损伤正气,肺脾肾虚损,正虚卫外不固,外邪易反复侵袭,诱使本病发作,其病理变化为本虚标实。急性加重期以实为主,稳定期以虚为主。慢阻肺急性加重期病机为痰(痰热、痰浊)阻或痰瘀互阻,常兼气虚或气阴两虚,虚实相互影响,以痰瘀互阻为关键。发作缓解期,病情稳定,痰瘀危害减轻,但稽留难除。此时正虚显露而多表现为气(阳)、阴虚损,集中于肺脾肾。气(阳)、阴虚损中以气(阳)为主,肺脾肾虚损以肾为主。故稳定期病机以气(阳)虚、气阴两虚为主,常兼痰瘀。

(1) **状态特征**:慢阻肺的病位证素有肺、肾、脾、心、肝、表、大肠等;病性证素有痰、气虚、阳虚、阴虚、血虚、湿、寒、饮、热(火)、气滞、血瘀等。

参照慢性阻塞性肺疾病中医诊疗指南(2011 版)、国家中医药管理局颁布的肺胀(慢性阻塞性肺疾病)中医诊疗方案等行业标准,确定中医辨证治疗方案,包括急性期、稳定期和中医特色治疗等。根据辨证的结果和系统推荐的方案,由健康管理师选择或另行确定中医干预方案,或推荐专家会诊。

1) 急性期:研究显示慢阻肺急性发作的病理性质为本虚标实,以肺、肾为主要病位证素,病性证素以痰、气虚、阳虚、阴虚、热为主。随着肺功能失常的加重,病位逐渐涉及脾和肾,病性方面实证从以痰、热为主到虚证、血瘀证逐渐显现,其中虚证以气虚为主。

2) 稳定期:稳定期的病位证素有肺、肾、脾、心、表、肝,虚性病性证素依次为气虚、阳虚、阴虚、血虚,实性证素依次为痰、热、血瘀、寒、湿、饮。慢阻肺随着病程的延长而由肺及肾进行演变,其病理损害逐渐加重,而病位证素脾和肾的病理损害随年龄的增长而加重。

(2) **辨证论治**

1) 急性期

① 风寒袭肺证

症状体征:咳嗽,喘息,痰白、清稀或带泡沫,咽痒,胸部胀闷,常伴恶寒发热、鼻塞、流清涕、头身疼痛,无汗,舌苔薄白,脉浮或浮紧。

治法:宣肺散寒,止咳平喘。

方药:三拗汤合止嗽散或华盖散加减。

常用药:麻黄、紫苏叶、半夏、橘红、杏仁、紫苏子、紫菀、白前等。表证重者加桂枝、白芷;寒痰阻肺,痰白清稀量多泡沫加细辛、生姜、白芥子、陈皮;咳喘重,胸满气逆加射干、前胡、厚朴。

变证:外寒内饮,症见咳嗽、喘息气急,痰多、稀薄色白泡沫,胸闷,无汗,肢体酸痛,鼻塞、流清涕,舌淡苔白滑,脉浮弦紧,方选小青龙汤加减;寒邪束表,肺有郁热,或表寒未解,内已化热,热郁于肺,症见喘咳上气、息粗鼻煽,咯痰黏稠,伴形寒身热,烦闷口渴,有汗或无汗,舌质红,苔薄白或黄,脉浮数或滑者,选用麻杏甘石汤加味。

② 痰浊阻肺证

症状体征:喘而胸满闷窒,甚则胸盈仰息,咳嗽痰多、黏腻色白,咯吐不利兼呕恶纳呆,口黏不渴,苔白厚腻,脉滑或弦滑。

治法:祛痰降逆,宣肺平喘。

方药:苏子降气汤合三子养亲汤加减。

常用药:紫苏子、前胡、白芥子、半夏、厚朴、陈皮、莱菔子、白术、茯苓、杏仁、款冬花、葶苈子等。

加减:痰壅喘急,不能平卧加葶苈子、皂角泻肺涤痰,或用控涎丹;感受风邪而发者加紫苏叶、防风、苍耳草、蝉蜕、地龙;痰湿较重、舌苔厚腻者,可加苍术、厚朴燥湿理气,以助化痰定喘;脾虚,纳少,神疲,便溏,加党参、白术健脾益气;痰从寒化,色白清稀,畏寒,加干姜、细辛;痰浊郁而化热,加黄芩、瓜蒌、浙贝母等。

变证:外感风寒诱发,痰从寒化为饮,喘咳,痰多黏白泡沫,属表寒里饮者,宗小青龙汤加减;饮郁化热,烦躁而喘,脉浮,方选小青龙加石膏汤;痰浊夹瘀,唇甲紫暗,舌苔浊腻者,方选涤痰汤加丹参、地龙、桃仁、红花、赤芍、水蛭;若见老年久咳,喘促、动则尤甚,咯痰色白,质稀有泡沫,或痰中咸味,舌苔薄干,尺脉沉细弱,寸关滑大濡,此为脾虚饮停,肾阴匮乏,可选用黑地黄丸加减。

③ 痰热壅肺证

症状体征:喘咳气涌,胸部胀痛,痰稠黏色黄,或有血痰,伴胸中烦闷,身热,有汗,口渴喜冷饮,咽干,面红,尿赤便秘,苔薄黄腻,脉滑数。

治法:清热化痰,宣肺止咳。

方药:越婢加半夏汤合桑白皮汤加减。

常用药:麻黄、石膏、桑白皮、黄芩、黄连、栀子、杏仁、贝母、半夏、紫苏子、知母、射干、瓜蒌皮等。

加减:痰多黏稠加鱼腥草、金荞麦根、蛤壳;喘不得卧,痰多便秘加大黄、葶苈子;痰热伤津,口干舌燥,加天花粉、知母、芦根以生津润燥;兼外感风热者,加金银花、连翘、薄荷。

变证:腑气不通,症见食少,大便燥结不通,糟粕久留而腑气不通,方选宣白承气汤加减;痰瘀交阻,原证基础上伴口干和(或)口苦,渴不欲饮,纳差,大便干,面色紫暗,唇甲青紫,舌偏淡暗或紫暗,可见瘀斑,舌下脉络曲张,苔白腻或微黄腻,脉弦滑或沉弦,方选桂枝茯苓丸、血府逐瘀汤或桃红四物汤加减。

④ 阳虚水泛证

症状体征:心悸,喘咳不能平卧,咯痰清稀,面浮,下肢浮肿,甚则一身尽肿,腹部胀满有水,脘痞,纳差,尿少,畏寒,面唇青紫,舌胖质暗,苔白滑,脉沉细。

治法:温肾健脾,化饮利水。

方药:真武汤合五苓散加减。

常用药物:附子、白芍、桂枝、茯苓、白术、生姜、猪苓、泽泻。水肿势剧,上凌心肺,心悸,喘满,倚息不得卧则加沉香、牵牛子、花椒目、葶苈子;血瘀甚,发绀明显,加泽兰、红花、益母草、丹参、赤芍。

变证:若患者上证并见冷汗淋漓,四肢冰冷,面色㿠白或萎黄、灰败,唇、舌、指甲青紫,口鼻气冷,喘息抬肩,口开目闭,二便失禁,神志昏糊,气息奄奄,脉象沉微迟弱之亡阴、亡阳之证,可用四逆汤回阳救逆、益气固脱。

2)缓解期

① 肺气虚证

症状体征:咳声低弱无力,气短不足以息,气喘短促,咯痰色白量多,面白少华,畏风,自汗,神疲懒言,平素易反复感冒,且缠绵难已,舌淡苔薄,脉细弱。

治法:补肺益气。

方药:玉屏风散合补肺汤加减。

常用药:党参、黄芪、白术、防风、五味子、炙甘草、紫菀等。

加减:气阴两虚用生脉散;偏阴虚者加补肺养阴之品,如沙参、麦冬、玉竹、百合等;咳嗽痰多,舌苔白腻者,加法半夏、茯苓;寒热起伏,营卫不和者,加桂枝、白芍;吐痰稀薄,色白量多,加干姜、细辛;肢冷畏寒者,加附子。

② 肺脾气虚证

症状体征:咳声低弱无力,气短不足以息,气喘短促,咯痰色白量多,面色少华,畏风,自汗,神疲懒言,纳少,便溏,舌淡嫩或有齿痕,舌苔薄白,脉沉细或沉缓或细弱。

治法:补肺健脾,降气化痰。

方药:六君子汤加减。

常用药:党参、白术、茯苓、甘草、陈皮、半夏、大枣等。

加减:表虚自汗,易感冒者,加黄芪、防风;怕风,恶寒,加桂枝、白芍;痰多者,加前胡、杏仁、桔梗;便溏者,加干姜。

变证:若见食少便溏,腹中气坠,方选补中益气汤。

③ 肺肾气虚证

症状体征:呼吸浅短难续,咳声低怯,甚则张口抬肩,倚息不能平卧,腰膝酸软,咳嗽、痰白如沫,咯吐不利,胸闷心慌,形寒汗出,舌淡或,苔白润,脉沉细无力。

治法:补肺纳肾,降气平喘。

方药:平喘固本汤合参蛤散加减。

常用药:党参(人参)、黄芪、炙甘草、五味子、冬虫夏草、胡桃肉、沉香、灵磁石、紫苏子、款冬花、法半夏、橘红、蛤蚧等。

加减:血瘀可加桃仁、川芎、水蛭活血化瘀;若肺虚有寒,畏寒,舌质淡,加桂枝、细辛温阳散寒;兼气阴两虚,加生脉散。

变证:肾阳虚选用金匮肾气丸温补肾阳,用于喘息短气、形寒肢冷、跗肿,酌加冬虫夏草、胡桃肉、紫河车、仙茅、淫羊藿、沉香、紫石英以温肾纳气平喘；面色苍白，冷汗淋漓，四肢厥冷，血压下降，脉微欲绝等喘脱危象者，急加参附汤送服蛤蚧粉或黑锡丹补气纳肾、回阳固脱（另参附注射液也可酌情选用）。

④ 肺肾阴虚证

症状体征：干咳呛咳，咳声短促，喘促气急，痰少质黏难咯，或见痰中带血，腰酸耳鸣，面红烦热，口干咽燥，舌红少津，脉细数无力。

治法：养阴滋肾，纳气定喘。

方药：金水六君煎或七味都气丸加减。

常用药：当归、熟地黄、陈皮、半夏、茯苓、炙甘草、山茱萸、泽泻、牡丹皮、怀山药、麦冬、五味子、诃子等。

加减：肾阴虚甚而喘剧，加龟甲胶、冬虫夏草、胡桃肉；若眩晕耳鸣，咽干鼻燥，腰膝酸痛较重，则原方加二至丸；左归丸、参麦注射液也可酌情选用。

（3）自助方案：针对不同健康状态要素，系统推荐自助干预方案，健康管理师对方案进行确认优化，包括情志调摄、起居调摄、饮食调养、呼吸引导、穴位保健、音乐调理等。

1）情志调摄：宜保持平和的心态。可根据个人爱好，选择弹琴、下棋、书法、绘画、听音乐、阅读、旅游、种植花草等放松心情。

2）饮食调养：根据患者的不同症状，辨证施膳，通过调整饮食来调理脏腑功能，促进身体健康和疾病的康复。急性期多系外邪所引起，根据感邪寒热不同选择药食同源之品予以调理，不能过早滋腻补养；缓解期多正气不足，多脏虚弱，应以调补为主。夏季宜清补，冬季可温补。

常用食疗方如下。

① 白果苏子瘦肉汤：白果 10 g，紫苏子 10 g，猪瘦肉 150 g。白果去壳，去心，洗净；猪肉切片，洗净；清水适量，将白果、紫苏子、猪肉一并放入锅中，煮 1 小时，食盐少许调味即可。功效：敛肺、止咳、平喘。适用于肺气不敛的患者。

② 百合黄芪粥：黄芪 15 g，粳米 100 g，百合 30 g，冰糖适量。黄芪洗净切片，加水1000 mL 煎半小时，去渣留汁于锅中，再将粳米、百合放入，小火慢熬至将粥成时，下冰糖，熬至糖溶粥成。功效：补肺健脾，滋阴补肾。适用于老年支气管炎、肺气肿患者。

③ 贝母粳米粥：贝母 10 g，粳米 50 g，冰糖适量。将贝母去心研磨，先用粳米、冰糖煮粥煮至米开汤稠时，取贝母粉调入粥中，改文火稍煮片刻，粥稠即停火。功效：清肺化痰止咳。适用于肺气肿患者。

④ 莲实薏仁羹：莲子 30 g，芡实 30 g，薏苡仁 50 g，龙眼肉 10 g。将莲子、芡实和薏苡仁一起用适量冷水浸泡 30 分钟，放入龙眼肉，上锅煮开后转文火煮至烂熟。出锅前据个人口味加适量蜂蜜调味。功效：莲子、薏苡仁、芡实三者为粥能够健脾化湿，龙眼肉大补元气，兼蜂蜜能润肺止咳，此粥亦为美容药膳。一般人群均可服用。

⑤ 百合红枣银杏羹：百合 50 g，红枣 10 g，白果 50 g，牛肉 300 g，生姜 2 片，盐少许。牛肉切片后飞水去沫备用，白果洗净、去皮后备用，百合、红枣洗净，红枣去核后备用，生姜切片备用。砂锅内放入适量清水，加入百合、红枣、白果和生姜，中火煲约 10 分钟（百合将熟）时加入牛肉片，煮至牛肉熟即可，出锅前加入适量盐调味。功效：补血养阴，滋润养颜，润肺益

气。一般人群均可服用。

3）起居调摄：包括顺应四时气候，慎起居，避风寒。

4）运动保健：可选用六字诀、太极拳、八段锦、呼吸引导操等。

① 六字诀：即六字诀养生法，是我国古代流传下来的一种养生方法，为吐纳法。它的最大特点是强化人体内部的组织功能，通过呼吸导引，充分诱发和调动脏腑的潜在能力来抵抗疾病的侵袭，对增强体质及预防慢阻肺的急性加重具有重要作用。六字诀分为"嘘、呵、呬、吹、呼、嘻"，其功法吐纳导引、内外兼修、舒缓圆活、动静结合。有歌曰："春嘘明目夏呵心，秋呬冬吹肺肾宁。四季常呼脾化食，三焦嘻出热难停。发宜常梳气宜敛，齿宜数叩津宜咽。子欲不死修昆仑，双手摩擦常在面。"

② 太极拳：太极拳是结合易学的阴阳五行之变化、中医经络学、古代的导引术和吐纳术形成的一种内外兼修、柔和、缓慢、轻灵、刚柔相济的拳术。其针对习练者的意、气、形、神的锻炼，非常符合人体生理和心理的需求，对人类个体身心健康以及人类群体的和谐共处有着极为重要的促进作用，特别是对患者呼吸功能和免疫功能的提高具有积极的改善作用。太极拳锻炼可减轻患者的呼吸困难程度，提高患者的生存质量。

③ 八段锦：八段锦作为诸多健身气功功法之一，不仅遵循了健身气功三调合一的固有规律，而且具有自身的功法特点。八段锦锻炼能使人体大脑皮质不断有序化，且能使皮质下中枢得到相应的调整，使人体的神经系统与内分泌系统渐处于平衡稳定状态。实践表明，人们长期进行八段锦锻炼可改善不良心理状态，疏通经络气血，具有保精、养气和存神的作用。精、气、神是人生命中的三宝，也是人体免疫功能的物质基础。由于以上多方面的综合作用，人体的神经、内分泌、免疫三大系统间相互作用、相互制约，逐渐优化整合机体的自稳状态，对提高人体身心健康水平具有积极效果。

④ 呼吸引导操：呼吸导引操是河南中医药大学第一附属医院呼吸团队在国家中医药行业专项课题资助下研发的中医肺康复技术，是在中医"形神合一""天人合一"的整体观指导下，以阴阳、五行、脏腑、经络、精气神等学说为基础，创编出的一项新的肺康复技术。该技术能够提高患者 6 分钟步行距离，增强患者的运动耐力，改善呼吸困难的程度，改善患者咳嗽、咯痰、喘息、气短、乏力等症状，且该技术安全性好，简便易学，适宜推广应用。

5）经络调理：包括穴位按摩、耳穴压豆等。

① 穴位按摩：大椎、肺俞、肾俞、命门、膻中、中脘、关元、气海、足三里、三阴交等。

② 耳穴贴压：选取肺、肾、心、气管、平喘、皮质下，用王不留行贴压耳穴。

6）音乐疗法：依据辨识结果选择。

（4）中医特色疗法

1）经络疗法：包括针法、灸法、中药外敷、拔罐。

① 针法：主穴为肺俞（双）、大椎、风门（双）。咳甚者，配尺泽、太渊；痰多者，配丰隆、足三里、中脘；体虚易感冒者，配足三里；痰壅气逆者，配天突、膻中；肾虚失纳之虚喘者，配肾俞、关元、太溪；心悸者，配心俞、内关。

② 灸法：平时宜常艾灸大椎、肺俞、肾俞、命门、足三里、三阴交，适用于外寒内饮及气虚、阳虚之证。

其中督脉灸是指于督脉（大椎穴至腰俞穴）施以"隔姜灸"，可振奋人体阳气，激发协调诸经,发挥经络内连脏腑、外络肢节,沟通内外,运行气血,平衡阴阳,抗御病邪,调整虚实的功效,从而达到治疗疾病和预防保健的目的。督脉灸适用于虚寒型患者。

③中药外敷:中药外敷是将相关的中药研末,加入蜂蜜或姜汁调匀,敷贴于体表一定穴位或双侧肺部的一种疗法。本法属于中医学中外治法的一种,具有效果显著、操作简便、使用安全、无毒副作用的特点。中药外敷,不仅可以通过穴位刺激治疗咳喘,而且通过透皮给药技术,可以使药物直接作用于病位。

④穴位敷贴:穴位可选大椎、肺俞、心俞、膈俞、肾俞、命门、膻中、中脘、关元、气海、足三里、三阴交等。稳定期患者按照时令特点进行"三伏贴"与"三九贴"效果更佳。

⑤拔罐:拔罐疗法具有温通经络、行气活血、消肿止痛等作用,具有简单易行的特点。通过辨证取穴进行拔罐对慢阻肺急性期、稳定期均具有一定的效果,可选用背俞穴进行拔罐。

2)膏方:膏方是中医师在大剂复方汤剂的基础上,根据人的不同体质、不同临床表现而确立不同处方,经浓煎后掺入某些辅料而制成的一种稠厚状半流质或冻状剂型,有补虚扶弱、抗衰延年、调整状态、防病治病的作用。膏方适宜冬令进补,可选用玉屏风散、六君子汤、补肺汤、七味都气丸、百合固金汤、人参蛤蚧散等方剂加减,加入阿胶、鹿角胶、蜂蜜、冰糖制作而成。

5. 随访

随诊时应强调自助与他助相结合,让患者了解该种治疗可能出现的副作用,一旦出现,应及早报告;向患者解释自助的重要性,使之理解中医健康管理的意义,自觉地付诸实践,长期坚持。随访间隔:稳定期患者每1～3个月安排一次随访,评估慢阻肺患者中医健康状态的变化情况、病情严重程度的变化(CAT评分、mMRC、6分钟步行距离等),每6～12个月安排一次肺功能复查、急性发作风险等,并及时调整自助和他助方案。

6. 评估反馈

患者开始治疗一段时间后,应评估治疗的依从性和影响因素,检查吸入装置的使用情况和正确性,询问其他有效干预措施的依从性(如戒烟、呼吸康复、呼吸引导等),评估慢阻肺患者中医健康状态的变化情况、病情严重程度的变化(CAT评分、mMRC、6分钟步行距离、肺功能、急性发作风险),并及时调整自助和他助方案。

7. 三级预防

一级预防:寻找发生慢阻肺的高危人群,针对易感人群采取必要的预防措施。其包括尽早查明与慢阻肺易感性有关的遗传学因素及其他因素,控制吸烟,防止和治理空气污染,减少职业性危害。

二级预防:包括对无症状的慢阻肺高危人群进行定期普查,以尽早检出早期病变者;戒烟;深入研究慢阻肺早期发生发展的机制,从而开发出一些能够逆转、改善气道组织功能障碍的治疗方法。

三级预防:包括继续强化戒烟,改善患者的营养状态,应用中医药提高机体免疫力,改善机体内环境,预防、减少呼吸道感染,接种流感疫苗和肺炎球菌疫苗,减少急性发作,减缓疾病进展速度,加强康复锻炼。对于低氧者,可进行家庭氧疗。对于慢阻肺患者及其家庭,可进行系统教育和长期系统管理。

(四) 慢性阻塞性肺疾病健康管理病案

1. 慢性阻塞性肺疾病患者建档

杨某,男,62岁,2017年7月3日初诊。

主诉:反复咳嗽、咳痰、气喘6年。

现病史:患者6年前无明显诱因出现反复咳嗽、咳痰、痰量少、痰黏难咳,气喘,于活动后明显,症状逐渐加重,每遇外感时加重,未重视及治疗,上述症状反复出现。刻诊:反复咳嗽、咳痰,气喘,纳寐可,口干,伴腰酸,小便尚调,大便干。舌暗红,苔剥,脉弦细。身高168 cm,体重53 kg,BMI 18.8 kg/m²。吸烟指数:每月45包。

既往史:否认糖尿病、高血压等病史。家族史无特殊。

过敏史:否认食物、药物过敏史。

诊断:① 西医诊断:慢性阻塞性肺气肿;慢性支气管炎。② 中医诊断:喘病,肺肾气阴两虚证。

2. 三观信息采集

四诊信息采集:咳嗽,咳痰,量少,痰黏难咳;气喘,活动明显受限;口干,伴腰酸,小便尚调,大便干。形体消瘦,舌暗红,苔剥,脉弦细。

辅助检查:肺功能:FEV$_1$ 0.89 L, FEV$_1$% 31.2%,FEV$_1$/FVC 25.1%。胸部CT:慢性支气管炎,肺气肿,肺大泡,主动脉壁及冠脉钙化。心电图:正常心电图。血常规、生化全套:未见明显异常。CAT评分:14分。mMRC:3级。上一年急性加重史:5次。6分钟步行试验:358 m。合并症:无。综合评估:D级。

3. 健康状态辨识

生理病理特点:慢阻肺是由小气道疾病(阻塞性支气管炎)和肺实质破坏(肺气肿)共同引起慢性气流受限为特征的疾病。

体质:阴虚体质。五行体质:土型体质。阴阳体质:属阴性体质。

健康状态要素:病位:肺254.4,肾149.6。病性:气虚239.4,阴虚88.4,阳虚164.9,痰156。

4. 处方

(1) 自助方案

1) 饮食调理:加强营养,增加蛋白质摄入,配合药膳食疗如百合红枣银杏羹、百合黄芪粥等。

2) 起居调摄:起居规律,按时睡眠和起床,保证每天8个小时的睡眠时间,工作之余进行适当的体力劳动和运动。

3) 健康教育:发放慢阻肺健康教育手册,让患者了解慢阻肺的基本常识,指导吸入装置的使用方法。

4) 呼吸康复训练:缩唇呼吸联合腹式呼吸法。

(2) 他助方案

1) 西医治疗:沙美特罗替卡松粉吸入剂(规格50 μg/500 μg),吸入,每次1吸,每日2次,共28天;噻托溴铵粉吸入剂,18 μg,吸入,每次1吸,共28天;氨溴索,30 mg,每日3次,口服,共28天;多索茶碱片,0.2 g,每日2次,口服,共28天。

2) 中医治疗：肺肾气阴两虚证治法：补肺益肾，养阴化痰。

方药：金水六君煎加减。

当　归 10 g	熟地黄 15 g	陈　皮 6 g	半　夏 10 g	茯　苓 15 g
炙甘草 6 g	山茱萸 10 g	黄　精 10 g	山　药 15 g	太子参 10 g
麦　冬 10 g	五味子 6 g	菟丝子 10 g	桃　仁 10 g	

共 28 剂，每日 1 剂，每日 2 次，分早、晚服。

5. 随访

二诊：患者咳嗽减轻、咯痰减少，痰黏难咳、气喘较前稍减轻，吸入沙美特罗替卡松粉吸入剂感到咽喉不适。嘱其继续戒烟，加强营养、增加蛋白质摄入，配合药膳食疗，保持心情舒畅，呼吸引导，穴位保健。西药：同前，吸入沙美特罗替卡松粉吸入剂后注意漱口。中药：上方加川贝母 10 g，共 28 剂。服药后记录不适及急性加重情况。

三诊：患者服药及遵循健康处方治疗后上述症状较前缓解，痰少，大便偏干。嘱其继续之前的健康管理处方。中药：上方去半夏、陈皮，加牡丹皮 10 g，玄参 10 g，共 28 剂。服药后记录不适及急性加重情况。

四诊：患者服药及遵循健康处方治疗后咳嗽、咳痰减轻，运动耐量增加，可长距离慢行。患者对自助、他助指导无诉不适，症状、评估结果较前明显改善，治疗有效。随访后建议：音乐疗法可听秋日养生曲，如钢琴曲《秋日私语》；食疗建议燕窝炖冰糖；呼吸引导可选八段锦；中药改为六味地黄丸。

五诊：患者服药及遵循健康处方治疗后咳嗽、咳痰减轻，运动耐量增加，可到室外活动，保持心情舒畅，对疾病有信心。嘱其注意保暖，避免感冒；药膳可选用鸭母炖熟地黄、枸杞子等；音乐疗法可选择《春江花月夜色》《渔樵晚唱》等；中药暂停，改膏方调理（用七味都气丸合人参蛤蚧散，加入阿胶、鳖甲胶、蜂蜜、冰糖制作熬成膏，每次 1 勺，温开水冲服，每日 2 次，共 3 个月）；余处方同前。

6. 评估反馈

患者经半年的随访、个性化治疗后症状较前明显缓解，病情趋向稳定，活动耐力增加，生活质量提高，治疗效果佳。病情严重程度评估：CAT 评分：8 分。mMRC：2 级。急性加重次数：0 次。6 分钟步行试验：414.4 米。合并症：无。复查肺功能：FEV_1 为 1.02 L，FEV_1% 为 35.8%，FEV_1/FVC% 为 28.7%。综合评估：B 级。

目前患者临床症状改善，肺功能稳定，无反复急性加重，故可继续进行上述适合他本人的自助、他助等个性化治疗，每年定期复查肺功能、CAT 评分、mMRC、6 分钟步行试验、急性加重次数及健康状态辨识等情况。

参 考 文 献

[1] Chen Wang, Jianying Xu, Lan Yang, et al. Prevalence and risk factors of chronic Obstructive pulmonary disease in China (the China Pulmonary Health [CPH] study)：a national cross-sectional study[J]. The Lancet, 2018, 391(10131): 1706 - 1717.

[2] 包鹤龄, 方利文, 王临虹. 1990—2014 年中国 40 岁及以上人群慢性阻塞性肺疾病患病率 Meta 分析[J]. 中华流行病学杂志, 2016, 37(1)：119 - 124.

［3］　Yang G，Wang Y，Zeng Y，et al. Rapid health transition in China，1990 - 2010：findings from the Global Burden of Disease Study 2010［J］. Lancet，2013，381(9882)：1987 - 2015.

［4］　Yin P，Wang H，Vos T，et al. A Subnational Analysis of Mortality and Prevalence of COPD in China From 1990 to 2013：Findings From the Global Burden of Disease Study 2013［J］. Chest，2016，150(6)：1269 - 1280.

［5］　中华医学会呼吸病学分会慢性阻塞性肺疾病学组. 慢性阻塞性肺疾病诊治指南(2013 年修订版)［J］. 中华结核和呼吸杂志,2013,36(4)：255 - 264.

［6］　慢性阻塞性肺疾病评估论坛专家组. 慢性阻塞性肺疾病病情严重程度评估系统在中国应用的专家共识［J］. 中华结核和呼吸杂志,2013,36(6)：476 - 478.

［7］　郑则广,胡杰英,刘妮. 呼吸康复治疗研究进展 2017［J］. 中国实用内科杂志,2018,38(5)：393 - 396.

［8］　中华中医药学会内科分会肺系病专业委员会. 慢性阻塞性肺疾病中医诊疗指南［S］. 2011 版. 中医杂志,2012,53(1)：80 - 84.

［9］　洪敏俐. 慢性阻塞性肺疾病稳定期证素分布、兼杂特征及愈肺宁方对慢性阻塞性肺疾病稳定期证素的影响［D］. 福州：福建中医药大学,2018.

［10］　孔令怡. 慢性阻塞性肺疾病急性加重期中医证候要素分布规律临床研究［D］. 北京：北京中医药大学,2015.

［11］　杨宝江. 慢性阻塞性肺疾病急性加重期中医证候要素与病情严重程度的相关性研究［D］. 北京：北京中医药大学,2010.

［12］　刘燕鸿. 慢阻肺稳定患者中医证素分布规律及其与诱导痰 IL - 8 的相关性研究［D］. 福州：福建中医药大学,2013.

［13］　柯庚申,洪敏俐,李灿东,等. COPD 中医病位证素分布规律及其与病程、年龄的相关性研究［J］. 中医学报,2014,29(2)：186 - 188.

［14］　高晓平. 呼吸系统疾病食疗智慧［M］. 北京：中国医药科技出版社,2012.

［15］　周仲英. 中医内科学［M］. 第 7 版. 北京：中国中医药出版社,2007.

［16］　苏强,陈海涛. 史锁芳教授运用黑地黄丸治疗慢性阻塞性肺疾病的经验［J］. 浙江中医药大学学报,2009,33(6)：821 - 822.

［17］　孙其新. 李可医论专辑［M］. 北京：人民军医出版社,2014.

［18］　张丽,杨英豪,刘姝,等. 督脉灸疗法的理论基础及临床应用［J］. 中医临床研究,2017,9(18)：113 - 115.

［19］　王檀,赵东凯. 中药外敷治疗慢性阻塞性肺疾病(COPD)稳定期(肺肾气虚型)56 例临床分析［J］. 中国医药指南,2010,10(21)：241 - 242.

［20］　肖伟,汪瑛,孔红兵,等. 背俞穴拔罐对慢性阻塞性肺疾病稳定期患者免疫功能的影响［J］. 安徽中医学院学报,2010,29(5)：37 - 39.

［21］　许璧瑜. 浅谈慢性阻塞性肺疾病的三级预防策略［J］. 全科护理,2008,6(35)：3224 - 3226.

（洪敏俐）

二、冠心病的健康管理

冠状动脉粥样硬化性心脏病(coronary atherosclerotic heart disease)指冠状动脉粥样硬化使血管腔狭窄或阻塞,或(和)因冠状动脉功能性改变(痉挛)导致心肌缺血缺氧或坏死而引起的心脏病,统称为冠状动脉性心脏病(coronary heart disease),简称冠心病,亦称缺血性心脏病(ischemic heart disease)。本病多发生在 40 岁以后,男性多于女性,脑力劳动者较多。

(一) 流行病学特征

冠状动脉粥样硬化性心脏病是严重危害人民健康的常见病,多发生在 40 岁以后,男性多于女性(绝经后与男性相当)。本病欧美发达国家较多见,美国约有 700 万人患病,每年约有 50 万人死于本病,占人口死亡数的 1/3~1/2,占心脏病死亡数的 50%~75%。近年来,该病在我国有逐年增长的趋势。20 世纪 70 年代北京、上海、广州本病的人口死亡率分别为 21.7/10 万、15.7/10 万和 4.1/10 万;20 世纪 80 年代分别增至 62.0/10 万、37.4/10 万和 19.8/10 万;20 世纪 90 年代我国城市男性本病死亡率为 49.2/10 万,女性为 32.2/10 万。

(二) 冠心病的诊断及临床表现

1. 冠心病的诊断

冠心病的诊断主要靠临床表现,当一个具有冠心病发病基础(年龄较大,多重危险因素)的患者出现具有下列特征的胸痛时,要高度怀疑冠心病。

(1)疼痛部位:胸骨后。

(2)放射:向下颌、左上肢、左肩放射。

(3)性质:压榨性,烧灼样。

(4)持续时间:多为 1~5 分钟,不超过 15 分钟。

(5)诱因:劳累、寒冷或饱餐。

(6)缓解方式:休息,舌下含化硝酸酯类(1~3 分钟)。

2. 冠心病的临床表现

1979 年 WHO 曾将之分为隐匿型、心绞痛型、心肌梗死型、心力衰竭型(缺血性心肌病)、猝死型五个类型。近年来临床医学家趋于将本病分为急性冠脉综合征(acute coronary syndrome,ACS)和慢性冠脉病(chronic coronary artery disease,CAD)两大类。ACS 包括不稳定型心绞痛(unstable angina,UA)、非 ST 段抬高性心肌梗死(non-ST-segment elevation myocardial infarction,NSTEMI)和 ST 段抬高性心肌梗死(ST-segment elevation myocardial infarction,STEMI),也有将冠心病猝死也包括在内者;CAD 包括稳定型心绞痛、冠脉正常的心绞痛、无症状性心肌缺血和缺血性心力衰竭(缺血性心肌病)。临床最常见的是心绞痛型,最严重的是心肌梗死和猝死两种类型。在此重点介绍心绞痛和心肌梗死。

(1)心绞痛:是一组由于急性暂时性心肌缺血、缺氧所起的综合征。其临床表现具体如下。

1)在胸骨体中段或上段之后有压迫窒息感、闷胀感、剧烈的烧灼样疼痛,一般疼痛持续 1~5 分钟,偶有长达 15 分钟,可自行缓解。

2)疼痛常放射至左肩、左臂前内侧直至小指与无名指,或至颈、咽或下颌部。

3)疼痛多发生在体力活动增加、过度的精神刺激,导致心脏负担加重时,而不是在一天劳累之后。在休息或舌下含服硝酸甘油数分钟后即可缓解或消失。

4)疼痛发作时,可伴有(也可不伴有)虚脱、出汗、呼吸短促、忧虑、心悸、恶心或头晕症状。

(2)心肌梗死:为冠心病的危急症候,通常多有心绞痛发作频繁和加重作为基础,也有无心绞痛史而突发心肌梗死的病例(此种情况最危险,常因没有防备而造成猝死)。心肌梗死是在冠状动脉病变的基础上,冠状动脉血供突然减少或中断,使相应心肌发生严重而持久的缺血、损伤和坏死。其临床表现具体如下。

1)疼痛:是最先出现的症状,多发生于清晨,突发时胸骨后或心前区剧痛,向左肩、左臂或他处放射,且疼痛持续半小时以上,经休息和含服硝酸甘油不能缓解。

2)全身表现:呼吸短促,头晕,恶心,多汗,皮肤湿冷、灰白,脉搏细微,重病病容。

3)胃肠道症状:疼痛剧烈时常伴有频繁的恶心、呕吐和上腹胀痛,重症者可发生呃逆。

4)心律失常:见于75%～95%的患者,多发生在起病1～2天,而以24小时内最多见。

5)大约有1/10的患者其唯一表现是晕厥或休克。

(三)冠心病健康管理内容

1. 管理目标与原则

(1)管理目标:① 迅速有效地缓解和消除急性发作症状。② 调整整体功能状态,消除诱发冠心病的因素,预防冠心病发作及伴发的其他相关疾病。

(2)管理原则:分期、分级、联合、综合,即根据冠心病发病的不同时期、不同严重程度,多种药物联合,注重整体状态,突出个性化管理。

2. 管理服务流程(图10-7)

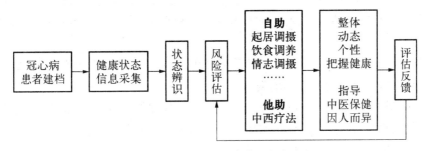

图10-7　冠心病的健康管理服务流程

(1)三观信息采集:应用中医健康管理系统,采集三观(宏观、中观、微观)信息,包括四诊信息采集、心电图检查(静息心电图、心电图负荷试验、动态心电图等)、放射性核素检查、影像学检查(冠状动脉造影、心脏超声造影、血管镜检查、冠状动脉内超声显像等)等,以提供有效的相关资料。

(2)中医健康状态辨识:建立中医健康档案,依据“中医健康状态辨识”系统,确定健康状态,包括生理病理特点、体质、健康状态要素、疾病风险等。

(3)风险评估:除了对冠心病患者进行疾病风险预警外,尚需对一般健康管理人群进行冠心病风险评估,其中最直接的危险因素是冠状动脉粥样硬化。冠状动脉粥样硬化的高危人群包括高龄、高血压、高脂血症、糖尿病、肥胖、吸烟、缺乏体力活动等。对于高危人群,建议定期进行筛查,通过影像学检查,及早发现冠状动脉粥样硬化。

(4)中医药保健指导:针对不同健康状态要素,系统推荐自助干预方案,健康管理师对方案进行确认优化,包括情志调节、饮食调养、起居调摄、运动保健、穴位调养、音乐调理等方面的中医药保健指导。

3. 西医全科管理

（1）治疗目标：① 迅速有效地缓解和消除急性发作症状。② 预防冠心病的发作。③ 预防冠状动脉粥样硬化的发生。若已经发生的，应服用调整血脂、抗血小板、溶血栓和抗凝的药物积极治疗，防止病变发展并争取逆转。④ 治疗其他伴发的相关疾病。目前冠状动脉粥样硬化与冠心病的治疗强调其长期治疗的目标是对动脉粥样硬化危险因素采取针对性措施，防止冠状动脉病变进展，使用药物或手术方法防治心肌缺血、心力衰竭或严重心律失常的发生。

（2）自助方案：对于初次诊断患者，根据状态辨识结果分析致病风险因素，指导未患冠心病的人预防各种危险因素，改变生活习惯，禁饮酒，多饮水，防止肥胖与超重，保持理想体重；控制高血压、糖尿病、高血脂，适当地进行体力劳动和体育活动等，从而预防或延缓发生冠心病；情绪管理，配合药膳食疗等。

（3）他助方案

1）心绞痛的治疗

① 发作时的治疗

a. 休息：发作时立刻休息，一般患者在停止活动后症状即可消除。

b. 药物治疗：较重的发作，可使用作用较快的硝酸酯制剂。这类药物除扩张冠状动脉，降低阻力，增加冠状循环的血流量外，还通过对周围血管的扩张作用，减少静脉回流心脏的血量，降低心室容量、心腔内压、心排向量和血压，减低心脏前后负荷和心肌的需氧，从而缓解心绞痛。

硝酸甘油：可用 0.3～0.6 mg，置于舌下含化，药物迅速为唾液所溶解而吸收，1～2 分钟即开始起作用，约半小时后作用消失。

硝酸异山梨酯：可用 5～10 mg，舌下含化，2～5 分钟见效，作用维持 2～3 小时，还有供喷雾吸入用的制剂。在应用上述药物的同时，可考虑用镇静药。

② 缓解时的治疗

a. 避免各种诱发冠心病的因素，注意一次进食不应过饱，禁止烟酒。调整日常生活与工作量；减轻精神负担；保持适当的体力活动。

b. 药物治疗：使用作用持久的抗心绞痛药物，以防心绞痛发作。

β受体阻滞剂：如美托洛尔，25～100 mg，每日 2 次；缓释片 95～190 mg，每日 1 次。

硝酸酯制剂：如硝酸异山梨酯片剂或胶囊，口服，每次 5～20 mg，每日 3 次，服后半小时起作用，持续 3～5 小时；缓释制剂药效可维持 12 小时，可用 20 mg，每日 2 次。

钙通道阻滞剂：如维拉帕米，40～80 mg，每日 3 次，或缓释剂，每日 240 mg。

曲美他嗪：20 mg，每日 3 次，饭后服。

2）心肌梗死的治疗

① 监护和一般治疗

a. 休息：急性期卧床休息；减少探视，防止不良刺激，解除焦虑。

b. 监测：在冠心病监护室进行心电图、血压和呼吸的监测，除颤仪应随时处于备用状态。对于严重泵衰者还应监测肺毛细血管压和静脉压，密切观察心律、心率、血压和心功能的变化。

c. 吸氧：对有呼吸困难和血氧饱和度降低者，最初几日应间断或持续通过鼻管面罩吸氧。

d. 护理：急性期 12 小时卧床休息。若无并发症，24 小时内应鼓励患者在床上行肢体活动；若无低血压，第 3 天就可在病房内走动；心肌梗死后第 4～5 天，逐步增加活动直至每天 3 次步行，共步行 100～150 m。

e. 建立静脉通道：保持给药途径畅通。

f. 阿司匹林：无禁忌证者即服水溶性阿司匹林或嚼服肠溶阿司匹林 150～300 mg，然后每日 1 次，3 日后改为 75～150 mg，每日 1 次，长期服用。

② 解除疼痛：选用药物尽快解除疼痛。如哌替啶 50～100 mg 肌内注射或吗啡 5～10 mg 皮下注射，必要时 1～2 小时后再注射 1 次，以后每 4～6 小时可重复应用。

③ 再灌注心肌：起病 3～6 小时，最多在 12 小时内，使闭塞的冠状动脉再通，心肌得到再灌注，濒临坏死的心肌可能得以存活或使坏死范围缩小，减轻梗死后的心肌重塑。如介入治疗、溶栓疗法：尿激酶（urokinase，UK）30 分钟内静脉滴注 150 万～200 万 U。

④ 消除心律失常

a. 如发生心室颤动或持续多形性室性心动过速时，尽快采用非同步直流电除颤或同步直流电复律。

b. 一旦发现室性期前收缩或室性心动过速，立即用利多卡因 50～100 mg 静脉注射，每 5～10 分钟重复 1 次，至期前收缩消失或总量已达 300 mg，继以 1～3 mg/min 的速度静脉滴注维持（100 mg 加入 5％ 葡萄糖液 100 mL，滴注 1～3 mL/min）。

c. 对缓慢性心律失常可用阿托品 0.5～1 mg 肌内或静脉注射。

d. 房室传导阻滞发展到第二度或第三度，伴有血流动力学障碍者，宜用人工心脏起搏器做临时的经静脉心内膜右心室起搏治疗，待传导阻滞消失后撤除。

e. 室上性快速心律失常选用维拉帕米等药物治疗，当药物不能控制时，可考虑用同步直流电复律治疗。

⑤ 控制休克

a. 补充血容量：用右旋糖酐 40 或 5％～10％ 葡萄糖液静脉滴注，输液后如中心静脉压上升 >18 cmH$_2$O，肺小动脉楔压 >15～18 mmHg，则应停止。

b. 应用升压药：可用多巴胺，起始剂量 3～5 μg/(kg·min)。

c. 应用血管扩张剂：硝普钠 15 μg/min 开始静脉滴注，每 5 分钟逐渐增量至 PCWP 降至 15～18 mmHg。

d. 其他：治疗休克的其他措施包括纠正酸中毒、避免脑缺血、保护肾功能，必要时应用洋地黄制剂等。

⑥ 治疗心力衰竭：主要是治疗急性左心衰竭，以应用吗啡（或哌替啶）和利尿剂为主，亦可选用血管扩张剂减轻左心室的负荷，或用多巴酚丁胺 10 μg/(kg·min) 静脉滴注，或用短效血管紧张素转换酶抑制剂从小剂量开始等治疗。

⑦ 恢复期的处理：近年主张出院前做症状限制性运动负荷心电图、放射性核素和（或）超声显像检查，如显示心肌缺血或心功能较差，宜行冠状动脉造影检查考虑进一步处理。

4. 中医健康管理

冠心病当属中医学的"胸痹""真心痛""厥心痛""心痛"等范畴。胸痹是由邪痹心络,气血不畅而致胸闷心痛,甚则心痛彻背,短气喘息不得卧的心脉疾病,多见于冠状动脉硬化性心脏病。

本病的病理基础是胸阳不振。病因主要为阴寒、痰浊、气滞、血瘀。主要病机有虚实两方面,虚为心、脾、肝、肾等脏腑亏虚;实为寒凝、气滞、血瘀、痰浊,阻遏心阳,痹阻心脉。病理性质多为本虚表实,虚实夹杂。

(1)状态特征:冠心病的病位证素为心、肝、脾、肾;病性证素为虚、寒、痰、滞、瘀。

中华人民共和国中医药行业标准《中医病证诊断疗效标准》将冠心病分为六型,即心血瘀阻型、寒凝心脉型、痰浊内阻型、心气虚弱型、心肾阴虚型、心肾阳虚型。根据证素辨证的结果和系统推荐的方案,由健康管理师选择或另行确定中医干预方案,或推荐专家会诊。

(2)辨证论治

1)心血瘀阻证

症状体征:心胸疼痛剧烈,如刺如绞,痛有定处,入夜为甚,甚则心痛彻背,背痛彻心,或痛引肩背,常伴有胸闷心悸,面色晦暗,经久不愈,可因暴怒而症状加重,舌质暗红,或紫暗,多见瘀斑,舌下可见络脉青紫,苔薄,脉弦涩或结、代。

治法:活血化瘀,行气止痛。

方剂:血府逐瘀汤加减。

常用药:川芎、桃仁、红花、赤芍、柴胡、桔梗、枳壳、牛膝、当归、降香、郁金、丹参、炙甘草等。

2)寒凝心脉证

症状体征:猝然胸痛如绞,形寒肢冷,胸闷心悸,甚则喘息不得卧,多因气候骤冷或骤遇风寒而发病或加重症状,舌质淡,苔白滑,脉沉细或弦紧。

治法:辛温通阳,开痹散寒。

方剂:枳实薤白桂枝汤加减。

常用药:枳实、薤白、桂枝、瓜蒌、附子、丹参、檀香、细辛、厚朴、当归、白芍、炙甘草等。

3)痰浊内阻证

症状体征:心胸窒闷而痛,或如物压,气短喘促,多形体肥胖,肢体沉重,脘痞,痰多口黏,遇阴雨天而易发作或加重,舌苔浊腻,脉滑。痰浊化热则心痛如灼,心烦口干,痰多黄稠,大便秘结,舌红,苔黄腻,脉滑数。

治法:通阳泄浊,豁痰开结。

方剂:瓜蒌薤白半夏汤加味。

常用药:瓜蒌、薤白、半夏、胆南星、枳实、石菖蒲、竹茹、茯苓、人参、郁金、陈皮、炙甘草等。

4)心气虚弱证

症状体征:心胸隐痛,反复发作,胸闷气短,动则喘息,心悸易汗,倦怠懒言,面色㿠白,舌淡暗或有齿痕,苔薄白,脉弱或结、代。

治法:益气养心,鼓动心脉。

方剂:保元汤合甘麦大枣汤。

常用药：炙黄芪、人参、川芎、肉桂、白术、桂枝、白术、当归、炙甘草等。

5) 心肾阴虚证

症状体征：胸闷且痛，久发不愈，心悸盗汗，心烦少寐，腰酸膝软，耳鸣头晕，口干便秘，舌红少津或有紫斑，苔少，脉细数或见促、代。

治法：滋阴益肾，养心活血。

方剂：天王补心丹合左归饮加减。

常用药：生地黄、人参、麦冬、五味子、柏子仁、酸枣仁、当归、丹参、川芎、茯苓、赤芍、山药、炙甘草等。

6) 心肾阳虚证

症状体征：胸闷气短，遇寒则痛，心痛彻背，形寒肢冷，动则气喘，心悸汗出，不能平卧，腰酸乏力，面浮足肿，面色苍白，唇甲淡白或青紫，舌淡白或紫暗，苔白，脉沉细无力或脉微欲绝。

治法：温阳益气，活血通络。

方剂：参附汤合右归饮加减。

常用药：人参、制附子、熟地黄、淫羊藿、山药、山茱萸、枸杞子、杜仲、肉桂、炙甘草等。

(3) 自助方案

1) 情志调摄：应高度重视精神调摄，保持平和愉快的心态，避免过于激动或喜怒忧思无度。可根据个人爱好，选择弹琴、下棋、书法、绘画、听音乐、阅读、旅游、种植花草等放松心情。

2) 饮食调理：预防冠心病首先要从生活方式和饮食做起，主要目的是控制血压、血脂、血糖等，降低心脑血管疾病复发的风险。日常饮食最好以素食为主，宜选清淡、易消化的低脂肪、低胆固醇、低糖类的饮食，控制主食及脂肪的摄入量；要食用足够量的蔬菜和水果，少食多餐，晚餐量少，不宜喝浓茶、咖啡；戒烟，少喝酒，少量饮啤酒、黄酒、葡萄酒等低度酒可促进血脉流通，气血调和，但不能喝烈性酒。

① 常用食物

大蒜：大蒜可升高血液中的高密度脂蛋白，对防止动脉硬化有利。

茄子：茄子在肠道内的分解产物可与过多的胆固醇结合，使之排出体外。

香菇及木耳：能降血胆固醇和三酰甘油。据研究，其降胆固醇的作用比降血脂药物安妥明强 10 倍。

洋葱及海带：洋葱可使动脉脂质沉着减少；而海带中的碘和镁对防止动脉脂质沉着也有一定的作用。

大豆：研究人员发现，每天吃 115 g 豆类，血胆固醇可降低 20%，特别是与动脉粥样硬化形成有关的低密度脂蛋白降低明显。

茶叶：茶能降血脂，茶区居民血胆固醇含量和冠心病发病率明显低于其他地区。

鱼类：鱼中含有大量高级不饱和脂肪酸，对降血胆固醇有利。渔民冠心病发病率低于内陆居民，就是例子。应适量增加海产品，如海带、海蜇、紫菜等。

植物油：含有人体必需的不饱和脂肪酸，能降血胆固醇，尤以芝麻油、玉米油、花生油等为佳。

其他食物:如山楂、芹菜、冬瓜、粗燕麦、苹果等,均有不同程度的降血脂作用。

多食富含B族维生素和维生素C的食物,如芥菜、花菜、白菜、白萝卜、番茄、黄瓜、茄子、马铃薯、洋葱、桃、杏、梨、燕麦、大豆、花生、奶类等。

避免饱和脂肪酸和胆固醇的过多摄入,如动物内脏、鱿鱼、鳝鱼、蟹肉、鱼子、奶油、松花蛋等。

② 常用食疗方

薤白粥:薤白15g、糯米100g,共煮粥,每日2次。功效:辛温通阳,开胸散寒。适用于寒凝心脉的胸痹。

加味桃仁粥:桃仁21枚,生地黄30g,桂心30g,生姜2片,糯米100g。将桃仁去皮尖,桂心研末,糯米研细。用适量白酒将生地黄、生姜、桃仁绞取汁。先以适量清水煮米做粥,煮沸后下生地黄、生姜、桃仁汁,煮至粥熟,调入桂心末,空腹食用。功效:活血化瘀,行气止痛。适用于气滞血瘀的胸痹。

黑芝麻桑椹糊:黑芝麻60g,桑椹60g,白糖10g,大米50g。将黑芝麻、桑椹、大米洗净后,一同放入砂盘中捣碎,再放入砂锅内加清水3碗,煮成糊状后,加入白糖即可食用。每日服2次。

豆浆粥:豆浆汁500mL,粳米50g,砂糖或细盐少许。将上味同入砂锅内,煮至粥稠,以表面有粥油为度。每日早、晚餐温热食。

双耳羹:黑、白木耳各10g,温水泡发,加水、冰糖适量,隔水蒸1小时,1次或分次服用。功效:滋养阴液,活血通络。适用于心肾阴虚的胸痹。

素烩三菇:冬菇25g,蘑菇25g,嫩玉米笋片50g,鲜汤适量,草菇25g,粉芡、调料各少许。先将冬菇、蘑菇、草菇入清水泡发洗净,入油锅煸炒,之后加入鲜汤、嫩玉米笋片同煮,待熟后再加入粉芡和调料(盐、味精等),翻炒片刻即可。

双冬菜心:青菜心250g,水发冬菇100g,冬笋100g。将青菜心、冬菇洗净,冬菇去蒂。冬笋切成薄片,入沸水中烫透捞出。锅中放油烧至六成熟时,倒入冬菇、冬笋、菜心煸炒,放入盐,淋上麻油食用。

芹菜炒香菇、花菜炒蘑菇、洋葱番茄汤:此类家常菜肴都有降低胆固醇的作用,长期食用可防止冠心病患者心肌梗死的发生。

首乌黑豆炖甲鱼:何首乌30g,黑豆60g,甲鱼1只,红枣3枚,生姜3片。将甲鱼去内脏,洗净切块,略炒,同黑豆、何首乌、红枣及生姜一起隔水炖熟。调味后,饮汤吃肉佐膳。其中何首乌能补精血、益肝肾,减少胆固醇的吸收和在体内沉积;黑豆活血、祛风、利水、解毒,近年有研究报告黑豆可以降血压、降胆固醇;甲鱼可滋阴补益肝肾,有明显的降低血清胆固醇的作用。

3) 起居调摄:起居有常,寒温适宜。早睡早起,避免熬夜工作,临睡前不看紧张、恐怖的小说和电视,保证睡眠时间和质量。

4) 运动保健:适度的运动锻炼有助于促进侧支循环,提高体力活动耐受量而改善症状。推荐散步、慢跑、打太极拳、乒乓球、健身操等。要量力而行,使全身气血流通,减轻心脏负担。依据辨识结果选择运动,避免剧烈运动和过重体力劳动或突然用力,饱餐后不宜运动。运动量一般控制在中等量水平。50岁左右的患者,以运动后心率达到110~120/分钟、轻微出汗为宜。每周运动 3~5 天,每次约 30 分钟。

5) 经络调理:根据患者情况,可适当选用。

① 穴位按摩:可选用内关、涌泉、太溪、公孙、三阴交、阳陵泉、照海、然谷等穴位。

② 耳穴贴压:取穴下丘脑、内分泌、神门、肾上腺、皮质下、心、肝、肾等相应穴位,每次取穴 3~4 穴,王不留行贴压,每日 1 次,两耳交替进行。

6) 音乐疗法:依据辨识结果宜选择轻松愉快的音乐。

5. 随访

随诊时应强调自助与他助相结合,让患者了解该种治疗可能出现的副作用,如果出现副作用,应及早报告;向患者解释自助的重要性,使之理解中医健康管理的意义,自觉地付诸实践,长期坚持。

随诊间隔:根据患者的血脂水平和冠状动脉硬化情况,由健康管理师根据具体情况,可安排每 1~3 个月随诊 1 次,或每个月至少 1 次,较复杂的病例随诊的时间间隔相应缩短。经治疗后,症状缓解达到治疗目标水平,其他危险因素得到控制,可以减少随诊次数,可每 2~3 个月随诊 1 次。若管理 6 个月,血脂、冠状动脉硬化情况及相关状态仍未达目标,应考虑将患者转至心内科专科门诊或请专家会诊治疗。每次随诊时应评估中医状态变化情况,及时调整自助方案。

6. 评估反馈

患者开始治疗一段时间后,为了评估治疗效果,使血脂等稳定地维持于目标水平及保持良好的健康状态,健康管理师应及时调整治疗方案。随诊中除密切监测血脂、患者的其他危险因素,以及观察临床情况的改变和疗效外,健康管理师还要与患者建立良好的关系,向患者进行宣教,让患者了解自己的病情,包括冠心病的危险因素及同时存在的临床情况,以取得满意疗效。

7. 三级预防

一级预防:面向一般人群,建议养成合理的膳食习惯,适当运动,保持心情舒畅。

二级预防:针对有冠心病危险因素的人群进行早期筛查,状态分类,针对欲病人群做到早发现、早干预。

三级预防:针对冠心病患者进行建档、健康教育、规范化治疗及随访,加强患者对自身疾病的管理,以延缓或阻止动脉硬化的进展;防止冠心病复发,减少冠心病猝死或再梗死的危险性,缓解心绞痛。

(四) 冠心病健康管理病案

1. 冠心病患者建档

熊某,女,71 岁,1991 年 11 月 23 日初诊。

主诉:反复胸闷、心慌气短 1 年。

现病史:患者 1 年前无明显诱因出现阵发性胸闷痛,伴心慌、心烦、气短乏力,近半年来下肢浮肿,曾在某医院经检查后确诊为"冠心病",予以药物治疗,疗效不显,病情加重。刻诊:舌苔白,苔腻,脉沉细而偶有结脉。身高 1.59 m,体重 64 kg,腹围 96 cm,BMI 25.32 kg/m^2。实验室检查显示:心电图检查:窦性心律不齐;心电图大致正常。

既往史:否认糖尿病等病史及食物和药物过敏史。

诊断：① 西医诊断：冠状动脉粥样硬化性心脏病；高脂血症。② 中医诊断：胸痹，痰湿痹阻证。

2. 三观信息采集

四诊信息采集：阵发性胸闷，伴心慌、心烦、气短乏力，下肢浮肿，舌苔白，脉沉细而偶有结脉。

辅助检查：心率 88 次/分，心律不齐，心音低钝，肝区压痛，下肢浮肿。血压：130/90 mmHg。血糖：空腹血糖 5.9 mmol/L，餐后 2 小时血糖 8.2 mmol/L，HbA1c 7.2%。血脂：LDL - C 3.36 mmol/L，TG 1.91 mmol/L，HDL - C 0.9 mmol/L。

3. 健康状态辨识

生理病理特点：冠心病当属"胸痹""真心痛"范畴。由于患者年事已高，故本病形成的病理基础是心阳不振，心脉失于温养，运血无力，再加之患者平素形体较胖，体重超重，下肢浮肿，舌苔腻，体内痰湿较重，痰湿痹阻心脉。其主要病机有虚实两方面，虚者为心、肾亏虚，实者为痰浊阻遏心阳。病理性质多为本虚标实，虚实夹杂。

体质：痰湿质。五行体质：水型体质。阴阳体质：属阴性体质。

健康状态要素：病位：心 120，肾 115。病性：虚 78，痰 107，滞 92。

4. 处方

（1）自助方案

1）起居调摄：起居规律，居住环境应宁静，灯光柔和；卧床休息，保证充足的睡眠时间；防止过度疲劳和剧烈运动，尽量减轻心脏负担；保持大便通畅，以免因使劲用力屏气而阻碍血液回流到心脏。

2）饮食调理：改变生活方式，配合适当的药膳食疗，保持理想的体重；控制膳食总热量，低脂、低胆固醇膳食，尽量以植物油为食用油；低盐饮食，提倡饮食清淡，多食富含维生素 C 和植物蛋白质的食物；限制蔗糖及含糖食物的摄入。

① 常用食物

豆类：豆类食物特别是黄豆含有大量的亚麻二烯酸，能降低胆固醇和血液的黏滞性。此外经常吃些豆芽、豆腐以及豆制品可保护心脏。

纤维类食物：纤维与降低胆固醇的药物有着相同的作用，特别能保护心脏。

海产品：能够降低胆固醇，但吃鱼时要限制玉米油、葵花籽油和豆油的摄入，因为这些油会降低鱼对细胞的保护作用。

茄子：茄子在肠道内的分解产物可与过多的胆固醇结合，使之排出体外。

大蒜：大蒜不仅能降低引起心脏病的物质——低密度脂蛋白，而且还能够降低血小板的黏滞性，阻止血液的凝固，预防血栓的形成。每天吃 1~3 瓣大蒜，最好是未经加工或未除蒜味的大蒜，对冠心病有预防作用。

洋葱：具有降低胆固醇的效能，不论是生吃、油煎、炖或煮，洋葱永远是心脏的"朋友"。

苹果：富含纤维物质，可补充人体足够的纤维质，降低心脏病的发病率。

香蕉：钾元素的含量很高，对人的心脏和肌肉功能很有好处。

樱桃：具有保护心脏的作用。在对心脏有益的食物中，樱桃排在首位。

杏：杏仁中不饱和脂肪酸含量高达 68%，它的作用是保持对人体有益的高密度脂蛋白胆固醇含量,降低有害的低密度脂蛋白胆固醇含量,从而减少患心血管疾病的危险。

② 常用食疗方

薤白粥:薤白 30 g,粳米 100 g。将薤白洗净,粳米淘净,一同放入锅内,加清水适量,用武火烧沸后,转用文火煮至米烂成粥。每日 2 次,早、晚餐食用。

玉米粉粥:玉米粉 50 g,粳米 100 g。将粳米洗净,玉米粉放入大碗内,加冷水调稀,再将粳米放入锅内,加清水适量,用武火烧沸后,转用文火煮米至九成熟,倒入玉米粉糊,边倒边搅,继续用文火煮至米烂成粥。每日 2 次,早、晚餐食用。

木耳烧豆腐:黑木耳 15 g,豆腐 60 g。将两者清洗干净,再将食用油倒入锅中加热,油热后先加入豆腐,待豆腐煎制十几分钟之后再加入木耳,最后加入一些所需要的调味料进行调味即可。

大蒜粥:紫皮蒜 30 g,放沸水中煮 1 分钟后捞出蒜瓣,再将粳米 100 g 煮粥,待粥煮好后,将蒜再放入粥中略煮即可,可早、晚食用。

薏仁粥:薏苡仁 30 g,糯米 30 g,冰糖适量。先将薏苡仁冷水浸泡四五个小时,糯米浸泡30 分钟,再将薏苡仁和糯米洗净,一起放入砂锅中,加清水适量,用文火煎煮成粥,加入冰糖再煮片刻即可。

冬瓜汤:冬瓜(不连皮)300 g,红枣 5~6 枚,姜丝少许。先用油将姜丝爆香,然后将冬瓜片和红枣一起放入锅中,加水及适量的调味料煮汤。

3) 情志调摄:在疾病的发作期,应尽量减少精神压力,稳定情志心态,克服恐惧忧虑,有利于减轻病情的症状。患者应避免情绪激动和精神紧张,以免因分泌功能增强而引起心肌突然缺血。在疾病的缓解期,患者应避免产生麻痹大意的思想,自认为"病愈"而放松警惕,而一定要节制喜怒,稳定情绪,调整好心态,防止疾病的复发。

4) 运动保健:对于年龄较大的患者,应避免剧烈运动,选择对体力负担不大的运动,如散步、慢跑、太极拳、广播操等。运动量一般控制在中、低量水平,每周运动 3~5 天,每次约30 分钟。

5) 穴位保健

① 穴位按摩:放松身心后,用手指轻揉内关、神门、太白、水泉、太溪、昆仑、三阴交、肾俞、复溜、太冲、行间、内关等。

② 耳穴贴压:取穴交感、肝、脾、肾、内分泌、神门、肾上腺、耳舟部、对耳轮部等相应部位,每次取穴 3~4 穴,王不留行贴压,每日 1 次,两耳交替进行。

6) 音乐疗法:针对患者的病情可选用平稳、安静及抒情、优美的音乐,如舒伯特的《摇篮曲》、舒曼的《梦幻曲》,我国古典名曲《关山月》《春江花月夜》等。这些曲目能够调节人的心率和呼吸,消除精神紧张,起到松弛、镇静和催眠的作用。

(2) 他助方案

1) 西医治疗

① 遵医嘱按时按量服药,迅速有效地缓解和消除急性发作症状,以控制疾病发展。

② 治疗高脂血症及浮肿。阿司匹林,每次 100 mg,每日 1 次;辛伐他汀,每次 40 mg,每晚睡前 1 次;美托洛尔,每次 25 mg,每日 3 次;双氢克尿噻,每次 12.5 mg,每日 1 次;尼群地平,每次 10 mg,每日 3 次;消心痛,每次 15 mg,每日 3 次;复方丹参滴丸,每次 10 粒,每日 3

次。嘱患者卧床休息,抬高下肢。

2)中医治疗:痰湿痹阻证治法:通阳泄浊,豁痰开结。

方药:宽胸通痹汤加减。

瓜　蒌15g	麦　冬15g	丹　参15g	桑寄生15g	鹿衔草15g
酸枣仁15g	生山楂15g	玄　参15g	薤　白10g	降　香10g
杜　仲12g	桂　枝6g	三　七3g^(冲服)		

共7剂,每日1剂,每日2次,分早、晚服。

5. 随访

二诊:患者经过中西医治疗1周后,心率降至64次/分,心律不齐的情况消失;空腹血糖5.6 mmol/L,餐后2小时血糖7.8 mmol/L;无药物的不良反应出现。中药服药6剂后,患者症状有所减轻,但寐差多梦,下午腹胀,面部烘热,舌淡红,苔薄白,脉沉细。

三诊:原方加减:瓜蒌、炒酸枣仁、茯苓、麦冬各15g,薤白、通草、丹参、降香、五味子各10g,川牛膝12g,夜交藤30g,琥珀3g(冲服),水煎服,每日1剂。服用二诊中药6剂后,上述症状明显减轻,下肢浮肿消退。

四诊:西药服用病情稳定,4周后血LDL-C 2.06 mmol/L,TG 1.69 mmol/L,HDL-C 1.03 mmol/L。

五诊:中药初诊方和二诊方交替使用,经治2个月,诸症平伏。

附:体会

1)因该患者为高危患者,故用他汀类药物调节血脂,首先使LDL-C达标(<2.0 mmol/L),再者使TG(<1.7 mmol/L)和HDL-C(>1.03 mmol/L)全面达标。

2)对于体重超标的患者,主要防治措施在于改善生活方式,预防代谢综合征的发生,使血糖达标(<6.1 mmol/L)、体重减轻,并与药物配合使血脂及生活方式全面达标。

3)患者合用了复方丹参滴丸,该药通过美国FDA二期试验已证实其抗心肌缺血疗效较好。

4)冠心病是可以较好预防和医治的,其方法是治疗与调养相结合,三分治七分调养。由于心脏疾病初期是很容易感觉的,中老年人只要及时调养心脏和其他脏器,就有极大可能降低冠心病的发病率,或降低冠心病的治疗难度。

5)中医药在冠心病的治疗和调养中具有独到的优势,应该予以重视。

6. 评估反馈

患者经过2个月的随访和个性化的治疗后,病情稳定,不适的症状明显减轻,浮肿消退,目前无其他不适,治疗效果理想。

7. 再评估反馈

患者通过个性化的治疗后,已经克服了恐惧忧虑心态,积极配合治疗。目前已经纠正心律不齐、高脂血症的危险因素,下肢浮肿已消退,但仍有体重超标的危险因素。因此,需要继续进行适合她的个性化他助、自助治疗。建议每半年复查血脂、血糖的变化情况。病情稳定,适度锻炼,注意饮食,减轻体重,每周至少测量血压3~4次。

(李　杰)

三、慢性胃炎的健康管理

胃炎(gastritis)是指胃黏膜的炎症。慢性胃炎是由多种病因引起的胃黏膜的慢性炎症。其反复发作时间一般超过 3 个月,其中饮食不节、幽门螺杆菌(helicobacter pylori, Hp)感染是最常见病因,其他病因包括胆汁反流、外源性黏膜损伤因素(如高浓度酒精、非甾体类抗炎药及高盐饮食)和长期刺激、自身免疫因素(自身免疫性胃炎在北欧多见,我国仅有少数报告)等。本病的临床特点主要是上腹部不适、胀闷、疼痛、食欲不振、嗳气、反酸和恶心等,其患病率随年龄的增加而升高。目前临床上根据胃黏膜的改变将其分成非萎缩性胃炎、萎缩性胃炎、特殊类型胃炎三大类,尤以前两类为多见,人们熟知的浅表性胃炎就属于非萎缩性胃炎。当胃镜结合病理检查提示慢性萎缩性胃炎伴有中重度肠上皮化生或上皮内瘤变时,应当高度重视,必要时进行放大胃镜、特殊染色检查,对于有恶变趋势者,必须定期复查胃镜及病理活检,观察肠上皮化生等改变。

(一) 流行病学特征

在不同国家或地区的人群中,慢性胃炎的患病率并不相同,特别是慢性萎缩性胃炎的患病率大不相同。我国及日本等东亚国家是高发区,但发病并不具有明显的性别差异。

饮食习惯、Hp 感染、生活环境、遗传素质、年龄因素、胃黏膜营养因子缺乏等是慢性胃炎的危险因素,而暴饮暴食、创伤、手术、服用非甾体类抗炎药(如阿司匹林、对乙酰氨基酚等)、精神紧张等因素可诱发本病的急性发作。

(二) 慢性胃炎的诊断及临床表现

胃镜和组织学检查是慢性胃炎诊断和分类的关键,临床症状严重程度和慢性胃炎组织学之间没有明显的相关性。

1. 慢性胃炎的诊断

(1) 内镜检查:内镜下非萎缩性胃炎的诊断依据是红斑(点、片状或条状)和出血点或出血斑;萎缩性胃炎的诊断依据是黏膜呈颗粒状,血管显露,色泽灰暗,皱襞细小。若同时存在平坦糜烂、隆起糜烂或胆汁反流,则诊断为非萎缩性或萎缩性胃炎伴糜烂,或伴胆汁反流。

(2) 组织学检查:胃黏膜活检组织学检查需观察 Hp、炎症、活动性、萎缩、化生和上皮内瘤变,前五种指标按程度可分成无、轻度、中度和重度 4 级。

① Hp:主要见于黏液层和胃黏膜上皮表面或小凹间,一般胃窦细菌密度比胃体高,细菌数量与炎性细胞浸润程度成正比。

② 炎症:黏膜层有以淋巴细胞和浆细胞为主的慢性炎症细胞浸润,慢性炎症细胞一般于 Hp 根除≥1 年后才能完全消失。

③ 活动性:指固有膜、小凹上皮和腺管上间出现中性粒细胞,可形成小凹脓肿。中性粒细胞浸润是提示存在 Hp 感染的敏感指标。

④ 萎缩:指胃固有腺体数量减少,分为单纯性萎缩(无肠化生)和化生性萎缩(存在肠化生),肠化生腺体不是胃固有腺体,故其存在提示萎缩,萎缩是由长期慢性炎症引起腺体破坏和化生所致。

⑤ 化生:有两种,即肠化生和假幽门腺化生,一般多指肠化生。

⑥ 上皮内瘤变:分为低级别和高级别,上皮内瘤变是胃癌的癌前病变。

2. 慢性胃炎的临床表现

慢性胃炎强调胃黏膜的慢性炎症,多数该病患者可无任何症状,有症状者临床表现具有多样性的特点,主要表现为非特异性消化不良,如上腹不适、饱胀、早饱、疼痛和烧灼痛等,进食可加重或减轻,还可有食欲不振、嗳气、反酸和恶心等症状,部分患者可有上腹部压痛。这些症状的有无和严重程度与内镜所见和组织病理学分级缺乏相关性。

(三) 慢性胃炎健康管理内容

1. 管理目标与原则

(1) 管理目标:① 迅速有效地缓解和消除急性发作症状。② 调整机体功能状态,逆转胃黏膜组织学改变,预防并发症的产生,阻止病情加剧。

(2) 管理原则:分期、分级、联合、综合,即根据本病病理组织学改变的不同严重程度,联合多种治疗方法,注重整体状态,遵循个体化原则,针对病因管理。

2. 管理服务流程(图 10-8)

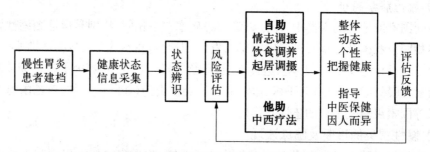

图 10-8　慢性胃炎的健康管理服务流程

(1) 三观信息采集:应用中医健康管理系统,采集三观(宏观、中观、微观)信息,包括四诊信息采集、胃镜检查、组织学检查、常规 Hp 检测,必要时做胃液分析、血清胃泌素 G17、胃蛋白酶原 I 和胃蛋白酶原 II 测定、血清抗胃壁细胞抗体、抗内因子抗体及维生素 B_{12} 检查,建议进行血常规、生化全套等检验,或提供有效的相关资料。

(2) 中医健康状态辨识:建立中医健康档案,依据"中医健康状态辨识"系统,确定健康状态,包括生理病理特点、体质、健康状态要素、疾病风险等。

(3) 风险评估:除了对慢性胃炎患者进行疾病风险预警外,尚需进行胃癌风险评估,其中最直接的危险因素是 Hp 感染,此外还包括环境和饮食因素、遗传因素、癌前变化等。癌前变化包括癌前疾病(癌前状态)和癌前病变。前者是指与胃癌相关的胃良性疾病,有发生胃癌的危险性,如慢性萎缩性胃炎;后者是指较易转变为癌组织的病理学变化,主要指上皮内瘤变。对于高危人群,建议定期进行胃镜及组织病理学检查,早发现,早干预。

(4) 中医药保健指导:针对不同健康状态要素,系统推荐自助干预方案,健康管理师对方案进行确认优化,包括情志调节、饮食调养、起居调摄、运动保健、穴位调养、音乐调理等方面的中医药保健指导。

3. 西医全科管理

(1) 治疗目标:① 迅速有效地缓解和消除急性发作症状,改善胃黏膜炎性反应。② 预防慢性胃炎急性发作。③ 改善胃黏膜病理组织学变化。④ 治疗其他伴发的相关疾病。目前慢性胃炎的治疗应尽可能遵循个体化原则，针对病因治疗。此病癌变率每年约为0.5%，需定期随访（重点是胃镜＋病理组织学检查）。

（2）自助方案：对于初次诊断的患者，应根据状态辨识结果分析致病风险因素，改变生活习惯，避免暴饮暴食，选用富营养、少刺激、易消化的食物，避免吸烟、酗酒、咖啡、浓茶以及对胃有刺激的药物，适当运动，进行情绪管理，确立积极健康的生活态度，配合药膳食疗等。

（3）他助方案

1）药物治疗

① 抑酸或制酸剂：适用于黏膜糜烂或以烧心、反酸、上腹痛等症状为主者。可根据病情或症状严重程度选用 H_2 受体阻断剂（西咪替丁、雷尼替丁、法莫替丁、罗沙替丁等），质子泵抑制剂（奥美拉唑、兰索拉唑、泮托拉唑、雷贝拉唑、埃索美拉唑、艾普拉唑等），制酸剂（胃舒平、碳酸氢钠、氢氧化铝等）。

② 胆汁结合剂：适用于各类胃炎伴胆汁反流者，有消胆胺、甘羟铝、铝碳酸镁（达喜、威地镁）等，铝碳酸镁兼有抗酸、保护黏膜作用。

③ 根除Hp治疗：适用于Hp阳性者伴消化不良症状的慢性胃炎，胃黏膜糜烂、萎缩病变的慢性胃炎，糜烂性十二指肠炎者；胃癌家族史者。目前推荐方案是铋剂、质子泵抑制剂加2种抗生素组成的四联方案，特别适用于发达城市、中心地区Hp耐药较高的地方。对于广大农村、边远地区和社区基层Hp耐药较低的人群，则可采用铋剂或质子泵抑制剂加2种抗生素组成的三联疗法。为克服耐药，提高Hp根除率，可在原三联联疗法基础上加用中药、益生菌或口腔洁治等形成的新四联疗法。

④ 黏膜保护剂：适用于胃黏膜糜烂、出血或症状明显者。常用的药物有铋剂（丽珠得乐、果胶铋等）、硫糖铝、康复新液、米索前列醇（喜克溃）、复方谷氨酰胺、吉法酯、施维舒、膜固思达等。

⑤ 促动力剂：适用于上腹饱胀、早饱、嗳气、呕吐等症状为主者。常用药物有多潘立酮、莫沙比利、盐酸伊托必利、马来酸曲美布汀等。

⑥ 助消化药：适用于萎缩性胃炎、胃酸偏低或食欲减退等症状为主者。常用药物有稀盐酸、胃蛋白酶、泌特、慷彼申、得每通等。

⑦ 抗抑郁及镇静剂：抗抑郁药和镇静药适用于睡眠差、有明显精神因素者。常用药物有三环类抗抑郁药（阿米替林、多虑平等）、选择性5－HT再摄取抑制药（帕罗西汀、盐酸氟西汀、西酞普兰、氟伏沙明、舍取林）、选择性5－HT及NE再摄取抑制药（文拉法辛）等。

2）手术治疗：慢性萎缩性胃炎伴重度上皮内瘤变或重度大肠型肠腺化生者可行胃切除手术治疗。对病灶局限、范围明确的胃癌前病变可行内镜下黏膜切除术（EMR），也可酌情分别采用微波、激光、射频、氩气刀或高频电切治疗。

4. 中医健康管理

该病当属中医学"胃痛""胃痞""吐酸""嘈杂"等范畴。本病的主要病机为外邪犯胃、饮食伤胃、情志不畅、禀赋不足等，导致脾虚不足、肝气郁滞、胃失和降而发为本病。气滞、寒凝、湿阻、热郁、血瘀是慢性胃炎的主要病理基础，基本病机是脾虚不足、肝胃失和。

（1）状态特征

慢性胃炎的病位证素主要为脾、胃、肝；病性证素为气滞、湿、热、寒、瘀等。

中华中医药学会提出的《慢性萎缩性胃炎诊疗指南》将慢性胃炎分为肝气犯胃型、寒邪客胃型、饮食伤胃型、湿热阻胃型、瘀血停胃型、脾胃虚寒型、胃阴亏虚型七型。根据证素辨证的结果和系统推荐的方案，由健康管理师选择或另行确定中医干预方案，或推荐专家会诊。

（2）辨证论治

1）肝气犯胃证

症状体征：胃脘胀痛，痛连胁背，嗳气后痛减，气怒后痛增，胸脘痞闷，嘈杂吞酸，排便不畅，善喜叹息，舌边红，苔白，脉沉弦。

治法：疏肝理气，和胃止痛。

方药：四逆散合金铃子散加减。

常用药：醋柴胡、炒白芍、枳壳、甘草、醋延胡索、炒川楝子等。

加减：胃部灼热，嘈杂泛酸，加黄连、吴茱萸、海螵蛸以清胃；不思饮食，脘胁胀满，加茯苓、白术、陈皮以健脾；嗳气呃逆，加旋覆花、赭石以降逆；泛酸频频，加海螵蛸、煅瓦楞子以制酸。

中成药：气滞胃痛冲剂、胃苏冲剂等。

2）寒邪客胃证

症状体征：胃凉暴痛，遇冷痛重，纳呆喜热，口淡乏味，或有寒热表证，泛吐清水，大便稀溏，小便清长，舌淡，苔白，脉弦紧。

治法：温胃散寒，理气止痛。

方药：良附丸合香苏饮加减。

常用药：高良姜、香附、紫苏叶、荆芥穗、生姜、厚朴等。

加减：恶寒发热，头痛身痛，加防风、白芷、淡豆豉以发汗解表；兼夹食滞，加枳实、炒莱菔子、焦三仙、鸡内金以行滞消食；胃寒轻症，可予生姜红糖汤。

中成药：胃气止痛丸。

3）饮食伤胃证

症状体征：伤食胃痛，脘腹饱胀，厌食拒按，嗳腐酸臭，恶心欲吐，吐后症轻，大便不爽酸臭，舌苔厚腻，脉弦滑。

治法：消食导滞，下气宽中。

方药：枳实导滞丸合保和丸加减。

常用药：枳实、炒莱菔子、大黄、焦三仙、鸡内金、厚朴、半夏曲等。

加减：恶寒发热，加藿香、紫苏叶、荆芥穗以解表；呕恶呃逆，加橘皮、生姜、姜半夏、旋覆花以降逆。

中成药：加味保和丸、越鞠保和丸。

4）湿热阻胃证

症状体征：胃脘热痛，胸脘痞满，口苦口黏，头身重着，纳呆嘈杂，肛门灼热，大便不爽，小便不利，舌苔黄腻，脉滑数。

治法：清化湿热，理气和胃。

方药：连朴饮加减。

常用药：黄连、黄芩、厚朴、半夏、藿香、陈皮、茯苓、滑石。

加减：湿重，加薏苡仁、佩兰、荷叶以化湿。

中成药：肠胃康冲剂。

5）瘀血停胃证

症状体征：胃痛如割，痛久拒按，痛处不移，呕血黑便，入夜痛甚，痛彻胸背，食后痛重，舌底脉络紫暗，舌质暗红或有瘀斑，脉弦涩。

治法：活血化瘀，理气和胃。

方药：丹参饮合失笑散加减。

常用药：丹参、檀香、蒲黄、炒五灵脂、砂仁、三七粉等。

加减：痛甚，加醋延胡索、三棱、枳壳以止痛。

6）脾胃虚寒证

症状体征：胃凉隐痛，喜按喜热，纳少便溏，畏寒肢冷，得食痛减，遇冷痛重，餐后饱胀，口淡流涎，舌淡有齿痕，舌苔薄白，脉沉细迟。

治法：益气健脾，温胃止痛。

方药：黄芪建中汤合理中汤加减。

常用药：炙黄芪、党参、炒白术、桂枝、白芍、干姜、延胡索、大枣、炙甘草等。

加减：泛吐清水痰涎，加陈皮、姜半夏、茯苓以温化痰饮；兼嘈杂泛酸，加海螵蛸、煅瓦楞子、吴茱萸以温中和胃；脾阳虚甚，加附子，去桂枝改用肉桂，以温脾助阳。

中成药：理中丸、温胃舒胶囊等。

7）胃阴亏虚证

症状体征：胃热隐痛，口干舌燥，大便干燥，手足心热，纳呆干呕，空腹症重，似饥不食，舌红少津，裂纹无苔，脉细数。

治法：养阴生津，益胃止痛。

方药：益胃汤合芍药甘草汤加减。

常用药：北沙参、麦冬、生地黄、玉竹、白芍、川楝子、佛手、甘草等。

加减：灼痛嘈杂反酸，加黄连，少佐吴茱萸以辛开苦降；肝火伤阴，加牡丹皮、栀子、石斛以养阴清火；阴虚伴有气郁者，以一贯煎加减治之。

中成药：养胃舒胶囊。

（3）自助方案

1）情志调摄：宜保持积极乐观平和的心态。可根据个人爱好，选择弹琴、下棋、书法、绘画、听音乐、阅读、旅游、种植花草等放松心情。

2）饮食调理

① 慢性胃炎患者平素饮食注意事项如下。一是细嚼慢咽，尽量减少脾虚后脾胃负担并充分发挥唾液的消化功能。唾液中有黏蛋白、氨基酸和淀粉酶等能帮助消化，有溶菌酶能杀菌和阻止口腔细菌大量繁殖，咽入胃后可中和胃酸，降低胃酸的浓度。二是少吃刺激性食物，如咖啡、酒、肉汁、辣椒、芥末、胡椒等，这些是使胃黏膜受损的食物，但由于每个人对食物的反应都有特异性，所以摄取的食物可因人而异做适当的调整，不必完全禁食。三是应忌食过硬、过热、过分粗糙的食物，减轻脾胃负担，避免生湿化热。四是吃饭定时定量、细嚼慢咽，

进餐以八分饱为宜,晚餐吃少,避免暴饮暴食;可以少量多餐,避免胃胀或胃酸过多,除三餐外可于上、下午、睡前各加一次点心。五是增加营养,注意多吃富含优质蛋白质和维生素的食物,贫血患者可多吃含铁多的动物内脏、蛋类、带色的新鲜蔬菜和水果,如西红柿、茄子、大枣、绿叶蔬菜。六是注意酸碱平衡。浅表性胃炎胃酸分泌过多时,可多食牛奶、豆浆、涂黄油的烤面包或带碱的馒头干以中和胃酸。萎缩性胃炎胃酸少时,可多用浓缩肉汤、鸡汤、带酸味的水果或果汁、带香味的调味品以刺激胃液的分泌,帮助消化。七是不抽烟、不嗜酒,生活要有秩序,不要熬夜。八是谨慎选择药物。有些药物如水杨酸类解热镇痛药阿司匹林、布洛芬、保泰松、消炎痛、非那西汀、炎痛喜康和萘普生,激素类如强的松、地塞米松等,对胃黏膜均有一定的破坏作用,从而引起慢性胃炎或溃疡。

② 人的体质分偏阴质、偏阳质与阴阳平和质,饮食物亦有偏阴、偏阳的不同,加之烹饪方式的不同又可进一步改变饮食物的阴阳属性,若食物选择不当或烹饪方式不正确,可能对身体造成有害。医圣张仲景在《金匮要略·禽兽鱼虫禁忌并治》言及:"凡饮食滋味,以养于身,食之有妨,反能为害⋯⋯切见时人,不娴调摄,疾疾竟起,若不因食而生,苟全其生,须知切忌者矣。所食之味,有与病相宜,有与身为害,若得宜则益体,害则成疾。"

一般而言,偏阴质或得寒性疾病之人,则宜食用"热食",若食用"寒食"则可能出现腹疼痛、泄泻或使疾病加重;偏阳质或患热性病之人,则宜食用"寒食"有益于人体,若食用"热食"则可能出现口苦、咽干、牙龈肿痛出血、口舌生疮、小便黄赤、大便秘结等表现或使得原有疾病较前加重;而对于阴阳平和质之人而言,适量"寒、热"食物均可,多不会出现明显不适,但若长期偏嗜某一性质的食物,则可能引起体质发生改变,而引起疾病的发生。

阳虚之人可多食用补阳的食物,如狗肉、牛肉、茴香、羊肉、韭菜等,少吃生冷黏腻之品;阴虚之人可多食一些滋阴的食物,如猪肉、鸭肉、牛奶、绿豆、百合、银耳等,少吃辛辣之品。但食物的选择又不仅于此,不同的食养原料具有不同的四气五味,归于不同的五脏六腑,加之与不同食材相配合及选取不同的烹饪方式,均可以进一步调整食物的偏性。因此,应根据进食者不同的体质选择不同的食材,配合不同的烹饪方法,以保证食物发挥应有的营养保健作用。

③ 常用食疗方

佛手郁金汤:佛手片 12 g,郁金 12 g,猪瘦肉 50 g。先将材料洗净切碎,加清水 1000 mL,砂锅煲汤,文火炖至 350 mL 左右,煮汤饮用。功效:疏肝解郁,理气宽胸。

金橘猪肚汤:金橘根 30 g,鲜猪肚 1 个。先将材料洗净切碎,加清水 1000 mL,砂锅煲汤,文火炖至 350 mL 左右,饮汤食肉。功效:疏肝理气,健脾养胃。

萝卜粳米粥:鲜萝卜汁 100 mL,粳米 100 g。先将萝卜洗净捣烂,取汁 100 mL,同粳米一起加水 500 mL,煮为稀粥,早、晚温热服用。功效:健脾消食,平肝泻热。

参枣饮:红枣 10 枚,党参 10 g,陈皮 6 g,煎水代茶饮。每日 1 次,连服 5~7 日。功效:疏肝理气,和胃止痛。

蜜枣夏枯草泥鳅汤:蜜枣 3~5 颗,夏枯草 80 g,泥鳅 400 g,瘦肉 100 g,生姜 3 片,料酒少许。先将各药材清洗干净,泥鳅、瘦肉烫后洗净,将所有材料放入炖盅中,先用武火烧沸,后改用文火煨至烂熟,食用前加入食盐调味即可。功效:清肝明目,益气养胃。

小茴香粥:炒小茴香 30 g,粳米 200 g。将小茴香装于纱布袋内扎口,入锅加水先煮半小时或 40 分钟弃药包,再加入洗净的粳米及适量水同煮至熟,酌加食盐、味精调味即可。功效:健脾开胃,行气止痛。适用于脘腹冷痛、慢性胃炎、纳差等症。

肉桂粳米粥:肉桂末 1～2 g,粳米 100 g,砂糖适量。先将肉桂研成细末,再将粳米、砂糖共放入砂锅内,加水煮为稀粥,然后取肉桂末 1～2 g 调入粥中,改用文火再煮沸,待粥稠停火即可。早、晚餐时空腹温食。功效:温中和胃。

鲫鱼羹:活鲫鱼 1 条(约 400 g),干姜 3 g,橘皮 3 g,胡椒、葱白、生姜、生粉、细盐各适量。将鲫鱼去掉鳞、鳃及内脏,洗净,放入锅中,加水适量,先用武火烧沸,后改用文火煨至烂熟,取鱼汤备用,鱼另食用;再把干姜、橘皮和胡椒同碾成细末,生姜和葱白切成碎末,同放入鱼汤中煮沸 5 分钟,最后加入生粉、细盐稍煮即成。每日 1～2 次,每次 1 小碗,温热食用,连食 7 天。功效:暖胃散寒,温中补虚。

砂仁黄芪猪肚:砂仁 6 g,黄芪 20 g,猪肚 1 个。先将猪肚洗净,将砂仁、黄芪装入猪肚内,加水炖熟 2 小时,完成后加盐调味即可食用。功效:益气健脾,消食开胃。适用于脾胃虚弱之食少便溏、胃脘疼痛者。

姜醋牛肚汤:牛肚 400 g,生姜 50 g,葱少许,盐 12 g,白醋 15 g,黄酒 10 g。将牛肚洗净后氽烫,与生姜、白醋、黄酒一起放入炖盅里隔水炖 2 小时,完成后加盐调味,放上葱花即可。功效:健脾温胃,促进食欲。

玉竹山药鸽肉汤:玉竹 15 g,山药 20 g,净白鸽 1 只,精盐及调料各适量。将鸽子肉切块,放入砂锅中,加玉竹、山药、精盐、调料,加水 500 mL,文火炖煮 60 分钟,肉熟烂后饮汤食肉。功效:健脾益气,滋养胃阴。

三七鸡汤:三七 6 g,鸡肉 150 g。将三七洗净,鸡肉先用热水氽烫备用,然后将鸡肉与三七一起放入炖盅里隔水炖 3～4 小时,完成后加盐调味。功效:祛瘀止血,健脾补虚。

消导粥:粳米 100 g、萝卜丝 200 g、猪瘦肉末 50 g,加水 1000 mL 煮成粥。功效:健脾消食。

五叶清炖鸭:藿香叶 6 g,荷叶 6 g,薄荷叶 3 g,枇杷叶 6 g,佩兰叶 6 g,鸭子 1 只。将鸭子宰杀后去毛及内脏、洗净,用纱布装上五味药物,加水适量,与鸭子一起文火炖熟,加入调料,食肉喝汤。功效:醒脾和中,芳香化浊。

3)起居调摄:起居宜规律,睡眠要充足,劳逸相结合,穿戴应自然。

4)运动保健:选择对体力负担不大的运动,如散步、慢跑、太极拳、广播操等。依据辨识结果选择运动,避免剧烈运动。运动量一般控制在中等量水平,以运动后心率＋年龄＝170,轻微出汗为宜。

许多胃病患者认为运动会增加胃肠负担或者胃肠功能,因此尽可能地避免运动,这种想法是片面的。因为合理、适当的运动可以疏肝理气,调理胃肠。现代医学也认为运动能加强胃肠道蠕动,促进消化液的分泌,加强胃肠的消化和吸收功能。运动还可以增加呼吸的深度与频率,促使膈肌上下移动和腹肌较大幅度地活动,从而对胃肠道起到较好的按摩作用,改善胃肠道的血液循环,加强胃肠道黏膜的防御机制,尤其对于促进消化性溃疡的愈合有积极的作用。此外,运动还能够增强全身肌肉的力量,包括增强腹肌和消化道平滑肌的力量,这有助于消化器官保持在正常的位置上,也是治疗内脏下垂的重要手段。

因此,对于慢性胃炎的患者,平常除了注重饮食保健外最好还要养成运动习惯,每周中尽量抽出两三天来运动,每次坚持半小时。但必须注意,伴有急性肠胃炎、胃出血、腹部疼痛者不宜参加运动,待病情恢复或好转后再进行适当运动。

5) 经络调理:根据患者情况,适当选用。

① 穴位按摩:中脘、内关、足三里、脾俞、胃俞、神阙、太冲、膻中等。

② 耳穴贴压:胃、肝、脾、神门、交感、十二指肠等相应部位,每次取 3~4 穴,王不留行贴压,每日 1 次,两耳交替进行。

6) 音乐疗法:依据辨识结果选择,阳虚、寒证者宜选进行曲,阴虚、热证者宜选舒情调。

5. 随访

随诊时应强调自助与他助相结合,让患者了解该种治疗可能出现的副作用,一旦出现副作用应及早报告;向患者解释自助的重要性,使之理解中医健康管理的意义,自觉地付诸实践,长期坚持。

随诊间隔:根据患者的慢性萎缩性胃炎病情发作情况,由健康管理师视具体情况而定。若无明显症状,出现不伴肠化生和异型增生的轻或中度萎缩性胃炎者可 3~6 个月随访 1次,每 1~2 年行内镜检查 1 次;重度萎缩或伴肠化生的萎缩性胃炎者可 1~3 个月随访 1 次,每年行内镜检查 1 次;伴轻度异型增生者可每月随访 1 次,每 6 个月内镜检查 1 次;有重度异型增生者经证实后须立即行内镜下或手术治疗。若无症状患者,偶见症状发作时,可及时随访,适时调整随访时间。健康管理师应每次评估中医状态变化情况,及时调整自助方案。

6. 评估反馈

患者开始治疗一段时间后,为了评估治疗效果,使慢性胃炎患者保持良好的健康状态,健康管理师应及时调整治疗方案。随诊中除适时复查胃镜及病理检查,需关注临床情况的改变以及观察疗效外,健康管理师还要与患者建立良好的关系,向患者进行宣教,让患者了解自己的病情,包括慢性胃炎的危险因素及同时存在的临床情况,以取得满意疗效。

7. 三级预防

一级预防:面向一般人群,建议养成合理的膳食习惯,适当运动,保持心情舒畅。

二级预防:针对有慢性胃炎危险因素及胃癌危险因素的人群进行早期筛查,状态分类,针对欲病人群做到早发现、早干预。

三级预防:针对慢性胃炎患者进行建档、健康教育、规范化治疗及随访,加强患者对自身疾病的管理,防止复发。

(四) 慢性胃炎患者管理病案

1. 慢性胃炎患者建档

陈某,女,44 岁,2017 年 9 月 20 日初诊。

主诉:反复胃脘胀痛伴烧灼感 5 年余。

现病史:患者缘于 5 年余前无明显诱因出现胃脘胀痛,伴烧灼感、嗳气,未予重视及治疗,今就诊我院。刻诊:胃脘胀痛,饱腹尤甚,伴嗳气、胃脘烧灼感,气行觉舒,伴口干、渴喜热饮,口中黏腻感,无口苦、口臭,纳少进食无味,寐尚可,大便溏,伴完谷不化,矢气多,质黏腻,无黏液,每日 2~3 次,小便调。患者平素喜甜饮及辛辣食物。舌淡红,边有齿痕,苔黄厚腻,脉弦细滑。

既往史:否认心血管、内分泌、肾病、消化道肿瘤等病史。无特殊家族史。无药物过敏史。

诊断：① 西医诊断：慢性萎缩性胃炎伴糜烂；幽门螺杆菌感染。② 中医诊断：胃痞病，脾虚气滞夹痰湿证。

2. 三观信息采集

四诊信息采集：患者5年余前无明显诱因出现胃脘胀痛，伴烧灼感、嗳气，纳少，进食无味，寐尚可，大便溏，伴完谷不化，矢气多，质黏腻，无黏液，每日2～3次，小便调。舌淡红，边有齿痕，苔黄厚腻，脉弦细滑。

辅助检查：身高160 cm，体重55 kg，BMI 21.5 kg/m²，血压118/76 mmHg。生化检查结果：电子胃镜示：慢性萎缩性胃炎，胃小弯糜烂，Hp(＋)。病理：(胃窦小弯)送检胃体黏膜重度慢性萎缩性胃炎伴间质淋巴结组织增生。慢性炎症(＋＋＋)，萎缩(＋＋＋)，肠化生(＋＋)。血常规、尿常规、粪常规未见明显异常。生化全套示：总胆固醇6.53 mmol/L，三酰甘油2.60 mmol/L。

3. 健康状态辨识

生理病理特点：慢性胃炎属于中医学"胃痛"等范畴。本病多由外邪、饮食、情志不畅和脾胃素虚等相引而发病，导致胃气郁滞，胃失和降，不通则痛而发病。因此，气滞、寒凝、热郁、湿阻、血瘀是慢性胃炎的主要病理因素。

体质：痰湿。五行体质：土型体质。阴阳体质：属阴性体质。

健康状态要素：病位：脾267，胃220，经络100，肝75。病性：湿237，气滞263，气虚157，痰113，热82。

4. 处方

(1) 自助方案

1) 情志调摄：痰湿体质与脾虚有关，患者主病在脾，涉及肝脏，病性气滞气虚，此为脾虚木乘，因此应调畅情志、静养心脾；在文化方面，可以多接触一些儒家思想以修身养性；也可种养清香气味花草，闻之能使人心情舒畅，如茉莉、丁香的清香使人感到轻松。

2) 饮食调理

① 形成痰湿体质者既有先天因素，也与后天的饮食生活习惯不良有关。脾是生痰之源，中医认为痰湿多由于脾虚造成，脾失健运，津液代谢不畅而聚湿生痰。因此痰湿体质养生的最重要原则就是"健脾除湿"。此类患者饮食宜清淡，多吃燕麦、荞麦、薏苡仁、红小豆、扁豆、萝卜等食物；不宜多吃肥甘油腻、滋补酸涩之品，如甲鱼、燕窝、银耳、饴糖、砂糖、蜂蜜、各种高糖饮料等；忌食猪肉类、煎炸食品、海鲜、酒类之品；进食还需注意以进食物易于消化、清淡而富含蛋白质及B族维生素的食物为主，七八分饱为宜，同时一日三餐要定时定量，忌暴饮暴食，不可进食速度过快，不吃夜宵。

② 常用食疗方

芡实莲子薏苡仁汤：排骨500 g，芡实30 g，莲子20 g，薏苡仁30 g，陈皮5 g，姜1块。先把芡实、莲子、薏苡仁用清水里浸泡清洗，排骨剁成小块，用水焯一下，然后把排骨、芡实、莲子、薏苡仁、陈皮和姜全倒进砂锅里，用大火煮开之后，改用小火炖2个小时，调盐即可食用。

3) 起居调摄：大原则为早睡早起，生活规律。睡眠不宜过长，以免造成气血不通畅，加重湿气。还需注意避免食后即卧，要多进行适宜的户外活动，多晒太阳以舒展阳气、通达气机,但在湿冷的气候下要减少户外活动,避免受寒雨淋。洗澡时应避免凉水沐浴,坚持洗热水澡,或经常泡热水浴,至全身微微发红为宜。平日衣着要尽量宽松,并选用棉、丝、麻等透气散湿的天然纤维,以助于津液的循行,减少肌肤的湿气。

4) 运动保健:痰湿体质的人重在化痰除湿,但患者目前兼有脾虚的表现,故需出汗但不可大汗淋漓,通过适当的出汗排泄多余的水分,达到祛湿的目的,同时又避免损伤脾胃。运动以有氧运动为主,不宜操之过急,运动时出层薄汗即可,不宜大汗淋漓。适合选择长时间低强度类型的运动,如快走或慢跑,可每日进行 1～2 小时,每周 2～3 次;或选择太极拳、八段锦等。此外,秋高气爽之时还可登高而呼,这样有助于调理脾胃,清化痰湿。

5) 经络调理

① 穴位按摩:丰隆、中脘、足三里以及手上脾胃的反射区。

② 耳穴贴压:取脾、胃、神门等反射区,王不留行贴压,每日 1 次,两耳交替进行。

(2) 他助方案

1) 西医治疗:患者有 Hp 感染因素,故可医生指导下行抗 Hp 治疗方案,一般采用四联方案,即铋剂、质子泵抑制剂加 2 种抗生素,或采用三联疗法,即铋剂或质子泵抑制剂加 2 种抗生素。如克拉霉素 500 mg,每日 2 次;雷贝拉唑钠肠溶片 40 mg,每日 2 次;阿莫西林 1 g,每日 2 次。按疗程持续 14 天。

2) 中医治疗:脾虚气滞夹痰湿证治法:健脾祛湿。

方药:四逆散合连朴饮加减。

柴 胡 9 g	白 芍 15 g	白 术 15 g	茯 苓 15 g	陈 皮 6 g
枳 壳 6 g	黄 连 6 g	黄 芩 9 g	延胡索 9 g	厚 朴 10 g
制半夏 9 g	砂 仁 6 g$^{(后入)}$	白头翁 15 g	炒麦芽 15 g	甘 草 3 g

共 7 剂,每日 1 剂,每日 2 次,分早、晚服。

嘱 1 周后复诊。其间由健康管理师每周进行 1 次回访。

5. 随访

二诊:患者症状缓解,胃脘胀痛及烧灼感减轻,伴嗳气、口干,无口苦,口中黏腻减,纳仍稍欠佳,寐尚可,大便溏,伴完谷不化,稍畅,质仍稍黏腻,每日 2～3 次,小便调。舌脉无变化。守原方继服 7 剂。

三诊:患者诉胃脘胀闷较前明显减轻,未再疼痛,饮食不慎可出现胀闷不适,时有胃脘烧灼感,嗳气减少,稍有口干,无口苦,纳食尚可,大便偏软,每日 1～2 次,仍稍黏腻,小便调,舌淡暗,苔薄黄腻,脉弦细。续守上方适度调整药物。

北柴胡 9 g	白 芍 15 g	炒白术 15 g	茯 苓 15 g	黄 芪 18 g
陈 皮 6 g	紫苏子 9 g	黄 芩 6 g	薏苡仁 18 g	制半夏 9 g
竹 茹 10 g	红 花 9 g			

共 10 剂,每日 1 剂,每日 2 次,分早、晚服。

四诊:患者诉偶有轻度胃脘胀闷及烧灼感,程度较前明显缓解,嗳气少,大便溏软,每日 1 次,不黏腻,小便调,无口干苦,纳寐尚可,舌暗红,苔薄黄,脉弦细。患者一般情况好,病情稳定,转入长期慢病管理流程。食疗方:黄芪山药粳米粥:黄芪 20 g、山药 20 g、粳米 100 g,加水 1000 mL 煮成粥,完成后加盐调味即可食用。

第1周回访：健康管理师电话咨询，患者诉饮食过快可出现胃脘胀闷及烧灼感，嗳气减少，大便松散，每日2～3次，稍有黏腻，小便调，一般情况尚可。嘱饮食仍忌油腻厚味，继续以清淡易消食为主；可适当户外运动，以低强度类型为主，如慢走。

第2周回访：健康管理师电话咨询，患者一般情况尚好，仅偶有胃脘胀闷及烧灼感，程度较前明显缓解，嗳气少，大便质软，每日1～2次，偶稍黏腻，小便调。嘱饮食仍忌油腻厚味，继续以清淡易消食为主；可增加户外运动，适当汗出为宜。

6. 评估反馈

根据目前的治疗效果评价，患者临床症状消失，正配合进行体质调理，同时不排除患者再次因食用油腻、煎炸食物，或中途放弃调理而引起临床症状再次出现或加重的情况。建议患者积极配合治疗，密切监测身体变化，如有不适则及时就诊；同时，指派专门医师定期随访，及时记录患者情况，根据患者病情变化，及时制订治疗和调理方案。

（林　平）

四、慢性腹泻与便秘的健康管理

腹泻是临床多种疾病的常见症状，是指排便次数增多（>3次/日），粪便量增加（>200 g/d），粪质稀薄（含水量≥85%）。腹泻可分为慢性与急性两类，病史短于3周者为急性腹泻；超过3周或长期反复发作者为慢性腹泻。便秘是指排便困难或费力、排便不畅、排便次数减少、粪便干结量少，其分类按有无器质性病变可分为器质性便秘和功能性便秘；按病程或起病方式可分为急性便秘和慢性便秘，便秘时间大于12周者为慢性便秘。慢性腹泻与便秘同属于慢性消化性疾病的范畴。

（一）流行病学特征

研究表明，慢性腹泻及便秘的发病与年龄、性别、地域及职业相关。其中年龄越大，发病概率越高，60岁以上者居多；性别方面，女性多于男性；地域方面，北方便秘患者多于南方，而南方腹泻患者多于北方；同时，工作及生活压力越大，患腹泻及便秘的概率越高。

胃部疾病（如胃癌、慢性萎缩性胃炎）、肠道疾病、肝胆疾病、糖尿病、甲状腺功能亢进、尿毒症、动脉粥样硬化，甚至不良的生活习惯以及社会心理因素都可诱发慢性腹泻或便秘的急性发作。

（二）慢性腹泻与便秘的诊断及临床表现

1. 慢性腹泻与便秘的诊断

（1）慢性腹泻的诊断：慢性腹泻的原发疾病或病因诊断应从病史、症状、体征、实验室检查中获得依据，可从起病及病程、腹泻次数及粪便性质、腹泻与腹痛的关系、伴随症状和体征、缓解与加重的因素等方面收集临床资料。具体实验室检查有：① 粪便检查：如大便隐血试验，涂片查白细胞、红细胞、脂肪滴、寄生虫及虫卵，大便细菌培养等。② 血液检查：如血常规及电解质、甲状腺功能、肝功能、肾功能、血气分析等。③ 小肠吸收功能试验：如粪质测定、右旋木糖醇吸收试验等有助于了解小肠的吸收功能。④ 血浆胃肠多肽和介质测定：可对各种胃肠神经内分泌肿瘤引起的分泌性腹泻有诊断价值，多采用放射免疫法检测。同时可采用器械检查，如超声检查、X线检查、内镜检查与实验室检查结果相结合，可更准确地对疾病性质及程度进行判断。

（2）便秘的诊断：了解便秘的起病时间和治疗经过、近期排便时间的改变；问清排便次数，有无排便困难，排便费力情况，大便是否带血，是否伴有腹痛、腹胀；了解上述胃肠道症状及能引起便秘的其他系统疾病，尤其是要排除器质性疾病。如病程在几年以上，病情无变化者，多提示功能性便秘。

2. 慢性腹泻与便秘的临床表现

（1）慢性腹泻的临床表现：慢性腹泻病变位于直肠或乙状结肠的患者多有便意频繁和里急后重。同时，根据病因不同，或伴有腹痛、发热、消瘦、腹部肿块或消化性溃疡等。

（2）便秘的临床表现：便秘的主要表现是排便次数减少和排便困难，许多患者的排便次数每周少于 3 次，严重者长达 2～4 周才排便 1 次。有的患者可突出地表现为排便困难，排便时间可长达 30 分钟以上，或每日排便多次，但排出困难，粪便硬结如羊粪状，且数量很少。此外，患者有腹胀、食欲减退，以及服用泻药不当引起的排便前腹痛等。体检左下腹有存粪的肠襻，肛诊有粪块。

（三）慢性腹泻与便秘健康管理内容

1. 管理目标与原则

（1）管理目标：① 迅速有效地缓解和消除急性发作症状。② 调整整体功能状态，预防慢性腹泻与便秘复发，预防伴发其他的相关疾病。

（2）管理原则：分期、分级、联合、综合，即根据慢性腹泻与便秘发病的不同时期、不同严重程度，多种药物联合，注重整体状态，突出个性化管理。

2. 管理服务流程（图 10 - 9）

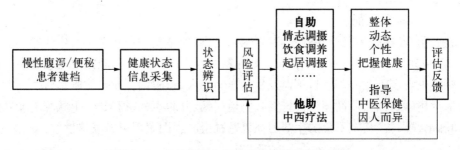

图 10 - 9　慢性腹泻与便秘的健康管理服务流程

（1）三观信息采集：应用中医健康管理系统，采集三观（宏观、中观、微观）信息，包括四诊信息采集、大便隐血试验、血常规、血气分析、影像学检查，必要时行小肠吸收功能检测、血浆胃肠多肽和介质测定，建议进行电解质、生化全套等检查，或提供有效的相关资料。

（2）中医健康状态辨识：建立中医健康档案，依据"中医健康状态辨识"系统，确定健康状态，包括生理病理特点、体质、健康状态要素、疾病风险等。

（3）风险评估：除了对慢性腹泻与便秘患者进行疾病风险预警外，尚需对患者进行恶性肿瘤风险评估。根据流行病学特征，慢性腹泻与便秘的高危因素包括高龄、女性、情绪紧张、生活条件受限、饮食无规律、不良生活方式等。对于有恶性肿瘤家族史、近期大便性状改变明显的高龄高危人群，建议进行筛查，通过粪便检测及器械检查，及早发现疾病，并进行干预。

（4）中医药保健指导：针对不同健康状态要素，系统推荐自助干预方案，健康管理师对方案进行确认优化，包括情志调节、饮食调养、起居调摄、运动保健、穴位调养、音乐调理等方面的中医药保健指导。

3. 西医全科管理

（1）治疗目标：① 迅速有效地缓解和消除急性发作症状。② 预防慢性疾病的急性发作。③ 根据不同类型的慢性腹泻或便秘，采取相应的治疗方案。④ 治疗其他伴发的相关疾病，及时干预与调摄，以防止并发症的产生。

（2）自助方案：对于初次诊断的患者，根据状态辨识结果分析致病风险因素，改变生活习惯，清淡饮食，禁饮酒，多饮水，适当运动，进行情绪管理，配合药膳食疗等。

（3）他助方案

1）慢性腹泻的病因治疗：感染性腹泻需要根据病原体进行治疗。乳糖不耐受症和麦胶性肠病需分别剔除食物中的乳糖或麦胶类成分。高渗性腹泻应停食高渗性食物或药物。胆盐重吸收障碍引起的腹泻可用考来烯胺吸附胆汁酸止泻。慢性胰腺炎可补充胰酶等消化酶。过敏或药物相关性腹泻应避免接触过敏原和停用有关药物。炎症性肠病可用氨基水杨酸制剂、糖皮质激素及免疫制剂。消化道肿瘤可手术切除或化疗，生长抑素及其类似药物可用于类癌综合征及胃肠胰神经内分泌肿瘤。

2）慢性腹泻的对症治疗：应当纠正腹泻引起的水、电解质紊乱和酸碱平衡失调。对严重营养不良者，应给予营养支持。对弥漫性肠黏膜受损者，谷氨酰胺是黏膜修复的重要营养物质，在补充氨基酸时应注意补充谷氨酰胺。严重的感染性腹泻可用止泻药，以收敛、吸附、保护胃黏膜，减少肠蠕动，并抑制肠道异常分泌。

3）器质性便秘的治疗：应当针对病因进行治疗，也可临时选用泻药以缓解便秘的症状。

4）功能性便秘的治疗：加强对患者的教育，增加膳食纤维和多饮水，养成定时排便的习惯，增加体能运动，避免滥用泻药等。膳食纤维的补充是功能性便秘首选的治疗方法。因膳食纤维本身不被吸收，纤维素具有亲水性，能吸收肠腔水分，增加粪便容量，刺激结肠蠕动，增强排便能力。富含膳食纤维的食物有粗粮、蔬菜、水果等。

经上述处理无效者，可酌情选用泻药、胃肠动力药或盐水灌肠等治疗。

泻药：泻药是通过刺激肠道分泌和减少吸收、增加肠腔内渗透压和流体静力压而发挥导泻作用。泻药一般分为刺激性泻剂（如大黄、番泻叶、酚酞、蓖麻油），盐性泻剂（如硫酸镁），渗透性泻剂（如甘露醇、乳果糖），膨胀性泻剂（如麸皮、甲基纤维素、聚乙二醇、琼脂等），润滑性泻剂（如液状石蜡、甘油）。可根据便秘的轻重，有针对性地选择泻剂。慢性便秘以膨胀性泻剂为主，仅在必要的时候选择刺激性泻剂，不可长期使用。急性便秘可选择盐性泻剂、刺激性泻剂及润滑性泻剂，但时间不可超过 1 周。对长期慢性便秘，特别是引起粪便嵌塞者，可用灌肠的方法。灌肠液分盐水和肥皂水两类，其中温盐水较肥皂水刺激小。

胃肠动力药：常用的药物有莫沙必利和伊托必利，其作用机制是刺激肠肌间神经元，促进胃肠平滑肌蠕动，促进小肠和大肠的运转而排便。此类药物对慢传输性便秘有效，可长期间隙使用。

生物反馈疗法：生物反馈疗法是通过测压和肌电设备使患者直观地感知其排便的盆底肌的功能状态，意会在排便时如何放松盆底肌，同时增加腹内压实现排便的疗法。此法对部分直肠、肛门盆底肌功能紊乱的便秘有效。

手术治疗：经上述治疗无效的确诊慢性传输型便秘者，可采用结肠次全切除手术和回直肠吻合术。出口梗阻型便秘可根据不同情况采取不同手术，如直肠前突明显，可采用修补阴道后壁或直肠前壁的方法；对盆底失迟缓症，可用切除部分耻骨直肠肌的方法，但疗效不确定。

4. 中医健康管理

（1）状态特征：慢性腹泻及便秘的病位证素为脾、胃、大肠、肝、肾等；病性证素为湿、痰、气虚、血瘀等。慢性腹泻属中医学"泄泻"范畴，脾虚湿盛是慢性腹泻的主要病理基础；脾胃运化功能失调，肠道分清泌浊、传导功能失司是其发病原因。便秘属中医学"便秘"范畴，可由热结、气滞、寒凝、气血阴阳亏虚引起，肠道传导失常是其发病原因。

中华人民共和国中医药行业标准《中医病证诊断疗效标准》将慢性腹泻分为久泻和暴泻，将便秘分为实秘和虚秘。根据证素辨证的结果和系统推荐的方案，由健康管理师选择或另行确定中医干预方案，或推荐专家会诊。

（2）辨证论治

1）泄泻的辨证论治

① 暴泻

a. 寒湿证

症状体征：泄泻清稀，甚则如水样，腹痛肠鸣，脘闷食少，苔白腻，脉濡缓。若兼外感风寒，则见恶寒发热，头痛，肢体酸痛，苔薄白，脉浮。

治法：芳香化湿，解表散寒。

方药：藿香正气散加减。

常用药：藿香、大腹皮、紫苏叶、茯苓、厚朴、白芷、荆芥、防风。

b. 湿热证

症状体征：泄泻腹痛，泻下急迫，或泻而不爽，粪色黄褐，气味臭秽，肛门灼热，或身热口渴，小便短黄，苔黄腻，脉滑数或濡数。

治法：清肠利湿。

方药：葛根黄芩黄连汤加减。

常用药：葛根、黄芩、黄连、金银花、马齿苋、薏苡仁、茯苓、泽泻、车前子、滑石。

c. 食滞证

症状体征：泻下稀便，臭如败卵，伴有未消化的食物，脘腹胀满，腹痛肠鸣，泻后痛减，嗳腐酸臭，不思饮食，苔垢浊或厚腻，脉滑。

治法：消食导滞。

方药：保和丸加减。

常用药：神曲、山楂、莱菔子、半夏、陈皮、茯苓、连翘。

② 久泻

a. 脾胃虚弱

症状体征：因稍进油腻食物或饮食稍多，大便次数即明显增多而发生泄泻，伴有未消化的食物，大便时泻时溏，迁延反复，饮食减少，食后脘闷不舒，面色萎黄，神疲倦怠，舌淡苔白，脉细弱。

治法：健脾益气，和胃渗湿。

方药：参苓白术散加减。

常用药：人参、白术、茯苓、甘草、砂仁、陈皮、桔梗、扁豆、山药、莲子肉、薏苡仁。

b. 肾阳虚衰

症状体征：黎明之前脐腹作痛，肠鸣即泻，泻下完谷，泻后即安，小腹冷痛，形寒肢冷，腰膝酸软，舌淡苔白，脉细弱。

治法：温补脾肾，固涩止泻。

方药：四神丸加减。

常用药：补骨脂、吴茱萸、肉豆蔻、五味子、附子、炮姜。

c. 肝气乘脾

症状体征：每逢抑郁恼怒或情绪紧张之时即发生腹痛泄泻，腹中雷鸣，攻窜作痛，腹痛即泻，泻后痛减，矢气频作，胸胁胀闷，嗳气食少，舌淡红，脉弦。

治法：抑肝扶脾，调中止泻。

方药：痛泻要方加减。

常用药：白芍、白术、陈皮、防风、柴胡、枳壳、香附。

2）便秘的辨证论治

① 实秘

a. 热秘

症状体征：大便干结，腹胀腹痛，面红身热，口干口臭，心烦不安，小便短赤，舌红，苔黄燥，脉滑数。

治法：泻热导滞，润肠通便。

方药：麻子仁丸加减。

常用药：大黄、枳实、厚朴、火麻仁、杏仁、白蜜、芍药、生地黄、玄参、麦冬。

b. 气秘

症状体征：大便干结，或不甚干结，欲便不得出，或便而不畅，肠鸣矢气，腹中胀痛，胸胁满闷，嗳气频作，饮食减少，舌苔薄腻，脉弦。

治法：顺气导滞。

方药：六磨汤加减。

常用药：木香、乌药、沉香、大黄、槟榔、枳实、厚朴、香附、柴胡、莱菔子、炙枇杷叶。

c. 冷秘

症状体征：大便艰涩，腹痛拘急，胀满拒按，胁下偏痛，手足不温，呃逆呕吐，舌苔白腻，脉弦紧。

治法：温里散寒，通便导滞。

方药：大黄附子汤加减。

常用药：附子、大黄、细辛、枳实、厚朴、木香。

② 虚秘

a. 气虚秘

症状体征：粪质并不干硬，也有便意，但临厕时排便困难，需努挣方出，挣得汗出短气，便后乏力,体质虚弱,面白神疲,肢倦懒言,舌淡苔白,脉弱。

治法:补气润肠,健脾升阳。

方药:黄芪汤加减。

常用药:黄芪、火麻仁、白蜜、陈皮、人参、白术。

b. 血虚秘

症状体征:大便干结,排出困难,面色无华,心悸气短,健忘,口唇色淡,脉细。

治法:养血润肠。

方药:润肠丸加减。

常用药:当归、生地黄、火麻仁、桃仁、枳壳、玄参、何首乌、枸杞子。

c. 阴虚秘

症状体征:大便干结,如羊屎状,形体消瘦,头晕耳鸣,心烦失眠,潮热盗汗,腰酸膝软,舌红少苔,脉细数。

治法:滋阴润肠通便。

方药:增液汤加减。

常用药:玄参、麦冬、生地黄、芍药、玉竹、石斛、火麻仁、柏子仁、瓜蒌子。

d. 阳虚秘

症状体征:大便或干或不干,皆排出困难,小便清长,面色㿠白,四肢不温,腹中冷痛,得热痛减,腰膝冷痛,舌淡苔白,脉沉迟。

治法:温阳润肠。

方药:济川煎加减。

常用药:肉苁蓉、牛膝、当归、升麻、泽泻、枳壳、肉桂。

(3)自助方案

1)情志调摄:宜保持平和的心态。可根据个人爱好,选择弹琴、下棋、书法、绘画、听音乐、阅读、旅游、种植花草等放松心情。

2)饮食调理:腹泻与便秘都需要调整生活方式,戒烟酒,避免滥用药,平时可以进行一定的饮食调理。

① 对于腹泻患者,平时要养成良好的卫生习惯,不饮生水,忌食腐馊变质的食物,少食生冷瓜果,居处冷暖适宜,并可结合食疗健脾益胃。一些急性泄泻患者可暂禁食,以利于病情的恢复;对于重度泄泻者,应注意防止津液亏损,及时补充体液,一般情况下可给予流质或半流质饮食。

在饮食调摄方面,应根据泄泻的不同证型进行具体分析。

a. 寒湿型泄泻

生姜泡茶:生姜9g,绿茶9g,以开水冲泡即可饮用。功效:辛温散寒,固肠止泻。用法:每日1剂,不拘时频饮。

姜橘椒鱼羹:鲫鱼250g,生姜30g,橘皮10g,胡椒3g。将生姜片、橘皮、胡椒用纱布包扎后填入鲫鱼肚内,加水适量,小火煨熟,加食盐少许调味即可。功效:温中散寒,健脾利湿。用法:空腹喝汤吃鱼。

炮姜粥:炮姜6g,白术15g,八角茴香、花椒少许,粳米30g。将炮姜、白术、花椒、八角茴香装在纱布包里,放入锅中加水先煮 20 分钟,然后下粳米煮粥即可。功效:温中健脾,散寒利湿。用法:每日 1 剂,分 3 次温服,连服 1～2 周。

b. 湿热型泄泻

豆花煎鸡蛋:扁豆花 30 g,鸡蛋 2 个,盐少许。将鸡蛋打入碗中与扁豆花拌匀,用油煎炒,撒盐少许即可。功效:清热解毒,化湿止泻。用法:每日 1 剂,分 2 次服用,可连服 5～7 日。

鲜马齿苋粥:鲜马齿苋 50 g,粳米 50 g。将马齿苋洗净切碎,与粳米同入砂锅,加水 800～1000 mL,煮成菜粥,适当调味。功效:清热解毒,利湿止泻。用法:可作早、晚餐服食。

扁豆花茶:扁豆花 60 g,茶叶 12 g。将扁豆花炒焦,与茶叶同煎取汁代茶饮。功效:清热化湿止泻。用法:每日 1 剂,不拘时频饮。

c. 伤食型泄泻

莱菔鸡金粥:莱菔子 9 g,鸡内金 6 g,怀山药粉 50 g。莱菔子与鸡内金先加水煎煮 20 分钟,去渣,再加入怀山药粉煮沸成粥,白糖调味即可。功效:顺气消食,健脾止泻。用法:每日 1 剂,趁热服食。

神曲粥:神曲 15 g,粳米 100 g。将神曲捣碎,加水 200 mL,煎至 100 mL,去渣取汁,入粳米,再加水适量,煮成稀粥即可。功效:健脾消食。用法:每日 1 剂,分 2 次服食。

胡萝卜汤:鲜胡萝卜 2 个,炒山楂 15 g。鲜胡萝卜与炒山楂以水煎汤,加红糖适量即可。功效:顺气消食,化积止泻。用法:每日 1 剂,可连用 3～5 日。

d. 脾虚型泄泻

茯苓粉粥:茯苓细粉 30 g,粳米 30 g,红枣 7 枚。先将粳米、红枣加水适量煮粥,粥将成时,加入茯苓粉,用筷子搅匀煮沸,再加少许白糖调味即可。功效:健脾渗湿,调中止泻。用法:每日 1～2 次,可作早、晚餐食用。

薯蓣汤:怀山药 30 g,茯苓 15 g,神曲 10 g,红糖 10 g。诸味水煎顿服。功效:补脾渗湿止泻。用法:每日 1 剂,顿服。

黄芪山药莲子粥:黄芪 100 g,山药 100 g,莲子肉(去心)100 g。将上三味洗净共煮粥。功效:健脾益胃止泻。用法:可作早、晚餐服食。

e. 肾虚型泄泻

补骨脂蛋:鸡蛋 3 枚,补骨脂 30 g,肉豆蔻 15 g。先将鸡蛋用清水煮一沸,捞出打破外皮,与补骨脂、肉豆蔻同煮 15 分钟即可。功效:温肾暖脾,固肠止泻。用法:每日 1 剂,趁热将鸡蛋食完。

荔枝山药粥:干荔枝肉 50 g,山药、莲子各 10 g,粳米 50 g。将前三味加水煮至酥烂,再加入淘净的粳米,煮成粥。功效:温肾健脾,固肠止泻。用法:每日 1 次,临睡前食用。

芡实点心:芡实、莲子、怀山药、白扁豆各等份,白糖适量。将前四味共磨成细粉,加白糖、清水少许拌匀蒸熟即可。功效:补肾温脾,固涩止泻。用法:每日 1～2 次,每次食 50～100 g,连服数日。

f. 肝郁型泄泻

乌梅粥:乌梅 15～20 g,粳米 100 g,冰糖适量。先将乌梅洗净入锅,加水适量,煎煮至汁浓时,去渣取汁,加入淘净的粳米煮粥,至米烂熟时,加入冰糖稍煮即可。功效:泻肝补脾,涩肠止泻。用法:每日2次,趁热服食,可作早、晚餐服食。

三色奶:韭菜250 g,生姜25 g,牛奶250 g。将韭菜、生姜切碎,捣烂,绞汁,放锅内兑入牛奶煮沸。功效:抑肝扶脾止泻。用法:每日1剂,趁热1次服完。

三花防风茶:扁豆花24 g,茉莉花12 g,玫瑰花12 g,防风12 g。将上四味水煎取液,加入红糖调味代茶饮。功效:抑肝扶脾止泻。用法:每日1剂,不拘时频饮。

② 不同证型的便秘其饮食调摄具体如下。

a. 热秘型便秘

北杏炖雪梨:北杏10 g,雪梨1个,白砂糖50 g。将三者入碗,加水隔水蒸1小时。可喝汤吃梨,每日1次,连服1周。

猪油葛根汤:猪油15 g,葛根30 g,大黄2 g。前两味入砂锅,加水2大碗文火煎煮,去渣,取汁1碗半,入猪油,续煮至1碗汁。功效:升阳解肌,泻下攻积,清热泻火,凉血,逐瘀通经,补虚润肠。

b. 气虚便秘

黄芪蜜茶:黄芪15 g,蜂蜜30 g。将黄芪放入砂锅中,加清水500 mL,煎取300 mL,去渣取汁,加入蜂蜜,和匀煮1~2分钟,沸后代茶饮。功效:补气润肠。

双豆方:黄豆、赤小豆各200 g。将两豆洗净,入锅,加水文火煮豆至熟。功效:健脾宽中,润燥消水,清热解毒,益气养血,下利大便。

c. 血虚便秘

黑芝麻糊当归汁:黑芝麻、糯米各90 g,杏仁60 g,当归9 g,白糖适量。先将当归煎煮取汁,再将前三味研磨成糊状,入锅煮熟,倒入当归汁煮沸即可。功效:滋肝补肾,润肠通便,养血益髓。

d. 气血两虚便秘

五仁粳米粥:将芝麻、松子仁、柏子仁、胡桃仁、甜杏仁各10 g碾碎,与粳米100 g加水煮粥,服用时加少许白糖,每日早、晚服用。功效:补气养血,润肠通便。适用于中老年人气血两虚引起的习惯性便秘。

白薯粥:白薯300 g、小米100 g煮粥,熟后加入白糖即可。每日早、晚服用。适用于老年人及产后妇女肠燥便秘伴疲乏无力者。

菠菜芝麻粥:粳米100 g,菠菜200 g,芝麻50 g。先将粳米洗净放入锅中,煮至米开花时放入菠菜,再煮沸后放入芝麻、盐,空腹时服用。功效:润燥通便,养血止血。适用于老年性便秘、痔疮等。

3) 起居调摄:起居宜规律,睡眠要充足,劳逸相结合,饮食清淡。

4) 运动保健:选择对体力负担不大的运动,如散步、慢跑、太极拳、广播操等。依据辨识结果选择运动,避免剧烈运动,运动量一般控制在中等量水平,50岁左右的患者,以运动后心率达到110~120次/分钟、轻微出汗为宜。每周运动3~5天,每次约30分钟。

5) 经络调理:根据患者情况,适当选用。

① 穴位按摩:神阙、足三里、太白、公孙、上巨虚、阴陵泉、天枢等。

② 耳穴贴压:取穴脾、胃、大肠、交感、肝、肾、神门、耳舟部、对耳轮部等相应部位,每次

取 3~4 穴,王不留行贴压,每日 1 次,两耳交替进行。

6）音乐疗法：依据辨识结果选择。

5. 随诊

随诊时应强调自助与他助方案相结合,让患者了解该种治疗可能出现的副作用,副作用一旦出现则应及早报告。向患者解释自助的重要性,使之理解中医健康管理的意义,自觉地付诸实践,长期坚持。

随诊间隔：根据患者的症状体征及实验室检查,由健康管理师视具体情况而定；每次评估中医状态变化情况,及时调整自助方案。

6. 评估反馈

患者开始治疗一段时间后,为了评估治疗效果,及时调整治疗方案,随诊中除密切监测粪检结果、患者的其他危险因素、临床情况的改变以及观察疗效外,健康管理师还要与患者建立良好的关系,向患者进行宣教,让患者了解自己的病情,包括引起泄泻或便秘的危险因素及同时存在的临床情况,以取得满意疗效。

7. 三级预防

一级预防：面向一般人群,建议养成合理的膳食习惯,适当运动,保持心情舒畅。

二级预防：针对有慢性腹泻及便秘危险因素的人群进行早期筛查,状态分类,针对欲病人群做到早发现、早干预。

三级预防：针对慢性腹泻及便秘患者进行建档、健康教育、规范化治疗及随访,加强患者对自身排便习惯的管理,防止复发。

(四) 慢性腹泻患者管理病案

1. 慢性腹泻患者建档

王某,女,65 岁,2017 年 8 月 15 日初诊。

主诉：反复大便稀溏 3 年余。

现病史：患者缘于 3 年余前因饮食不慎出现大便溏薄,每日 4~5 次,伴便前腹痛,便后痛除,自服"黄连素"后上述症状缓解,但此后每因进食海鲜、辛辣,以及受凉或情绪紧张均易出现大便溏薄,每日 2~3 次,粪质稍黏,伴完谷不化、里急后重、便前腹痛,排气及便后腹痛均可缓解,未予重视及系统治疗,今就诊我院。刻诊：大便如上诉,小便清长,伴口干,渴喜热饮,无口苦、口臭,纳呆,寐尚可。舌淡胖,边有齿痕,苔白腻稍黄,脉弦滑。

既往史：否认心脏病、脑血管疾病、肝炎、药物性肝病等病史。无特殊家族史。无药物过敏史。

诊断：① 西医诊断：慢性直肠炎。② 中医诊断：泄泻,湿盛气滞证。

2. 三观信息采集

四诊信息采集：患者反复大便稀溏,每因进食海鲜、辛辣,以及受凉或情绪紧张均易出现大便溏薄,每日 2~3 次,粪质稍黏,伴完谷不化、里急后重、便前腹痛,排气及便后腹痛均可缓解,伴口干,渴喜热饮,无口苦、口臭,纳呆,寐尚可。舌淡胖,边有齿痕,苔白腻稍黄,脉弦滑。

辅助检查：身高 159 cm,体重 48 kg,BMI 18.99 kg/m²,血压 124/74 mmHg。福建省第二人民医院电子结肠镜示(2017 年 7 月 28 日)：直肠炎。血常规、尿常规、大便常规、生化全套未见明显异常。

3. 健康状态辨识

生理病理特点:《黄帝内经》称本病证为"鹜溏""飧泄""濡泄""洞泄""注下""后泄"等。本病的病因是多方面的,主要有感受外邪、饮食所伤、情志失调、脾胃虚弱、命门火衰等。这些病因导致脾虚湿盛,脾失健运,大小肠传化失常,升降失调,清浊不分,而成泄泻。

体质:阳虚。五行体质:土型体质。阴阳体质:属阴性体质。

健康状态要素:病位:脾 251,小肠 100,经络 100,肝 95。病性:阳虚 308,湿 265,气滞 200,气虚 174。

4. 处方

(1) 自助方案

1) 情志调摄:患者情绪紧张均易发作,主病在脾,涉及肝脏,此为肝气乘脾,因此应调畅情志,培养豁达乐观的生活态度。抱定平常心,在日常工作和生活中避免过度紧张,保持稳定平和的心态最为重要。平日里多与家人、朋友沟通交流,遇事尽量避免钻牛角尖,多换位思考,不可过度劳神、过度思虑或过度悲伤。另外,可根据个人爱好,选择弹琴、下棋、书法、绘画、听音乐、集邮、旅游、种植花草等放松心情。平日里亦可积极参加一些社区活动,如阳光明媚、气候温暖之时,饭后、晨起做适量运动,等阳气生发旺盛的时候,积极调畅情志,借势开胸抒怀,使阳气通达全身。

2) 饮食调理

① 患者脾虚湿盛,应以"化湿通阳"为主,忌食寒凉生冷食物,多食温热补气益气的食物。在饮食调补时应从温阳、通阳、化湿、补气四方面着手,辨证施膳。常用的补阳食物可选用羊肉、猪肚、淡菜、栗子、韭菜、茴香、洋葱、香菜、生姜等。不宜过食寒凉及伤气的食物,如田螺、螃蟹、西瓜、苦瓜、丝瓜、冬瓜、绿豆、冷饮等寒凉之品。可选用胡桃肉、肉桂、小茴香等作为膳食的佐料。平时要养成良好的卫生习惯,不饮生水,忌食腐馊变质的食物;居处冷暖适宜;并可结合食疗健脾益气。

② 常用食疗方

姜橘椒鱼羹:鲫鱼 250 g,生姜 30 g,橘皮 10 g,胡椒 3 g。将生姜片、橘皮、胡椒用纱布包扎后填入鲫鱼肚内,加水适量,小火煨熟,加食盐少许调味即可。功效:温中散寒,健脾利湿。用法:可空腹喝汤吃鱼。

3) 起居调摄:生活中要注意起居保暖。居所宜阳光充足、温馨舒适、空气流通,不宜在阴暗、潮湿、寒冷的环境中工作和生活。作息宜规律,睡眠要充足,劳逸相结合,切不可长期熬夜或过度疲劳。春夏季节要适当多晒太阳;秋冬季节要注意暖衣温食,以养护阳气,尤其要注意腰部和下肢的保暖。注意双脚保暖,尤其是春、秋与冬季的夜晚睡觉时应穿上袜子,为双脚保暖。晚上睡觉前宜用温热水(40~50℃)泡脚 15~20 分钟,以促进血液循环,提高身体的耐寒及抗病能力。谨避风寒,防止外感,并根据气温变化加减衣服。不要汗出当风,防止外邪侵袭。夏季阳气趋表,毛孔、腠理开泄,不可露宿,睡眠时不要让电扇直吹,开空调也要注意温差不要过大。此外,夏季暑热多汗,易致阳气外泄,所以应尽量避免强力劳作,大量出汗。

4) 运动保健:"动则生阳",患者脾阳不足可适当加强体育锻炼,注意运动量不能过大,不可大量出汗,以防汗出伤阳,且运动时要避风寒,选择暖和的天气进行户外运动锻炼,运动后注意保暖,避免受风感冒。"春夏养阳",春夏季节运动尤其重要,而在一天中又以阳光充足的上午为最好的运动时机,不宜在阴冷天气或潮湿之处锻炼身体。锻炼的具体项目应根据自身体力强弱而定,如快走、慢跑等都可以振奋阳气,促进阳气的生发和流通,也可以选择一些比较柔缓的传统健身功法,如太极拳和八段锦等。注意保持"形劳而不倦",选择适当的运动量,循序渐进,持之以恒。

5)经络调理

①　穴位艾灸:每天灸足三里穴5分钟。每次只灸一侧,左右侧穴位交替进行。

②　耳穴贴压:取脾、肾、肝、胃、神门反射区,每次取3~4穴,王不留行贴压,每日1次,两耳交替进行。循环贴1个月为1个疗程。

6)音乐疗法:适当听一些节奏感较强烈的音乐,如鼓乐合奏的《万年欢》、丝弦乐《娱乐升平》、管弦乐《高山青》等,以提振精神。音量:40~60分贝。方法:每日30分钟,14日为1个疗程,持续3个疗程。

(2)他助方案

1)西医治疗:金双歧杆菌片,每次2g,每日3次,口服14天。

2)中医治疗:湿盛气滞证治法:补脾泻肝,祛湿止泻。

方药:四神丸、藿香正气散合痛泻要方加减。

补骨脂15g	炒白术15g	茯　苓15g	吴茱萸6g	藿　香10g
陈　皮10g	半　夏10g	山　药18g	薏苡仁30g	防　风10g
神　曲12g	炙甘草6g			

共14剂,每日1剂,每日2次,分早、晚服。

嘱2周后复诊。

外治法:热敷腹部。

其间由健康管理师每周进行1次回访。

5. 随访

二诊:患者大便性质较前好转,先软后溏薄,质无黏腻,每日2~3次,便前腹痛仅偶作,偶有饮食不慎出现里急后重,偶夹未消化的食物,但程度明显减轻。小便正常,无口干、口苦,纳食尚可,夜寐安。舌淡胖,边有齿痕,苔白不腻,脉弦细。

患者经2周的治疗与个性化调理,症状明显改善。

(1)请营养师会诊,提供1周食谱。

(2)他助方案

西医治疗:金双歧杆菌片,每次2g,每日3次。

中医治疗:脾虚气滞证,湿盛已减。

方药:参苓白术散合四神丸、痛泻要方加减。

党　参15g	炒白术15g	茯　苓15g	白扁豆15g	山　药18g
薏苡仁30g	砂　仁6g^(后入)	白　芍15g	陈　皮9g	补骨脂15g
神　曲12g	防　风10g	厚　朴10g	炙甘草6g	

共10剂,每日1剂,每日2次,分早、晚服。

三诊：患者诉大便质软但成形，无黏腻及完谷不化，每日 1～2 次，未再出现便前腹痛，口不干不苦，纳食尚可，寐安。舌淡红，苔薄白，脉细。患者病情稳定，转入长期慢病管理流程：嘱不宜过食寒凉及伤气的食物，如田螺、螃蟹、西瓜、苦瓜、丝瓜、冬瓜、绿豆、冷饮等寒凉之品；适当多吃一些甘温补气的食物，以温补脾肾阳气为主，如羊肉、猪肚、栗子、韭菜、洋葱、香菜、生姜等；还可选胡桃肉、肉桂、小茴香等作为膳食的佐料。

食疗方：黄芪山药莲子粥：生黄芪 80 g，炒山药 80 g，莲子肉（去心）40 g 煮粥，可作早、晚餐服食。

经辨证施治和针对患者体质的针对性调理，患者腹泻症状消失，无黏腻及完谷不化，未再出现便前腹痛，患者尚配合治疗，总体可认为取得了较好的临床疗效。

第 1 周回访：健康管理师电话咨询，患者诉情况改善，里急后重感较前减轻，次数仍有 2～3 次/日。予以饮食起居建议，建议禁忌寒凉饮食，注意保暖，要求适当增加户外运动锻炼，如快走、慢跑等，振奋阳气，促进阳气的生发和流通，仍需注意保暖防寒，到期复诊。

第 2 周回访：健康管理师电话咨询，患者诉大便未再溏薄，稍成形，质松散，每日 2 次，便畅，一般情况尚可。嘱饮食仍忌寒凉，适当户外运动。

6. 评估反馈

根据目前治疗效果评价，患者临床症状消失，正配合进行体质调理，同时不排除患者再次因食用进食海鲜、辛辣，或中途放弃调理而引起临床症状再次出现大便溏薄、里急后重、便前腹痛的情况。建议患者积极配合治疗，密切监测身体变化，如有不适则及时就诊；同时，指派专门医师定期随访，及时记录患者情况，根据患者病情变化及时制订治疗和调理方案。

（林 平）

五、非酒精性脂肪性肝病的健康管理

非酒精性脂肪性肝病（nonalcoholic fatty liver disease，NAFLD）是指除外酒精和其他明确的损肝因素所致的，病变主体在肝小叶，以弥漫性肝细胞大泡性脂肪变性和脂肪贮积为病理特征的临床病理综合征。NAFLD 包括非酒精性单纯性脂肪肝（simple non-alcoholic fatty liver，NAFL）、非酒精性脂肪性肝炎（non-alcoholic steato hepatitis，NASH）和非酒精性脂肪性肝硬化（non-alcoholic cirrhosis）3 种主要类型。NAFLD 是 21 世纪全球重要的公共健康问题之一，亦是我国愈来愈重视的慢性肝病问题。

（一）流行病学特征

NAFLD 是欧美等西方发达国家肝功能酶学异常和慢性肝病最常见的原因，普通成人 NAFLD 患病率为 20%～33%，其中 NASH 和肝硬化分别占 10%～20% 和 2%～3%，肥胖症患者 NAFL 患病率为 60%～90%、NASH 为 20%～25%、肝硬化为 2%～8%，2 型糖尿病和高脂血症患者 NAFLD 患病率分别为 28%～55% 和 27%～92%。随着肥胖症和代谢综合征在全球的流行，近 20 年亚洲国家 NAFLD 增长迅速且呈低龄化发病趋势，中国的上海、广州和香港等发达地区成人 NAFLD 患病率在 15% 左右。NAFLD 的危险因素包括高脂肪、高热量膳食结构，多坐少动的生活方式，胰岛素抵抗、代谢综合征及其组分（肥胖、高血压、血脂紊乱和 2 型糖尿病）。近期体重和腰围的增加与 NAFLD 发病有关，腰围比 BMI 更能准确预测脂肪肝。

（二）非酒精性脂肪性肝病的诊断及临床表现

非酒精性脂肪性肝病的诊断参照《非酒精性脂肪性肝病中西医结合诊疗共识意见（2017年）》和《非酒精性脂肪性肝病诊疗指南（2010年修订版）》中的标准进行诊断，具体如下。

1. 非酒精性脂肪性肝病的诊断

1）非酒精性脂肪性肝病诊断标准：2010年中华医学会肝病学分会脂肪肝和酒精性肝病学组修订的我国《非酒精性脂肪性肝病诊疗指南》规定了 NAFLD 的临床诊断标准：明确 NAFLD 诊断需符合以下三项：① 无饮酒史或饮酒折合乙醇量，男性＜210 g/周（女性＜70 g/周）。② 除外病毒性肝炎、药物性肝病、全胃肠外营养、肝豆状核变性、自身免疫性肝病等可导致脂肪肝的特定疾病。③ 肝活检组织学改变符合脂肪性肝病的病理学诊断标准。

鉴于肝组织学诊断难以获得，NAFLD 定义为：① 肝脏影像学的表现符合弥漫性脂肪肝的诊断标准且无其他原因可供解释。② 有代谢综合征相关表现的患者出现不明原因的血清 ALT 和（或）AST、GGT 持续增高半年以上。减肥和改善胰岛素抵抗后，异常酶谱和影像学脂肪肝改善甚至恢复正常者可明确 NAFLD 的诊断。

2）非酒精性脂肪性肝病病理学诊断标准：NAFLD 病理特征为肝腺泡3区大泡性或以大泡为主的混合性肝细胞脂肪变，伴或不伴有肝细胞气球样变、小叶内混合性炎症细胞浸润以及窦周纤维化。与成人不同，儿童 NASH 汇管区病变（炎症和纤维化）通常较小叶内严重，推荐 NAFLD 的病理学诊断和临床疗效评估参照美国国立卫生研究院 NASH 临床研究网病理工作组指南，常规进行 NAFLD 活动度积分（NAFLD activity score，NAS）和肝纤维化分期 NAS 积分（0～8分）：① 肝细胞脂肪变：0分（＜5%）；1分（5%～33%）；2分（34%～66%）；3分（＞66%）。② 小叶内炎症（20倍镜计数坏死灶）：0分（无）；1分（＜2个）；2分（2～4个）；3分（＞4个）。③ 肝细胞气球样变：0分（无）；1分（少见）；2分（多见）。NAS 为半定量评分系统而非诊断程序，NAS＜3分可排除 NASH，NAS＞4分则可诊断 NASH，介于两者之间者为 NASH 可能。规定不伴有小叶内炎症、气球样变和纤维化但肝脂肪变＞33%者为 NAFL，脂肪变达不到此程度者仅称为肝细胞脂肪变。肝纤维化分期（0～4）：0：无纤维化；1a：肝腺泡3区轻度窦周纤维化；1b：肝腺泡3区中度窦周纤维化；1c：仅有门脉周围纤维化；2：肝腺泡3区窦周纤维化合并门脉周围纤维化；3：桥接纤维化；4：高度可疑或确诊肝硬化，包括 NASH 合并肝硬化、脂肪性肝硬化以及隐源性肝硬化（因为肝脂肪变和炎症随着肝纤维化进展而减轻）。不要轻易将没有脂肪性肝炎组织学特征的隐源性肝硬化归因于 NAFLD，必须寻找有无其他可能导致肝硬化的原因。

3）非酒精性脂肪性肝病影像学诊断：规定具备以下3项腹部超声表现中的两项者为弥漫性脂肪肝：① 肝脏近场回声弥漫性增强，回声强于肾脏。② 肝内管道结构显示不清。③ 肝脏远场回声逐渐衰减。CT 诊断脂肪肝的依据为肝脏密度普遍降低，肝/脾 CT 值之比＜1.0。其中，肝/脾 CT 比值＜1.0但＞0.7为轻度，≤0.7但＞0.5者为中度，≤0.5者为重度脂肪肝。

2. 非酒精性脂肪性肝病的临床表现

NAFLD，尤其是 NAFL 患者通常无显著症状，部分 NAFL 和 NASH 患者可出现一些非特异性症状，包括全身乏力、腹部胀满、肝区隐痛、右上腹不适或胀满感、食欲减退以及其他消化道症状。部分 NASH 相关肝硬化患者发生肝衰竭、食管-胃底静脉曲张破裂及肝细胞癌并出现相应的症状。肝大是 NAFLD 常见的体征,50%～75%的 NAFLD 患者有肝大,15%～25%的 NAFLD 患者出现脾大。少数患者可轻度黄疸。肝硬化的体征包括肝掌、蜘蛛痣、黄疸、腹壁静脉曲张、脾大、腹水及下肢水肿等。NAFLD 常有肝外的临床表现,如肥胖或体脂量超重、腰围增加、2 型糖尿病以及心血管疾病等相应的症状和体征。

(三)非酒精性脂肪性肝病健康管理内容

1. 管理目标与原则

(1)管理目标:① 将体重控制在安全范围内。② 减少肝脏脂肪沉积,改善胰岛素抵抗,调整整体功能状态,减少或防止肝硬化、肝癌及其并发症的发生,预防伴发其他的相关疾病。

(2)管理原则:分级、联合、综合,即根据非酒精性脂肪肝发病的不同原因、不同严重程度,防治结合,注重整体状态,突出个性化管理。

2. 管理服务流程(图 10-10)

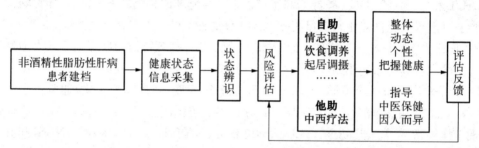

图 10-10　非酒精性脂肪性肝病的健康管理服务流程

(1)三观信息采集:应用中医健康管理系统,采集三观(宏观、中观、微观)信息,包括四诊信息采集,BMI、肝功能、血脂、空腹和餐后 2 小时血糖、糖化血红蛋白等指标。影像学检测方法包括腹部 B 超,必要时行 Fibroscan、Fibrotouch、CT 以及 MRI、肝活检组织学检查,或提供有效的相关资料。

(2)中医健康状态辨识:建立中医健康档案,依据"中医健康状态辨识"系统,确定健康状态,包括生理病理特点、体质、健康状态要素、疾病风险等。

(3)风险评估:除了对非酒精性脂肪肝患者进行疾病风险预警外,尚需对一般健康管理人群进行风险评估。其高危因素包括一级亲属中有肥胖史、久坐的生活方式等。对于高危人群,建议定期进行筛查,通过 BMI、肝功能、血脂、空腹和餐后 2 小时血糖、糖化血红蛋白、腹部 B 超检测等,及早发现合并症。

(4)中医药保健指导:针对不同健康状态要素,系统推荐自助干预方案,健康管理师对方案进行确认优化,包括情志调节、饮食调养、起居调摄、运动保健、穴位调养、音乐调理等方面的中医药保健指导。

3. 西医全科管理

(1)治疗目标:NAFLD 治疗的目标为减肥、减少肝脏脂肪沉积,改善胰岛素抵抗,并减轻因"附加打击"而导致的炎症和肝纤维化,从而改善患者生活质量,防治或延缓代谢综合征及其相关终末期器官病变;减少或防止肝硬化、肝癌及其并发症的发生。

（2）自助方案：对于初次诊断非酒精性脂肪性肝病的患者，根据状态辨识结果分析致病风险因素，进行干预管理，改变生活习惯，纠正不良生活方式和行为。参照代谢综合征的治疗意见，推荐中等程度的热量限制，肥胖成人每日热量摄入需减少 500～1000 kcal；改变饮食组分，采用低糖、低脂的平衡膳食，减少含糖饮料以及饱和脂肪和反式脂肪的摄入，并增加膳食纤维的含量；推荐食用可增加益生菌的发酵酸奶；中等量的有氧运动可增加骨骼肌的胰岛素敏感性，减少内脏脂肪，建议每周 4 次以上，累计锻炼时间至少 150 分钟；建议戒烟限酒，改变久坐等不良行为；积极预防控制高血压、代谢综合征等并发病。

（3）他助方案

1）控制体重：合并肥胖的 NAFLD 患者如果改变生活方式 6～12 个月体重未能降低 5%，在充分考虑疗效和不良反应的情况下可选二甲双胍、奥利司他等药物进行二级干预。除非存在肝功能衰竭、中重度食管-胃底静脉曲张，国际上一般建议 BMI>40 kg/m² 或 BMI 在 35～40 kg/m² 之间，患有减轻体重就可改善病情的疾病如糖尿病、睡眠呼吸暂停综合征的肥胖患者可以考虑手术治疗，对手术患者应进行专业的强化管理以及做好长期随访的准备。对于 BMI>50 kg/m² 的肥胖患者，有专家建议可以把减肥手术作为一线选择。减肥手术后的体重减轻不仅对代谢综合征组分包括改善胰岛素敏感性、血脂以及降低长期死亡率有利，而且还有利于肝脏组织学包括脂肪变性、脂肪性肝炎以及肝纤维化的改善。

2）改善胰岛素抵抗，纠正代谢紊乱：根据临床需要，可采用相关药物治疗代谢危险因素及其合并症，使用血管紧张素受体阻滞剂、噻唑烷二酮类（TZD）、双胍类、胰升糖素样肽-1（GLP-1）-利拉鲁肽及其他胰岛素增敏剂新药等，以及他汀和贝特类药物，以降低血压和防治糖脂代谢紊乱及动脉硬化。用药期间需注意疗程和观察药物不良反应等。

3）减少"附加打击"以免加重肝脏损害：NAFLD 特别是 NASH 患者应避免体重急剧下降，禁用极低热卡饮食和空-回肠短路手术减肥，避免小肠细菌过度生长，避免接触肝毒物质，慎重使用可能有肝毒性的中西药物和保健品，严禁过量饮酒。

4）保肝抗炎药物防治肝炎和肝纤维化：在基础治疗的前提下，保肝抗炎药物作为辅助治疗主要用于以下情况：① 伴有肝功能异常或肝组织学有炎症损伤的 NAFLD 患者。② 临床特征、实验室改变以及影像学检查等提示可能存在明显肝损伤和（或）进展性肝纤维化者，例如合并血清转氨酶增高、代谢综合征的 NAFLD 患者。③ 使用其他药物诱发肝损伤者。④ 合并嗜肝病毒感染或其他肝病者。

常用的药物有：① 护肝降酶类：主要作用为保护肝功能和降低肝损害，如水飞蓟宾（水林佳），其具有抗氧化自由基、稳定肝细胞膜的作用，减轻肝脂肪变，降低 ALT；硫普罗宁是一种硫基类药物，能促进肝细胞的再生和修复，减少三酰甘油堆积，降低转氨酶；熊去氧胆酸能促进内源性胆汁酸分泌和排出并抑制其重吸收，拮抗疏水性胆汁酸的细胞毒作用，保护肝细胞膜；其他有双环醇和还原型谷胱甘肽等。② 抗脂质氧化类：磷脂是肝窦内皮和肝细胞的膜稳定剂，主要作用为抗脂质过氧化，激活脂解酶系统，如多烯磷脂酰胆碱，能激活脂解酶活性，降低 LDL-C/HDL-C 比值，改善肝脏脂质代谢功能；维生素 A、维生素 C、维生素 E 以及胡萝卜素、硒、乙酰半胱氨酸、甜菜碱等，可缓解脂质过氧化引起的肝组织损害。临床可合理选用上述 1～2 种药物，疗程通常需要 6～12 个月以上。

5）积极处理肝硬化的并发症：根据临床需要采取相关措施防治肝硬化门静脉高压和肝

功能衰竭的并发症。NASH 合并肝功能衰竭、失代偿期肝硬化以及 NAFLD 并发肝细胞癌患者可考虑肝移植手术治疗。肝移植手术前应全面评估代谢危险因素及其合并症,术后仍需加强代谢综合征组分的治疗,以减少 NAFLD 复发和提高患者的生存率。

6)其他药物:目前研究表明,微生态制剂、细胞因子抑制剂、性激素等药物均可以不同程度地减轻 NAFLD 患者肝脏的炎症反应,从而保护肝功能,但是尚未形成成熟的治疗方案,其作用机制仍需进一步研究。

4. 中医健康管理

非酒精性脂肪性肝病属于中医学"胁痛""肥胖"等范畴。本病多由内因、外因或内外因相引而发病,如先天禀赋不足,肝肾亏虚,血脉不充,复加后天起居失调、饮食不节、情志不畅等导致气机郁滞,气血运行不畅,日久成痰成瘀,阻滞血脉,内侵肝肾而发病。因此,痰瘀互阻是非酒精性脂肪性肝病的主要病理因素。

(1)状态特征:非酒精性脂肪性肝病的病位证素为心、肝、肾;病性证素为虚、火、痰、瘀。国家颁布的《中药新药临床研究指导原则》中高血压的中医证候分型为肝火亢盛证、阴虚阳亢证、痰湿壅盛证和阴阳两虚证四种。根据证素辨证的结果和系统推荐的方案,由健康管理师选择或另行确定中医干预方案,或推荐专家会诊。

(2)辨证论治

1)肝郁脾虚证

症状体征:胁肋胀闷,抑郁不舒,倦怠乏力,腹痛欲泻,腹胀不适,食欲不振,恶心欲吐,大便不调,时欲太息,舌质淡红,苔薄白或白,有齿痕,脉弦细。

治法:疏肝健脾。

方药:逍遥散加减。

常用药:柴胡、白术、薄荷、白芍、当归、茯苓、山楂、生姜等。

2)痰浊内阻证

症状体征:体态肥胖,右胁不适或胀闷,周身困重,大便黏滞不爽,脘腹胀满,倦怠无力,食欲不振,头晕恶心,舌质淡,舌苔白腻,脉沉滑。

治法:健脾益气,化痰祛湿。

方药:二陈汤加减。

常用药:制半夏、陈皮、茯苓、泽泻、莱菔子、山楂、葛根、黄精、白术、藿香等。

3)湿热蕴结证

症状体征:右胁肋部胀痛,周身困重,脘腹胀满或疼痛,大便黏腻不爽,身目发黄,小便色黄,口中黏滞,口干口苦,舌质红,舌苔黄腻,脉弦滑或濡数。

治法:清热利湿。

方药:茵陈蒿汤加减。

常用药:茵陈、栀子、大黄、虎杖、厚朴、车前草、茯苓、白术、猪苓、泽泻等。

4)痰瘀互结证

症状体征:胁肋刺痛或钝痛,胁下痞块,面色晦暗,形体肥胖,胸脘痞满,咯吐痰涎,纳呆厌油,四肢沉重,舌质暗红有瘀斑,舌体胖大,边有齿痕,苔腻,脉弦滑或涩。

治法:活血化瘀,祛痰散结。

方药：膈下逐瘀汤合二陈汤加减。

常用药：柴胡、当归、桃仁、五灵脂、穿山甲、牡丹皮、赤芍、大腹皮、茯苓、白术、陈皮、制半夏、枳实等。

加减：发热、身热不扬，头痛而重、口苦者，可加茵陈、黄连；潮热烦躁者，加银柴胡、地骨皮、牡丹皮；肝区痛甚者，可加郁金、延胡索；乏力气短者，加黄芪、太子参、炒白术；食少纳呆者，加山楂、鸡内金、炒谷芽、炒麦芽；口干，舌红少津者，加葛根、玄参、石斛等。

（3）自助方案

1）情志调摄：依据个人兴趣，选择登山、游泳等可调节心情的运动项目，亦可选择书画、琴棋、养植花草等，压力大或精神紧张时可以与朋友谈心、听舒缓的音乐。

2）饮食调理

① 宜选择具有健脾利湿、化痰祛痰、理气行滞的食物，以清淡为主。可食用白萝卜、紫菜、包菜、香菇、海带、冬瓜、芥菜、香椿、荸荠、木瓜、山药、栗子、粳米、小米、薏苡仁、玉米、芡实、豇豆、白扁豆、红小豆、蚕豆、冬瓜子、鸡肉、鲢鱼、带鱼、泥鳅、河虾、海蜇等。水果可选择荔枝、柠檬、樱桃、杨梅等。不宜食用饴糖、石榴、大枣、柚子、枇杷、砂糖、肥肉等甜、黏、油腻的食物，忌暴饮暴食和进食速度过快，勿食过饱，限制盐的摄入量。

② 食疗可选用黄芪山药薏苡仁粥。将山药20 g切成小片，与黄芪、麦冬、白术、薏苡仁各20 g一起浸泡，再加入竹茹20 g，粳米50 g，用火煮沸后，再用小火熬成粥。

3）起居调摄：减少睡眠时间，多进行户外活动，勤晒太阳。多洗热水澡，以全身皮肤微微发红、通身汗出为宜。穿衣尽量保持宽松，面料以棉、麻、丝等透气散湿的天然纤维为主。

4）运动保健：适当增加体育运动。可选择快走、慢跑等有氧运动，根据自身条件，也可选择羽毛球、乒乓球等球类运动。可在医师指导下练习太极拳、五禽戏等。

5）经络调理：包括针刺疗法、腹部推拿疗法、穴位敷贴疗法、穴位注射疗法、按压、灸法、穴位埋线等。

① 针刺治疗：取丰隆、足三里、三阴交、阳陵泉、内关、肝俞、关元、合谷、肾俞，以1.5寸毫针刺入。穴位加减：肝郁气滞者加太冲、行间，用泻法；痰湿困脾者加公孙、商丘，用泻法；瘀血内阻者加血海、地机，用泻法；肝肾两虚者加太溪、照海、复溜，用补法。每次取12个穴位，留针30分，每周2次，治疗3～6个月。

② 穴位注射：选取足三里、三阴交、丰隆穴，注射凯西莱注射液，每次2 mL，每周3次，疗程3～6个月。

③ 腹部推拿疗法：选取中脘、关元、水分、天枢穴，可采用点按、按揉的方法轻柔、缓慢按摩，每日1次，每次20～30分钟，30天为1个疗程。

④ 穴位埋线：可选用双肝俞、阳陵泉、足三里、气海等以疏肝健脾，活血化瘀；左右两侧可交替使用，每周埋线1次，4周为1个疗程，治疗3～6个疗程不等。

⑤ 红光治疗及电子生物反馈疗法：运用生物反馈技术，通过电磁波纠正肝脏紊乱的生物信息及能量传递，可增加肝脏单位血流量，增强红细胞变形能力及氧交换能力，有效改善肝脏微循环，恢复肝脏免疫诱导因子的产生，促进药物的吸收利用，从而促进肝病患者的康复。

6）音乐疗法：依据辨识结果选择。

5. 随访

随诊时应强调自助与他助相结合，让患者了解该种治疗可能出现的副作用，副作用一旦出现应及早报告；向患者解释自助的重要性，使之理解中医健康管理的意义，自觉地付诸实践，长期坚持。健康管理师每次评估中医状态变化情况，并及时调整自助方案。

随诊间隔：由健康管理师视具体情况而定。可安排每1~2个月随诊1次；较复杂的病例，随诊的时间间隔相应缩短。经治疗后，症状缓解，体重降低达到目标水平，其他危险因素得到控制，可以减少随诊次数，可每2~3个月1次。若管理6个月，其合并症及相关状态仍未达目标，应考虑将请专家会诊。

6. 评估反馈

患者开始治疗一段时间后，为了评估治疗效果，使体重、血脂等稳定地维持于目标水平及保持良好的健康状态，及时调整治疗方案，随诊中除密切监测体重指数、患者的其他危险因素、临床情况的改变以及观察疗效外，健康管理师还要与患者建立良好的关系，向患者进行宣教，让患者了解自己的病情，包括其危险因素及同时存在的临床情况，以取得满意疗效。

7. 三级预防

一级预防：面向一般人群，建议养成合理的膳食习惯，控制总热能的摄入量，适当运动，保持心情舒畅。

二级预防：针对有肥胖危险因素的人群进行早期筛查，状态分类，针对欲病人群做到早发现、早干预。

三级预防：针对非酒精性脂肪性肝病患者及其合并症患者进行建档、健康教育、规范化治疗及随访，加强患者对自身肥胖的管理，防止进一步加重。

（四）非酒精性脂肪性肝病健康管理病案

1. 非酒精性脂肪性肝病患者建档

王某，男，50岁，2017年5月17日初诊。

主诉：右上腹隐痛半年余，进行性加重2周。

现病史：半年前患者无明显诱因出现右上腹隐痛，未予重视，近2周症状进行性加重，伴两胁部胀满、周身乏力。患者自述平素喜食肥甘厚味、煎炸食物，工作为文职，久坐办公室，平日休息时多卧少动，嗜睡，近半年来体重增加约10 kg。询问患者，近期无长期、大量服用药物史，无嗜酒、吸烟等不良嗜好。刻诊：腹型肥胖体型，肝脏触诊肝脏边缘钝圆，质地稍韧、表面光滑，稍有增大，口中黏腻，纳食、睡眠尚可，小便略黄，大便黏滞不爽。舌质淡，舌体胖大，舌边有齿痕，苔厚腻，脉濡滑。

既往史：否认心脏病、脑血管疾病、肝炎、药物性肝病等病史。无特殊家族史。无药物过敏史。

诊断：① 西医诊断：脂肪肝。② 中医诊断：腹痛，痰湿内阻证。

2. 三观信息采集

四诊信息采集：患者右上腹隐痛，近2周症状进行性加重，伴两胁部胀满、周身乏力，腹型肥胖体型，口中黏腻，纳食睡眠尚可，小便略黄，大便黏滞不爽。舌质淡，舌体胖大，舌边有齿痕，苔厚腻，脉濡滑。

辅助检查：身高175 cm，体重125.4 kg，BMI 40.94 kg/m²，血压165/95 mmHg。生化

检查结果：ALT 90.3 U/L，AST 64.6 U/L。B 超结果显示：中度脂肪肝。空腹血糖 8.6 mmol/L，HbA1c：7.1%。肝炎 5 项血清学检查未见异常。

3. 健康状态辨识

生理病理特点：非酒精性脂肪性肝病属于中医学"胁痛""肥胖"等范畴。本病多由内因、外因或内外因相引而发病，如先天禀赋不足，肝肾亏虚，血脉不充，复加后天起居失调、饮食不节、情志不畅等导致气机郁滞，气血运行不畅，日久成痰成瘀，阻滞血脉，内侵肝肾而发病。因此，痰瘀互阻是非酒精性脂肪性肝病的主要病理因素。

体质：痰湿。五行体质：土型体质。阴阳体质：属阴性体质。

健康状态要素：病位：脾 120，经络 85，胃 92。病性：痰 125，湿 104，热 75。

4. 处方

（1）自助方案

1）情志调摄：依据个人兴趣，选择登山、游泳等可调节心情的运动项目，亦可选择书画、琴棋、养植花草等，压力大或精神紧张时可以与朋友谈心、听舒缓的音乐。

2）饮食调理

① 宜选择具有健脾利湿、化痰祛痰、理气行滞的食物，以清淡为主，可食用白萝卜、紫菜、包菜、香菇、海带、冬瓜、芥菜、香椿、荸荠、木瓜、山药、栗子、粳米、小米、薏苡仁、玉米、芡实、豇豆、扁豆、红小豆、冬瓜子、鸡肉、鲢鱼、带鱼、泥鳅、河虾、海蜇等。水果可选择荔枝、柠檬、樱桃、杨梅等。不宜食用饴糖、石榴、大枣、柚子、枇杷、砂糖、肥肉等甜、黏、油腻的食物，忌暴饮暴食和进食速度过快，勿食过饱，限制盐的摄入量。

② 食疗可选择黄芪山药薏苡仁粥。将山药 20 g 切成小片，与黄芪、麦冬、白术、薏苡仁 20 g 一起浸泡，再加入竹茹 20 g、粳米 50 g，用火煮沸后，再用小火熬成粥。

3）起居调摄：减少睡眠时间，多进行户外活动，勤晒太阳。多洗热水澡，以全身皮肤微微发红、通身汗出为宜。穿衣尽量保持宽松，面料以棉、麻、丝等透气散湿的天然纤维为主。

4）运动保健：适当增加体育运动。可选择快走、慢跑等有氧运动，根据自身条件，也可选择羽毛球、乒乓球等球类运动。可在医师指导下练习太极拳、五禽戏等。

5）经络调理

① 穴位按摩：气海、关元、中府、肝俞、期门、足三里、阴陵泉、丰隆、水分等。

② 耳穴贴压：取穴肝、脾、三焦、内分泌、神门，王不留行贴压，每日 1 次，两耳交替进行。

（2）他助方案

1）西医治疗：① 安博诺：每次 1 粒，每日 1 次。② 美托洛尔缓释片：每次 47.5 mg，每日 1 次。③ 胰岛素强化治疗。④ 百赛诺：每次 50 mg，每日 3 次。⑤ 水林佳：每次 70 mg，每日 3 次。

2）中医治疗：痰湿内阻证治法：化痰祛湿。

方药：二陈汤加减。

陈 皮 12 g	制半夏 9 g	茯 苓 12 g	甘 草 6 g	薏苡仁 15 g
苍 术 12 g	厚 朴 12 g	杏 仁 6 g	白 术 15 g	柴 胡 12 g
川 芎 12 g	香 附 9 g			

共 7 剂,每日 1 剂,每日 2 次,分早、晚服。

嘱 1 周后复诊。

5. 随访

二诊:患者自述口中黏腻感减轻,其余症状如前,服用上述药物无明显不适,守原方继服 14 剂。

三诊:患者因 2 天前进食烧烤、冰啤酒后,自觉口苦、口黏,大便黏滞感加重,舌苔黄腻,脉滑稍显数象。拟以三仁汤加减。

杏　仁 15 g	制半夏 15 g	滑　石 20 g	薏苡仁 15 g	通　草 6 g
白豆蔻 12 g	厚　朴 12 g	石菖蒲 12 g	黄　连 10 g	桔　梗 10 g
杏　仁 6 g	藿　香 12 g	竹　茹 9 g		

共 7 剂,每日 1 剂,每日 2 次,分早、晚服。

四诊:患者自述口苦症状消失,余未见明显不适。自测血压 155/90,空腹血糖 7 mmol/L,体重 122 kg,较首诊减轻约 3 kg。舌质淡,舌体胖大,舌边有齿痕,苔厚腻,脉濡滑。结合患者体质,考虑为痰湿壅盛证。拟以七味白术散合二陈汤加减。

党　参 12 g	茯　苓 15 g	藿　香 12 g	木　香 6 g	葛　根 20 g
白　术 15 g	陈　皮 15 g	制半夏 9 g	天　麻 6 g	桔　梗 10 g
杏　仁 6 g	连　翘 9 g	甘　草 6 g	柴　胡 10 g	香　附 9 g

共 7 剂,每日 1 剂,每日 2 次,分早、晚服。

五诊:患者自述服用上述药物后无明显不适,嗜睡减少,精神较服药前改善,守原方继服 30 剂。

六诊:患者昨日前往社区门诊例行检查,检查结果显示:血压 130/88 mmHg,ALT 41.6 U/L,AST 40.5 U/L,HbA1c 5.8%,体重 116 kg。原方去天麻、连翘,继服 20 剂。同时请营养师会诊,提供科学膳食指导。嘱患者按时服药,可暂停西药,观察血压和血糖的变化,并告知患者每周将由医师进行回访。

党　参 12 g	茯　苓 15 g	藿　香 12 g	木　香 6 g	葛　根 20 g
白　术 15 g	陈　皮 15 g	制半夏 9 g	桔　梗 10 g	杏　仁 6 g
甘　草 6 g	柴　胡 10 g	香　附 6 g		

共 20 剂,每日 1 剂,每日 2 次,分早、晚服。

经辨证施治和针对患者体质的针对性调理,患者右上腹隐痛症状消失,血压、血糖恢复至正常水平,体重逐渐减轻。总体治疗以 BMI 降至正常水平为目标,患者尚配合治疗,总体可认为取得了较好的临床疗效。

第 1 周回访:医师回访,患者诉服药后无明显不适,食欲、睡眠可,大、小便无异常,嗜睡情况进一步改善。嘱患者按时服药,并注意饮食习惯改变。

第 2 周回访:医师回访,患者自述血压、血糖已恢复正常,余未见不适。嘱患者通过锻炼和改善饮食习惯以减轻体重,可暂停服药,并密切关注血压、血糖及体重的变化,如有不适则及时就诊。

第 6 周回访:医师回访,患者自述通过锻炼、改善饮食结构等方式,体重已降至 95 kg,血压、血糖未见异常,精神状态良好。嘱患者坚持运动,根据营养师的建议优化饮食结构。

6. 评估反馈

根据目前治疗效果评价,患者临床症状消失,正配合进行体质调理,同时不排除患者再次因食用油腻、煎炸食物,或中途放弃调理而引起临床症状再次出现或加重、血压和血糖不稳定的情况。建议患者积极配合治疗,密切监测身体变化,如有不适则及时就诊;同时,指派专门医师定期随访,及时记录患者情况,根据患者病情变化,及时制订治疗和调理方案。

(方朝义)

六、高血压的健康管理

高血压(hypertension)是以体循环动脉压升高为主要临床表现的心血管综合征,临床上分为原发性高血压(essential hypertension,即高血压病)和继发性高血压(secondary hypertension)。高血压是重要的心脑血管疾病的危险因素,可损伤重要脏器心、脑、肾的结构和功能,最终导致这些器官的功能衰竭。

（一）流行病学特征

我国高血压病的发病率逐年上升,发病人群呈现年轻化趋势。2002年全国27万人群营养与健康状况调查显示,我国18岁以上成年人高血压的患病率已达18.81％。然而,我国人群高血压知晓率、治疗率和控制率分别为30.2％、24.7％和6.1％,依然很低。

我国高血压患病率存在地区、城乡和民族差别。北方高于南方,华北和东北属于高发区;沿海高于内地;城市高于农村;高原少数民族地区患病率较高。男、女性高血压总体患病率差别不大,青年期男性略高于女性,中年后女性稍高于男性。

（二）高血压的诊断及临床表现

1. 高血压的诊断

采用经核准的水银柱或电子血压计,测量安静休息坐位时上臂肱动脉部位的血压,非药物状态下2次或2次以上、非同日多次重复测定血压值,收缩压均≥140 mmHg和(或)舒张压均≥90 mmHg可诊断为高血压。患者有高血压病史,正在使用降压药物,血压值虽然处于正常范围,但也可诊断为高血压。根据血压升高水平,进一步将高血压分为1～3级,见表10-2。

表10-2　血压水平分类

类　　别	收缩压(mmHg)		舒张压(mmHg)
正常血压	<120	和	<80
正常高值血压	120～139	和(或)	80～89
高血压	≥140	和(或)	≥90
1级高血压(轻度)	140～159	和(或)	90～99
2级高血压(中度)	160～179	和(或)	100～109
3级高血压(重度)	≥180	和(或)	≥110
单纯收缩期高血压	≥140	和	<90

2. 高血压的临床表现

大多数高血压起病缓慢,缺乏特殊临床表现,导致诊断延迟,多在测量血压时或发生心、脑、肾等并发症时才被发现。该病临床常见症状有头晕、头痛、颈项板紧、疲劳、心悸等,也可出现视力模糊、鼻出血等较重症状,典型的高血压头痛在血压下降后即可消失。高血压患者可以同时合并其他原因的头痛,往往与血压水平无关,例如精神焦虑性头痛、偏头痛、青光眼等。如果突然发现严重头晕与眩晕,要注意可能是脑血管疾病或者降压过度、直立性低血压等原因引起。高血压患者还可以出现受累器官的症状,如胸闷、气短、心绞痛、多尿等。另外,有些症状可能是降压药的不良反应所致。

(三)高血压健康管理内容

1. 管理目标与原则

(1)管理目标:① 将血压控制在安全范围内。② 调整整体功能状态,预防复发,预防伴发其他的相关疾病。

(2)管理原则:分级、联合、综合,即根据高血压发病的不同时期、不同严重程度,防治结合,注重整体状态,突出个性化管理。

2. 管理服务流程(图 10-11)

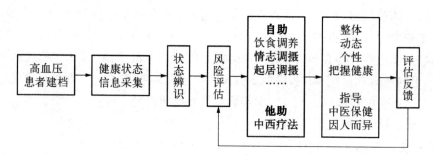

图 10-11　高血压的健康管理服务流程

(1)三观信息采集:应用中医健康管理系统,采集三观(宏观、中观、微观)信息,包括四诊信息采集、血液生化(钾、空腹血糖、三酰甘油、高密度脂蛋白胆固醇、低密度脂蛋白胆固醇、尿酸和肌酐)、全血细胞计数、血红蛋白和血细胞比容;尿液分析(蛋白、糖和尿沉渣镜检)、心电图等检查,必要时可行 24 小时动态血压监测、超声心动图、颈动脉超声、餐后 2 小时血糖、血同型半胱氨酸、尿蛋白定量、尿白蛋白定量、眼底、胸部 X 线、脉搏波传导速度以及踝臂血压指数等检查。

对怀疑为继发性高血压患者,根据需要可以分别选择以下检查项目:血浆肾素活性、血和尿醛固酮、血和尿皮质醇、血游离甲氧基肾上腺素及甲氧基去甲肾上腺素、血和儿茶酚胺、动脉造影、肾和肾上腺超声、CT 或 MRI、睡眠呼吸监测等。对有并发症的高血压患者,应进行相应的脑功能、心功能和肾功能检查。

(2)中医健康状态辨识:建立中医健康档案,依据"中医健康状态辨识"系统,确定健康状态,包括生理病理特点、体质、健康状态要素、疾病风险等。

(3)风险评估:除了对高血压患者进行疾病风险预警外,尚需对一般健康管理人群进行高血压风险评估,尤其是高危人群建议定期检查,早日发现、早期诊断;对因心、脑、肾等脏器疾病引发的继发性高血压患者,应注意对靶器官进行风险评估,及时控制靶器官损害或并发症的发生。

（4）中医药保健指导：针对不同健康状态要素,系统推荐自助干预方案,健康管理师对方案进行确认优化,包括情志调节、情志调摄、起居调摄、饮食调养、运动保健、针灸按摩、音乐疗法等方面的中医药保健指导。

3. 西医全科管理

（1）治疗目标：原发性高血压目前尚无根治方法,治疗的目标是控制血压于正常范围之内。临床证据表明收缩压下降 10～20 mmHg 或舒张压下降 5～6 mmHg,3～5 年内脑卒中、冠心病与心脑血管病死亡率事件分别减少 38%、16% 与 20%,心力衰竭减少 50%,高危患者获益更为明显。降压治疗的根本目的是减少高血压患者心脑血管病的发生率和死亡率。

（2）自助方案：① 生活方式的干预：适用于所有高血压患者。② 减轻体重：将体重指数尽可能控制在 <24 kg/m² ；体重降低对改善胰岛素抵抗、糖尿病、血脂异常和左心室肥厚均有益。③ 减少钠盐摄入：膳食中约 80% 钠盐来自烹调用盐和各种腌制品,所以应减少烹调用盐,每人每日食盐量以不超过 6 g 为佳。④ 补充钾盐：每日吃新鲜的蔬菜和水果。⑤ 减少脂肪摄入：减少食用油摄入,少吃或不吃肥肉和动物内脏。⑥ 戒烟限酒：男性饮酒量每天不超过 30 mL 酒精,相当于啤酒 720 mL 或葡萄酒 300 mL 或白酒 50 mL,女性及低体重者每天不超过 15 mL 酒精。⑦ 增加运动：运动有利于减轻体重和改善胰岛素抵抗,提高心血管调节适应能力,稳定血压水平。⑧ 减轻精神压力,保持心理平衡：有利于血压的降低及维持稳定。

（3）他助方案

1）降压药物治疗对象：① 高血压 2 级或以上患者。② 高血压合并糖尿病,或者已经有心、脑、肾靶器官损害或并发症患者。③ 凡血压持续升高,改善生活方式后血压仍未获得有效控制者,从心血管危险分层的角度,高危和很高危患者必须使用降压药物强化治疗。

2）血压控制目标值：主张控制目标血压值为 <140/90 mmHg。有糖尿病、慢性肾病、心力衰竭或病情稳定的冠心病合并高血压患者,血压控制值为 <130/80 mmHg。老年收缩期高血压患者,收缩压控制在 150 mmHg 以下,若能耐受则可降至 140 mmHg 以下。

3）多重心血管危险因素协同控制：大部分高血压患者合并其他心血管危险因素,降压治疗后尽管血压控制在正常范围之内,但其他危险因素依然对预后有重要影响,因此降压治疗时应同时兼顾其他心血管危险因素的控制,如对糖代谢、脂代谢、尿酸代谢等多重危险因素的控制。

4. 中医健康管理

高血压属于中医学"水肿""头痛""眩晕"等范畴。本病多由内因、外因或内外因相引而发病,如先天禀赋不足,肝肾亏虚,血脉不充,复加后天起居失调、饮食不节、情志不畅等导致气机郁滞,血行不畅,日久成瘀成痰,阻滞血脉,内侵肝肾而发病。

（1）状态特征：高血压的病位证素为心、肝、肾；病性证素为虚、火、痰、瘀。国家颁布的《中药新药临床研究指导原则》中高血压的中医证候分型为肝火亢盛证、阴虚阳亢证、痰湿壅盛证和阴阳两虚证四种。根据证素辨证的结果和系统推荐的方案,由健康管理师选择或另行确定中医干预方案,或推荐专家会诊。

（2）辨证论治

1）肝火亢盛证

症状体征：眩晕头痛，面红耳赤，急躁易怒，口干口苦，便秘溲赤，舌红苔黄，脉弦数。

治法：清肝泻火，平冲降逆。

方药：清肝泻火汤加减。

常用药：天麻、钩藤、川贝母、僵蚕、珍珠母、柴胡、黄芩。

2）阴虚阳亢证

症状体征：眩晕头痛，腰膝酸软，失眠多梦，五心烦热，耳鸣，健忘，心悸，口干咽燥，舌红，苔薄白或少苔，脉弦细而数。

治法：育阴潜阳，镇肝息风。

方药：杞菊地黄汤加减。

常用药：生地黄、牡丹皮、枸杞子、北沙参、白芍、泽泻、菊花、钩藤、怀牛膝。

3）痰湿壅盛证

症状体征：眩晕头痛，头重如裹，胸闷腹胀，心悸失眠，口淡食少，呕吐痰涎，苔白腻，脉滑。

治法：燥湿化痰，平肝降压。

方药：半夏白术天麻汤加减。

常用药：制半夏、天麻、炒白术，茯苓、薏苡仁、砂仁、竹茹。

4）阴阳两虚证

症状体征：眩晕头痛，心悸气短，五心烦热，腰膝酸软，夜尿增多，失眠多梦，畏寒肢冷，阳痿遗精，舌淡红，苔薄白或无，脉沉细或弦细。

治法：滋阴扶阳，调补肾气。

方药：右归饮加减。

常用药：山药、熟地黄、枸杞子、山茱萸、杜仲、当归、附子、肉桂。

（3）自助方案

1）情志调摄：宜保持精神乐观，性格平和，心境清静，适度娱乐。可根据个人爱好，选择弹琴、下棋、书法、绘画、听音乐、阅读、种植花草、饲养虫鱼等陶冶性情。

2）饮食调理

① 多吃蔬菜，新鲜的蔬菜和水果可以满足人体每天所需的大部分维生素。高血压患者每天吃1～2个苹果，既可以满足身体所需的维生素，又可以起到降低血压的目的。减少钠盐的摄入，每天控制在2～5 g。茼蒿菜、草头、空心菜等蔬菜含钠较高，应少吃或不吃。提高钾盐的摄入，豆类、冬菇、核桃、花生、土豆、竹笋、鱼、禽蛋类，以及茎类蔬菜如苋菜、芹菜、油菜、菠菜、大葱等，水果类如香蕉、枣、桃、橘子等富含钾，可经常食用。多吃含钙丰富的食物，如黄豆、葵花籽、核桃、牛奶、花生、鱼虾、蒜苗、紫菜等。宜食富含纤维素的食物，如燕麦、荞麦、小扁豆、青豆、薯类、水果和绿叶蔬菜等。少食辛辣刺激性食物及饮品，如生姜、胡椒、辣椒、葱、蒜、浓茶、咖啡、酒等。

② 常用食疗方

半夏白术天麻粥：制半夏、天麻、白术各10 g，陈皮6 g，粳米100 g，红糖20 g。先将制半夏、天麻、白术、陈皮煎煮 20 分钟后,去渣取汁,备用。将粳米煮至粥将成时,调入药汁,加入红糖后,以文火煨煮 10 分钟即可。每日 1 剂,早、晚分 2 次温热食用。功效:化痰泄浊,平肝降压。适用于痰浊蕴结型高血压患者食用。

车前子粥:车前子 15 g,玉米粉适量,粳米 60 g。将车前子布包煎水去渣,放入粳米煮粥,再将玉米粉调入粥内,煮熟即可。每日 1 剂,随量食用。功效:清热利湿,健脾降压。适用于痰湿壅盛型高血压患者食用。

石决明粥:石决明 30 g,粳米 100 g。将石决明打碎,放入砂锅内,加水 200 mL,用大火煎 1 小时,去渣取汁,再放入粳米,加水 600 mL,用文火熬煮成粥。每日 1 剂,早、晚 2 次温热服食。功效:平肝潜阳,清热明目。适用于阴虚阳亢型高血压患者食用。

绞股蓝炖乌龟:绞股蓝 20 g,乌龟 1 只(约 200 g),炖汤食用。功效:滋阴补阳,降压降脂。适用于阴阳两虚型高血压患者食用。

山楂菊花饮:山楂 10 g,菊花 10 g,用开水冲汤代茶饮。功效:降压、降脂。适用于高血压兼高脂血症及冠心病的患者,同样适用于肝火上炎型和阴虚阳亢型高血压患者食用。

芝麻核桃粉:黑芝麻 200 g、核桃 300 g、红糖 50 g,三者研末拌匀即成。每日 2 次,每次10 g,温开水送服。功效:滋补肾阴肾阳,润燥降压。适用于阴阳两虚型高血压患者食用。

二花鲫鱼汤:菊花、槐花各 10 g,鲫鱼 1 条(约 250 g),炖汤食用。适用于肝火上炎型高血压患者食用。

牡蛎夏枯草瘦肉汤:猪瘦肉 250 g,牡蛎 30 g,夏枯草 30 g,大枣 4 枚。猪瘦肉洗净切块;生牡蛎洗净打碎,装入纱布袋内;夏枯草去杂质洗净;红枣洗净去核。将诸味用料一起放入锅内,加清水适量,用大火煮沸后,改用文火煨 1～2 小时,调味即可。功效:清泻肝火,平肝潜阳。适用于肝阳亢盛型高血压患者食用。

夏枯菊明茶:夏枯草 5 g,菊花、决明子各 2.5 g。制成袋泡茶,上午、下午各冲 1 包,冲饮。适用于肝火亢盛型高血压患者饮用。

决明罗布麻茶:决明子 12 g、罗布麻 10 g,一起放入杯中,用沸水浸泡 15 分钟,不拘时,代茶频饮。功效:平肝潜阳,通脉润燥。适用于肝阳上亢型高血压患者饮用。

3) 起居调摄:起居宜规律,养成定时就寝的好习惯,主张睡子午觉,即晚上 11 点之前上床休息,中午小憩片刻;睡眠要充足,睡前热水泡脚,民间有"睡前洗脚,胜吃补药"之说,同时可搓按涌泉穴;睡觉先睡心,睡前不宜看惊险、恐怖等刺激性读物、电影或电视剧;睡前不宜喝浓茶、咖啡等兴奋中枢神经之物。居室保持通风、清雅;衣着宽松舒适。

4) 运动保健:遵循"动中有静、静中有动、动静结合、以静为主"的原则选择相应的运动,如散步、慢跑、太极拳、太极剑等。运动量要适中,以轻微出汗为宜,避免剧烈运动。每周运动 5 次以上,每次 20～30 分钟,运动强度以运动时年龄加心率等于 170 次为宜。

5) 经络调理:根据患者情况,适当选用。

① 穴位按摩:百会、印堂、风池、大椎、内关、合谷、足三里、三阴交、丰隆、太溪、涌泉。

② 耳穴贴压:取交感、肝、脾、肾、内分泌、神门、肾上腺等相应部位,每次取 3～4 穴,王不留行贴压,每日 1 次,两耳交替进行。

③ 放血疗法:耳尖三棱针点刺放血 5～10 滴;舌下静脉刺络放血 2～3 mL。

④ 针刺疗法:根据高血压的病机变化,采用针刺调中焦、调原穴、调补背俞穴等方法。

6）音乐疗法：依据辨识结果选择音乐，根据患者不同的病情、病因、性格和当时的心情选择不同的音乐，即因人而异，不可千篇一律，但一般以旋律优美、节奏和缓的轻音乐为首选。

5. 随访

随访有利于高血压患者正确认识和对待高血压，解除焦虑和不安情绪。通过专业人士的指导和讲解，患者可以掌握高血压的管理知识和管理技能，充分了解该病在治疗过程中可能出现的副作用，养成良好的生活起居习惯，戒烟限酒，适度运动，避免各种不良因素诱发或加重高血压，从而提高患者的生活质量。

随诊间隔：根据患者的血压水平、分级和靶器官等重要脏器的病变情况决定相应的随诊时间，一般 2～3 个月随诊 1 次。若血压水平平稳，其他危险因素得到控制，可适当减少随诊次数，如 5～6 个月随诊 1 次。

6. 评估反馈

随诊时要对患者的血压、体质、饮食起居、运动保健、服用药物、药膳等状况详细了解，比较前后状态的差异，调整防护方案。若有潜在危险因素未得到控制或伴有严重并发症者，则建议患者到医院就诊或请专家会诊。向患者进行宣教，与患者保持良好关系，使患者对自己的病情有深切的了解，既不忙乱焦虑，也不可持无所谓的态度；既要积极治疗，又要主动向医生反馈健康状况，以保证取得满意疗效。

7. 三级预防

一级预防：主要针对高血压前期的广大人群，通过健康教育，提倡健康生活方式，避免高血压危险因素的产生，预防高血压的发生。

二级预防：主要针对高危人群，主张定期测量血压，做到早发现、早诊断、早治疗。

三级预防：主要针对高血压患者，通过规范化管理，结合长期、规范化的非药物和药物治疗，使血压下降到安全范围，从而减少心脑血管疾病的发生危险。

（四）高血压健康管理病案

1. 高血压患者建档

科某，女，68 岁，2018 年 11 月 12 日初诊。

主诉：反复眩晕 6 年余。

现病史：患者于 6 年前无明显诱因出现眩晕、恶心、心慌，无呕吐，无心前区疼痛，无肢体活动障碍，无言语不利及意识障碍等，于我中心卫生院就诊，血压检测最高达 180/110 mmHg，经非同日 3 次测血压及相关辅助检查后确诊为原发性高血压，给予"硝苯地平缓释片、复方丹参片"口服治疗，每日 1 次。近 2 年来患者血压控制在（130～140）/（80～90）mmHg，头晕症状较前明显缓解。刻诊：眩晕头痛，心慌胸闷，恶心，饮食、睡眠如常，二便正常。舌质稍红，苔白腻，脉弦滑。

既往史：既往体健，否认糖尿病、冠心病、脑血管疾病史，否认肝炎、结核、伤寒等传染病史，无外伤手术史。母亲因"脑出血"去世，否认家族遗传性疾病史。无放射性物质及毒物接触史。无吸烟史，偶尔饮葡萄酒，每周 3～4 次，每次 50～100 g。饮食偏咸、偏辛辣，每日食盐摄入量约 12 g，主食每日 3 次，每次 200 g，喜食腌制食品，如咸菜、咸蛋等。每天跳广场舞 30 分钟，睡眠正常。

诊断：① 西医诊断：高血压。② 中医诊断：眩晕病，痰浊上蒙证。

2. 三观信息采集

四诊信息采集：眩晕头痛,心慌胸闷,恶心,饮食、睡眠如常,二便正常,舌质稍红,苔白腻,脉弦滑。

辅助检查：身高 158 cm,体重 59 kg,BMI 23. 63 kg/m^2,血压 154/94 mmHg,心率 78 次/分。

3. 健康状态辨识

生理病理特点：高血压属于中医学"头痛""眩晕"等范畴。本病多因情志内伤、饮食劳倦及病后体虚,导致气血肾精亏虚,脑髓失养,或肝阳痰火上逆,扰动清窍而致头痛。饮食不节,损伤脾胃,气血生化乏源,清窍失养,或嗜酒肥甘,饥饱劳倦,脾胃健运失司,聚湿生痰,痰湿中阻,清阳不升,浊阴不降,引起眩晕。因此痰浊上蒙是本病的主要病理因素。

体质：痰湿。五行体质：木型体质。阴阳体质：属阳性体质。

健康状态要素：病位：肝 120,脾 90,肾 92。病性：风 85,火 95,痰 125。

4. 处方

（1）自助方案

1）情志调理：人的情志状态和脏腑经络气血状态是相互影响的。情志舒畅则气血调和,脏腑功能协调;情志不遂,则脏腑气机、阴阳气血失和,可以导致多种疾病的发生。建议保持乐观、开朗的情绪,善于自我排遣,或多与人倾诉,主动参加有益的社会活动,同时注意避免急躁、易怒的不良情绪。

2）饮食调养：宜选用健脾利湿、燥湿化痰等类食物,遵循"五谷为养,五果为助,五畜为益,五菜为充"的理论,可食用黄豆、玉米、黑米、红薯、绿豆、小米、薏苡仁、荞麦、燕麦、蚕豆、黑豆、茄子、胡萝卜、洋葱、芹菜、芥菜、黄瓜、苦瓜、牛肉、乌鸡、兔肉、海蜇、海参等。水果可选择猕猴桃、香蕉、西瓜、金橘、橙子、柠檬、桃子、李子、梨子等。不宜食用腌制食品、肥肉等钠盐、脂肪过多的食物,勿食过饱。

3）起居调摄：早晨醒来,不要急于起床,应先在床上仰卧,活动一下四肢和头颈部,伸一下懒腰,使肢体肌肉和血管平滑肌恢复适当的张力,以适应起床时的体位变化,避免引起头晕;然后慢慢坐起,稍微活动几次上肢,再下床活动,这样血压不会有太大波动。高血压患者在吃过午饭后可稍稍活动,小睡一会儿,一般以 0.5～1 小时为宜,老年人可延长半小时。无条件平卧入睡时,可仰坐在沙发上闭目养神,使全身放松,这样有利于降压。

4）运动保健：可适当进行有氧运动,常见的有氧运动有快步走、慢跑、太极拳。一般运动时间建议为 30～60 分钟。有规律的有氧运动不仅可以降血压,而且还有助于改善心肺功能,降低心血管风险,提高生活质量。

5）经络调理

① 穴位按摩：百会、风池、合谷、太冲、三阴交、曲池、丰隆、中脘等。

② 耳穴贴压：降压沟、肾上腺、耳尖、交感、神门、心耳穴,王不留行贴压,每日 1 次,两耳交替进行。

（2）他助方案

1）西药治疗：硝苯地平控释片,每日 1 次,每次 30 mg;替米沙坦片,每日 2 次,每次 40 mg;美托洛尔缓释片,每日 1 次,每次 47.5 mg。

2）中药治疗：痰浊上蒙证治法：燥湿化痰，健脾和胃。

方药：半夏白术天麻汤加减。

半夏 10 g　　　炒白术 15 g　　天　麻 10 g　　茯　苓 15 g　　陈　皮 12 g

薏苡仁 20 g　　砂　仁 6 g

共 7 剂，每日 1 剂，每日 2 次，分早、晚服。

嘱 1 周后复诊。

5. 随访

二诊：患者自述眩晕减轻，其余症状如前，服用上述药物无明显不适，守原方继服 14 剂。

三诊：患者因 2 天前进食肥甘厚腻后，自觉眩晕加重，舌苔黄腻，脉滑稍显数象。拟以半夏白术天麻汤合温胆汤加减。

制半夏 10 g　　炒白术 15 g　　天　麻 10 g　　茯　苓 15 g　　陈　皮 12 g

制半夏 9 g　　　竹　茹 15 g　　枳　壳 8 g　　薏苡仁 20 g　　砂　仁 6 g

共 14 剂，每日 1 剂，每日 2 次，分早、晚服。

四诊：患者自述眩晕症状消失，余未见明显不适，自测血压 135/85 mmHg，舌质淡红，舌体胖大，舌边有齿痕，苔厚腻，脉濡滑。结合患者体质，考虑为脾虚湿盛证。拟以七味白术散合二陈汤加减。

党　参 12 g　　茯　苓 15 g　　藿　香 12 g　　木　香 6 g　　葛　根 20 g

白　术 15 g　　陈　皮 15 g　　制半夏 9 g　　天　麻 6 g　　钩　藤 15 g

共 14 剂，每日 1 剂，每日 2 次，分早、晚服。

经辨证施治和针对患者体质的针对性调理，患者眩晕症状消失，血压恢复至正常水平，体重逐渐减轻。总体治疗以血压稳定控制在正常水平为目标，患者尚配合治疗，总体可认为取得了较好的临床疗效。

第 1 周回访：医师回访，患者诉服药后无明显不适，食欲、睡眠可，大、小便无异常，眩晕情况进一步改善。嘱患者按时服药，并注意饮食习惯改变。

第 2 周回访：医师回访，患者自述血压已恢复正常，余未见不适。嘱患者结合锻炼和改善饮食习惯，并密切关注血压，如有不适则及时就诊。

第 6 周回访：医师回访，患者自述通过锻炼、改善饮食结构等方式，血压未见异常，精神状态良好。嘱患者坚持运动，根据营养师建议优化饮食结构。

6. 评估反馈

根据目前治疗效果评价，患者临床症状消失，正配合进行体质调理，同时不排除患者再次因食用油腻、煎炸食物，或中途放弃调理而引起临床症状再次出现或加重、血压不稳定的情况。建议患者积极配合治疗，密切监测身体变化，如有不适则及时就诊；同时，指派专门医师定期随访，及时记录患者情况，根据患者病情变化，及时制订治疗和调理方案。

（丁成华）

七、血脂异常的健康管理

血脂是血浆中的胆固醇、三酰甘油和类脂（如磷脂）等的总称。血脂异常通常指血浆中胆固醇和(或)三酰甘油水平升高,也包括高密度脂蛋白胆固醇降低在内的各种血脂异常。与临床密切相关的血脂主要是胆固醇和三酰甘油。以低密度脂蛋白胆固醇(low-density lipoprotein cholesterol,LDL - C)或血清总胆固醇(total cholesterol,TC)升高为特点的血脂异常是动脉粥样硬化性心血管疾病(atherosclerotic cardiovascular disease,ASCVD)重要的危险因素;降低 LDL - C 水平,可显著减少 ASCVD 的发病及死亡危险。其他类型的血脂异常,如三酰甘油(Triglyceride,TG)增高或高密度脂蛋白胆固醇(High-density lipoprotein cholesterol,HDL - C)降低与 ASCVD 发病危险的升高也存在一定的关联。

(一) 流行病学特征

近 30 年来,中国人群的血脂水平逐步升高,血脂异常患病率明显增加。2012 年全国调查结果显示,成人血清总胆固醇平均为 4.5 mmol/L,高胆固醇血症的患病率为 4.9%;三酰甘油平均值为 1.38 mmol/L,高三酰甘油血症的患病率 13.1%;高密度脂蛋白胆固醇平均为 1.19 mmol/L,低 HDL - C 血症的患病率 33.9%。现今,中国成人血脂异常总体患病率高达 40.4%。人群血清胆固醇水平的升高将导致 2010~2030 年期间我国心血管疾病事件约增加 920 万。我国儿童与青少年高胆固醇血症患病率也有明显升高,预示未来中国成人血脂异常患病及相关疾病负担将继续加重。

(二) 血脂异常的诊断及临床表现

1. 血脂异常的分层诊断[《中国成人血脂异常防治指南(2016 年修订版)》,表 10 - 3]

表 10 - 3　中国 ASCVD 一级预防人群血脂合适水平和异常分层(mmol/L)

分　层	TC	LDL - C	HDL - C	非 HDL - C	TG
理想水平		<2.6		<3.4	
合适水平	<5.2	<3.4		<4.1	<1.7
边缘升高	≥5.2 且<6.2	≥3.4 且<4.1		≥4.1 且<4.9	≥1.7 且<2.3
升高	≥6.2	≥4.1		≥4.9	≥2.3
降低			<1.0		

注:ASCVD:动脉粥样硬化性心血管疾病;TC:总胆固醇;LDL - C:低密度脂蛋白胆固醇;HDL - C:高密度脂蛋白胆固醇;非 HDL - C:非高密度脂蛋白胆固醇;TG:三酰甘油。

2. 血脂异常的临床表现

多数血脂异常的患者无任何症状和异常体征,而于常规血液生化检查时发现。血脂异常的临床主要表现为黄色瘤、早发性角膜环、脂血症眼底改变和动脉粥样硬化。严重的高三酰甘油血症可引起急性胰腺炎。

(三) 血脂异常健康管理内容

1. 管理目标与原则

(1) 管理目标

1) 早期检出血脂异常的个体,监测其血脂水平变化,是有效实施 ASCVD 防治措施的重要基础。

2) 识别出中青年 ASCVD 高危个体,对包括血脂在内的危险因素进行早期干预。

3) 防控 ASCVD,降低心肌梗死、缺血性卒中或冠心病死亡等心血管疾病临床事件的发生率。

(2) 管理原则

1) 依据 ASCVD 的发病危险采取不同强度的干预措施是血脂异常防治的核心策略。

2) 总体心血管危险评估是血脂异常治疗决策的基础。

3) 年龄高于 55 岁的人群应关注心血管病的发生危险。

2. 管理服务流程(图 10-12)

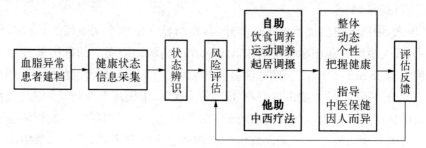

图 10-12　血脂异常的健康管理服务流程

(1) 三观信息采集:应用中医健康管理系统,采集三观(宏观、中观、微观)信息。血脂检测的基本项目为 TC、TG、LDL-C 和 HDL-C。其他血脂项目如载脂蛋白 AI(Apo AI)、载脂蛋白 B(Apo B)和脂蛋白(a)[Lipoprotein(a),Lp(a)],根据临床具体应用选择。

(2) 中医健康状态辨识:建立中医健康档案,依据"中医健康状态辨识"系统,确定健康状态,包括生理病理特点、体质、健康状态要素、疾病风险等。

(3) 风险评估:首先对血脂异常进行危险分层。

1) 极高危:① 明确心血管疾病:包括陈旧性心肌梗死、急性冠脉综合征、冠脉血运重建以及其他血运重建、卒中及短暂性脑缺血发作、外周动脉疾病及心血管检查中发现明显斑块。② 糖尿病合并靶器官损伤,如蛋白尿等,或伴有吸烟、高血压、血脂异常等重要危险因素。③ 严重的慢性肾脏疾病。④ 10 年致命性心血管疾病风险≥10%。

2) 高危:① 单一风险因素显著升高,特别是胆固醇>8 mmol/L,如家族性高胆固醇血症或血压>180/110 mmHg。② 大部分糖尿病患者(年轻的 1 型糖尿病可能属于中低危)。③ 慢性肾病 3 期(GFR 30~59 mL/min/1.73 m²)。④ 5%≤10 年致命性心血管疾病风险<10%。

3) 中危:1%≤10 年致命性心血管疾病风险<5%。

4) 低危:10 年致命性心血管疾病风险<1%。

(4) 中医药保健指导:针对不同健康状态要素,推荐自助干预方案,健康管理师对方案进行确认优化,包括饮食控制和调整、运动保健、穴位治疗、心理疏导等,同时结合伴随疾病特点开展血脂个性化管理。

3. 西医全科管理

(1) 治疗目标:将降低 LDL-C 水平作为防控 ASCVD 危险的首要干预靶点,非 HDL-C 可作为次要干预靶点。调脂治疗需设定目标值:① 极高危者 LDL-C<1.8 mmol/L。

② 高危者 LDL - C<2.6 mmol/L。③ 中危和低危者 LDL - C<3.4 mmol/L。④ LDL - C 基线值较高不能达目标值者,LDL - C 至少降低 50%。⑤ 极高危患者 LDL - C 基线在目标值以内者,LDL - C 仍应降低 30% 左右。

（2）自助方案：在满足每日必需营养需要的基础上控制总能量;合理选择各营养要素的构成比例;控制体重,戒烟,限酒;坚持规律的中等强度运动。

1）饮食调理：建议每日摄入胆固醇小于 300 mg,ASCVD 高危患者脂肪摄入不应超过总能量的 20%～30%。一般人群饱和脂肪酸摄入应小于总能量的 10%;而高胆固醇血症者饱和脂肪酸摄入量应小于总能量的 7%。高三酰甘油血症者更应尽可能减少每日摄入的脂肪总量,每日烹调油应少于 30 g。脂肪摄入应优先选择富含 ω - 3 多不饱和脂肪酸的食物（如深海鱼、鱼油、植物油）。建议每日摄入碳水化合物占总能量的 50%～65%。选择使用富含膳食纤维和低升糖指数的碳水化合物替代饱和脂肪酸,每日饮食应包含 25～40 g 膳食纤维（其中 7～13 g 为水溶性膳食纤维）。碳水化合物摄入以谷类、薯类和全谷物为主,其中添加糖摄入不应超过总能量的 10%（对于肥胖和高三酰甘油血症者要求比例更低）。

2）控制体重：血脂代谢紊乱的超重或肥胖者的能量摄入应低于身体能量消耗,以控制体重增长。减少每日食物总能量（每日减少 300～500 kcal）,改善饮食结构,增加身体活动,可使超重和肥胖者体重减少 10% 以上。

3）身体活动：建议每周 5～7 天、每次 30～45 分钟中等强度的运动。对于 ASCVD 患者应先进行运动负荷试验,充分评估其安全性后再进行身体活动。

4）戒烟和限制饮酒：完全戒烟和有效避免吸入二手烟,有利于预防 ASCVD,并升高 HDL - C 水平。少量饮酒也可使高三酰甘油血症患者三酰甘油水平进一步升高,故应限制饮酒。

（3）他助方案：临床上可供选用的调脂药物有许多种类,大体上可分为两大类：① 主要降低胆固醇的药物。② 主要降低三酰甘油的药物。其中部分调脂药物既能降低胆固醇,又能降低三酰甘油,对于严重的高脂血症,常需多种调脂药联合应用才能获得良好疗效。调脂药物联合应用的优势在于提高血脂控制的达标率,同时降低不良反应的发生率。由于他汀类药物作用肯定,可降低总死亡率,联合调脂方案多由他汀类与另一种作用机制不同的调脂药组成。针对调脂药物的不同作用机制,选择不同的药物联合应用方案。

4. 中医健康管理

血脂异常在中医学文献中虽没有明确记载,但散见于"肥胖""消瘅""胸痹""眩晕"之中。本病的主要病因为饮食失节、好静少动、七情内伤及年老体衰所致。《石室秘录》曰："肥人多痰及气虚也,虚则气不能运,故痰生之。"痰浊阻滞使脉络壅塞不通而血瘀,痰瘀互结,往往导致心脑疾病发生。

（1）状态特征：血脂异常的病位证素为脾、肝、心、肾;病性证素为痰、湿、瘀、热、气虚、阳虚、阴虚。

（2）辨证论治：参照中华中医药学会心病分会《血脂异常中医诊疗标准》将血脂异常分为痰浊阻遏型、气滞血瘀型、脾肾阳虚型、肝肾阴虚型四型。根据证素辨证的结果和系统推荐的方案,由健康管理师选择或另行确定中医干预方案,或推荐专家会诊。

1）痰浊阻遏证

症状体征：形体肥胖，头重如裹，胸闷，呕恶痰涎，肢麻沉重，心悸，失眠，口淡，食少，舌淡，边有齿痕，苔白滑腻，脉濡滑。

治则：燥湿祛痰。

方药：二陈汤合胃苓汤加减。

常用药：陈皮、制半夏、茯苓、薏苡仁、苍术、白术、猪苓、莱菔子、厚朴、泽泻。

加减：如见眩晕较甚者，加竹茹、天麻；脘闷纳差者，加砂仁、白豆蔻、焦山楂；痰郁化火者，加莲子、黄连；胸闷者，加瓜蒌、薤白；麻木者，加胆南星、僵蚕。

2）气滞血瘀证

症状体征：胸胁胀闷，走窜疼痛，心前区刺痛，心烦不安，舌尖边有瘀点或瘀斑，脉沉涩。

治则：行气活血。

方药：血府逐瘀汤加减。

常用药：桃仁、红花、当归、川芎、赤芍、生地黄、牛膝、柴胡、枳壳、郁金、桔梗。

加减：心痛者，加丹参、延胡索；眩晕者，加赭石、旋覆花；耳鸣者，加菊花、枸杞子；瘀血甚者，加水蛭、桃仁、赤芍。

3）脾肾阳虚证

症状体征：畏寒肢冷，眩晕，倦怠乏力，便溏，食少，脘腹作胀，面肢浮肿，舌淡质嫩，苔白，脉沉细。

治则：健脾益肾。

方药：附子理中汤合苓桂术甘汤加减。

常用药：制附子、人参、白术、炮姜、炙甘草、茯苓、桂枝。

加减：气短乏力者，用生黄芪；腹胀纳呆者，加薏苡仁、扁豆；形寒肢冷者，可加干姜；少寐健忘者，可加合欢皮、夜交藤；肾阳虚明显者，加巴戟天、肉桂；下肢浮肿者，加生黄芪、茯苓。

4）肝肾阴虚证

症状体征：眩晕耳鸣，腰酸膝软，五心烦热，口干，健忘，失眠，舌质红，少苔，脉细数。

治则：滋补肝肾。

方药：杞菊地黄丸加减。

常用药：生地黄、山药、茯苓、山萸黄、牡丹皮、泽泻、枸杞子、制何首乌。

加减：心烦易怒，目赤者，加龙胆、菊花；若口干目干明显，加知母、黄柏；目赤便秘者，可选用草决明或决明子；麻木或震颤，夜寐不安者，加生龙骨、生牡蛎、酸枣仁、柏子仁。

（3）自助方案

1）情志调摄：宜保持乐观的心态，多与家人朋友交流，从事力所能及的劳动。可根据个人爱好，选择广场舞、下棋、书法、绘画、听音乐、阅读、旅游、种植花草等活动，释放不良情绪。

2）饮食调理

① 饮食疗法是防治血脂异常的重要措施。原则是限制总热量，限制肥甘厚味。

② 常用食疗方

萝卜粥：白萝卜适量，加入大米煮粥服用。适用于一般人群。

薏米粥：薏苡仁 50 g,加入粳米煮粥服用。适用于一般人群。

荷叶粳米粥：荷叶 15 g,加入粳米煮粥服用。适用于湿热患者。

茯苓百合粥：茯苓 15 g、百合 15 g,加入粳米煮粥服用。适用于脾肾不足患者。

山楂荷叶茶：山楂、荷叶各 15 g,泡茶饮用。适用于痰湿肥胖患者。

首乌决明茶：制何首乌、草决明各 15 g,泡茶饮用。适用于本虚标实患者。

三鲜饮：鲜山楂、鲜白萝卜、鲜橘皮各 15 g,煎汁饮用。适用于痰湿患者。

3）起居调摄：起居有时,睡眠充足,劳逸结合,避免潮湿之地。

4）运动保健：选择中等强度的运动,贵在坚持。

5）经络调理：根据患者情况,适当选用。

① 耳穴贴压：脾、内分泌、肾、直肠下等穴,或取敏感点。用王不留行或白芥子贴压。

② 穴位按摩：气血两虚者摩中脘、天枢、气海,按脾俞、胃俞、足三里;痰浊甚者揉天突、膻中。每日 2～3 次。

5. 随访

随诊间隔：安排每 3 个月随诊 1 次。

6. 评估反馈

初诊时给患者设定目标值,患者治疗 3 个月后进行评估。如血脂稳定于目标水平,可依原方案继续治疗;如血脂未达到目标水平,则及时调整治疗方案。随诊中密切监测肝功能及患者的其他心血管危险因素。

7. 三级预防

一级预防：针对易发人群,预防血脂异常的发生,降低发病率。其主要方法是避免长期精神紧张;适量活动;控制体重,合理膳食等。

二级预防：针对已患血脂异常的人群,通过中药的整体调节作用,防止并发症,即既病防变,特别是心、脑血管的损害。

三级预防：针对血脂异常的患者进行建档、健康教育、规范化治疗及随访,加强患者的自身管理,防止复发。

（四）高脂血症健康管理病案

1. 高脂血症患者建档

李某,男,39 岁,2016 年 12 月 3 日初诊。

主诉：反复头晕 1 年。

现病史：患者于 1 年前无明显诱因出现头晕,伴恶心、呕吐,偶有胸闷、心悸,无神志不清,无视物旋转,无四肢抽搐,无气促、胸痛,无腹痛、腹泻。刻诊：形体肥胖,头重如裹,呈阵发性,持续时间长短不一,休息可缓解,伴有胸闷、心悸,口淡、食少,夜寐欠安,小便黄,大便黏腻,舌淡,边有齿痕,苔白滑腻,脉濡滑。

既往史：否认糖尿病、肾病、高血压等病史。无烟酒嗜好。无特殊家族史。无药物过敏史。

诊断：① 西医诊断：高脂血症。② 中医诊断：眩晕,脾胃痰湿证。

2. 三观信息采集

四诊信息采集：患者形体肥胖,头重如裹,呈阵发性,持续时间长短不一,休息可缓解,伴有胸闷、心悸，口淡、食少，夜寐欠安，小便黄，大便黏腻，舌淡，边有齿痕，苔白滑腻，脉濡滑。

辅助检查：身高 170 cm，体重 80 kg，BMI 27.68 kg/m²，血压 123/83 mmHg，心率 80 次/分。生化检查结果：总胆固醇 6.83 mmol/L，三酰甘油 3.2 mmol/L，高密度脂蛋白 0.56 mmol/L，低密度脂蛋白 3.44 mmol/L，血淀粉酶 30 U/L。

3. 健康状态辨识

生理病理特点：高脂血症属中医的"痰证""虚损""胸痹""眩晕"等范畴。本病多由素体脾虚，痰湿内盛，运化不利，致脂浊郁积；或阳盛之体，胃火素旺，恣食肥甘，致痰热壅积，化为脂浊；或痰积日久，入络成瘀，而使痰瘀滞留；或年高体虚，脏气衰减，肝肾阴虚，阴不化血，反为痰浊，痰积血瘀，亦可化为脂浊，滞留体内而为病。因此，脾虚痰盛是高脂血症的主要病理因素。

体质：痰湿。五行体质：土型体质。阴阳体质：属阴性体质。

健康状态要素：病位：脾 125，经络 90，胃 95。病性：痰 110，湿 100，热 80。

4. 处方

（1）自助方案

1）情志调摄：宜保持乐观的心态，多与家人朋友交流，从事力所能及的劳动。

2）饮食调理：原则是减轻体重，纠正已发生的代谢紊乱。每日总热量控制在 1800 kcal 以下，其中碳水化合物摄入占 45%～50%，脂肪的摄入占 20%～25%，蛋白质的摄入占 15%～25%。

3）起居调摄：起居有时，睡眠充足，劳逸结合，避免潮湿之地。

4）运动保健：运动方式和运动量的选择根据运动习惯和爱好制订适当的运动方案。运动方式可以是有氧运动、力量锻炼或柔韧性训练，包括快走、慢跑、跳绳、游泳、杠铃、沙袋等；每天坚持锻炼至少 30 分钟，每周至少 150 分钟。

5）经络调理：根据患者的情况，适当选用耳穴贴压、穴位按摩进行调理。

（2）他助方案

1）西医治疗：阿托伐他汀钙片，每次 20 mg，每日 1 次。

2）中医治疗：脾胃痰湿证治法：化痰除湿，理脾健胃。

方药：胃苓汤、温胆汤加减。

陈 皮 10 g	制半夏 10 g	茯 苓 10 g	薏苡仁 20 g	苍 术 10 g
白 术 10 g	猪 苓 10 g	莱菔子 10 g	厚 朴 10 g	泽 泻 10 g
竹 茹 12 g	天 麻 10 g	焦山楂 30 g	瓜 蒌 20 g	薤 白 10 g

共 7 剂，每日 1 剂，每日 2 次，分早、晚服。

嘱 2 周后复诊。

其间由健康管理师进行随访。

5. 随访

二诊：患者自述治疗后头晕、胸闷、心悸改善，体重减轻，对药物治疗、健康指导无诉不良反应。嘱继续服用阿托伐他汀钙片，继续守上方 7 剂，2 周后复查血脂、肝功能、血肌酸激酶情况。

三诊：查血脂：总胆固醇 5.00 mmol/L，三酰甘油 1.63 mmol/L，高密度脂蛋白 1.16 mmol/L，低密度脂蛋白 1.32 mmol/L。肝功能：谷丙转氨酶 29 U/L，谷草转氨酶 26 U/L，谷草/谷丙 0.90，谷氨酰转肽酶 47 U/L，碱性磷酸酶 60 U/L，肌酸激酶 124 U/L。

患者自述治疗后头晕好转，胸闷、心悸改善，体重减轻，血脂水平已达到目标水平，对药物治疗、健康指导无诉不良反应，继续之前的治疗方案，嘱 12 周后复查血脂、肝功能、血肌酸激酶。

四诊：查血脂：总胆固醇 4.38 mmol/L，三酰甘油 1.40 mmol/L，高密度脂蛋白 1.20 mmol/L，低密度脂蛋白 1.23 mmol/L。肝功能：谷丙转氨酶 26 U/L，谷草转氨酶 23 U/L，谷草/谷丙 0.88，谷氨酰转肽酶 45 U/L，碱性磷酸酶 58 U/L。肌酸激酶 120 U/L。

患者自述治疗后头晕、胸闷、心悸好转，体重减轻，复查血脂、肝功能、血肌酸激酶均在正常水平，无出现不良反应，治疗效果佳，继续之前的治疗方案。

随访间隔：2 周后复诊，查体重；4 周后随诊，查体重、血脂、肝功能、血肌酸激酶情况，如指标正常则 12 周后再复查体重、血脂、肝功能、血肌酸激酶的情况。健康管理过程中应强调自助与他助相结合，让患者了解该种治疗可能出现的副作用，副作用一旦出现应及早报告就诊；向患者解释自助的重要性，使之理解中医健康管理的意义，自觉地付诸实践，长期坚持。

6. 评估反馈

患者经数月的随访、个性化治疗后症状较前明显缓解，无其他不适，治疗效果佳。患者治疗后无诉特殊不适，已纠正高脂血症、肥胖的危险因素，无头晕、胸闷、心悸，口无干苦，纳食尚可，二便正常，舌淡红，苔薄白，脉和。患者病情稳定，转入长期慢病管理流程：嘱控制体重；低脂饮食；避免长期精神紧张等；每年定期复查血脂、肝功能、血肌酸激酶水平，再次评估健康状态。

（熊红萍）

八、高尿酸血症与痛风的健康管理

高尿酸血症（hyperuricemia，HUA）是嘌呤代谢障碍引起的代谢性疾病。痛风（gout）则是在长期高尿酸血症的基础上引起组织损伤的一种疾病，其临床特点是高尿酸血症、急性关节炎反复发作、痛风石形成、慢性关节炎和关节畸形等，在病程后期出现肾尿酸结石和痛风性肾实质病变。痛风多发于人体四肢的远端关节，疼痛剧烈，常见于肥胖男性以及绝经后女性。痛风的发病与生活方式密切相关，随着人民生活水平的提高，各种动物性食物在饮食结构中的比重逐渐增加，使得原来较低的痛风患病率与日俱增，尤其在中老年人群、慢性心血管疾病和糖尿病患者中更容易发病。

（一）流行病学特征

痛风的发病率逐年上升，且呈年轻化趋势，其首发年龄平均为 44 岁。痛风发病具有明显的男女差异，男：女为 16.3：1，《2016 年中国痛风诊疗指南》显示，目前我国高尿酸血症的患病率为 5%～23.4%，痛风的患病率男性为 1%～3%。

年龄、性别、遗传素质、不良的饮食习惯、肥胖、高脂血症、糖耐量异常、高胰岛素血症、肾功能不全等是痛风的危险因素，而暴饮暴食、劳累、感染、手术、外伤、使用利尿剂以及受寒等因素可诱发痛风的急性发作。

(二)高尿酸血症与痛风的诊断及临床表现

1. 高尿酸血症与痛风的诊断

正常血尿酸(SUA)参考值(尿酸酶法):男性为 208～428 μmol/L,女性为 155～357 μmol/L。血尿酸超过正常值时称高尿酸血症。

高尿酸血症早期可以无临床表现,又称无症状性高尿酸血症,而后逐渐进入急性痛风性关节炎期、慢性痛风性关节炎期、肾脏病变和眼部病变期。

痛风的诊断标准:目前关节液检查仍是最重要并且是唯一的确诊依据,其最具特征的是在偏振光显微镜下见到尿酸盐结晶。目前多采用 1997 年美国风湿病学会制订的拟诊标准:① 多为中年肥胖男性,少见于绝经后女性。② 主要侵犯周围单一关节,首次发作多为第 1 跖趾关节,此后反复发作可累及踝、指、腕关节,呈游走性。③ 起病突然,关节红肿热痛、活动受限,一日内达峰值,日轻夜重,发作可自行终止。④ 反复发作,关节肥厚、畸形、僵硬。⑤ 在耳郭、关节附近、腱鞘软骨内、皮下组织等处可存在痛风结节。⑥ HUA(SUA>420 μmol/L)其他相关因素:长期使用利尿剂;有原发性高血压、冠心病、2 型糖尿病、高脂血症、肾功能不全及肾结石者;有痛风家族史者。

2. 高尿酸血症与痛风的临床表现

痛风患者的临床表现具有多样性、复杂性的特点,其中以关节疼痛最多,其次为关节肿胀、活动受限、关节压痛、肢体麻木、肢体发凉、肢体困沉、畏寒怕冷等。痛风患者的临床表现与血尿酸值无相关性,血尿酸值高时其临床表现不一定很明显,血尿酸值在正常范围时也可以有明显的临床表现,但血尿酸值可作为一个动态观察指标。痛风患者的临床表现与尿酸盐结晶沉积数量具有关联性,临床症状越重,尿酸盐结晶沉积部位计数越多。

(三)高尿酸血症与痛风病健康管理内容

1. 管理目标与原则

(1)管理目标:① 迅速有效地缓解和消除急性发作症状。② 调整整体功能状态,预防高尿酸血症和痛风病复发,预防伴发其他的相关疾病。

(2)管理原则:分期、分级、联合、综合,即根据痛风发病的不同时期、不同严重程度,多种药物联合,注重整体状态,突出个性化管理。

2. 管理服务流程(图 10-13)

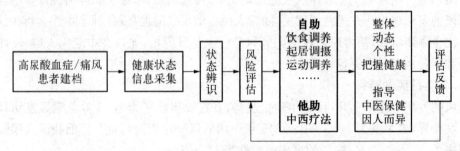

图 10-13　高尿酸血症与痛风的健康管理服务流程

(1)三观信息采集:应用中医健康管理系统,采集三观(宏观、中观、微观)信息,包括四诊信息采集,以及血尿酸、尿尿酸测定和影像学检查,必要时做肾脏B超检查、肾功能检查、尿常规检查,建议进行血常规、生化全套等检查,或提供有效的相关资料。

(2)中医健康状态辨识:建立中医健康档案,依据"中医健康状态辨识"系统,确定健康状态,包括生理病理特点、体质、健康状态要素、疾病风险等。

(3)风险评估:除了对痛风患者进行疾病风险预警外,尚需对一般健康管理人群进行痛风风险评估,其最直接的危险因素是HUA。HUA的高危因素包括高龄、男性、肥胖、一级亲属中有痛风史、久坐的生活方式等。对于高危人群,建议定期进行筛查,通过检测血尿酸,及早发现HUA。

(4)中医药保健指导:针对不同健康状态要素,系统推荐自助干预方案,健康管理师对方案进行确认优化,包括情志调节、饮食调养、起居调摄、运动保健、穴位调养、音乐调理等方面的中医药保健指导。

3. 西医全科管理

(1)治疗目标:① 迅速有效地缓解和消除急性发作症状。② 预防急性关节炎复发。③ 纠正高尿酸血症,促使组织中沉积的尿酸盐晶体溶解,并防止新的晶体形成,从而逆转和治愈痛风。④ 治疗其他伴发的相关疾病。

目前高尿酸血症与痛风的治疗强调其长期治疗的目标是血尿酸水平控制在正常水平以下,以溶解已形成的尿酸盐结晶并预防新的晶体形成。

(2)自助方案:对于初次诊断的患者,根据状态辨识结果分析致病风险因素,改变生活习惯,低嘌呤饮食,禁饮酒,多饮水,适当运动,保持理想体重,进行情绪管理,配合药膳食疗等。

(3)他助方案

1)急性发作期的治疗:24小时内服用非甾体类抗炎药(NSAIDs)、环氧化酶-2(COX-2)抑制剂、秋水仙碱或类固醇类药物,急性期立即或症状缓解(≥2周)后开始降尿酸治疗。

痛风急性发作的预防:小剂量秋水仙碱(0.5 mg/次,1~2次/日)或(和)NSAIDs,连续使用6个月;无效或不能耐受或有禁忌证者改用小剂量强的松或强的松龙,连续使用6个月;同时持续降尿酸治疗。

2)间歇发作期、慢性期治疗:旨在长期有效地控制血尿酸水平。

使用降尿酸药物的指征:急性痛风复发,多关节受累,痛风石出现,慢性痛风石性关节炎或受累关节出现影像学改变,并发尿酸性肾石病等。

治疗目标:血尿酸<360 μmol/L,以减少或清除体内沉积的尿酸盐晶体。

在开始使用降尿酸药物同时,服用低剂量秋水仙碱或NSAIDs至少1个月,以起到预防急性关节炎复发的作用。

3)肾脏病变的治疗:积极控制血尿酸水平,碱化尿液,多饮多尿。

① 应避免使用影响尿酸排泄的噻嗪类利尿剂、速尿、利尿酸等;可选择螺内酯(安体舒通)等;乙酰唑胺兼有利尿和碱化尿液作用,亦可选用。

② 降压可用血管紧张素转化酶抑制剂,避免使用减少肾脏血流量的β受体阻滞剂和钙拮抗剂;其他治疗参照各种原因引起的慢性肾损害。

③ 对于尿酸性尿路结石,大部分可溶解,自行排出,体积大且固定者可体外碎石或手术

治疗。

④ 对于急性尿酸性肾病,除使用别嘌醇积极降低血尿酸外,应按急性肾功能衰竭进行处理。对于慢性肾功能不全可行透析治疗,必要时可做肾移植。

4) 无症状高尿酸血症的治疗:对于血尿酸水平在 535 μmol/L 以下,无痛风家族史者,一般无须用药治疗,但应控制饮食,避免诱因,并密切随访。如果伴发高血压病、糖尿病、高脂血症、心脑血管疾病等,应在治疗伴发病的同时适当降低血尿酸。

4. 中医健康管理

该病当属"历节病""痹病"范畴。本病的主要病机为禀赋不足、饮食不节、七情内伤等为其诱因,湿热浊瘀内阻筋骨肌肉、流注关节或寒凝筋脉,日久或累及脏腑。

(1) 状态特征:高尿酸血症及痛风的病位证素为经络、脾、肝、肾;病性证素为湿、热、寒、瘀。

痛风属中医学"痹病"范畴,湿浊热毒内蕴是痛风病的主要病理基础,湿浊郁久、蕴热化毒、阻滞筋脉骨节是急性痛风性关节炎的发病原因。

中华人民共和国中医药行业标准《中医病证诊断疗效标准》将痛风分为湿热蕴结型、瘀热阻滞型、痰浊阻滞型、肝肾阴虚型四型。根据证素辨证的结果和系统推荐的方案,由健康管理师选择或另行确定中医干预方案,或推荐专家会诊。

(2) 辨证论治

1) 湿热蕴结证

症状体征:关节红肿热痛,病势较急,拒按,局部灼热,得凉痛减,肿胀疼痛剧烈,筋脉拘急,手不可近,更难下床活动,日轻夜重,伴发热口渴,心烦不安,小便短黄,舌红苔黄或腻,脉滑数或弦数。

治法:清热除湿,活血通络。

方药:白虎桂枝汤加二妙散加减。

常用药:生石膏、知母、粳米、桂枝、苍术、黄柏、防己、秦艽、桑枝、芍药、甘草。

外治法:发热时单纯冰敷或用双柏散冰敷患处以物理降温。

2) 瘀热阻滞证

症状体征:关节红肿刺痛,局部肿胀变形,屈伸不利,周围局部有硬结或痛风石,肌肤干燥,舌紫暗或有紫斑,苔薄黄,脉细涩或沉弦。

治法:清热散瘀,通络止痛。

方药:枝藤汤加减。

常用药:枝藤、忍冬藤、牛膝、熟地黄、牡丹皮、白芍、乳香、没药、红花。

3) 痰浊阻滞证

症状体征:关节疼痛日久不愈,反复发作,肌肉关节肿胀刺痛,甚则关节漫肿,屈伸不利,肢体麻痹和重着,或关节僵硬变形,或在关节附近形成黄白色、大小不一的皮下结节,初起质软,后坚硬如石,常使表皮菲薄而破溃,伴目眩,面浮足肿,眼睑水肿,或胸脘痞闷,痰多,舌胖色淡或暗,苔白腻,脉缓或弦滑。

治法:健脾除湿,化痰通络。

方药:薏苡仁汤加味。

常用药:薏苡仁、当归、苍术、川芎、桂枝、独活、防风、羌活、麻黄。

加减:若关节屈伸不利,加伸筋草、鸡血藤、木瓜舒经活络;湿热重,加车前子、冬葵子;见痛风石,可加生牡蛎、山慈菇、海藻、胆南星;若有皮下结节,加白芥子、僵蚕。

4)肝肾阴虚证

症状体征:痛风日久,关节疼痛反复发作,时轻时重,肌肤麻木不仁甚或关节肿胀变形,不可屈伸,可见痛风结节,重者疼痛,昼轻夜甚,腰膝酸软,肢体活动不便,时有低热,伴神疲乏力,头晕耳鸣,颧红口干,舌质红,少苔或苔薄白,脉沉细数或脉沉无力。

治法:滋阴降火,益精填髓。

方药:杞菊地黄汤加减。

常用药:熟地黄、山茱萸、山药、牡丹皮、芍药、泽泻、枸杞子、菊花、杜仲、海风藤、女贞子、牛膝、苍术。

加减:阴虚内热者,加生地黄、黄柏;肌肤麻木,加防己、络石藤、鸡血藤;有泌尿结石,加石韦、金钱草;痛风石,加生牡蛎、山慈菇、海藻、胆南星;关节畸形,加炮山甲、乌梢蛇;慢性肿胀不消,加赤小豆、泽泻。

(3)自助方案

1)情志调摄:宜保持平和的心态。可根据个人爱好,选择弹琴、下棋、书法、绘画、听音乐、阅读、旅游、种植花草等放松心情。

2)饮食调理

① 多摄取碱性食物,如海带、芹菜、茄子、黄瓜、萝卜、香蕉、苹果、番茄等蔬果;多食富含维生素的食物,如芥菜、花菜、海带、白菜、白萝卜、番茄、黄瓜、茄子、马铃薯、洋葱、桃、杏、梨等;少食辛辣刺激性食物及饮品,如生姜、胡椒、辣椒、葱、蒜、浓茶、咖啡、酒等。

② 常用食疗方

薏仁粥:薏苡仁30g,糯米30g,冰糖适量。先将薏苡仁冷水浸泡四五个小时,糯米浸泡30分钟,再将薏苡仁和糯米洗净,一起放入砂锅中,加清水适量,用文火煎煮成粥,加入冰糖再煮片刻即可。功效:温中利尿,除痹消肿。

赤小豆山药粥:赤小豆60g,山药50g,薏苡仁25g,莲子25g,糯米60g,大枣10枚,白糖适量。将赤小豆、山药、薏苡仁、莲子、糯米、大枣洗净后,一同放入砂锅中,加清水适量,先大火煮沸,再文火煮至熟,调入白糖稍炖即可。功效:清热解毒,健脾利湿。

冬瓜汤:冬瓜300g,红枣5~6枚,姜丝少许。先用油将姜丝爆香,然后将冬瓜片和红枣一起放入锅中,加水及适量的调味料煮汤。功效:利水消肿。经常食用,有利于尿酸排出。

黄花菜汤:鲜黄花菜根30g,黄酒适量。将黄花菜根水煎后去渣,冲入黄酒温服。功效:通络止痛。适用于痛风关节疼痛红肿,活动不利,或足跟部疼痛。

薏苡仁山药汤:薏苡仁50g,山药15g,梨200g,冰糖适量。将薏苡仁洗净,山药、梨洗净切片,一起放入砂锅中,加适量清水,大火煮沸后文火煎1~1.5小时,去渣留汁,加冰糖调味即可。功效:化痰除湿,舒筋通络。

3)起居调摄:起居宜规律,睡眠要充足,劳逸相结合。

4)运动保健:选择对体力负担不大的运动,如散步、慢跑、太极拳、广播操等。依据辨识结果选择运动,避免剧烈运动,运动量一般控制在中等量水平,50岁左右的患者,以运动后心率达到 110～120/分钟、轻微出汗为宜。每周运动 3～5 天,每次约 30 分钟。

5）经络调理:根据患者情况,适当选用。

① 穴位按摩:太白、水泉、太溪、昆仑、三阴交、肾俞、复溜、太冲、行间、内关等。

② 耳穴贴压:交感、肝、脾、肾、内分泌、神门、肾上腺、耳舟部、对耳轮部等相应部位,每次取穴 3～4 穴,王不留行贴压,每日 1 次,两耳交替进行。

6）音乐疗法:依据辨识结果选择。

5. 随访

随诊时应强调自助与他助相结合,让患者了解该种治疗可能出现的副作用,副作用一旦出现应及早报告;向患者解释自助的重要性,使之理解中医健康管理的意义,自觉地付诸实践,长期坚持。

随诊间隔:根据患者的血尿酸水平和关节炎的发作情况,由健康管理师视具体情况而定。若患者血尿酸＜300 μmol/L,可安排每 1～3 个月随诊 1 次;若男性血尿酸＞420 μmol/L,女性血尿酸＞360 μmol/L,则每个月至少随诊 1 次。较复杂病例随诊的时间间隔相应缩短。经治疗后,症状缓解,关节炎不再发作,痛风石逐渐被吸收,血尿酸降低达到目标水平,其他危险因素得到控制,可以减少随诊次数,可每 2～3 个月随诊 1 次。若管理 6 个月,血尿酸及相关状态仍未达目标,应考虑将患者转至风湿病专科门诊或请专家会诊。

每次评估中医状态变化情况,及时调整自助方案。

6. 评估反馈

患者治疗一段时间后,为了评估治疗效果,使血尿酸稳定地维持于目标水平及保持良好的健康状态,应及时调整治疗方案。健康管理师随诊中除密切监测血尿酸、患者的其他危险因素、临床情况的改变以及观察疗效外,还要与患者建立良好的关系,向患者进行宣教,让患者了解自己的病情,包括痛风的危险因素及同时存在的临床情况,以取得满意疗效。

7. 三级预防

一级预防:面向一般人群,建议养成合理的膳食习惯,适当运动,保持心情舒畅。

二级预防:针对有高尿酸血症和痛风危险因素的人群进行早期筛查,状态分类,针对欲病人群做到早发现、早干预。

三级预防:针对高尿酸血症和痛风患者进行建档、健康教育、规范化治疗及随访,加强患者对自身高尿酸的管理,防止复发。

（四）痛风健康管理的病案

1. 痛风病患者建档

陈某,男,45 岁,2017 年 9 月 12 日初诊。

主诉:右跖趾第 1 关节红肿疼 1 天。

现病史:患者 1 天前因受冷后出现右跖趾第 1 节出现红肿痛,活动受限,无其他关节红肿疼痛现象,下肢无浮肿,无发热恶寒,伴口干苦。刻诊:右跖趾第 1 关节红肿疼,局部皮温高,口干口苦,纳食尚可,夜寐欠安,小便黄,大便干结,舌质红,苔黄厚干,脉滑。

既往史:否认糖尿病、肾病、高血压等病史。无特殊家族史。无药物过敏史。

诊断:① 西医诊断:痛风。② 中医诊断:痹病,湿热下注证。

2. 三观信息采集

四诊信息采集：患者右跖趾第 1 关节红肿疼，局部皮温高，口干口苦，纳食尚可，夜寐欠安，小便黄，大便干结，舌质红，苔黄厚干，脉滑。

辅助检查：身高 172 cm，体重 70 kg，BMI 23.6 kg/m^2，血压 125/85 mmHg，心率 77 次/分。化验检查结果：尿酸 650 mmol/L，胆固醇 5.6 mmol/L，血常规、尿常规正常。右足斜位片：关节未见异常。

3. 健康状态辨识

生理病理特点：痛风属中医的"痹病""历节风""腰痛"等范畴。本病多由过食肥甘、酗酒、过劳、紧张或感受风寒湿热等邪，致气血凝滞，痰瘀痹阻，骨节经气不通而发病。病理变化为风热之邪与湿相并，合邪为患；或素体阳盛肝旺，或酒食失节，蕴生痰热，均可致风湿热邪；或风夹痰热滞留经络关节，痹阻气血，而为风湿热痹。风寒夹湿，袭入经络，凝涩气血，经气不通，而发为风寒湿痹。痹病日久不愈，气血运行不畅日甚，则痰浊瘀血痼结经络，而致关节刺痛、结节、畸形等症。邪恋伤正，脾肾阳虚，终致固摄无权，精微下泄，形体衰惫。

体质：湿热。五行体质：土型体质。阴阳体质：属阴性体质。

健康状态要素：病位：脾 120，经络 90，胃 95。病性：湿 100，热 95，痰 90。

4. 处方

（1）自助方案

1）情志调摄：宜保持平和的心态。可根据个人爱好，选择弹琴、下棋、书法、绘画、听音乐、阅读、旅游、种植花草等放松心情。

2）饮食调理

① 嘱低嘌呤饮食；多摄取碱性食物以促进尿酸排泄，如海带、白菜、芹菜、茄子、黄瓜、萝卜、香蕉、苹果、番茄等蔬果；多食富含维生素的食物，如芥菜、花菜、海带、白菜、白萝卜、番茄、黄瓜、茄子、马铃薯、洋葱、桃、杏、梨等；少食辛辣刺激性食物及饮品，如生姜、胡椒、辣椒、葱、蒜、浓茶、咖啡、酒等。

② 常用食疗方：薏仁粥：薏苡仁 30 g，糯米 30 g，冰糖适量。先将薏苡仁冷水浸泡 5 个小时，糯米浸泡 30 分钟，再将薏苡仁和糯米洗净，一起放入砂锅中，加清水适量，用文火煎煮成粥，加入冰糖再煮片刻即可。

3）起居调摄：起居宜规律，睡眠要充足，劳逸相结合。

4）运动保健：目前处于痛风发作期，嘱尽量避免患处活动，注意局部保暖。

5）经络调理

① 穴位按摩：太白、太溪、三阴交、肾俞等。

② 耳穴贴压：取交感、肝、脾、肾等相应部位，王不留行贴压，每日 1 次，两耳交替进行。

6）音乐疗法：推荐曲目：《渔樵晚唱》《江河水》《汉宫秋月》《烛影摇红》。音量：40～60分贝。方法：每日 30 分钟，10 日为 1 个疗程，持续 3 个疗程。

（2）他助方案

1）西医治疗：双氯芬酸钠缓释片，每次 75 mg，每日 1 次；碳酸氢钠片，每次 1.0 g，每日3 次。

2）中医治疗：湿热下注证治法：清热燥湿，通络止痛。

方药：四妙散加减。

苍　术 15 g　　黄　柏 15 g　　草　薢 15 g　　牛　膝 15 g　　薏苡仁 15 g

当　归 15 g　　金银花 15 g　　通　草 10 g　　山慈菇 10 g

共 12 剂，每日 1 剂，每日 2 次，分早、晚服。

外治法：用双柏散调绿茶水外敷与扶他林软膏交替外涂，每日 1 次。

嘱 2 周后复诊。

其间由健康管理师进行随访。

5. 随访

二诊：患者右跗趾第 1 关节无红肿，有轻压疼，局部皮温不高，口干口苦明显改善，纳食尚可，夜寐欠安，小便黄，大便稍干，舌质红，苔黄厚，脉滑。余病史同初诊。辅助检查：查生化示：尿酸 450 mmol/L，肝功能正常，血、尿常规正常。患者经过 2 周的治疗与个性化调理，症状明显改善，原方继服 12 剂。

三诊：患者无诉特殊不适，关节无肿痛，口无干苦，纳食尚可，二便正常，舌淡红，苔薄白，脉和。患者病情稳定，转入长期慢病管理流程：嘱低嘌呤饮食；多摄取碱性食物以促进尿酸的排泄，如海带、白菜、芹菜、茄子、黄瓜、萝卜、香蕉、苹果、番茄等蔬果；多食富含维生素的食物，如芥菜、花菜、海带、白菜、白萝卜、番茄、黄瓜、茄子、马铃薯、洋葱、桃、杏、梨等；少食辛辣刺激性食物及饮品，如生姜、胡椒、辣椒、葱、蒜、浓茶、咖啡、酒等；予以食疗配合；3 个月后复诊，复查尿酸水平，再次评估健康状态。

健康管理过程中应强调自助与他助相结合，让患者了解该种治疗可能出现的副作用，副作用一旦出现应及早报告；向患者解释自助的重要性，使之理解中医健康管理的意义，自觉地付诸实践，长期坚持。

第 1 周回访：健康管理师电话咨询，患者诉局部红肿程度稍微减轻，仍时时疼痛。患者情况稍改善，予以饮食建议，建议增加饮水量，要求尽量减少运动。

第 2 周回访：健康管理师电话咨询，患者诉局部红肿程度明显减轻，偶疼痛，无口干口苦，但自觉胃脘部不适，时泛清水。予以饮食建议，避免寒凉食物，少吃水果，可在方中加 2 片生姜同煎；要求仍尽量减少运动，局部要保暖；到期复诊。

6. 评估反馈

根据目前治疗效果评价，患者临床症状消失，正配合进行体质调理，同时不排除患者再次因饮食、外感等因素，或中途放弃调理而引起临床症状再次出现或加重、尿酸和肌酐不稳定的情况。建议患者积极配合治疗，密切监测身体变化，如有不适则及时就诊；同时，指派专门医师定期随访，及时记录患者情况，根据患者病情变化，及时制订治疗和调理方案。

（陈淑娇）

九、糖尿病的健康管理

糖尿病（diabetes mellitus，DM）是指由于胰岛素分泌绝对或相对不足，以及机体靶组织或靶器官对胰岛素敏感性下降，引起的以血糖水平升高，可伴有血脂异常等为特征的代谢性疾病。随着人口老龄化和生活方式的不断变化，相应的疾病谱发生了巨大的变化，糖尿病的发病率也越来越高,已成为继肿瘤、心血管疾病之后的第三位严重的慢性非传染性疾病。我国糖尿病的发病率持续增长,已成为世界上糖尿病人数最多的国家。如不及时对糖尿病进行正确治疗,会引发心脑血管疾病、失明、足坏疽、尿毒症等严重疾病。

(一) 流行病学特征

2010 年,国际糖尿病组织估计世界范围内约有 2.85 亿成年人患有糖尿病,占世界总人口的 6.7%。WHO 调查报告显示:截至 2011 年,全球糖尿病患者数量将超过 3.46 亿,如不进行干预,这一数字到 2030 年可能会增加 1 倍以上。糖尿病的患病率在发展中国家迅速升高,到 2030 年,成年人 2 型糖尿病(T2DM)将增加 69%,而发达国家将增加 20%。2017 年我国疾病监测地区数据显示:中国成年人糖尿病患病率为 10.7%,糖尿病患者人数已达 1.2 亿。糖尿病患者的发展趋势是发生糖尿病并发症:1/2 的糖尿病患者患心血管疾病;1/4 的糖尿病患者视力严重下降,甚至失明;1/10~1/5 的糖尿病患者会出现肾衰竭现象;中老年人糖尿病患者致死致残的主要原因是肢端坏死。在世界范围内,大约每 8 秒钟就有 1 人死于糖尿病并发症。

(二) 糖尿病的诊断及临床表现

1. 糖尿病的诊断

(1) 糖尿病的诊断标准:按照 1990 年 WHO 专家咨询委员会的糖尿病的定义、分类与诊断标准糖尿病的诊断如下:出现糖尿病症状(多尿、多饮及不能解释的体重下降),并随机(餐后任何时候)血浆葡萄糖(VPG)≥11.1 mmol/L,或空腹(禁热量摄入至少 8 小时)血浆葡萄糖(FPG)水平≥7.0 mmol/L,或葡萄糖(75 g 脱水葡萄糖)耐量实验(OGTT)中 2 小时的血浆葡萄糖(2 hPG)水平≥11.1 mmol/L(200 mg/dL)。在不引起急性代谢失代偿的高血糖情况下,应在另一日重复上述指标中的任何一项,以确证糖尿病的诊断,不推荐做第三次 OGTT 实验。

急性感染、创伤或其他应急情况下可暂时出现血糖升高,不能以此诊断糖尿病,需应急消除后复查。

(2) 糖尿病常见并发症的诊断标准

① 糖尿病肾病的诊断标准:采用 2012 年美国国家肾脏病基金会 K/DOQI 标准。糖尿病患者出现微量白蛋白尿(尿蛋白/肌酐为 30~300 mg/g 或 24 小时尿蛋白定量 30~300 mg)或大量白蛋白尿(尿蛋白/肌酐>300 mg/g 或 24 小时尿蛋白定量>300 mg),1~6 个月连续多次检测尿标本,2 次检查异常,或 3 次以上检测的平均值异常(排除泌尿系感染、运动、原发性高血压、心力衰竭以及水负荷增加等因素,以及引起蛋白尿的原发性肾脏疾病或其他继发性肾病)方可诊断。

② 糖尿病周围神经病变的诊断标准:可根据病史、临床表现,结合体检和电生理学检查资料进行诊断。其中,除病史和临床表现外,物理学检查、感觉定量试验(QST)和神经传导速度(NCS)中至少 2 项异常才能确诊。

③ 糖尿病合并心脏病的诊断标准:根据糖尿病病史、临床表现、理化检查及心脏功能才能做出诊断。常见有糖尿病冠心病、糖尿病心肌病。

④ 糖尿病视网膜病变的诊断标准:根据糖尿病病史、中医症状、散瞳眼底检查及荧光素眼底血管造影(FFA)等做出诊断。

⑤ 糖尿病足的诊断标准：有明确的糖尿病病史并且有肢端病变者（皮肤干燥、瘙痒、趾甲变形、肢端低温、动脉搏动减弱、间歇性跛行及静息痛等缺血表现，或肢端刺痛、灼痛、麻木、感觉迟钝或丧失等神经损伤表现，或肢端见各种类型坏疽或坏死）。

⑥ 糖尿病胃肠病变的诊断标准：以糖尿病病史兼有恶心呕吐、胃脘部痞闷不舒、胀满、嗳气吞酸，纳差腹泻等，辅助检查提示胃肠动力紊乱，且排除基础胃肠道疾病等后予以诊断。

2. 糖尿病的临床表现

糖尿病以多饮、多食、多尿及原因不明的消瘦等症状为主要临床表现；也有多饮、多食、多尿症状不明显，以肺痨、眩晕、胸痹心痛、水肿、中风、眼疾、疮痈等病症或因烦渴、烦躁、神昏等病就诊时发现本病，或无症状，体检时发现本病。

早期病情较轻，大多无明显体征。病情严重时出现急性并发症，病久则出现与大血管、微血管、周围或内脏神经、肌肉、骨关节等各种并发症相关的体征。

（三）糖尿病健康管理内容

1. 管理目标与原则

（1）管理目标：根据糖尿病自我管理教育（DSME）和糖尿病自我管理支持（DSMS）的国家标准，糖尿病患者在确诊后根据需要应接受 DSME 和 DSMS，以增加糖尿病自我管理能力。有效的自我管理与临床结局、健康状态、生活质量的改善是 DSME 和 DSMS 的主要目标。

（2）管理原则：DSME 和 DSMS 应该以患者为中心，尊重患者的喜好、需求和价值观，给予临床决策指导。根据糖尿病发病的不同时期、不同严重程度，多种药物联合，注重整体状态，突出个性化管理。

2. 管理服务流程（图 10-14）

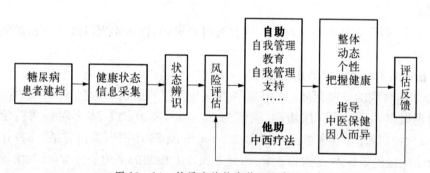

图 10-14　糖尿病的健康管理服务流程

（1）三观信息采集：应用中医健康管理系统，采集三观（宏观、中观、微观）信息，包括四诊信息采集、实验室指标采集（血糖、糖化血红蛋白、餐后 2 小时血糖、血脂、血压、肝功能、肾功能、尿常规、血常规等）、影像学检查、消化系统彩超、泌尿系统彩超、心电检查，以提供有效的相关资料。

（2）中医健康状态辨识：建立中医健康档案，依据"中医健康状态辨识"系统，确定中医证候，包括生理病理特点、体质、健康状态要素、疾病风险等。

（3）风险评估：除了对糖尿病患者进行疾病风险预警外，尚需对一般健康管理人群进行糖尿病风险评估，糖尿病的高危因素包括年龄、肥胖、一级亲属中有糖尿病史、久坐的生活方式等。对于高危人群,建议定期进行筛查,通过检测血糖和糖化血红蛋白,及早发现糖尿病。

(4)中医药保健指导:针对不同健康状态要素,系统推荐自助干预方案,健康管理师对方案进行确认优化,进行自我管理教育(DSME)和自我管理支持(DEMS),包括开设预防糖尿病的基本课程、积极营养治疗、改善生活方式、药物治疗等干预方案,健康管理师对方案进行确认优化,包括情志调节、饮食调养、起居调摄、运动保健、穴位调养、音乐调理等方面的中医药保健指导。

3. 西医全科管理

(1)治疗目标

1)提高糖尿病的检出率,尽早发现和处理糖尿病。

2)纠正或减少可控制的糖尿病危险因素,预防或降低糖尿病的发生。

3)降低糖尿病患者慢性并发症的发生率及其病死率和致残率,改善糖尿病患者的生活质量。

4)理想控制目标:① 血浆葡萄糖:空腹 4.4～6.1 mmol/L(良好),≤7.0 mmol/L(一般)。② HbA1c:<6.5%(良好),6.5%～7.5%(一般)。③ 血压:<130/80 mmHg。④ 血脂:总胆固醇<4.5 mmol/L,HDL-C>1 mmol/L,三酰甘油<1.5 mmol/L,LDL-C<2.5 mmol/L。血糖控制目标必须个体化,对生活自理能力差的以及老年患者,尤其是常易发生低血糖的患者,不必勉强追求理想控制目标,而以不发生危害性更大的低血糖为宜。

(2)自助方案:对于初次诊断的患者,根据状态辨识结果分析致病风险因素,改变生活习惯。

1)控制每日摄入的总热量。

2)均衡饮食,合理安排各种营养成分,提倡多食粗粮。

3)规律、定量饮食,少食多餐,与运动、药物治疗紧密相配合。

4)戒烟、戒酒。

5)饮食治疗个体化,满足生长发育,满足妊娠、哺乳期妇女的特殊需要。

6)严格遵守,长期坚持。

(3)他助方案

1)运动治疗:运动可增强组织对胰岛素的敏感性;调节糖代谢,降低血脂;有利于血糖的控制,加速脂肪分解,降低体脂和控制肥胖;改善心肺功能,降低血压;改善凝血功能,降低心血管疾病的危险;促进心理健康,改善睡眠,提高机体的适应性。

运动治疗主要适用于轻中度 2 型糖尿病患者,尤其是肥胖患者,1 型糖尿病患者接受胰岛素治疗病情稳定亦可。

2)口服抗糖尿病药治疗:旨在长期有效地控制血糖水平。

临床上使用的口服抗糖尿病药主要包括非促胰岛素分泌剂(双胍类、α-葡萄糖苷酶抑制剂和噻唑烷二酮类)和促胰岛素分泌剂(磺酰脲类、格列奈类),近年研制的二肽基肽酶-4(DPP-4)抑制剂因可阻断高血糖素样肽 1(GLP-1)的降解而备受青睐。上述药品的作用机制是针对 2 型糖尿病各种不同的病理生理过程,并有不同的常规剂量和剂型。临床医生应根据降糖效应、安全性、副作用、耐受性、依从性、降糖外的作用及患者胰岛损伤和胰岛素抵抗的程度、经济状态等,综合平衡多方面因素后选择适当的口服抗糖尿病药,以期获得较满意的效果。

3）胰岛素的治疗：1型糖尿病患者需要外源性胰岛素控制血糖,并依赖胰岛素而生存。对2型糖尿病而言,胰岛素抵抗和胰岛素分泌不足均存在。尽管胰岛素抵抗是其发病的主要原因,但随着病程的进展,胰岛素分泌不足便成为主要矛盾,最终大部分患者亦需外源性胰岛素来控制血糖。因此,胰岛素治疗几乎是所有类型糖尿病控制血糖的重要手段。

4）糖尿病慢性并发症的治疗：临床研究结果证明,早期严格控制血糖可使微血管病变风险明显降低,使得大血管病变后期获益。因此,控制血糖是糖尿病治疗的基本内容。对于无症状的患者,应给予并发症危险因素的评估与分级,并给予相应的治疗或降低危险因素。对于出现糖尿病并发症的患者,应在控制血糖的同时给予相应并发症的治疗,并及时调整治疗方案,减轻患者痛苦,提高生存质量。

4. 中医健康管理

（1）状态特征：糖尿病的病位证素为脾、胃、肺、肝、肾;病性证素为热、痰、湿、瘀、阴虚、阳虚。

糖尿病属于中医"脾瘅""消渴"等范畴。自《黄帝内经》提出"消渴"至刘完素明确"三消"的概念,历代医家尽管各有发挥,但因对疾病的诊断始终以临床症状为依据,病机总不离阴虚燥热。如《古今录验方》："消渴有三,一渴而饮水多,小便数,无脂似麸片甜者,皆是消渴病也;二吃食多,不甚渴,小便少,似有油而数者,此是消中病也;三渴而饮水不能多,但腿肿,脚先瘦小,阴痿弱者,数小便者,皆是肾消病也。""三多一少"（多饮、多食、多尿、消瘦）似乎已成为消渴的代名词。

现代临床糖尿病患者约80%肥胖,80%的患者无明显的"三多一少"症状,按照传统"阴虚为本,燥热为标"理论指导现代糖尿病的临床治疗,降糖效果并不理想。究其原因,主要是现代诊疗手段的进步使糖尿病的发现大大提前,在没有出现"三多一少"症状时即被诊断为糖尿病。另外,降糖药的出现,尤其是胰岛素的应用,使"三多"症状被迅速控制,阻断了糖尿病进程,因此很少出现"一少"的变化。多数肥胖2型糖尿病被阻断于消渴的前期阶段,导致传统的"三消理论"无法有效地指导肥胖2型糖尿病的临床治疗。因此,必须重新认识现代糖尿病,从而为提高临床疗效提供有益的指导。

（2）辨证论治：仝小林教授在多年的理论与临床实践的基础上,认为糖尿病为食、郁、痰、湿、热、瘀交织为患。其病机演变基本按照"郁""热""虚""损"四个阶段发展。其中"郁"为糖尿病前期;"热""虚"为糖尿病期;"损"为糖尿病并发症期。"郁、热、虚、损"四个阶段,因郁而热,热耗而虚,由虚及损。糖尿病期和糖尿病并发症期中医证治如下。

1）肝胃郁热证

症状体征：脘腹痞满,胸胁胀闷,面色红赤,形体肥胖,腹部胀大,心烦易怒,口干口苦,大便秘结,小便短赤,舌红苔黄,脉弦数。

治法：清热消积除满。

方药：大柴胡汤加减。

常用药：柴胡、黄芩、制半夏、枳实、白芍、大黄、生姜。

加减：舌苔厚腻者加茯苓、陈皮、大腹皮;舌苔黄腻者加制红曲、生山楂;舌下络脉瘀滞者加三七、水蛭。

2）痰热互结证

症状体征：形体肥胖，腹部膨隆，胸闷脘痞，口干口渴，渴喜冷饮，心烦口苦，大便秘结，小便短赤，舌红胖大，苔黄腻，脉滑数。

治法：清热化痰。

方药：小陷胸汤加减。

常用药：黄连、制半夏、瓜蒌、枳实。

加减：口渴者加天花粉、生牡蛎；腹胀者加枳壳、莱菔子；不寐者加竹茹、陈皮。

3）肺胃热盛证

症状体征：口大渴，喜冷饮，消谷善饥，自汗出，面色红赤，舌红，苔薄黄，脉洪大。

治法：清热泻火。

方药：白虎汤加减或桑白皮汤合玉女煎加减。

常用药：石膏、知母、生甘草、桑白皮、黄芩、天冬、麦冬、沙参。

加减：心烦者加黄连；大便干结者加大黄；乏力汗出者加西洋参、乌梅。

4）肠道湿热证

症状体征：脘腹痞满，大便黏臭，泻下不爽，小便短赤，口干口臭，舌红，胖大齿痕，苔黄腻，脉滑数。

治法：清热利湿。

方药：葛根芩连汤加减。

常用药：葛根、黄连、黄芩。

加减：苔厚腻者加苍术；食少腹胀，肢体困重者加苍术、藿香、佩兰、薏苡仁；尿涩急痛者加黄柏、知母；肢体酸重者加威灵仙、秦皮。

5）热毒炽盛证

症状体征：口渴饮引，心胸烦热，体生疮痈，或皮肤瘙痒，便干溲赤，舌红苔黄。

治法：清热解毒。

方药：三黄汤合五味消毒饮加减。

常用药：黄连、黄芩、黄柏、大黄、蒲公英、紫花地丁、金银花、栀子、土茯苓。

加减：心中烦懊，失眠者加栀子；皮肤瘙痒者加苦参、地肤子、白鲜皮；疮痈者加牡丹皮、赤芍。

6）热盛伤津证

症状体征：口大渴，喜冷饮，多饮，多食，多尿，大汗出，乏力，便结溲黄，舌红，裂纹，苔黄燥，脉洪大无力。

治法：清热益气生津。

方药：白虎加人参汤或消渴方加减。

常用药：石膏、知母、太子参、天花粉、生地黄、黄连、葛根、麦冬、藕汁。

加减：口干渴者加生牡蛎；便秘者加玄参、麦冬；热重者加黄连、黄芩；大汗出，乏力者加浮小麦、乌梅、白芍。

7）阴虚火旺证

症状：口干口渴，五心烦热，急躁易怒，时时汗出，失眠多梦，便干溲赤，舌红，少苔，脉细数。

治法：滋阴降火。

方药：知柏地黄丸加减。

常用药：知母、黄柏、生地黄、山茱萸、山药、赤芍。

加减：失眠者加夜交藤、酸枣仁；热重者加黄连；便秘者加玄参、当归。

8）气阴两虚证

症状：神疲乏力，自汗出，消瘦，口干苦，心悸失眠，舌红少津，苔薄白或少苔，脉虚细数。

治法：益气养阴清热。

方药：生脉散合增液汤加减。

常用药：人参、生地黄、五味子、麦冬、玄参。

加减：口苦大汗，舌红脉数者加黄连、黄柏；口干舌干，少苔者加石斛、天花粉、生牡蛎；乏力自汗者加黄芪。

9）痰湿（热）困脾证

症状：心下痞满，神疲乏力，食少纳呆，呕恶便溏，或干呕呃逆，舌淡胖，苔腻或薄黄腻，舌下络瘀，脉弦滑无力。

治法：辛开苦降，运脾和胃。

方药：半夏泻心汤加减。

常用药：制半夏、黄芩、黄连、干姜、党参、炙甘草。

加减：腹泻甚者，改干姜为生姜；呕吐者加紫苏叶、旋覆花；便秘者加槟榔、枳实、大黄；瘀血内阻者加生大黄、水蛭粉；热盛者去干姜加西洋参；手脚麻木者加鸡血藤。

10）上热下寒证

症状：心烦口苦，胃脘灼热，或呕吐，下利，手足肢冷，舌红，苔白根腻，舌下络脉瘀滞。

治法：清上温下。

方药：乌梅丸加减。

常用药：乌梅、黄连、黄柏、干姜、花椒、附子、当归、肉桂、党参。

加减：下寒甚者重用肉桂；上热甚者用黄连、黄芩；气虚者加党参、黄芪；瘀血内阻者加生大黄、水蛭粉。

11）肝肾阴虚证（糖尿病视网膜病变）

症状：小便频数，浑浊如膏，视物模糊，腰膝酸软，眩晕耳鸣，五心烦热，潮热颧红，口干咽燥，多梦遗精，或雀盲，或蚊蝇飞舞，或失明，皮肤瘙痒，舌红少苔，脉细数。

治法：滋补肝肾。

方药：杞菊地黄丸加减。

常用药：枸杞子、菊花、山茱萸、熟地黄、山药、茯苓、牡丹皮、泽泻、女贞子、墨旱莲。

加减：视物模糊者加茺蔚子、青葙子；头晕者加天麻、桑叶。

12）阴阳两虚证（糖尿病肾病、糖尿病周围神经病变后期）

症状：小便频数，夜尿增多，浑浊如脂，甚则饮一溲一，五心烦热，口干咽燥，神昏，耳聋干枯，面色黧黑，腰膝酸软，畏寒肢冷，阳痿，下肢浮肿，舌质淡，苔白而干，脉沉细无力。

治法：滋阴补阳。

方药：金匮肾气丸加减。

常用药：制附子、桂枝、熟地黄、山茱萸、山药、泽泻、茯苓、牡丹皮。

加减：肾阳虚者右归饮加减；肾阴虚者左归饮加减。

13）脾肾阳虚证

症状：腰膝酸冷，夜尿频数，畏寒肢冷，小便清长或癃闭，大便稀溏，或见浮肿，舌淡胖大，脉沉细。

治法：温补脾肾。

方药：附子理中丸加减。

常用药：制附子、干姜、人参、炒白术、炙甘草。

加减：偏于肾阳虚者加肉桂；偏于肾阴虚者加知母、生地黄；肾阳虚水肿者加茯苓、泽泻；兼心阳虚衰者加山茱萸、肉桂，去人参加红参；水肿甚，泡沫尿者加金樱子、芡实。

（3）自助方案

1）情志调摄：糖尿病患者经历了患病初期的怀疑、气愤等情绪以及治疗期间的盲目乐观、过分紧张、抑郁、恐惧、担忧等情绪过程。这些变化都是正常的，不必压抑情绪，可以通过有效的心理疏导方法来缓解。例如可以通过深呼吸、体育锻炼、多听音乐、做自己喜欢的事情来转移注意力。

2）饮食调理：科学饮食是控制血糖的重要途径，合理安排每日摄入的食物种类和数量就可以减缓并发症的发生。三餐应做到早餐美味，午餐丰富，晚餐清淡。多选用富含膳食纤维的食物，如粗粮、蔬菜等。要低脂、低盐饮食，少吃或不吃精制糖，尽量不吃快餐食品。

3）运动保健：最好的运动是步行，要避免久坐。三餐20分钟后运动30分钟，或晚餐30分钟后快走1小时。如不适合步行时，可躺在床上缓慢抬高双腿，持续几分钟。切记不可空腹运动。运动时保持脉波（次/分）<（170－年龄），如50岁的糖尿病患者运动时心率保持在120次/分左右。当感觉周身发热、汗出，但没有大汗淋漓，或气喘吁吁，但能说话、不能唱歌，此时运动强度比较合适。

4）积极预防并发症：糖尿病本身并不可怕，可怕的是并发症。各种并发症是导致患者生活质量下降、死亡率增高的最主要原因。积极调整生活方式、严格控制血糖、接受适当的降脂与降压等治疗，做到"早诊断、早治疗、早达标、早获益"就可以大大减少并发症。

5. 随访

随访时应强调自助与他助相结合，向患者解释自助对于消渴病的重要意义，使之理解中医健康管理的意义，自觉地付诸实践，长期坚持。

1）本病除药物治疗外，注意生活调摄具有十分重要的意义。正如《儒门事亲·三消之说当从火断》说："不减滋味，不戒嗜欲，不节喜怒，病已而复作。能从此三者，消渴亦不足忧矣。"其中，尤其是节制饮食，具有基础治疗的重要作用。在保证机体合理需要的情况下，应限制主食、油脂的摄入，饮食宜以适量米、麦、杂粮配以蔬菜、豆类、瘦肉、鸡蛋等，定时定量进餐。

2）戒烟酒、浓茶及咖啡。

3）保持情志平和，制订并实施有规律的生活起居规律。

随诊间隔：根据糖尿病患者的血糖水平和并发症发病情况，由健康管理师视具体的情况而定。在患者发病的急性期或兼有严重的并发症时,应至少每周随访 1 次;若血糖情况稳定达到目标水平,并发症与危险因素得到控制,则可考虑适当延长随访间隔。

6. 评估反馈

患者治疗一段时间后,为了评估治疗效果,并且深入了解患者的健康状况,使血糖稳定地维持于目标水平及保持良好的健康状态,及时调整治疗方案,随诊中除密切监测血糖及相关健康指标、患者其他危险因素和临床情况的改变,以及观察疗效外,健康管理师还要与患者建立良好的关系,向患者进行宣教,让患者了解自己的病情,包括糖尿病的危险因素及同时存在的临床情况,以取得满意效果。

7. 积极防控

防治糖尿病及其并发症的关键是尽早和尽可能地控制好患者的血糖、血压,纠正血脂紊乱和肥胖、戒烟等。筛查对象包括:① 有糖尿病家族史者。② 年龄≥45 岁,BMI≥24 kg/m²。③ 有 HDL - C 降低(≤0.91 mmol/L,即 35 mg/dL)和(或)高三酰甘油血症(≥2.75 mmol/L,即 250 mg/dL)者。④ 有高血压(成人血压≥140/90 mmHg)和(或)心脑血管病变者。⑤ 年龄≥30 岁的妊娠妇女;有妊娠糖尿病史者;曾有分娩巨大儿(出生体重≥4 kg)者;有不能解释的滞产者;有多囊卵巢综合征者。⑥ 常年不参加体力劳动者。⑦ 使用一些特殊药物者,如糖皮质激素、利尿药等。

(四)糖尿病健康管理的病案

1. 糖尿病患者建档

安某,女,33 岁,2016 年 3 月 31 日初诊。

主诉:口干 1 个月。

现病史:患者于 1 个月前开始明显感到口干,神疲乏力,遂来我院就诊。刻诊:患者腹型肥胖,胃中嘈杂、反酸,心悸,胁胀,大便干结,小便黄赤,舌红,舌体胖大有齿痕,苔白厚腻微腐,舌下络脉迂曲,脉沉涩无力。身高 162 cm,体重 90 kg,腹围 120 cm,BMI 34.3 kg/m²。实验室检查显示:糖化血红蛋白 9.5%,空腹血糖 11.8 mmol/L,餐后 2 小时血糖 19.30 mmol/L。

既往史:高血压 4 年。家族史无。

诊断:① 西医诊断:糖尿病。② 中医诊断:消渴病,痰瘀互结证。

2. 三观信息采集

四诊信息采集:患者体型腹型肥胖,胃中嘈杂、反酸,心悸,胁胀,大便干结,小便黄赤,舌红,舌体胖大有齿痕,苔白厚腻微腐,舌下络脉迂曲,脉沉涩无力。

辅助检查:总胆固醇 11.86 mmol/L,三酰甘油 8.77 mmol/L,低密度脂蛋白 3.25 mmol/L,血尿酸 524 μmol/L,血压 150/110 mmHg。

3. 健康状态识别

生理病理特点:糖尿病属于中医"脾瘅""消渴"等范畴。本病的病因比较复杂,禀赋不足、饮食失节、情志失调、劳欲过度等均可导致消渴。患者为饮食、作息不规律引起过度肥胖导致糖、脂等聚而为毒,脾胃虚弱,代谢紊乱,而现痰瘀互结的一组症候群。

体质:痰湿。五行体质:土型体质。阴阳体质:属阴性体质。

健康状态要素:病位:脾 100,经络 85,胃 92。病性:痰 123,瘀 100,湿 98,热 75。

4. 处方

（1）自助方案

1）情志调摄：及时做好心理调整。要认识到糖尿病并不可怕，可怕的是不重视糖尿病的并发症。给予自己积极的心理暗示，每天遵医嘱——规律作息、合理饮食、按时服药、坚持运动，就一定能够战胜疾病，就能够正常生活。

2）饮食调理：改变生活方式，低糖、低脂饮食，禁饮酒。每天规律饮食，三餐定时定量。

3）起居调摄：起居规律，按时睡眠和起床，保证每天 8 个小时的睡眠时间，工作之余进行适当的体力劳动和运动。

4）运动保健：最好的运动方式是步行。每天晚餐半小时后快走 10000 步，或者三餐半小时后快走 3000 步。

（2）他助方案

1）西医治疗：盐酸二甲双胍片，每次 50 mg，每日 2 次。

2）中医治疗：痰湿困脾证治法：健脾化痰，通络解毒。

方药：二陈汤加减。

制半夏 15 g	茯 苓 45 g	大腹皮 30 g	制红曲 10 g	黄 连 8 g
知 母 30 g	天花粉 30 g	威灵仙 15 g	萆 薢 15 g	生 姜 15 g
大 枣 3 枚				

共 14 剂，每日 1 剂，每日 2 次，分早、晚服。

5. 随访

二诊：患者自觉身体轻松，口干减轻 50%，胃部症状缓解 70%，自测空腹血糖 9.6 mmol/L。舌红，舌体胖大有齿痕，苔白厚腻，舌下络脉迂曲，脉沉涩。上方加陈皮 15 g、赤芍 30 g，共 14 剂，每日 1 剂，每日 2 次，分早、晚服。

三诊：已服中药 1 个月，患者口干缓解 80%，胃部症状完全缓解，体重减轻 4 kg。舌淡红，舌体胖大有齿痕，苔白厚腻，舌下络脉迂曲，脉沉略弦。复查实验室检查项目：糖化血红蛋白 8.3%，空腹血糖 8.7 mmol/L，餐后 2 小时血糖 13.50 mmol/L，总胆固醇 8.31 mmol/L，三酰甘油 5.26 mmol/L，低密度脂蛋白 3.15 mmol/L，血尿酸 448 μmol/L，血压 150/110 mmHg。上方制红曲减为 3 g，茯苓减为 30 g，加天麻 15 g、茺蔚子 15 g，共 14 剂，每日 1 剂，每日 2 次，分早、晚服。

四诊：患者无身体不适感，自测空腹血糖 8.3 mmol/L，血压 140/94 mmHg。舌淡红，舌体胖大有齿痕，苔白微腻，舌下络脉迂曲，脉沉涩。效不更方，继用上方，共 14 剂，每日 1 剂，每日 2 次，分早、晚服。

五诊：已服中药 2 个月，患者无不适感，体重共减轻 6 kg。舌淡红，舌体胖大有齿痕，苔白微腻，舌下络脉迂曲，脉沉略弦。复查实验室检查项目：糖化血红蛋白 7.6%，空腹血糖 8.2 mmol/L，餐后 2 小时血糖 10.50 mmol/L，总胆固醇 6.45 mmol/L，三酰甘油 3.91 mmol/L，低密度脂蛋白 3.05 mmol/L，血尿酸 421 μmol/L，血压 134/92 mmHg。上方加三七粉 6 g，共 14 剂，每日 1 剂，每日 2 次，分早、晚服。

六诊：患者无身体不适感，自测空腹血糖 6.8 mmol/L，血压 126/84 mmHg。舌淡红，舌体胖大，苔白微腻，舌下络脉分支减少，脉沉略弦。上方减天麻、茺蔚子，共 14 剂，每日 1 剂，每日 2 次,分早、晚服。

七诊:已服中药 3 个月,患者无不适感,体重共减轻 8 kg。舌淡红,舌体胖大,苔白微腻,舌下络脉分支减少,脉沉略弦。复查实验室检查项目:糖化血红蛋白 6.2%,空腹血糖 6.1 mmol/L,餐后 2 小时血糖 8.6 mmol/L,总胆固醇 5.26 mmol/L,三酰甘油 2.17 mmol/L,低密度脂蛋白 2.97 mmol/L,血尿酸 391 μmol/L,血压 124/86 mmHg。至此,患者糖化血红蛋白已达标,空腹血糖、餐后血糖、血尿酸、总胆固醇、低密度脂蛋白已全部达到正常范围,三酰甘油尚未达标,已经进入药物减量阶段,每剂药可服 2 天。上方制红曲加至 6 g,减威灵仙、萆薢,共 7 剂,每日 1 剂,每日 2 次,分早、晚服。

八诊:患者无身体不适,自测空腹血糖 4.9 mmol/L,血压 120/82 mmHg。舌淡红,苔白微腻,舌下络脉分支减少,脉沉滑。上方去天花粉,大腹皮减至 15 g,知母减至 15 g,共 7 剂,每日 1 剂,每日 2 次,分早、晚服。

九诊:已服中药 4 个月,患者无不适感,体重共减轻 10 kg。舌淡红,舌体胖大,苔白微腻,舌下络脉分支明显减少,脉沉。复查实验室检查项目:糖化血红蛋白 5.8%,空腹血糖 5.6 mmol/L,餐后 2 小时血糖 7.6 mmol/L,总胆固醇 4.35 mmol/L,三酰甘油 1.76 mmol/L,低密度脂蛋白 2.76 mmol/L,血尿酸 369 μmol/L,血压 126/88 mmHg。至此,患者全部指标已达标,各项指标仍能平稳保持,故继服前方。嘱患者仍然按照糖尿病饮食、运动方式进行。

十诊:患者已服水丸 2 个月,各项指标均正常,已经养成糖尿病饮食与运动习惯,嘱停服中药,3 个月后复查。

十一诊:患者前来复诊,已停服中药 3 个多月,实验室检查各项指标均正常,嘱其 6 个月后复诊。

十二诊:患者前来复诊,已停服中药 9 个多月,实验室检查各项指标均正常,嘱其身体不适随时复诊。

第 1 周回访:医师回访,患者自觉身体轻松,口干减轻 30%,胃部症状缓解 50%,自测空腹血糖 9.8 mmol/L。嘱患者按时服药,并注意饮食习惯改变。

第 3 周回访:医师回访,患者口干缓解 70%,胃部症状完全缓解,体重减轻 3.5 kg。嘱患者通过锻炼和改善饮食习惯以减轻体重,并密切关注血压、血糖及体重变化,如有不适,及时就诊。

第 6 周回访:医师回访,患者无不适感,体重共减轻 6 kg,空腹血糖 8.2 mmol/L,餐后 2 小时血糖 10.50 mmol/L。嘱患者坚持运动,根据营养师建议优化饮食结构。

6. 评估反馈

患者经数月的随访、个性化治疗后症状较前明显缓解,各项实验室指标均达到正常范围标准,身体无其他不适,治疗效果佳。

7. 再评估反馈

患者已消除对糖尿病的恐惧心理,能够正常生活,乐观面对事物,嘱其每年定期复查血糖、血脂、糖化血红蛋白、肾功能、肝功能、血常规、尿常规等指标。

(陈　锐)

十、肥胖的健康管理

肥胖症(obesity)是指由于多种原因造成体内脂类堆积过多和(或)分布异常,导致体重异常增加,并伴有头晕乏力、神疲懒言、少动气短等症状的一组代谢症候群。

肥胖是由食欲和能量调节紊乱引起的疾病,与遗传、心理、生理、病理、文化环境、膳食结构等多种因素有关。肥胖的特点是体内脂肪细胞的体积和细胞数增加,体脂异常增高,与其他组织失去正常比例,常表现为体重增加,超过了相应身高所对应的标准体重。肥胖按其病因不同,可分为原发性肥胖和继发性肥胖两大类。原发性肥胖通常称为单纯性肥胖,是指非病因引起的肥胖,占肥胖的 95%;继发性肥胖是指由各种神经内分泌疾病、药物等引起的肥胖,占肥胖比例的 5%。

（一）流行病学特征

据统计,全世界肥胖症的发病率正以每 5~10 年翻一番的速度增长,并呈年轻化趋势。因肥胖症造成的直接或间接死亡人数每年已达 30 万。我国各地人群超重与肥胖的发生率差异较大,北方高于南方,沿海大、中城市高于内地农村,经济发达地区偏高,超重与肥胖发生率分别为 51.1%、8.7%。

肥胖的发生与遗传、心理、生理、病理、文化环境、膳食结构等多种因素有关。肥胖与 2 型糖尿病、心血管疾病、某些肿瘤等疾病有明显的相关性。肥胖的并发症主要有冠心病、糖尿病、高脂血症、高血压、胆结石、关节病、痛风、不孕、癌症等,肥胖患者的死亡率明显高于非肥胖患者。

（二）肥胖的诊断及临床表现

1. 肥胖的诊断

(1) 肥胖的诊断方法:肥胖的诊断方法有人体测量法、物理测量法和化学测量法。肥胖的诊断指标主要有标准体重、体重指数(BMI)、腰围、腰臀比、体脂测定等。

标准体重:成年人标准体重(kg)＝[身高(cm)－100]×0.9。

儿童标准体重(kg)＝(年龄×2)＋8。

体重指数:体重指数(BMI)＝体重(kg)/身高^2(m)。

腰臀比:指腰围和臀围的比值。WHO 公布的腰臀比男性>1.0、女性>0.85,则被定义为腹部脂肪堆积。

腰围:WHO 定义男性腰围>94 cm,女性腰围>80 cm 为肥胖;我国定义男性腰围≥85 cm,女性腰围≥80 cm 为肥胖。

体脂测定:男性体脂超过 25%,女性体脂超过 30% 即为肥胖。

脂肪细胞测定:脂肪细胞数增高,超声波检查皮脂厚度增加。

(2) 肥胖的诊断依据

1) 体重超出标准体重 20% 以上,或体重指数(BMI)超过 24 kg/m^2,排除肌肉发达或水分潴留因素,即可诊断为本病。

2) 初期轻度肥胖仅体重增加 20%~30%,常无自觉症状。中重度肥胖常见伴随症状,如神疲乏力、少气懒言、气短气喘、腹大胀满、苔厚腻等。

2. 肥胖的临床表现

轻至中度原发性肥胖可无自觉症状,重度肥胖者多有神疲、倦怠、气短、自汗、嗜睡、打鼾、食欲亢进、容易饥饿、闭经、阳痿、心悸、怕热多汗、腰背痛、关节痛等诸多症状,也可伴有高血压、糖尿病、痛风等疾病(图 10 - 15)。

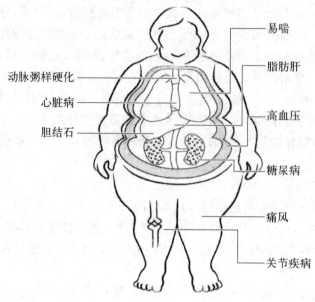

图 10 - 15 肥胖常见伴发疾病

男性肥胖者脂肪分布以颈项部、躯干部和头部为主,女性则以腹部、下腹部、胸部乳房及臀部为主。肥胖者的特征是身材矮胖浑圆,双下颏,颈粗短,向后仰头时枕部皮褶明显增厚,胸圆,肋间隙不显,双乳因皮下脂肪厚而增大,站立时腹部向前凸出而高于胸部平面,脐孔深凹。儿童肥胖者外生殖器埋于会阴皮下脂肪中而使阴茎显得细小而短;手指、足趾粗短,骨突不明显。

上身性(向心型、中心型)肥胖:常表现为苹果型,是脂肪主要在腹壁和腹腔内蓄积过多,对代谢影响很大。它既是一个独立的疾病,又是多种慢病的重要危险因素,如 2 型糖尿病、心脑血管疾病、肿瘤等疾病。下身性肥胖:常表现为鸭梨型,多见于女性,主要是以臀部和大腿肥胖为主,危险性相对较小。

(三)肥胖的相关检查

肥胖患者一般应做相关检查,以便与相关疾病进行鉴别,明确是否存在并发症,并明确肥胖的病因。

1. 测量身高、体重、血压。

2. 血脂分析。

3. 测定空腹血糖、葡萄糖耐量试验、血清胰岛素、皮质醇。

4. 检查肝脏 B 超,肝、肾功能。

5. 测定抗利尿激素。

6. 测定雌二醇、睾酮、黄体生成素。

7. 检查心电图、心功能、眼底及微循环。

8. 为排除继发性肥胖,可考虑做头颅 X 线摄片,显示蝶鞍是否扩大,骨质是否疏松;或做头颅、双肾上腺 CT 扫描,测定 T_3、T_4、TSH,以排除内分泌功能异常引起肥胖的可能性。

（四）肥胖病健康管理内容

1. 管理目标与原则

（1）管理目标：① 控制体重。② 调整整体功能状态,预防伴发其他的相关疾病。

（2）管理原则：分期、分级、联合、综合,即根据肥胖发病的不同原因、不同严重程度,多种方法联合,注重整体状态,突出个性化管理。

2. 管理服务流程（图 10 - 16）

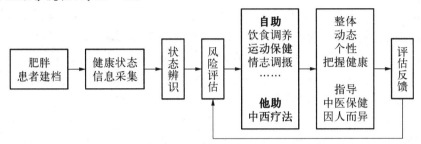

图 10 - 16 肥胖的健康管理服务流程

（1）三观信息采集：应用中医健康管理系统,采集三观（宏观、中观、微观）信息,包括四诊信息采集,体重指数（BMI）、腰围、腰臀比、体脂测定（以判断肥胖的程度）,血脂、血压、血糖、血尿酸检测,心电图、肝胆脾超声检查,必要时做子宫、卵巢超声检查,或提供有效的相关资料。

（2）中医健康状态辨识：建立中医健康档案,依据"中医健康状态辨识"系统,确定健康状态,包括生理病理特点、体质、健康状态要素、疾病风险等。

（3）风险评估：除了对肥胖患者进行疾病风险预警外,尚需对一般健康管理人群进行肥胖风险评估。肥胖的高危人群包括一级亲属中有肥胖史、长期久坐的生活方式人群等。对于高危人群,建议定期进行筛查,通过血脂、血压、血糖、血尿酸检测等,及早发现合并症。

（4）中医药保健指导：针对不同健康状态要素,系统推荐自助干预方案,健康管理师对方案进行确认优化,包括饮食调养、运动保健、情志调节、穴位调养、起居调摄等方面的中医药保健指导。

3. 西医全科管理

（1）治疗目标：① 有效控制体重。② 预防肥胖的各种并发症。③ 积极治疗其他伴发的相关疾病。

（2）自助方案：对于初次诊断肥胖的患者,根据状态辨识结果分析致病风险因素,进行干预管理,改变生活习惯,采取三低饮食（低脂、低糖、低盐）,禁饮酒,适当运动,保持理想体重,进行情绪管理,配合药膳食疗等。具体如下。

能量平衡,膳食结构平衡,营养素平衡,餐次平衡,吃动平衡。根据个体化差异,制订减少总能量摄入的量,进行膳食结构的改变,减少高蛋白质、高脂肪的摄入,增加谷类、膳食纤维、维生素、矿物质的摄入。吃动平衡,也是行为干预中重要的一方面。肥胖和行为方式密切相关,如进食过快,暴饮暴食,夜宵,缺乏运动,生活压力大和不良生活方式都会导致肥胖。通过平衡膳食,营养补充,合理运动如散步、慢跑、太极拳、广播操等,进而走向健康之路。

（3）他助方案：他助方案主要包括药物疗法、非药物疗法及手术疗法。

1）药物疗法：包括食物能量摄入抑制剂；胃肠道脂肪吸收抑制剂；通过外周组织产热而增加能耗的物质；刺激脂肪代谢，减少三酰甘油合成的物质。

2）非药物疗法：针刺疗法、耳穴贴压法、艾灸疗法、指针减肥法、推拿按摩、拔罐等方法。

3）手术疗法：包括腹部抽脂肪等。

临床根据不同的肥胖患者情况，采用他助方案具体如下：① 无症状肥胖症的治疗一般无须用药治疗，但应控制饮食，避免诱因，并密切随访，也可采用非药物疗法。② 中、重度肥胖患者可采用非药物疗法，若效果不显，可结合药物疗法，如采用食物能量摄入抑制剂以抑制食欲、增加饱腹感，或采用胃肠道脂肪吸收抑制剂和刺激脂肪代谢、减少三酰甘油合成的物质以减少脂肪的吸收、促进脂肪的代谢。③ 伴发合并症的患者，如伴发高血压病、糖尿病、高脂血症、心脑血管疾病等，应长期有效地控制体重，积极治疗伴发病。④ 重度肥胖患者必要时可采取手术疗法，如腹部抽脂肪、胃部分切除等。

4. 中医健康管理

肥胖多因年老体弱、过食肥甘、缺乏运动、先天禀赋等导致气虚阳衰、痰湿瘀滞。肥人多痰湿，其病机总属阳气虚衰、痰湿偏盛。病位主要在脾与肌肉，与肾虚关系密切，亦与心肺的功能失调及肝失疏泄有关。

（1）状态特征：肥胖常见病位证素为经络、脾、肝、肾；常见病性证素为湿、痰。肥胖病变与脾虚关系尤为密切。

肥胖多属本虚标实之候。本虚多为脾肾气虚，或兼心肺气虚；标实为痰湿膏脂内停，或兼水湿、血瘀、气滞等。临床常有偏于本虚及标实之不同。治疗补虚常用健脾益气，泻实常用祛湿化痰，结合行气、利水、消导、通腑、化瘀等法，以祛除体内病理性痰浊、水湿、瘀血、膏脂等。其中祛湿化痰法是治疗本病的最常用方法，贯穿于治疗过程的始终。

全国中医药行业高等教育"十三五"规划教材《中医内科学》将肥胖病分为胃热滞脾证、痰湿内盛证、脾虚不运证、脾肾阳虚证四种类型。根据证素辨证的结果和系统推荐的方案，由健康管理师选择或另行确定中医干预方案，或推荐专家会诊。

（2）辨证论治

1）胃热滞脾证

症状体征：多食，消谷善饥，形体肥胖，脘腹胀满，面色红润，心烦头昏，口干口苦，胃脘灼痛，嘈杂，得食则缓，舌红，苔黄腻，脉弦滑。

治法：清胃泻火，佐以消导。

方药：小承气汤合保和丸加减。

常用药：制半夏、橘红、茯苓、甘草、枳实、天南星。

2）痰湿内盛证

症状体征：形盛体胖，身体重着，肢体困倦，胸膈痞满，痰涎壅盛，头晕目眩，口干而不欲饮，嗜食肥甘醇酒，神疲嗜卧，苔白腻或白滑，脉滑。

治法：燥湿化痰，理气消痞。

方药：导痰汤加减。

常用药：半夏、陈皮、茯苓、枳实、胆南星、甘草。

3）脾虚不运证

症状体征：肥胖臃肿，神疲乏力，身体困重，胸闷脘胀，四肢轻度浮肿，晨轻暮重，劳累后明显，饮食如常或偏少，既往多有暴饮暴食史，小便不利，便溏或便秘，舌淡胖，边有齿印，苔薄白或白腻，脉濡细。

治法：健脾益气，渗利水湿。

方药：参苓白术散合防己黄芪汤加减。

常用药：白术、山药、人参、茯苓、砂仁、薏苡仁、桔梗、白扁豆、防风、黄芪、甘草。

4）脾肾阳虚证

症状体征：形体肥胖，颜面虚浮，神疲嗜卧，气短乏力，腹胀便溏，自汗气喘，动则更甚，畏寒肢冷，下肢浮肿，夜尿频多，舌淡胖，苔薄白，脉沉细。

治法：温补脾肾，利水化饮。

方药：真武汤合苓桂术甘汤加减。

常用药：茯苓、白术、芍药、生姜、附子、桂枝、甘草。

5. 随访

随诊时应强调自助与他助相结合，让患者了解该种治疗可能出现的副作用，副作用一旦出现应及早报告。向患者解释自助的重要性，使之理解中医健康管理的意义，自觉地付诸实践，长期坚持。每次评估中医状态的变化情况，并及时调整自助方案。

随诊间隔：由健康管理师视具体情况而定。可安排每1～2个月随诊1次，较复杂病例随诊的时间间隔相应缩短。经治疗后，症状缓解，体重降低达到目标水平，其他危险因素得到控制，可以减少随诊次数，可每3～6个月随诊1次。若管理6个月，肥胖合并症及相关状态仍未达目标，应考虑请专家会诊。

6. 评估反馈

患者治疗一段时间后，为了评估治疗效果，使体重稳定地维持于目标水平及保持良好的健康状态，及时调整治疗方案，随诊中除密切监测体重指数、患者的其他危险因素、临床情况的改变，以及观察疗效外，健康管理师还要与患者建立良好的关系，向患者进行宣教，让患者了解自己的病情，包括肥胖的危险因素及同时存在的临床情况，以取得满意疗效。

7. 三级预防

一级预防：面向一般人群，建议养成合理的膳食习惯，控制总热能的摄入量，适当运动，保持心情舒畅。

二级预防：针对有肥胖危险因素的人群进行早期筛查，状态分类，针对欲病人群做到早发现、早干预。

三级预防：针对肥胖患者及肥胖合并症患者进行建档、健康教育，规范化治疗及随访，加强患者对自身肥胖的管理，防止进一步加重。

（五）肥胖健康管理病案

1. 肥胖患者建档

王某，男，45岁，2011年1月7日初诊。

主诉：体重逐渐增加2年，头晕乏力3个月。

现病史：患者于2年前无明显诱因开始体重逐渐增加，自己没有重视，不良饮食生活习惯依旧。近3个月来患者体重增加,上半身明显肥胖,时有头晕,乏力,口渴喜饮,食欲旺盛,睡眠欠佳,二便尚调,未予重视及诊治。患者平素嗜食肥甘厚味,饮酒较多,喜欢打麻将。刻诊:上半身肥胖,时有头晕,乏力,口渴喜饮,食欲旺盛,睡眠欠佳,二便尚调,舌淡红,舌体胖大,苔薄黄,脉弦滑。身高1.7 m,体重74.5 kg,BMI 25.8 kg/m²,腹围110 cm。

既往史:既往健康,否认糖尿病、肾病、高血压等病史。否认食物、药物过敏史。

诊断:① 西医诊断:高血压;高脂血症。② 中医诊断:眩晕,痰湿内盛证。

2. 三观信息采集

四诊信息采集:患者上半身肥胖,时有头晕,乏力,口渴喜饮,食欲旺盛,睡眠欠佳,二便尚调,舌淡红,舌体胖大,苔薄黄,脉弦滑。

辅助检查:血脂:TG 2.4 mmol/L,TC 6.3 mmol/L,LDL - C 4 mmol/L,HDL - C 1 mmol/L。血压145/90 mmhg,空腹血糖6.3 mmol/L,血尿酸350 mmol/L。肝功能、肾功能:正常。腹部超声:中度脂肪肝,余无异常。心电图:窦性心律;大致正常心电图。

3. 健康状态辨识

生理病理特点:上身性(向心型、中心型)肥胖,脂肪主要在腹壁和腹腔内蓄积过多,是多种慢病的重要危险因素。

体质:痰湿。五行体质:土型体质。阴阳体质:属阳性体质。

健康状态要素:病位:脾100。病性:痰77,湿98。

4. 处方

(1) 自助方案

1) 饮食调养:改变饮食习惯,改变膳食结构,采取三低饮食(低脂、低糖、低盐),增加谷类、膳食纤维、维生素、矿物质的摄入,配合药膳食疗,平衡膳食;不吃夜宵,不暴饮暴食,禁饮酒,禁食动物内脏如肝、心、脑、肾等。可选用富含B族维生素的食物,如粗粮(玉米、小米、燕麦)、豆类和瘦肉;可选用富含色氨酸的食物,如牛奶和小米;食用富含优质蛋白质且含胆固醇低的食物,如瘦肉、鱼类。

2) 运动保健:减少静坐,合理运动,结合自己的兴趣爱好,可选择散步、快走、打太极拳、做健康操等有氧运动;运动的最佳方式为每周至少3次,每次至少30分钟,强度中等。此外,在锻炼中应尽量避免肌肉、关节、骨骼系统的损伤。

3) 经络调理

① 穴位按摩:丰隆、足三里、气海、三阴交等。

② 耳穴贴压:取内分泌、肝、脾、肾等相应部位,王不留行贴压,每日1次,两耳交替进行。

(2) 他助方案

1) 西医治疗:① 降压:缬沙坦胶囊(代文),每次80 mg,每日1次。在进餐时或空腹服用。建议每天同一时间用药(如早晨)。用药2周内达确切降压效果,4周后达最大疗效。② 降脂:非诺贝特片,每次0.1 g,每日3次,口服,维持量每次0.1 g,每日1~2次。为减少胃部不适,可与饮食同服。③ 抑制胃肠道脂肪酶:奥列司他,每次0.12 g,用餐时口服1粒。如果食物中不含大量脂肪,则可省略一次服药。

2) 中医治疗:痰湿内盛证治法:燥湿化痰,理气消痞。

方药:导痰汤加减。

制半夏 10 g　　陈 皮 10 g　　茯 苓 15 g　　泽 泻 10 g　　枳 实 10 g

荷 叶 20 g　　草决明 15 g　　山 楂 15 g　　甘 草 5 g

共 3 剂,每日 1 剂,每日 2 次,分早、晚服。

5. 随访

强调自助与他助相结合,让患者了解该种治疗可能出现的副作用,副作用一旦出现应及早报告;向患者解释自助的重要性,使之理解中医健康管理的意义,自觉地付诸实践,长期坚持。嘱自购血压计,并坚持每天上午 9 点测量血压。治疗期间,由健康管理师进行每周 1 次的回访,并给出随访后建议。

二诊:患者服药及遵循健康处方治疗 1 个月后,饮食调控尚可,运动量增加,汗出较多,仍有头晕乏力,食欲好,睡眠欠佳,小便量少略黄,大便调,舌淡红,舌体胖大,苔白,脉弦滑。体重 72.3 kg,BMI 25 kg/m^2,腹围 98 cm,血压 140/85 mmhg。血脂:TG 2.3 mmol/L,TC 5.8 mmol/L,LDL - C 4 mmol/L,HDL - C 1 mmol/L。肝、肾功能:正常。患者对自助、他助指导无诉不适,体重略降,症状、体征及辅助检查结果较前有所改善,治疗有效,继续守上方治疗 30 天;因运动量增加后汗出较多,故应及时饮温开水,补充津液。

三诊:患者服药及遵循健康处方治疗 2 个月后,无诉不适,头晕等症状较前明显改善,饮食、睡眠可,舌淡红,舌体胖大,苔白,脉稍弦。体重 70 kg,BMI 24.2 kg/m^2,腹围 95 cm,血压 138/85 mmHg。血脂:TG 2.2 mmol/L,TC 5.8 mmol/L,LDL - C 3.9 mmol/L,HDL - C 1 mmol/L。肝、肾功能:正常。患者对自助、他助指导无诉不适,症状、体征及辅助检查结果较前继续改善,偶有头晕乏力,治疗有效,继续守上方治疗 30 天;运动大汗出后,注意补充水分。

四诊:患者服药及遵循健康处方治疗 3 个月后,无诉不适,饮食、睡眠可,舌淡红,苔薄白,脉稍弦。体重 67 kg,BMI 23.2 kg/m^2,腹围 87 cm,血压:135/80 mmHg。血脂:TG 2.1 mmol/L,TC 5.0 mmol/L,LDL - C 3.6 mmol/L,HDL - C 1 mmol/L。肝、肾功能:正常。患者对自助、他助指导无诉不适,症状、体征及辅助检查结果较前有所改善,血压平稳降低,治疗有效,继续守上方治疗 30 天;患者血脂已恢复正常,停用降脂药。

随诊间隔:初期安排每个月随诊 1 次;经治疗 3 个月后,若症状缓解,体重降低达到目标水平,其他危险因素得到控制,可以减少随诊次数,每 3 个月随诊 1 次。

第 1 次回访:健康管理师电话咨询,患者诉治疗后无明显改变,因工作需要,饮食控制得不好,嘱患者严格执行上述自助及他助治疗方案。

第 2 次回访:健康管理师电话咨询,患者诉饮食略有控制,症状仍无明显改善,督促患者继续按照上述自助及他助治疗方案执行,并到期复诊。

6. 评估反馈

患者经过半年的随访、随诊及个性化治疗后,饮食生活习惯已趋于正常,每天中午及晚饭后合理运动,目前体重明显减轻,头晕明显改善,血压基本达标,已纠高脂血症、超重的危险因素,治疗效果良好。慢病需要长期管理,故患者还需继续进行上述适合的自助方案、他助个性化治疗;另外,每年定期复查肝功能、肾功能、血脂、血糖等情况,以保障健康。

(魏 红)

十一、骨质疏松症的健康管理

骨质疏松症(osteoporosis，OP)是以单位体积内骨量的下降,骨组织的微结构退化为特征,出现骨强度下降、骨脆性增高、骨折风险增加的一种全身性的骨病。骨质疏松症分为原发性骨质疏松症和继发性骨质疏松症。中老年人是原发性骨质疏松症的高危人群,特别是绝经后的女性和50岁以上的男性具有较高的患病率。骨质疏松症是一种预后不良的常见疾病,对人体的危害较大,易发骨折。特别是骨质疏松症引起的老年人骨折常会诱发或者加重原有心脑血管疾病、呼吸系统疾病等,导致发生多种并发症,严重者可导致活动能力的丧失、患者残疾,需要长期护理,甚则危及生命。骨质疏松症引起的骨折发生率和死亡率随年龄的增长逐年上升,造成严重的社会负担和经济负担。

(一) 流行病学特征

骨质疏松症发病率居常见病、多发病的第七位。据调查估算,2006年全国50岁以上人群中有6944万人患有骨质疏松症,每年有近68.7万人因此发生髋部骨折。2013年国际骨质疏松基金会报告全球约50%的女性和20%的男性在50岁之后会出现初次骨质疏松性骨折,其中可能发生再次骨质疏松性骨折的患者占初次骨质疏松性骨折患者的50%。骨质疏松性骨折可造成长期卧床和永久性致残。

(二) 骨质疏松症的诊断及临床表现

1. 骨质疏松症的诊断

其诊断以骨密度减少为基本依据,并结合病史和有无骨折进行综合考虑。1994年WHO制订了骨质疏松症的诊断标准,以双能X线测定的骨密度作为骨质疏松症诊断"金标准",现在已经被全世界医学界认可并广泛应用。我国目前各大医院也同样应用WHO制订的标准。骨密度能较好地反映患者当前的骨代谢状况,是诊断骨质疏松症的主要手段,对预测发生骨折的危险性具有较为重要的意义。骨代谢生化指标能够预测骨转化的趋势和骨密度的变化。所以,目前临床中常常采用检测骨密度和骨代谢相关生化指标相结合的办法监测骨量的变化。

2. 骨质疏松症的临床表现

骨质疏松症患者早期一般没有明显的自觉症状,其较为典型的临床表现为腰部及四肢疼痛、脊柱变形和脆性骨折。

(1) 疼痛:主要表现为腰背部、四肢酸痛,活动受限。

(2) 脊柱变形:骨质疏松症患者随着病情发展可出现驼背。一旦椎体压缩性骨折,可导致胸、腹部受压,影响心肺等内脏功能。

(3) 骨折:日常活动或轻度的外伤会导致胸椎、腰椎,桡、尺骨远端,肱骨近端,股骨等部位骨折。

3. 骨密度检测

检测方法包括X线、单光子和单能X线吸收法、双能X线吸收法、定量CT、定量B超等。除X线外,其他检测方法均通过检测骨矿含量或骨密度来判断骨质疏松的发生情况。骨密度测定诊断骨质疏松的标准见表10-4。

表 10 - 4　基于骨密度测定的骨质疏松诊断标准

诊断标准分级	WHO 标准差诊断法	OCCCS 标准差诊断法	OCCCS 百分率诊断法
正常	$\geqslant -1.0SD$	$\pm 1.0SD$ 之内	$\pm 12\%$ 之内(含 12%)
骨量减少	$-1.0SD \sim -2.5SD$	$-1SD \sim -2SD$	$-13\% \sim -24\%$(含 24%)
骨质疏松	$\leqslant -2.5SD$	$\leqslant -2SD$	骨量丢失 $\geqslant 25\%$
严重骨质疏松	$\leqslant -2.5SD$ 并发生一处或多处骨折	$\leqslant -2SD$ 并发生一处或多处骨折	$\geqslant 25\%$ 并发生一处或多处骨折,或没有骨折但丢失大于 37%

注:WHO:世界卫生组织;OCCGS:中国老年学学会骨质疏松委员会

4. 骨代谢生化检测

该检查主要检测血矿物质成分如血清维生素 D、血清总钙和离子钙、血清无机磷、血清镁等,以及尿液中的矿物质如尿钙、尿磷、尿镁等。

(三)骨质疏松症健康管理内容

1. 管理目标与原则

(1)管理目标:① 目标人群定期体检,早发现,早干预。② 有效地缓解和消除腰背、肢体疼痛。③ 调整整体功能状态,延缓骨质疏松症的病程。④ 减少跌倒、骨折的发生及其伴发的其他相关疾病。⑤ 调整及强化治疗方案,使患者骨密度达到目标。

(2)管理原则:分期、动态、联合、综合,即根据骨质疏松症的病情严重程度,防治结合、动静结合、中西医药物结合,注重协调整体,突出个性化,动态管理。

2. 管理服务流程(图 10 - 17)

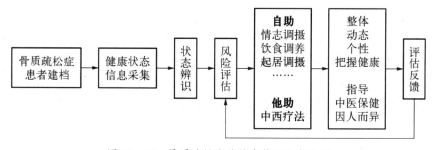

图 10 - 17　骨质疏松症的健康管理服务流程

(1)三观信息采集:应用中医健康管理系统,采集三观(宏观、中观、微观)信息,包括四诊信息采集,血清钙、血清磷、血清 25 羟维生素 D、血清碱性磷酸酶(ALP)、骨碱性磷酸酶(BALP)、骨钙素(OC)、I 型原胶原 N -端前肽(PINP)、血清 I 型胶原交联 C -末端肽(S - CTX)测定,影像学检查,建议进行血常规、生化全套等检查等。

(2)中医健康状态辨识:建立中医健康档案,依据"中医健康状态辨识"系统,确定健康状态,包括生理病理特点、体质、健康状态要素、疾病风险等。

(3)风险评估:除了对骨质疏松症患者进行疾病风险预警外,需要对一般健康管理人群进行骨质疏松症风险评估,其最直接的危险因素是骨折。采用国际骨质疏松协会建议的骨折风险因子简易评估工具 FRAX 工具中指定的 7 个风险因子(既往低能量骨折史、父母有髋部骨折史、吸烟、长期服用糖皮质激素药物、风湿性关节炎病史、每日饮酒量、继发性骨质疏松），计算出测评对象未来 10 年内主要部位骨质疏松性骨折的概率及 10 年内髋骨骨折的概率。

（4）中医药保健指导：针对不同健康状态要素，系统推荐自助干预方案，健康管理师对方案进行确认优化，包括情志调节、饮食调养、起居调摄、运动保健、穴位调养、音乐调理等方面的中医药保健指导。

3. 西医全科管理

（1）治疗目标：① 有效地缓解和消除腰背、四肢疼痛症状。② 降低跌仆、骨折发生的风险。③ 维持骨吸收标志物的值低于参考值一半，增加骨密度水平。④ 治疗伴发的相关疾病。骨质疏松症治疗理想的目标是通过合理用药，降低骨折风险性和维持较高骨密度。

（2）自助方案：对于初次明确诊断的患者，根据状态辨识结果分析致病风险因素，改变不良生活习惯，戒烟禁酒，少喝咖啡、浓茶及含碳酸的饮料等，多晒太阳，适当户外运动，保持理想体重，进行情绪管理，配合药膳食疗等。

（3）他助方案

1）钙剂：根据绝经后妇女和老年人骨质疏松症患者的具体情况，每日应摄入 1000～1200 mg 钙。对于骨折患者围手术期可适当增加钙的摄入，以减缓骨量丢失，改善骨矿化。常用的钙剂有钙尔奇、逸得乐、凯思立、活性钙、氨基酸螯合钙（乐立）、葡萄糖酸钙等。

2）维生素 D：对于具有较高骨质疏松症患病风险的人群，推荐维生素 D 800～1000 U/d；对于骨折的高危患者，建议补充维生素 D 1000～2000 U/d。一般老年人群，维生素 D 的安全补充剂量上限为 4000 U/d。常用的维生素 D 制剂有阿法骨化醇、骨化三醇等。

3）双膦酸盐类药物：治疗骨质疏松症最常用的药物为双膦酸盐，包括氯屈膦酸盐、依替膦酸盐、帕米膦酸盐、阿仑膦酸盐、利塞膦酸盐、伊班膦酸盐、唑来膦酸盐等。

4）降钙素：常用鲑鱼和鳗鱼两种降钙素。鲑鱼降钙素鼻喷剂型为 200 U/d 或每次 50 U，皮下或肌内注射，根据病情，每周 2～7 次；鳗鱼降钙素，每周 20 U，肌内注射。

5）雌激素类：在专业医生的指导下应用雌激素。

6）其他：雄激素、甲状旁腺激素等都可用于治疗骨质疏松症，但均需在专业医生的指导下使用。

4. 中医健康管理

本病属于中医学"骨痹""骨痿""骨枯"等范畴。该病多因肾精亏虚、饮食不节、脾胃虚弱导致骨失所养，或因情志不畅、外伤跌仆、寒邪外侵致气血运行障碍，骨骼失养而发病。

（1）状态特征：原发性骨质疏松症常见病位证素为经络、肾、脾、肝；常见病性证素为阴虚、阳虚、气滞、血瘀。

《中医药防治原发性骨质疏松症专家共识（2015）》将骨质疏松症分为肾阳虚证、肝肾阴虚证、脾肾阳虚证、肾虚血瘀证、脾胃虚弱证、血瘀气滞证六种证型。根据证素辨证的结果和系统推荐的方案，由健康管理师选择或另行确定中医干预方案，或推荐专家会诊。

（2）辨证论治

1）肾阳虚证

症状体征：腰脊冷痛，膝软无力，腰弯驼背，失眠多梦，头晕耳鸣，健忘恍惚，动作迟缓，畏寒喜暖,遇冷加重,小便频多,舌淡苔白,脉弱。

治法:补肾壮阳,强筋健骨。

方药:右归丸或桂附八味丸加减。

常用药:山药、熟地黄、山茱萸、枸杞子、黄芪、菟丝子、五味子、鹿角胶、龟甲胶、牡丹皮、补骨脂、蛇床子、杜仲、狗脊、防风、桑寄生。

2)肝肾阴虚证

症状体征:腰背疼痛,腰膝酸软,手足心热,头晕耳鸣,口干咽燥,疲乏少力,健忘失眠,舌红苔少,脉细而数。

治法:滋补肝肾,填精益髓。

方药:知柏地黄汤加减。

常用药:山药、山茱萸、熟地黄、枸杞子、补骨脂、泽泻、菟丝子、牡丹皮、淫羊藿、牛膝、川续断、鹿角胶、蛇床子。

3)脾胃虚弱证

症状体征:腰脊酸软疼痛,神疲体倦,四肢乏力,食少纳呆,腹部胀痛,少气懒言,面白少华,脘腹不舒,舌淡苔白,脉细无力。

治法:健脾益气,填精养髓。

方药:参苓白术散加减。

常用药:白扁豆、白术、茯苓、甘草、桔梗、莲子、人参、砂仁、山药、薏苡仁。

4)脾肾阳虚证

症状体征:腰膝冷痛,食少便溏,腰膝酸软,弯腰驼背,畏寒喜暖,腹胀,面色㿠白,舌淡胖,苔白滑,脉沉迟无力。

治法:补益脾肾,强筋壮骨。

方药:补中益气汤合济生肾气丸加减。

常用药:山药、山楂、党参、黄芪、云茯苓、白术、续断、陈皮、薏苡仁、砂仁、天麻、柴胡。

5)肾虚血瘀证

症状体征:腰脊刺痛,腰膝酸软、下肢痿弱,步履艰难,耳鸣,舌质淡紫,脉细涩。

治法:补肾健骨,活血化瘀。

方药:补肾活血方加减。

常用药:熟地黄、补骨脂、菟丝子、杜仲、枸杞子、当归尾、山茱萸、肉苁蓉、没药、独活、红花。

6)气滞血瘀证

症状体征:骨节刺痛,痛有定处,痛处拒按,筋肉挛缩,骨折,多有骨折史,舌质紫暗,有瘀点或瘀斑,脉涩或弦。

治法:理气活血,化瘀止痛。

方药:身痛逐瘀汤加减。

常用药:秦艽、川芎、桃仁、红花、甘草、羌活、没药、当归、五灵脂、香附、牛膝、地龙。

(3)自助方案

1)情志调摄:骨质疏松症多好发于中老年人,生理性病变必然会影响其心理功能,因而对于骨质疏松症患者的心理调节必须从中年开始。《黄帝内经》指出"恬淡虚无,真气从之,精神内守,病安从来",说明了养生之道要重视调养精神,只有心神安详宁静,五脏才能安和。要保持情绪平稳,避免精神过度紧张。凡事期待值不要过高,要乐观豁达,以维持身心健康。

2）饮食调理

① 骨质疏松症患者多出现钙和磷的缺乏,而食物可以提供有助于健康骨骼形成的必需营养成分。饮食上应有计划地食用一些富含钙和磷的食物,如鱼、虾、牛奶、鸡蛋、豆类、杂粮、芝麻、瓜子、菌类、绿叶蔬菜等。同时多参加户外活动,多晒太阳,保证足够的紫外线照射,促进维生素 D 的合成。

② 常用食疗方

木瓜羊肉汤:仙茅 10 g,淫羊藿 10 g,木瓜 10 g,羊肉 100 g。将前三味用纱布包好,羊肉切片,共入锅内,加水适量,文火烧至羊肉熟烂,除去药包,加食盐、味精等调料调味。功效:温肾助阳,舒筋止痛。

鲤鱼乌豆汤:鲤鱼 1 条(约 250 g),乌豆 50 g,红枣 4 个,陈皮 1 小片。将鱼洗净,沥干水,稍煎香;乌豆用锅爆炒过,即倒清水,铲起乌豆置水中洗净捞起,豆衣不要;红枣去核洗净;陈皮浸软刮瓢洗净。将清水烧开,放入所有材料,煲开后,文火继续煲约 3 小时即可。功效:补肾壮阳,健脾益气。

枸杞桃仁鸡丁:核桃仁 120 g,枸杞子 60 g,嫩鸡肉 250 g,鸡蛋 3 个,猪油 200 g,食盐、味精、白砂糖、胡椒粉、芝麻油、淀粉、绍酒、葱、生姜、蒜各适量。将枸杞子洗净,核桃仁用开水泡后去皮,鸡肉切成 1 cm 见方的小丁,食盐、味精、白砂糖、胡椒粉、芝麻油、淀粉兑成滋汁。将去皮的核桃仁用温油炸透,放入枸杞子即起锅沥油;锅再置火上烧热,加入猪油,待油五成热时,放入鸡丁快速滑透,倒入漏勺内沥油;锅再置火上,放 50 mL 热油,下姜葱、蒜片稍煸,再投入鸡丁,接着倒入滋汁,速炒,随即投入核桃仁和枸杞子炒匀即成。功效:补肾壮阳,气血双补,明目健身。

山茱萸韭菜饮:山茱萸 20 g,韭菜 20 g。先煮山茱萸 20 分钟左右,再入韭菜,煮沸,取汁去渣,代茶频饮。功效:温肾补阳。

3）起居调摄:规律起居,充足睡眠,劳逸相结合,顺应自然。

4）运动保健:坚持科学的运动方式,进行户外运动以及接受适量的日光照射,都有利于钙的吸收。有益的锻炼形式有太极拳、五禽戏、健美操、有氧健身操、跳舞及慢走等。运动方法要根据个人情况选择,运动量应适度,避免高强度的运动。

5）经络调理:根据患者情况,适当选用。对于骨质疏松症患者要根据病情选用,注意用力要适当,切忌用力过大、过猛。

① 穴位按摩:命门、肾俞、涌泉、足三里、足底反射区穴等。

② 耳穴贴压:取神门、肾、脾、肝、子宫、卵巢、内分泌等相应部位,每次取 4～6 穴,王不留行贴压,每日按压 3～5 次,两耳交替进行。

6）音乐疗法:依据辨识结果选择。

5. 随访

随诊时应强调患者自助与他助相结合,让患者了解治疗方案的治疗效果及可能出现的副作用,一旦出现副作用应及时报告;同时向患者解释自助的重要性,使之理解中医健康管理的意义,自觉地付诸实践,长期坚持。

随诊间隔:根据患者年龄、骨质疏松症病情轻重和腰部、肢体疼痛情况,由健康管理师视具体情况而决定随诊时间。一般在疾病诊断初期,可每1~3个月随诊1次;经治疗后,腰部、肢体疼痛症状缓解,维持骨吸收标志物的值低于参考值一半或达到目标水平,其他危险因素得到控制,可以减少随诊次数,可每6个月随诊1次。

每次评估中医状态变化情况,及时调整自助方案。

6. 评估反馈

患者治疗一段时间后,为了评估治疗效果,使骨吸收标志物数值稳定地维持低于参考值的一半,增加骨密度水平,保持良好的健康状态,及时调整治疗方案,随诊中除密切监测骨吸收标志物、骨密度及患者的其他危险因素、临床情况的改变和疗效外,健康管理师还要与患者建立良好的关系,向患者进行宣教,让患者了解自己的病情,包括骨质疏松症的危险因素及存在的临床情况,以取得满意疗效。

7. 三级预防

一级预防:面向一般人群,建议养成合理的膳食习惯,适当运动,保持心情舒畅。对有遗传倾向的高危人群,应重点随访,早期防治。

二级预防:针对重点人群,特别是绝经后妇女,每年进行1次骨密度检查,早期采取防治策略。适当的预防性补钙可安全、有效地预防骨质疏松。

三级预防:对骨质疏松症患者建立医疗档案、进行健康教育、规范化治疗及随访,加强患者自己对骨质疏松症的管理,防止跌仆、骨折的发生。

(四)骨质疏松症健康管理病案

1. 骨质疏松症患者建档

张某,女,56岁,2017年10月26日初诊。

主诉:反复腰背部疼痛8月余,加重1月。

现病史:患者于8个月前劳累后出现腰背部疼痛,无下肢肿胀,无牵扯样疼痛,无下肢麻木,无大、小便失禁等。经休息后可以缓解,反复发作,时轻时重。刻诊:面色萎黄,神疲乏力,少气懒言,腰背酸痛,畏寒喜暖,夜间加重,热敷后可缓解,寐欠易醒,饮食尚可,大便正常,小便频多,舌淡红,苔薄白,脉细缓。腰部轻微叩击痛,椎旁轻度压痛,脊柱生理弯曲消失。双下肢无胀痛,无明显压痛点,无四肢麻木,双下肢肌力、肌张力、感觉未见明显异常。直腿抬高试验(一)。

诊断:① 西医诊断:原发性骨质疏松。② 中医诊断:骨痹,肾阳虚证。

2. 三观信息采集

四诊信息采集:面色萎黄,神疲乏力,少气懒言,腰背酸痛,畏寒喜暖,夜间加重,热水袋热敷后可缓解,寐欠易醒,饮食尚可,大便正常,小便频多,舌淡红,苔薄白,脉细缓。

辅助检查:血常规、血沉、生化、类风湿四项、肿瘤标志物等未见异常。脊柱双能X线骨密度仪检测,T值-2.5SD。

3. 健康状态辨识

生理病理特点:该病当属"骨痹""骨痿""骨枯"等范畴。本病的主要病机为肾精亏虚、饮食不节、脾胃虚弱导致骨失所养,或情志不畅、外伤跌仆、寒邪外侵致气血运行障碍,骨骼失养而发病。

体质：阳虚。五行体质：水型体质。阴阳体质：属阴性体质。

健康状态要素：病位：经络 120，肾 110，肝 90。病性：虚 128，湿 104，寒 100。

4. 处方

（1）自助方案

1）饮食调理：增加蔬菜、水果、粗粮的摄入比例，降低肉类、白米白面、糖、酒等食物的摄入比例。

2）运动保健：结合具体情况适量运动，可促进人体的新陈代谢。户外散步接受适量的日光照射，有利于钙的吸收。运动中肌肉收缩、直接作用于骨骼的牵拉，会有助于增加骨密度。因此，适当运动对预防骨质疏松亦是有益处的。

3）经络调理：揉按身柱、腰阳关、气海、关元等穴位，每日 2 次，每次 15 分钟左右。

（2）他助方案

1）西医治疗：① 碳酸钙维生素 D3：每次 1 片（含钙 1000 mg，维生素 D 800 U），口服，每日 1 次。② 阿仑膦酸钠：每次 10 mg，口服，每日 1 次。

2）中医治疗：肾阳虚衰证治法：补肾壮阳，强筋健骨。

方药：右归丸加减。

| 熟地黄 15 g | 炮附子 6 g | 肉 桂 6 g | 山 药 15 g | 山茱萸 15 g |
| 菟丝子 15 g | 鹿角胶 10 g | 枸杞子 10 g | 当 归 15 g | 杜 仲 15 g |

共 12 剂，每日 1 剂，每日 2 次，分早、晚服。

5. 随访

二诊：患者诉少气懒言、寐欠易醒缓解，其余症状如前，服用上述药物无明显不适，故守原方继服 12 剂。

三诊：患者诉少气懒言、寐欠易醒再减，腰背酸痛缓解，效不更方，拟以前方加减。

| 熟地黄 15 g | 炮附子 6 g | 肉 桂 6 g | 山 药 15 g | 山茱萸 15 g |
| 菟丝子 15 g | 鹿角胶 10 g | 枸杞子 10 g | 当 归 15 g | 牛 膝 15 g |

共 12 剂，每日 1 剂，每日 2 次，分早、晚服。

四诊：患者自述腰背酸痛症状消失，并诉三诊药后口干口苦，大便秘结难排。结合患者体质，以及前后所服用方剂的特点，考虑为补肾药物辛温燥热导致，遂于前方基础再次进行加减。考虑患者肾精亏虚，兼湿热内蕴，拟以四妙散合六味地黄丸加减。

| 苍 术 10 g | 黄 柏 10 g | 牛 膝 15 g | 薏苡仁 30 g | 熟地黄 15 g |
| 山茱萸 15 g | 怀山药 15 g | 茯 苓 15 g | 牡丹皮 10 g | 泽 泻 15 g |
| 甘 草 3 g |

共 12 剂，每日 1 剂，每日 2 次，分早、晚服。

五诊：患者自述服用上述药物后无明显不适，诉偶见疲劳后腰背酸痛再现，精神较服药前改善，故守原方继服 30 剂。

经辨证施治和对患者体质的针对性调理，患者腰背酸痛、畏寒喜暖、疲乏面黄逐渐恢复正常，体重逐渐减轻，总体可认为取得了较好的临床疗效。

第 1 周回访：医师回访，患者诉服药后无明显不适，诉少气懒言、寐欠易醒再减，腰背酸痛缓解,效不更方,拟以前方加减。嘱患者按时服药,并注意不当坐姿及腰部的防寒保暖工作。

第2周回访:医师回访,患者自述服用上述药物后无明显不适,诉偶见疲劳后腰背酸痛再现,精神较服药前改善。守原方继服30剂。嘱患者通过锻炼和食疗进行自我调理,并间断服用中药巩固疗效,如有不适,及时就诊。

第6周回访:医师回访,患者自述通过锻炼、食养、药疗等方式调理,面色已转红润,畏寒喜暖缓解,腰背酸痛已无。嘱患者坚持锻炼、饮食调养,根据营养师建议优化饮食结构。

6. 评估反馈

患者经过随访、随诊及个性化治疗后,整体状况得到好转,未见腰酸腰痛等症,已纠正其肾阳不足的状态,能正常生活与劳作,达到了治疗目的。随着年龄的增长,患者骨质疏松的风险因素不断增大,应该继续坚持运动保健方案,服用食疗方,防止骨质疏松进展。

(陈云志)

十二、围绝经期综合征的健康管理

围绝经期综合征(perimenopasal syndrome)是由于卵巢功能减退引起雌激素水平降低而导致的以自主神经系统功能紊乱为主,伴有精神、心理症状的综合征,亦称"更年期综合征"。

女性从出生到衰老是一个渐进的生理过程,也是下丘脑-垂体-卵巢轴功能发育、成熟和衰退的过程。围绝经期是女性由性成熟期过渡到老年期的特殊时期,是必经的生理过程。女性在这一时期中,由于卵巢功能逐渐衰退,雌激素水平下降,出现烘热、面赤汗出、烦躁易怒、失眠健忘、精神倦怠、头晕口眩、耳鸣心悸、腰背酸痛、手足心热、皮肤蚁行感等症状,西医称之为"围绝经期综合征",中医学谓之"经断前后诸证"。

围绝经期一般包括绝经前期(月经开始出现紊乱)、绝经期(闭经前1~3年)和绝经后期(指早期,即月经停止1年内)这三个阶段。国际上一般认为其从40岁开始历时15~20年。近年来由于社会环境、饮食结构、生活方式的改变以及工作压力的增大,女性进入围绝经期的年龄逐渐提前,症状亦逐渐加重,给广大女性带来了身体和精神上的痛苦,从而影响其生活质量及工作质量,因此本病越来越受到人们的关注及医务工作者的重视。在临床上探索出对本病行之有效的健康管理及治疗方案,成为医学界的热点。

(一)流行病学特征

世界范围内女性自然绝经年龄为45~55岁,绝经女性占总人口的比例正在逐年增加,中国是增加最显著的地区之一。据2000年中国人口普查资料表明,我国围绝经期妇女超过1亿,流行病学研究显示,这一人群中至少80%有或多或少、或轻或重的绝经相关症状。据世界卫生组织统计,中国2010年有1.7亿绝经妇女,到2030年这一数字将增长为2.9亿。我国妇女的绝经年龄通常在45~55岁之间,城市妇女平均为49.5岁,农村妇女为47.5岁。

围绝经期综合征与种族、社会环境、受教育程度、文化背景、地理位置相关,且与年龄、就业压力、生活环境、体育活动、激素状况、性生活情况、配偶健康状况等诸多因素有关。同时1年内发生过痛苦事件、生活不满意、高脂血症、颈椎病也是本病的重要危险因素。

(二) 围绝经期综合征的诊断及临床表现

1. 围绝经期综合征的诊断

围绝经期综合征的本质是卵巢功能逐渐衰退、卵巢储备下降加速及雌激素波动性下降引起的月经出血及模式改变、生育能力下降、绝经症状逐渐出现和慢性疾病危险性上升。围绝经期综合征诊断标准(《妇产科学》)：① 年龄在 40 岁以上、55 岁以下,仍有月经或绝经 1 年内的女性。② 促卵泡生成激素(FSH)>10 U/L。

2. 围绝经期综合征的临床表现

围绝经期综合征常表现为月经紊乱如异常子宫出血,血管舒缩症状如潮热、盗汗,睡眠障碍,疲倦,情绪障碍如易激动、烦躁、焦虑、紧张或情绪低落等,泌尿生殖道萎缩的相关症状如阴道干涩、疼痛、性交痛、反复发作的阴道炎、排尿困难、反复泌尿系统感染、夜尿多、尿频和尿急;长久以后也会容易出现骨质疏松、骨折、血脂升高和心脑血管疾病等。

(三) 围绝经期综合征健康管理内容

1. 管理目标与原则

(1) 管理目标：① 有效地缓解围绝经期综合征相关症状。② 调整整体功能状态,预防高脂血症、心脑血管疾病、骨质疏松症等的发生。

(2) 管理原则：遵循治疗规范,掌握适应证和禁忌证,确定适宜人群,合理用药,确保患者在最低危险下受益最大。根据不同个体、不同严重程度,多种方法联合,注重整体状态,突出个性化管理。

2. 管理服务流程(图 10-18)

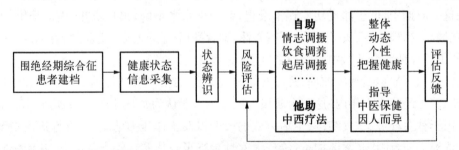

图 10-18　围绝经期综合征的健康管理服务流程

(1) 三观信息采集：应用中医健康管理系统,采集三观(宏观、中观、微观)信息,包括四诊信息采集,性激素测定,乳腺、全腹 B 超,骨密度、血脂、心电图、影像学等检查,或提供有效的相关资料。

(2) 中医健康状态辨识：建立中医健康档案,依据"中医健康状态辨识"系统,确定健康状态,包括生理病理特点、体质、健康状态要素、疾病风险等。

(3) 风险评估：除了对围绝经综合征患者进行疾病风险预警外,尚需对一般健康围绝经期人群进行脂代谢紊乱、骨质疏松症、心脑血管疾病的风险评估。围绝经期综合征并发症的高危人群包括低雌激素水平、高脂血症、肥胖、近 1 年内有悲伤的事、对更年期持负性态度等。对于高危人群,建议定期进行筛查,通过检测 BMI(体重指数)、性激素、血脂等及早预防。

（4）中医药保健指导：针对不同健康状态要素，系统推荐自助干预方案，健康管理师对方案进行确认优化，包括情志调节、饮食调养、起居调摄、运动保健、穴位调养、音乐调理等方面的中医药保健指导。

3. 西医全科管理

（1）治疗目标：① 有效地缓解围绝经期综合征相关症状。② 调整整体功能状态，预防高脂血症、心脑血管疾病、骨质疏松症等的发生。

（2）自助方案：对于初次诊断的患者，根据状态辨识结果分析致病风险因素，改变生活习惯，健康、低盐、低脂肪饮食，多食蔬菜、水果，禁烟酒，规律运动，保持理想体重，进行情绪管理，保持心理健康，积极改进生活方式，增加社交活动和脑力活动，配合药膳食疗等。

（3）他助方案

1）激素补充方案：激素补充治疗（hormone replacement therapy，HRT），以往译作"激素替代治疗"，因避免可能发生的对雌激素、孕激素剂量完全代替卵巢所分泌激素的误解，目前多用"激素补充治疗"或"激素治疗（hormone therapy，HT）"或"绝经相关激素治疗（menopause related hormone therapy，MHT）"。该疗法主要指对卵巢功能衰退的妇女在有适应证、无禁忌证的前提下，个体化给予低剂量的雌激素和（或）孕激素药物治疗。

① 单纯孕激素补充治疗：地屈孕酮，每日 $10\sim20$ mg；或微粒化黄体酮胶丸，每日 $200\sim300$ mg；或醋酸甲羟孕酮，每日 $4\sim6$ mg。每个月经周期使用 $10\sim14$ 天。

② 单纯雌激素补充治疗：结合雌激素，每日 $0.3\sim0.625$ mg；或戊酸雌二醇片，每日 $0.5\sim2.0$ mg；或半水合雌二醇帖，每 7 日 $1/2\sim1$ 帖，连续应用。

③ 雌、孕激素序贯用药：周期序贯采用戊酸雌二醇片/雌二醇环丙孕酮片复合包装，按序每日 1 片，服用停药 7 天，再开始下 1 个周期的治疗；连续序贯方案可采用雌二醇/雌二醇地屈孕酮片（1/10 或 2/10 剂量），按序每日 1 片，连续服用，中间不停药。

④ 雌、孕激素连续联合用药：每日均联合应用雌、孕激素，一般为连续性（连续用药不停顿）给药。雌激素多采用戊酸雌二醇，每日 $0.5\sim1.5$ mg，或结合雌激素，每日 $0.30\sim0.45$ mg，或半水合雌二醇帖，每 7 日 $1/2\sim1$ 贴或雌二醇凝胶，每日 1.25 g 经皮涂抹。孕激素多采用地屈孕酮，每日 5 mg，或微粒化黄体酮胶丸，每日 100 mg，或醋酸甲羟孕酮，每日 $1\sim3$ mg。也可采用复方制剂如雌二醇屈螺酮片，每日 1 片；连续应用替勃龙，推荐每日 $1.25\sim2.50$ mg，适合于绝经后不希望来月经的妇女。

2）非激素方案：对于尚不适合使用激素补充治疗（如月经尚规律但有症状者），不愿接受 HRT 或存在 HRT 禁忌证的妇女，可选择其他非激素制剂来治疗绝经症状。

① 植物类药物：主要包括黑升麻异丙醇萃取物、升麻乙醇萃取物。国内外研究表明，此类药物对于绝经相关症状的缓解安全有效。

② 植物雌激素：与绝经相关的植物雌激素主要是大豆异黄酮。目前对于植物雌激素对机体各个系统的作用存在争议，尚需更大规模的有统一标准的前瞻性随机对照研究来明确。

③ 选择性 5-羟色胺再摄取抑制剂、选择性 5-羟色胺和去甲肾上腺素双重再摄取抑制剂、可乐定、加巴喷丁等辅助和替代药物：现有资料表明，这些治疗对缓解绝经相关症状有一定效果，但其效果和副作用与 HRT 不同，现阶段尚不能作为 HRT 的替代方案。因此，对于长期使用上述治疗方式的安全性和疗效有待进一步研究。

4. 中医健康管理

古代医籍对本病无专篇记载,多散见于"年老血崩""脏躁""百合病"等病证中。古代医家认为本病主要责之于肾,由肾虚所致。如《素问·上古天真论》云:"女子七岁,肾气盛,齿更发长;二七而天癸至,任脉通,太冲脉盛,月事以时下,故有子……七七,任脉虚,太冲脉衰少,天癸竭,地道不通,故形坏而无子也。"明确提出了肾与妇女月经、生殖和衰老的关系。七七天癸将竭,肾气渐虚,冲任二脉功能逐渐减退,机体阴阳平衡失调,脏腑功能失常,从而会出现一系列的症状。

(1)状态特征:围绝经期综合征证素积分从高到低依次排序,病位为肝、胞宫、肾、脾、胃、心、肺;虚证为阴虚、气虚、血虚、阳虚;实证为气滞、湿、热、血瘀、寒、痰。该病的主要病机是以肾虚为本,心肝脾功能失调,心肝火旺,肝气郁结,冲任失调,痰瘀互结而发病。

目前对于围绝经期综合征辨证分型论治没有统一的标准,《中医病证诊断疗效标准》《中药新药临床研究指导原则》和《中医妇科学》均有不完全相同的辨证分型。综合考虑,该病主要可以分为肝肾阴虚型、肾阳虚型、肾阴阳两虚型、肝气郁结型、心脾两虚型、痰瘀互结型六种类型。但其以补肾为主,兼调脾、肝、心的治疗原则已经成为共识。根据证素辨证的结果和系统推荐的方案,由健康管理师选择或另行确定中医干预方案,或推荐专家会诊。

(2)辨证论证

1)肝肾阴虚证

症状体征:经行先期,量多色红或淋漓不尽,烘热汗出,五心烦热,腰膝酸软,头晕耳鸣,舌红少苔,脉细数。

治法:滋补肝肾。

方药:左归饮合二至丸加减。

常用药:熟地黄、山药、枸杞子、炙甘草、茯苓、山茱萸、女贞子、墨旱莲。

2)肾阳亏虚证

症状体征:经断前后,经行量多,经色淡暗,或崩中漏下,伴有精神萎靡,面晦暗,腰背冷痛,小便清长,或面浮肢肿,舌淡,舌体胖嫩、边有齿印,苔薄白,脉弱。

治法:温肾助阳。

方药:右归丸加减。

常用药:制附子、肉桂、鹿角胶、熟地黄、枸杞子、山茱萸、山药、菟丝子、杜仲、当归。

3)肾阴阳两虚证

症状体征:经断前后,月经紊乱,量少或多,伴有乍寒乍热,烘热汗出,头晕耳鸣,健忘,腰背冷痛,舌淡,苔薄,脉弱。

治法:阴阳双补。

方药:二仙汤合二至丸加减。

常用药:仙茅、淫羊藿、巴戟天、当归、知母、黄柏、女贞子、墨旱莲、菟丝子、何首乌、龙骨、牡蛎。

4)肝气郁结证

症状体征:经断前后,情绪不宁,烦躁易怒,甚至怒而发狂,胁痛,胸闷,乳房胀痛,甚则痛不可触衣,脘胀,嗳气,善太息,苔薄白,脉弦。

治法：疏肝解郁，养心安神。

方药：逍遥散合甘麦大枣汤加减。

常用药：白芍、香附、柴胡、黄芪、当归、生地黄、红枣、郁金、甘草、牡丹皮、浮小麦、龙骨、牡蛎。

5）心脾两虚证

症状体征：经断前后，经血非时暴下不止，或淋漓不尽，伴有心悸怔忡，失眠多梦，健忘，食少，腹胀，大便稀溏，倦怠乏力，或见便血，皮下出血，舌淡，脉细弱。

治法：益气健脾，养心安神。

方药：归脾汤加减。

常用药：黄芪、党参、远志、炙甘草、酸枣仁、大枣、炒白术、当归、茯神、龙眼肉、莲子心。

6）痰瘀互结证

症状体征：经断前后，月经紊乱，经色淡暗，或带紫暗血块，腹部肿块刺痛，或肢体麻木、痿废、胸闷多痰，或痰中带紫暗血块，舌紫暗或有斑点，苔腻，脉弦涩。

治法：疏通气血，化痰散结。

方药：二陈汤合通窍活血汤加减。

常用药：制半夏、陈皮、茯苓、炙甘草、赤芍、川芎、桃仁、红枣、红花、香附。

（3）自助方案

1）情志调摄：心理健康是健康的重要组成部分，保持一个平和、良好的心态也同样有益于躯体的健康。首先，要学会认同已经发生改变的自己，这样及时做好心理调整，缓解心理症状，平安度过；其次，自我宣泄尤为重要，建议多跟他人倾诉、交流，化干戈为玉帛，并学会制怒、换位思考等。

2）饮食调理

① 围绝经期妇女可选择含铁和蛋白质丰富的食物，如猪肝、鸡蛋、瘦肉、豆类；适合富含维生素 C 的食物，如白菜、油菜、芹菜、胡萝卜、西红柿、柑橘、山楂、鲜枣；并可选用具有健脾、益气、补血的食物，如红枣、龙眼、黑豆、黑芝麻、枸杞子、红豆等，这些食物可做成汤粥食用，如红枣龙眼汤、红枣红豆粥等。对围绝经期患有情绪不安、烦躁、失眠者可选择含 B 族维生素丰富的食物，如粗粮（玉米、小米、燕麦）、豆类和瘦肉。牛奶和小米中含色氨酸丰富，有镇静安眠的功效。这些食物对维持神经系统的正常功能，减轻疲倦、失眠症状，促进消化吸收均有益处。

② 在围绝经期的饮食保健中，烟、酒和咖啡是不适宜的。特别是常喝白酒或酗酒会影响神经、循环、消化和呼吸系统，可加重围绝经期综合征的不适症状。因此，饮茶和咖啡切忌过浓、过量。此外，为减轻更年期症状，还应避免吃过咸的食物和辛辣刺激性食物，少吃甜食和油炸食物。

③ 常用食疗方

甘麦饮：小麦 30 g、红枣 10 枚、甘草 10 g，水煎，每日早、晚各服 1 次。适用于绝经前后伴有潮热出汗、烦躁心悸、忧郁易怒、面色无华者。

莲子百合粥：莲子、百合、粳米各 30 g 同煮粥，每日早、晚各服 1 次。适用于绝经前后伴有心悸不寐、怔忡健忘、肢体乏力、皮肤粗糙者。

　　赤豆薏苡仁红枣粥：赤小豆、薏苡仁、粳米各 30 g，红枣 10 枚。每日熬粥食之。适用于更年期有肢体水肿、皮肤松弛、关节酸痛者。

　　枸杞子肉丝冬笋：枸杞子、冬笋各 30 g，瘦猪肉 100 g，猪油、食盐、味精、酱油、淀粉各适量。炒锅放入猪油烧热，投入肉丝和笋丝炒至熟，放入其他佐料即成。每日 1 次。适用于头目昏眩、心烦易怒、经血量多、面色晦暗、手足心热者。

　　生地黄精粥：生地黄、制黄精、粳米各 30 g。先将前二味水煎去渣取汁，用药汁煮粳米粥食之。每日 1 次。适用于头目昏眩、心烦易怒、经血量多、面色晦暗、手足心热者。

　　附片鲤鱼汤：制附子、鲤鱼 1 尾（重约 500 g）。先用清水煎煮附子 2 小时，将鲤鱼收拾干净后再用药汁煮鲤鱼，食时入姜末、葱花、盐、味精等调味即可。适用于更年期有头目眩晕、耳鸣腰酸、下肢水肿、喜温恶寒，或白带清冷、小腹冷痛及面色无华等症者。

　　3）起居调摄：起居生活要有规律性，按时睡眠和起床，保证每天 8 个小时的睡眠时间，工作之余应适当参加劳动和运动。

　　4）运动保健：参加任何体育活动都比久坐要好。规律运动可以降低总的死亡率和由心血管疾病引起的死亡率；经常参加运动者的身体代谢情况、平衡、肌肉力量、认知以及生活质量更好，并且其骨折、乳腺癌的发生率可显著降低。在锻炼中应尽量避免肌肉、关节、骨骼系统损伤。锻炼的最佳方式为每周至少 3 次，每次至少 30 分钟，强度达中等。每周增加 2 次额外的抗阻力练习会得到更多的益处。此外，建议结合自己的兴趣晨练半小时至 1 小时，可打球、跳舞或打太极等，并持之以恒。

　　5）经络调理：根据患者情况，适当选用。

　　① 穴位按摩：气海、肝俞、肾俞、神门、三阴交、太溪、阴谷、照海、关元、命门、风池、太冲、中脘、丰隆等。

　　② 耳穴贴压：取生殖器、内分泌、肝、脾、肾、皮质下、交感、神门等相应部位，每次取 3～4 穴，王不留行贴压，每日 1 次，两耳交替进行。

　　6）音乐疗法：依据辨识结果选择。

5. 随访

　　随诊时应强调自助与他助相结合，让患者了解该种治疗可能出现的副作用，一旦出现副作用应及早报告；向患者解释自助的重要性，使之理解中医健康管理的意义，自觉地付诸实践，长期坚持。

　　随诊间隔：根据患者对围绝经期健康保健知识的认知度、临床症状、围绝经期 Kupperman 评分表以及对治疗手段的反应，由健康管理师视具体情况而定。治疗初期可 1 个月随诊 1 次，较复杂病例随诊的时间间隔相应缩短。经治疗后，症状缓解，其他危险因素得到控制，可以逐渐减少随诊次数，可 3 个月随诊 1 次、6 个月随诊 1 次甚至 1 年随诊 1 次。若经管理治疗后，围绝经期综合征相关症状无明显改善，应考虑将患者转至精神科、内分泌科或心血管等专科门诊或请专家会诊。每次评估中医状态变化情况，及时调整自助方案。

6. 评估反馈

　　患者治疗一段时间后，为了评估治疗效果，避免不良反应，及时调整治疗方案，随诊中除密切监测临床症状的改变以及观察疗效外，健康管理师还要与患者建立良好的关系，向患者进行宣教，让患者了解自己的病情，给予正确的预防保健指导或积极治疗，以取得满意疗效。

7. 三级预防

一级预防：面向一般人群，建议养成合理的膳食习惯，适当运动，保持心情舒畅。

二级预防：针对有围绝经期综合征及其并发症危险因素的人群进行早期筛查，状态分类，针对欲病人群做到早发现、早干预。

三级预防：针对围绝经期综合征患者进行建档、健康教育、规范化治疗及随访，加强患者对自身围绝经期综合征的健康管理，防止并发症。

（四）围绝经期综合征健康管理病案

1. 围绝经期综合征患者建档

张某，女，47岁，2018年7月31日初诊。

主诉：反复月经周期紊乱伴胁痛2年。

现病史：患者于2年前无明显诱因出现月经周期紊乱，时而月经周期提早7～10天，时而月经周期延迟7天至数月不等，伴双侧胁部阵发性胀痛，疼痛尚可忍受，情绪不宁，时而烦躁易怒，时而郁郁寡欢，胸闷，善太息，食少，脘腹胀满，嗳气，上述症状在遇烦心事时加重，月经经期、经量较前大致相仿，无胸痛、乳房胀痛，无头晕、头痛，无潮热、心悸、汗出，无乏力、肢体麻木感，未重视及治疗，上述症状反复出现，体重无明显改变。刻诊：饮食、睡眠欠佳，二便尚调，舌淡红苔薄白，脉弦。

既往史：既往体健，未发现明显器质性病变。否认心脏病、脑血管疾病、肝炎、药物性肝病等病史。否认食物、药物过敏史。

诊断：① 西医诊断：围绝经期综合征。② 中医诊断：胁痛病，肝气郁结证。

2. 三观信息采集

四诊信息采集：月经周期紊乱，胁痛，情绪不宁，胸闷，善太息，食少，脘腹胀满，嗳气，饮食、睡眠欠佳，舌淡红，苔薄白，脉弦。

辅助检查：身高153 cm，体重62 kg，BMI 26.49 kg/m²，腹围100 cm。性激素测定：黄体生成素（LH）5 U/L，FSH 45 U/L，雌二醇（E_2）50 pmol/L，睾酮（T）2 nmol/L，催乳素（PRL）16 μg/L。乳腺、全腹B超：乳腺未见明显异常；肝胆胰脾、泌尿系统、子宫双附件未见明显异常。骨密度：骨质疏松。血脂：TG 2.3 mmol/L，TC 6.8 mmol/L，LDL-C 4.3 mmol/L，HDL-C 0.5 mmol/L。心电图：窦性心律；大致正常心电图。

3. 健康状态辨识

生理病理特点：绝经前后出现性激素波动或减少，导致出现一系列以自主神经系统功能紊乱为主，伴有精神、心理的症状。

体质：气滞。五行体质：木型体质。阴阳体质：属阳性体质。

健康状态要素：病位：肝120，脾91，肾98，胞宫101。病性：气滞125，痰87。

4. 处方

（1）自助方案

1）情志调摄：通过与专业的妇科医生、心理医生咨询，加强卫生常识，了解更年期的生理变化及过程，消除对更年期的顾虑和担心；结合患者病位、病性特征，运用五志相胜疗法，调畅情志、疏肝健脾；鼓励患者通过倾诉宣泄苦闷，解除其紧张的心理状态，气血和则身健；鼓励患者参加体育娱乐活动，充实精神生活，转移注意。

2) 饮食调理

① 适当增加优质蛋白质的摄入量,如鱼肉、瘦肉、牛奶等;饮食荤素搭配合理,丰富多样,注意营养均衡;少吃甜食和油炸食品,不宜吸烟、酗酒和喝咖啡,避免吃过咸的食物和辛辣刺激性食物。

② 常用食疗方:可选用甘麦饮:小麦 30 g、红枣 10 枚、甘草 10 g,水煎,每日早、晚各服 1 次。

3) 起居调摄:养成良好的生活习惯,起居规律,避免熬夜,睡眠充足,适当劳作。

4) 运动保健:控制体重,结合自己的情况选择适当运动方式,如游泳、跳舞、打太极、慢跑等,运动量以达到轻度疲惫为宜,避免运动过大以及运动损伤。

5) 经络调理

① 穴位按摩:气海、肝俞、肾俞、神门、三阴交、太冲、中脘、丰隆等。

② 耳穴贴压:取生殖器、内分泌、肝、脾、肾、皮质下、交感、神门等相应部位,每次取 3~4 穴,王不留行贴压,每日 1 次,两耳交替进行。

6) 音乐疗法:选择节奏舒缓柔和、旋律祥和的音乐,如《追梦人》《天空之城》《起风了》等。

(2) 他助方案

1) 西医治疗:激素补充(HRT)方案:达英 - 35,每次 1 片,每日 1 次,连续服用 21 天后停药 7 天,再开始下 1 个周期的治疗;立普妥,每次 10 mg,每日 1 次,睡前服用;钙尔奇 D,每次 2 片,每日 1 次。

2) 中医治疗:肝气郁结证治法:疏肝解郁,养心安神。

方药:逍遥散合甘麦大枣汤加减。

白　芍 15 g	香　附 12 g	柴　胡 15 g	黄　芪 30 g	当　归 15 g
生地黄 12 g	红　枣 15 g	郁　金 15 g	甘　草 6 g	牡丹皮 15 g
浮小麦 30 g	生龙骨 30 g	生牡蛎 30 g		

共 3 剂,每日 1 剂,每日 2 次,分早、晚服。

5. 随访

二诊:患者服达英 - 35 后稍觉恶心感,大约于 10 分钟后自行缓解,余无特殊不适,上述症状较前缓解。服达英 - 35 初期出现轻度恶心感为正常反应,调畅心情后即可自行缓解,后期对该药适应后,此不良反应即可消失。患者对其他药物治疗、健康指导无诉不适,继续守上方 15 天。

三诊:患者服中药后易腹胀,余无特殊不适,上述症状较前缓解。中药守上方加白术 15 g,苍术 6 g 以健脾运脾,继服 30 剂,并嘱饭后 1 小时分次温服中药。

四诊:患者服药及遵循健康处方治疗后无诉不适,上述症状较前缓解。患者对自助、他助指导无诉不适。守上方继服 60 剂;服药后查肝功能,复查血脂。

五诊:患者服药及遵循健康处方治疗后无诉不适,上述症状较前明显改善。查肝功能:正常。复查血脂:TG 2.0 mmol/L, TC 6.0 mmol/L, LDL - C 4.0 mmol/L, HDL - C 0.8 mmol/L。中药守上方加山楂 10 g,大腹皮 15 g 以健胃消食、行气利水,继服 90 剂;西药依折麦布,每次 10 mg,每日 1 次,共 90 天;服药后复查肝功能、血脂、性激素。

六诊：患者服药及遵循健康处方治疗后无诉不适，月经周期正常，无胁痛、情绪不宁、胸闷、善太息，无食少、脘腹胀满、嗳气，饮食、睡眠可，舌淡红，苔薄白，脉稍弦。体重 52 kg，BMI 22.21 kg/m²，腹围 83 cm。复查肝功能：正常。复查血脂：TG 1.5 mmol/L，TC 5.0 mmol/L，LDL-C 2.6 mmol/L，HDL-C 1.8 mmol/L。性激素测定：LH 8 U/L，FSH 20 U/L，E_2 100 pmol/L，T 1.8 nmol/L，PRL 15 μg/L。患者对自助、他助指导无诉不适，症状、体征及辅助检查结果较前明显改善，治疗有效，守上方继服 90 剂。

6. 评估反馈

患者经数月的随访、个性化治疗后症状较前明显缓解，无其他不适，治疗效果佳。

7. 再评估反馈

患者已消除对更年期的负面态度，建立积极乐观的心态，已纠正低雌激素水平、高脂血症、超重的危险因素，但仍有卵巢功能下降、骨质疏松的危险因素，故需继续进行上述适合患者的自助、他助等个性化治疗，每年定期复查性激素、肝功能、血脂、骨密度等情况。

（李　红）

十三、脑卒中的健康管理

"脑卒中"（cerebral stroke）又称"中风""脑血管意外"（cerebralvascular accident，CVA），是由于脑部血管突然破裂或因血管阻塞导致血液不能流入大脑而引起脑组织损伤的一组疾病，属于急性脑血管疾病，可表现为偏瘫、失语、躯体麻木、吞咽困难、耳聋、口角歪斜，严重时出现昏迷、二便失禁等症状。

急性脑血管病（脑卒中）在我国居疾病死亡原因的第二位，仅次于恶性肿瘤，是单病种致残率最高的疾病，其高发病率、高死亡率和高致残率给社会、家庭和患者带来巨大的痛苦和沉重的负担。根据病理性质，脑卒中可分为缺血性和出血性两种，前者主要包括脑血栓形成和脑栓塞，后者为脑出血和蛛网膜下腔出血。急性缺血性脑卒中是最常见的卒中类型，占全部脑卒中的 60%～80%。脑出血（intra-cerebral hemorrhage，ICH）在脑卒中各亚型中发病率仅次于缺血性脑卒中，居第二位。

尽管近年来脑血管病的诊疗技术已有很大进展，并较大程度地改善了患者的预后，但由于绝大部分脑卒中患者的病理生理过程无法逆转，因此减少脑血管疾病患者经济负担的最佳途径还是预防，特别应强调一级预防，即针对脑血管病的危险因素积极进行早期干预，减少脑卒中的发生概率。此外，还应当注重脑卒中患者在恢复期和后遗症期的康复调理，提升患者生活质量。

（一）流行病学特征

卒中的危险因素分为可控性因素和不可控性因素。后者主要包括年龄和性别因素。可控性因素较多，前十位分别为高血压史、缺乏体育锻炼、腰臀比异常、ApoB/ApoAⅠ的比值异常、吸烟、饮食不合理、心脏病变、抑郁和心理压力、糖尿病、酗酒。近年的研究显示，我国住院急性脑梗死患者发病后 1 个月时病死率为 3.3%～5.2%；3 个月时病死率为 9.0%～9.6%，死亡/残疾率为 34.5%～37.1%；1 年病死率为 11.4%～15.4%，死亡/残疾率为 33.4%～44.6%。人群中脑出血的发病率为每年 12～15/10 万人。在西方国家中，脑出血约占所有卒中的15%,占所有住院卒中患者的10%～30%,我国的比例更高,占18.8%～47.6%。高血压、年龄、遗传、吸烟、饮酒、胆固醇水平过低等是脑出血的危险因素。ICH占所有脑卒中的10%～17%,30天的死亡率取决于出血的部位和大小。ICH发病1个月内死亡率35%～52%,在6个月内功能恢复,生活独立的患者仅有20%。ICH发病30天内死亡的独立预测因素有出血的大小、格拉斯哥昏迷指数的评估、年龄＞80岁、幕下出血以及合并脑室内出血。

脑卒中的发生是脑血管病发展的结果。高血压是脑卒中最主要的高危因素。此外,糖尿病、冠心病、高脂血症、短暂性脑缺血发作、有脑卒中病史、吸烟与酗酒、肥胖、食盐摄入过多、口服避孕药等都是脑卒中的诱因。目前认为预防是脑卒中最好的措施,其中高血压是重要的可控危险因素,因此,降压治疗对预防卒中发病和复发尤为重要。因此,应加强对全民普及脑卒中危险因素及先兆症状的教育,才能真正防治脑卒中。

(二)脑卒中的诊断及临床表现

1. 脑卒中的诊断

脑卒中分为缺血性和出血性两种,其诊断主要依据患者临床症状,结合影像学检查,如CT、MRI等,必要时可辅以实验室检查,如腰穿脑脊液检查等。

2. 脑卒中的临床表现

脑卒中的最常见症状为一侧脸部、手臂或腿部突然感到无力,猝然昏倒,不省人事。其他症状包括突然出现一侧脸部、手臂或腿部麻木,或突然发生口眼歪斜、半身不遂;神志迷茫,说话或理解困难;单眼或双眼视物困难;行路难,眩晕,失去平衡或协调能力;无原因的严重头痛;昏厥等。

(三)脑卒中健康管理内容

1. 管理目标与原则

(1)管理目标:① 对脑卒中高危人群尽量消除或减轻高危因素,做到"未病先防"和"既病防变"。② 恢复期尽早康复训练,以保存肢体功能,提高生活质量。

(2)管理原则:分期、分级、联合、综合,即根据脑卒中发病的种类、不同严重程度、不同阶段,药物、手术、针灸、按摩、康复等多种治疗方式联合,注重整体状态,突出个性化管理。

2. 管理服务流程(图10-19)

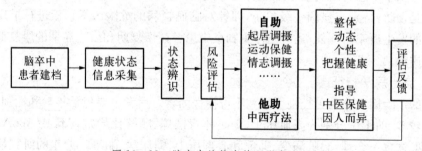

图10-19 脑卒中的健康管理服务流程

(1)三观信息采集:应用中医健康管理系统,采集三观(宏观、中观、微观)信息,包括四诊信息采集,血常规、尿常规、肝功能、肾功能、生化全套等检查,必要时做头部CT、MRI检查,或提供有效的相关资料。

（2）中医健康状态辨识：对脑卒中高危人群建立中医健康档案，依据"中医健康状态辨识"系统，确定健康状态，包括生理病理特点、体质、健康状态要素、疾病风险等。

（3）风险评估：除了对中风高危患者进行疾病风险预警外，尚需对一般健康管理人群进行中风的风险评估，其最直接的危险因素是血压高。

按照血压高低进行评估：将收缩压 120～139 mmHg 或舒张压 80～89 mmHg 列为正常血压高值，血压处于此范围内者，建议应用非药物或调整生活方式以降低血压，及早预防，以免发展为高血压。

（4）中医药保健指导：针对不同健康状态要素，系统推荐自助干预方案，健康管理师对方案进行确认优化，包括情志调节、饮食调养、起居调摄、运动保健、穴位调养、音乐调理等方面的中医药保健指导。

3. 西医全科管理

（1）治疗目标：关键是迅速识别疑似脑卒中患者并尽快送到医院，目的是尽快对适合溶栓的急性脑梗死患者进行溶栓治疗。

（2）自助方案：脑卒中高危人群要针对高危因素及早进行干预治疗。脑卒中一旦发生，应及早入院治疗，急性期患者宜卧床休息，注意保持良肢位。患者神志转清或病情稳定后，即尽早进行系统、正规的言语及肢体功能的康复训练，可配合针灸、推拿等中医传统方法，以循序渐进为基本原则。

（3）他助方案

1）一般处理

① 院前处理：关键是迅速识别疑似脑卒中患者并尽快送往医院。若患者突然出现以下任一症状时，应考虑脑卒中的可能：a. 一侧肢体（伴或不伴面部）无力或麻木。b. 一侧面部麻木或口角歪斜。c. 说话不清或理解语言困难。d. 双眼向一侧凝视。e. 一侧或双眼视力丧失或模糊。f. 眩晕伴呕吐。g. 既往少见的严重头痛、呕吐。h. 意识障碍或抽搐。

② 现场处理及运送：急救人员应尽快进行简要评估和必要的急救处理：处理气道、呼吸和循环问题；心脏监护；建立静脉通道；吸氧；评估有无低血糖。应迅速获取简要病史，并尽快将患者送至附近有条件的医院（应包括能 24 小时进行急诊 CT 检查和具备溶栓条件）。

卒中单元（stoke unit）是一种组织化管理住院脑卒中患者的医疗模式。其以专业化的脑卒中医师、护士和康复人员为主，进行多学科合作，为脑卒中患者提供系统综合的规范化管理，包括药物治疗、肢体康复、语言训练、心理康复、健康教育等。

2）急性脑卒中的治疗：急性缺血性脑卒中治疗时间窗窄，及时评估病情和做出诊断至关重要，医院应建立脑卒中诊治的快速通道，尽可能优先处理和收治脑卒中患者。所有急性缺血性脑卒中患者应尽早、尽可能收入卒中单元接受治疗。急性脑梗死的治疗有：① 药物治疗：静脉溶栓治疗、动脉溶栓治疗、抗血小板治疗、扩容治疗及神经保护剂的应用。② 介入和手术治疗：颈动脉内膜剥脱术和支架介入术、机械性碎栓或取栓治疗。③ 综合治疗：包括体位和运动，营养和补液，感染的控制和预防，预防深静脉血栓形成及肺栓塞，根据不同的卒中亚型选择对血压的处理方式，管理血糖、血脂。④ 恶性脑梗死的手术治疗。

脑出血处理的关键在"防患于未然",其中控制高血压是预防的关键。对已经发生脑出血者,治疗目标是:控制增高的颅内压,防止脑疝形成;控制血压,防止血肿扩大并保证脑灌注;治疗各种并发症和合并症;尽早康复减轻残障。脑出血的治疗包括内科和外科治疗。其中内科治疗包括卧床休息(头位抬高 20°～30°,低血容量者不适合此措施),控制血压,止痛和镇静,渗透性治疗,过度通气,必要时使用止血剂,防治各系统并发症。外科治疗主要是手术治疗。对于脑叶和小脑出血,手术治疗的效果是肯定的,而对于基底节区出血,外科和内科治疗的效果差别不大。

3) 恢复期的治疗:应根据患者的具体情况采用药物、康复训练、针灸、按摩等措施,目的是尽可能保存残肢功能,提高患者生活治疗。

4. 中医健康管理

该病属中医学"中风病"范畴。其主要病机是在气血内虚的基础上,因劳倦内伤、忧思恼怒、饮食不节等诱发,引起脏腑阴阳失调、气血逆乱,直冲犯脑,导致脑脉痹阻或血溢脑脉之外。其总的病机特点为本虚标实、上盛下虚。

如属肝风内动,痰浊瘀血阻滞经络,病位较浅,病情较轻,仅见肢体麻木不遂、语言不利等经络症状,称为"中经络"。若肝阳暴升,与痰火相夹,迫使血气并走于上,阴阳平衡失调,痰热蒙蔽心窍,病位较深,病情较重,出现神志不清、失语、肢体瘫痪,则称为"中脏腑"。

(1) **状态特征**:中风病的病位证素为脑,病性属本虚标实。风、火、痰、瘀、气虚、阴虚阳亢是中风病常见的证候要素。起病即见神昏者多为邪实窍闭,病位深,病情重;如昏聩不知、瞳神异常,甚至出现呕血、抽搐、高热、呃逆等,则病情危重,若正气渐衰,多难救治;以肢体不遂、口舌歪斜、言语謇涩、偏身麻木为主症而无神昏者,病位浅,经及时治疗多预后较好,但有 3/4 的中风患者留有不同程度的后遗症。

中医药行业标准《中医病证诊断疗效标准》按病类诊断将中风病分为中经络(中风病而无神志昏蒙者)和中脏腑(中风病而有神志昏蒙者);按病期诊断分为急性期(发病 2 周以内,神昏者可延长至发病 4 周)、恢复期(发病 2 周至 6 个月)和后遗症期(发病 6 个月以后)。中经络分为风痰阻络证、风火上扰证、痰热腑实证三型;中脏腑分为痰热内闭证、痰蒙清窍证、元气败脱证三型。

根据证素辨证的结果和系统推荐的方案,由健康管理师选择或另行确定中医干预方案,或推荐专家会诊。

(2) **辨证论治**

1) 中药治疗

① 中风病之中经络

a. 风痰阻络证

症状体征:半身不遂,口舌歪斜,言语謇涩或不语,偏身麻木,头晕目眩,痰多而黏,舌暗淡,苔白腻或黄腻,脉弦滑。

治法:息风化痰,活血通络。

方药:化痰通络汤加减。

常用药:制半夏、白术、天麻、胆南星、丹参、香附、酒大黄。

加减:急性期,病情变化较快或呈现进行性加重,风证表现较为突出者,加入钩藤、石决明、珍珠母以平肝息风;若出现呕逆痰盛、苔厚腻者,可加茯苓、陈皮、桔梗,或合用涤痰汤加减以祛痰燥湿;痰浊郁久化热出现舌红、苔黄腻者,加黄芩、栀子、瓜蒌、天竹黄以清热化痰;若瘀血重,伴心悸胸闷、舌紫暗或有瘀斑者,加桃仁、红花、赤芍以活血化瘀;若头晕头痛明显者,加菊花、夏枯草以平肝清热。

b. 风火上扰证

症状体征:半身不遂,口舌歪斜,舌强言謇或不语,偏身麻木,眩晕头痛,面红目赤,口苦咽干,心烦易怒,尿赤便秘,舌红或绛,苔黄腻而干,脉弦数有力。

治法:平肝息风,清热泻火。

方药:天麻钩藤饮加减。

常用药:天麻、钩藤、石决明、川牛膝、黄芩、栀子、夏枯草。

加减:头晕头痛者,加菊花以清利头目;心烦不寐者,加莲子心、炒酸枣仁清心除烦;口干口渴者,加麦冬、生地黄以养阴生津;苔黄腻者,加胆南星,天竹黄清化痰热;便干便秘者,加大黄以通腑泻热。

c. 痰热腑实证

症状体征:半身不遂,口舌歪斜,言语謇涩或不语,偏身麻木,腹胀便秘,头痛目眩,咳痰或者痰多,舌红,苔黄腻,脉弦滑或偏瘫侧脉弦滑而大。

治法:化痰清热通腑。

方药:星蒌承气汤加减。

常用药:瓜蒌、胆南星、大黄、芒硝、枳实、厚朴、天竹黄、竹茹、陈皮、茯苓。

加减:热象明显者,加黄芩、栀子以苦寒清热;年老体弱津亏者,加生地黄、麦冬、玄参以养阴生津;出血性中风无继续出血迹象时,可用抵当汤加减以破血化瘀、通腑泻热。

② 中风病之中脏腑

a. 痰热内闭证

症状体征:起病急骤,神昏,鼻鼾痰鸣,半身不遂,肢体强痉拘急,项强身热,气粗口臭,躁扰不宁,甚则手足厥冷,频繁抽搐,偶见呕血,舌红绛,苔黄褐干腻,脉弦滑数。

治法:清热化痰,醒神开窍。

方药:羚羊角汤加减,配合灌服或鼻饲安宫牛黄丸。

常用药:羚羊角、珍珠母、竹茹、天竹黄、石菖蒲、远志、夏枯草、牡丹皮。

加减:烦躁不宁者,加夜交藤、莲子心以清心安神;头痛重者,加石决明以平肝潜阳;痰多者,加竹沥、胆南星、浙贝母、瓜蒌以清热化痰;热甚者,加黄芩、栀子以清热除烦。

b. 痰蒙清窍证

症状体征:神昏,半身不遂,口舌歪斜,痰声辘辘,面白唇暗,静卧不烦,二便自遗,或周身湿冷,舌紫暗,苔白腻,脉弦滑或缓。

治法:温阳化痰,醒神开窍。

方药:涤痰汤加减,配合灌服或鼻饲苏合香丸。

常用药:制半夏、茯苓、枳实、陈皮、胆南星、石菖蒲、远志、竹茹、丹参。

加减:四肢不温,寒象明显者,加桂枝以温阳通脉;舌淡、脉细无力者,加生晒参以益元气;舌紫暗或有瘀点瘀斑者,加桃仁、红花、川芎、地龙以活血通络。

c. 元气败脱证

症状体征：昏聩不知，目合口开，四肢松懈瘫软，肢冷汗多，二便自遗，舌短缩，舌紫暗，苔白腻，脉微欲绝。

治法：扶助正气，回阳固脱。

方药：参附汤加减。

常用药：生晒参、附子、人参。

加减：汗出不止者加黄芪、山茱萸、煅龙骨、煅牡蛎、五味子以敛汗固脱；兼有瘀象者，加丹参、赤芍、当归以活血通络。

d. 气虚血瘀证

症状体征：半身不遂，口舌歪斜，言语謇涩或不语，偏身麻木，面色㿠白，气短乏力，自汗出，心悸便溏，手足肿胀，舌暗淡，有齿痕，苔白腻，脉沉细。

治法：益气活血。

方药：补阳还五汤加减。

常用药：黄芪、当归、桃仁、红花、赤芍、川芎、地龙、夜交藤、木瓜、茯苓。

加减：气虚明显者，加党参或太子参以补益中气；言语不利者，加远志、石菖蒲、郁金以豁痰开窍；心悸喘息者，加桂枝、炙甘草以温阳通脉；肢体麻木者，加木瓜、伸筋草以通经活络；下肢瘫软无力者，加续断、桑寄生、杜仲、川牛膝以滋补肝肾；小便失禁者，加桑螵蛸、益智仁以固摄下焦。肢体拘挛疼痛属血瘀重者，加莪术、水蛭、鬼箭羽、鸡血藤以活血通络；或补阳还五汤减黄芪，加蒲黄、苏木、土鳖虫、豨莶草以祛瘀通络。

e. 阴虚风动证

症状体征：半身不遂，口舌歪斜，言语謇涩或不语，偏身麻木，眩晕耳鸣，心烦失眠，手足心热，手足蠕动，舌红或暗淡，苔少或光剥，脉细弦或数。

治法：滋阴息风。

方药：大定风珠加减。

常用药：白芍、阿胶、生龟甲、生地黄、火麻仁、五味子、生牡蛎、麦冬、生鳖甲、川木瓜、夜交藤。

此外，临床上还可辨证选用中药注射液、中成药。常用的中药注射液有清开灵注射液（中风偏瘫伴有神昏发热者效果较好，尤其是出血性中风而出现上述证候者为首选，但有恶寒发热表现者慎用）、脉络宁注射液（用于缺血性中风，偏于阴虚及中风后遗症者效果较好）、刺五加注射液（肝肾不足所致的中风效果较好，因其作用比较平和，不仅适用于缺血性中风，也适用于非急性期的出血性中风）、复方丹参注射液（可用于各种缺血性中风及出血性中风恢复期的治疗及平时中风的预防）、川芎嗪注射液（可用于各种缺血性中风的治疗）、维脑路通注射液（主要用于对中风的预防性治疗）、生脉注射液（主要用于中风后出现神昏、心悸、气短、四肢厥冷、汗出、脉微欲绝之气阴两亏、脉虚欲脱的危症）、参附注射液（主要用于中风后阳气暴脱的危症）等。常用的中成药有醒脑降压丸、脉络通片、安宫牛黄丸（胶囊）、龙脑安神丸、大风丸、脑血栓片、华佗再造丸、大活络丸、至宝丹、蛇胆追风丸、麝香抗栓丸等，可根据辨证结果选用。

2) 针灸治疗：针灸治疗可改善脑血流，增加脑供血，改善脑电活动，从而对大脑功能的恢复有促进作用;亦可增加肌肉的收缩功能,提高肌张力。具体如下。

① 中经络之半身不遂

治则:疏通经络,调和气血。

经穴:取手足阳明经穴为主,辅以太阳、少阳经穴。穴位可选用肩髃、曲池、合谷、外关、环跳、阳陵泉、足三里、解溪、昆仑。

手法:初病宜泄,久病宜补。初病可单刺患侧,久病则刺双侧。

随症配穴:上肢可轮流取肩髃、阳池、后溪;下肢轮流取风市、阴市、悬钟;病久上肢可再加大椎、肩外俞,下肢配腰阳关、白环俞;肘部拘挛加曲泽;腕部拘挛加大陵;膝部拘挛加曲泉;踝部拘挛加太息;手指拘挛加八邪;足趾拘挛加八风;语言謇涩加廉泉、通里;肌肤麻木不仁可用梅花针轻扣局部。

② 中经络之口眼歪斜

治则:通经行气。

经穴:取手足阳明、太阳经穴。穴位可选用地仓、颊车、合谷、内庭、承泣、阳白、攒竹、昆仑、养老。

手法:初起单取患侧,久病可取双侧,先针后灸,用泻法。

随症配穴:可加迎香、颧髎、瞳子髎、下关。流涎加承浆;易怒加太冲;多愁加内关。

③ 中脏腑之闭证

治则:通闭开窍。

经穴:取督脉、十二井穴为主,辅以手足厥阴、足阳明经穴。穴位可选用水沟、十二井穴、太冲、丰隆、劳宫。

手法:用毫针泻法,三棱针点刺井穴出血。

随症配穴:如神志渐醒,则减十二井穴、水沟,以免损伤气血,酌加百会、印堂、风市、三阴交等穴。牙关紧闭加地仓、颊车;失语加通里、哑门;吞咽困难加照海、天突。

④ 中脏腑之脱证

治则:回阳固脱。

经穴:取任脉经穴。穴位可选用关元、神阙(隔盐灸)。

手法:用大艾炷灸之,壮数宜多。

随症配穴:鼾睡不醒加申脉;小便失禁加水道、三阴交、足三里;虚阳浮越可重灸命门、气海俞、肾俞、涌泉。中风的经验取穴:中风昏倒,不省人事,牙关紧闭:取少商、商阳、中冲、关冲、少冲、少泽。中风牙关不开,刺水沟、颊车。中风喑哑:灸天突、灵道、阴谷、复溜、丰隆、然谷。中风后手臂麻木不仁,拘挛难伸,灸手三里、腕骨。中风后手足瘙痒,不能持物,取申脉、臑会、腕骨、合谷、行间、风市、阳陵泉。

3) 按摩治疗:按摩也是脑卒中康复中不可缺少的治疗手段,特别是对改善恢复期患者的肢体功能起着重要的辅助治疗作用。实践证明,按摩可改变局部组织的生理反应,使局部的毛细血管扩张,血流丰富,皮肤温度升高,促进汗腺分泌,增加皮肤弹性,并可提高白细胞总数,增强吞噬功能。此外,按摩还具有调节神经功能的作用。一般来说,轻柔缓慢而有节律的手法对神经系统有抑制和镇静作用,急重手法对神经系统有兴奋作用。按摩也可松解粘连、滑利关节,改善关节部的营养,增加关节活动度,使关节功能逐步得到恢复。

脑卒中的基本按摩手法有摩法、擦法、揉法、拍法、搓法、按法。上肢穴位可选用缺盆、肩髃、肩髎、臂臑、曲池、尺泽、少海、大陵、阳谷、阳溪、手三里、合谷等；下肢穴位可选用气冲、环跳、巨髎、风市、足三里、阳陵泉、血海、梁丘、委中、委阳、承山、太溪、昆仑、解溪等。

（3）康复治疗：中风病患者，在神志清楚，没有严重精神、行为异常，生命体征平稳，不伴有严重的并发症、合并症时，即可开始康复方法的介入。对于意识不清或不能进行自我运动者，为预防关节挛缩和促进运动功能改善，应进行被动关节活动度维持训练。对于意识清醒并可以配合的患者，可在康复治疗师的指导下，逐步进行体位变化的适应性训练、平衡反应诱发训练及抑制肢体痉挛的训练等。

脑卒中后康复治疗的目标是通过以功能训练为主的综合措施，最大限度地促进患者的功能恢复，同时防治并发症，并充分发挥其残余功能，使患者达到生活自理、重返社会的目的。

中风康复治疗中必须遵守的原则如下：尽早开始，早期康复；掌握好脑卒中康复的适应证和禁忌证；个体化原则；持之以恒、循序渐进，康复训练的强度宜从小量开始；综合康复；集体参与。

脑卒中后的功能训练内容包括患侧的恢复和健侧的代偿，重点在患侧的恢复。治疗开始的时间为患者生命体征稳定、神经学症状不再发展后 48 小时。

弛缓阶段的康复治疗主要目的在于预防关节挛缩和畸形，防止发生继发性损害，抑制异常的运动模式，诱发随意运动。其内容包括：① 床上良肢位的摆放。急性期卧床阶段正确的姿势摆放有利于预防压疮，预防关节变形和挛缩，同时也有利于防止异常的痉挛模式。床上良肢位的摆放是早期康复治疗中极其重要的一方面，良肢位能预防和减轻上肢屈肌、下肢伸肌的典型痉挛模式的发生。健侧卧位是患者感觉最舒适的体位，有利于患侧的血液循环，减轻患侧肢体的痉挛，预防患肢水肿。仰卧位是重症患者多采用的体位，要注意头部放在枕头上，面部朝向患侧，枕头高度要适当；双上肢置于身体的两侧，患侧肩关节下方垫一枕头或毛巾卷，使肩前伸，并使肘部伸直，腕关节背伸（约 30°），手指伸开；双下肢自然平伸，患侧膝关节外下方垫一软枕或卷好的毛巾，防止髋关节外旋；患侧踝关节保持中间位，防止足尖下垂。② 每 2 小时在床上翻身一次，以防止并发症。③ 关节的被动活动。应早期进行关节的被动活动，以保持关节的活动度和防止关节挛缩。关节被动活动的顺序应由大关节到小关节；动作应缓慢，一般应在无痛范围内进行，活动范围逐步扩大，切忌粗暴；要多做与痉挛倾向相反的运动；每日训练 2～3 次，每个关节每次至少活动 3～5 次。

痉挛阶段的康复治疗主要目的是控制肌痉挛和异常的运动模式，促进正常运动模式的出现，并在此基础上加强实用性动作的训练。其内容包括：① 肌痉挛的处理：痉挛的控制贯穿于整个治疗过程中，如软瘫期的抗痉挛体位在此期仍可使用。抗痉挛模式：良肢体位摆放，即患侧整个上肢伸展、外旋、上举和整个下肢屈曲。② 患肢的功能训练：尽早负重；坐站转移及站立平衡训练；步行训练；吊带支持（减重）跑台上行走；躯干控制能力训练；上肢控制能力训练；下肢控制能力训练；作业训练等。③ 实用性动作训练：在作业治疗室进行手的训练与改善步态的训练等，包括上下肢的功能训练。

在后遗症期可进行维持性训练，运用辅助器具如正确使用手杖、步行器、轮椅、支具等以补偿患肢的功能，并充分训练健侧的代偿功能；同时，应对家庭环境做必要的改造，如门栏和台阶改成坡道,蹲式便器改成坐式便器,厕所及浴室加扶手等。其目的是继续训练和利用残余功能,防止功能退化,并尽可能改善患者的周围环境,争取最大程度的生活自理。不论脑卒中患者的肢体功能恢复程度如何,日常生活动作的训练都是非常重要的。自理生活将有利于患者恢复生活的信心,提高生活质量。

脑卒中患者康复的效果好坏与病情轻重、治疗早、晚、年龄、合并症,以及患者对康复治疗的态度等因素有关。一般认为,本病运动功能的恢复可从发病后数日开始,6个月内90%的患者恢复可达到顶点。恢复的顺序一般为先下肢后上肢,先近端后远端。如能及时且坚持足够时间的康复治疗,肢体功能和日常生活能力将会有不同程度的恢复。

(4)自助方案

1)情志调摄:中风后的患者常常会情绪不稳定而导致中风的复发,因此调整情绪非常重要。当情绪激动时可采用宣泄、转移、代偿、意控、清醒、中和等方法进行自我调节,保持稳定而乐观的情绪。中风高危人群宜保持平和的心态。可根据个人爱好,选择弹琴、下棋、书法、绘画、听音乐、阅读、旅游、种植花草等放松心情的方法。

2)饮食调理

① 预防中风在饮食上应注意以下几点:限制总热量,将体重控制在标准或接近标准范围;减少饱和脂肪酸和胆固醇的摄入量,尽量少吃含饱和脂肪酸的肥肉、动物油及动物内脏;多吃富含纤维的食物(粗粮、蔬菜、水果等),少吃蔗糖、蜂蜜、水果糖、糕点等;每日蛋白质的摄入应占总热量的12%～15%,并包含一定量的优质蛋白(乳类、蛋类、瘦肉、鸡、鱼、大豆等);适当补充维生素及微量元素,还应注意微量元素铬、硒、锰、碘等的摄入;盐的摄入量每日控制在4g左右;定时定量,少食多餐;豆腐、豆芽、土豆、大蒜、海带、芹菜、萝卜、胡萝卜、橘子、大枣、南瓜、黄瓜、鸡蛋清、食醋、苹果、梨、山楂等食物有益于保持血压、血脂健康。

② 昏迷患者可予以鼻饲流质饮食。中风重症或昏迷患者在起病的2～3天之内如有呕吐、消化道出血应禁食,从静脉补充营养,3天后开始鼻饲。患者意识清楚但吞咽困难时,应给予胃管鼻饲饮食。为适应消化道吸收功能,开始的3天内以菜汤、蔗糖为主,每次200～250 mL,每日4～5次。在已经耐受的情况下,给予混合奶,可用牛奶、米汤、蔗糖、鸡蛋、少量植物油,每日总量在1500～2500 mL。除混合奶外,应每天给菜汁200 mL、果汁100 mL。鼻饲速度宜慢,防止反流到气管内。必要时可选用全流质饮食或半流质饮食。患者意识清楚时,可依据个人口味给予可口的饮食。急性期应避免油腻,宜清淡饮食,如绿豆汤、豆浆、藕粉、小米粥等,果汁可根据季节选用。急性期过后,患者气血双亏、阴阳两伤,饮食以健脾和胃为主,可食稀粥、汤面、馄饨、包子等,可适当给予瘦肉和鸡蛋补充营养,以利于病体的恢复。

③ 恢复期,要根据其证候特点的不同来制订各种饮食禁忌方案,指导辨证用膳,使食物在应用中有利于疾病的康复。处于恢复期的患者,痰浊瘀血症状基本缓解,患者体质虚弱表现比较突出,应注意饮食调理。根据中医学食疗经验,属于阳虚或寒证的患者,宜少用生冷寒凉食物;属于阴虚或热证的患者,宜少用辛辣温热性质的食物。忌暴饮暴食,不可偏嗜五味或进食过于肥腻、油滑、腥臊、煎炸的食物,也不可吸烟和酗酒等。发热患者忌辛辣、油腻食物,如姜、椒、肥肉、酒类等;热病初愈,忌油腻、肉类、辛辣食物;伴有胃病者忌食碍胃之品,如不易消化的肥肉类及刺激性食物;胃病反酸者,忌食酸味,如醋、酸菜等;有腹泻者应忌食

生冷瓜果与蔬菜;心、肝、脑、胃疾病患者均应忌烈性酒。

④ 常用食疗方

胡萝卜荸荠饮:胡萝卜、生荸荠各 250 g,加水煎沸,取汁饮。

黄瓜汁:嫩黄瓜 200 g,水少许。黄瓜剖开去瓜子,切薄片加水浸没,捣碎,过滤,再加水浸没,搅匀过滤,把 2 次过滤的汁液混匀饮用。

绿豆芽汁:绿豆芽 500 g,白糖适量。将绿豆芽捣碎取汁,调入白糖,代茶饮用。适用于中风恢复期语言謇涩者。

山药龙眼汁:鲜山药 100 g,龙眼肉 15 g,生地黄 15 g,荔枝肉 3～5 个,五味子 3 g,白糖适量。生山药去皮,切薄片,与龙眼肉、生地黄、荔枝肉、五味子同煎成浆汁,加入白糖,晨起或临睡前饮用。适用于中风恢复期肾阴精亏虚者。

荷花茶:鲜荷花 3～5 朵,沸水泡数分钟后饮用,可冲泡数次。适用于中风后恢复期高血压者。

枸杞茶:枸杞子 60 g(鲜枸杞子用 120 g),煎煮代茶饮用。适用于中风恢复期患者。

红枣茶:红枣 5～7 枚。将红枣用刀划破,放入杯中,沸水泡 10 分钟代茶频饮。适用于中风恢复期血虚者。

竹沥粥:竹沥水 10～15 g,小米 50 g。先煮小米熬粥,再加入竹沥水拌匀,晨起食用。适用于中风恢复期肝阴虚者。

杏菊饮:杏仁(去皮尖,打碎)10 g,杭菊花 10 g。取杏仁、杭菊花用沸水冲泡代茶饮,也可煎煮后饮之。适用于中风恢复期肝阳上亢者。

芹菜粥:粳米 50 g,芹菜 1 小把。取粳米煮粥,米将熟时入芹菜熬烂,可作为早餐食用。适用于中风恢复期。

莲子茯苓糕:莲子肉、茯苓、麦冬各等份,白糖、桂花各适量。先将莲子肉、茯苓、麦冬共研成细面,加入白糖、桂花拌匀,用水和面蒸熟,晨起当早餐食用,每次 50 g。适用于中风恢复期阴虚湿盛者。

3) 起居调摄:起居宜规律,睡眠要充足,劳逸相结合。穿戴首先考虑衣服的舒适和方便,应为患者选择适当宽松的衣服,以利于穿脱和功能锻炼。中风患者宜保持乐观情绪,易激动、易发怒则容易引起血压的升高而加重中风或诱发中风。

4) 运动保健:根据血压、血脂、卒中后遗症情况选择运动项目、运动量、运动次数、最佳运动时间和运动地点。高血压与动脉硬化患者禁练功率自行车、划船器、单杠、吊环、俯卧撑、举重机、秋千等。依据辨识结果选择运动,避免剧烈运动,运动量一般控制在中等量水平,50 岁左右的患者,以运动后心率达到 110～120 次/分钟、轻微出汗为宜。每周运动 3～5 天,每次约 30 分钟。

5) 传统运动疗法:可选用五禽戏、八段锦、易筋经、太极拳,以增强自我调节功能,提高身体的免疫能力和防御能力,在运动的同时疏通经络、调和气血,从而起到康复、保健、延年的作用。

6) 音乐疗法:依据辨识结果选择。

5. 随访

脑卒中高危人群应加强随访,定期复查,有脑卒中先兆者应及时就诊。随诊时应强调自助与他助相结合,让患者了解该种治疗可能出现的副作用,副作用一旦出现应及早报告。向患者解释自助的重要性,使之理解中医健康管理的意义,自觉地付诸实践,长期坚持。

随诊间隔:根据患者的血压、血脂、血糖水平和脑卒中发作情况及目前状态,由健康管理师视具体情况而定。脑卒中高危人群中血压控制不佳者,至少应每月随诊1~2次,尽早使血压控制在正常范围;较复杂病例随诊的时间间隔相应缩短;经治疗后,血压降低达到目标水平,其他危险因素得到控制,可以减少随诊次数,可每2~3个月随诊1次;若管理6个月,血压及血脂、血糖等相关状态仍未达目标,应考虑将患者转至糖尿病专科门诊或请内分泌科专家会诊。每次评估中医状态变化情况,及时调整自助方案。

6. 评估反馈

患者治疗一段时间后,为了评估治疗效果,使血压、血脂、血糖等稳定地维持于目标水平及保持良好的健康状态,应及时调整治疗方案。随诊中除密切监测血压、患者的其他危险因素、临床情况的改变,以及观察疗效外,健康管理师还要与患者建立良好的关系,向患者进行宣教,让患者了解自己的病情,包括脑卒中的危险因素及同时存在的临床情况,以取得满意疗效。

7. 脑卒中的预防

脑卒中先兆,为在脑卒中发生之前数小时至1个月内患者可能出现的各种症状。据临床资料统计,大约有60%以上的脑卒中偏瘫患者在发病前出现过下述一个或数个先兆症状,如突然发生眩晕、突然发生剧烈头痛、步态异常、呵欠连绵、呛咳或吞咽困难、突然出现半身麻木、一过性黑蒙,高血压患者有鼻出血、血压异常等。

年龄在40岁以上的高血压患者,如果出现下列情况,应高度警惕是否为中风先兆,并积极治疗:无明显诱因出现头晕、困倦、乏力、神志恍惚;自觉舌阵发性发硬、言语不利、饮水呛咳;阵发性耳鸣、耳聋,耳内时觉风响;口角流涎、口角抽动或麻木;自觉走路轻浮、走路不稳、脚下如踩棉絮;一侧肢体无力、麻木或抽搐;头痛剧烈或头痛的性质发生改变。

中风病的预防要做到"未病先防"和"既病防变"。对于素有心悸、眩晕、消渴、头痛等病证者应积极治疗,预防中风病的发生。如出现眩晕、头痛、耳鸣等肝阳上亢症状者,可予平肝潜阳法,选用天麻钩藤饮加减;若见头晕、头重或头昏沉、口中黏腻、舌紫暗、苔腻等痰瘀内阻者,可予化痰通络法,以半夏白术天麻汤加减;若以头痛、手足麻木、口唇紫暗、舌紫暗或有瘀斑瘀点等为主要表现者,宜活血通络,以血府逐瘀汤加减。若患者出现眩晕、头痛、一过性视物不清、言语不利、手足麻木或无力、口角流涎等视为中风先兆,应及时诊治,避免发展为中风。风痰阻络者,以息风化痰、活血通络法治疗;肝风内动者,以平肝息风、活血通络法为主;也可酌情选用活血化瘀的中药注射液静脉滴注。

中风病一旦发生应及早治疗,防止病情恶化。同时应根据患者的病史、病变性质、中医证候特征等制订个体化的治疗与预防方案,防止复中。若患者在中风恢复期再次出现眩晕、头痛、肢体麻木等症状时应予平肝息风治疗,可选用镇肝熄风汤。

8. 三级预防

一级预防:对多重危险因素进行综合治理,如高血压的防治、糖尿病的防治、高脂血症的防治。干预血压、干预血糖、干预血脂是一级预防的三个重点,其最重要的措施是改变不健康的生活方式。

脑卒中患者健康的四大基石：适量运动、合理膳食、戒烟限酒、心态平衡。面向一般人群，建议养成合理的膳食习惯，适当运动，保持心情舒畅。

二级预防：指对已有中风病史或已有 TIA 病史的个体再发中风的预防，即防止复发。二级预防包括以下几方面：缺血性中风要坚持服用阿司匹林，控制血压，降低血脂，控制糖尿病，合理饮食，适当运动，戒烟限酒，患者健康教育，坚持康复理疗，保持心态平衡。以上几项，每一项都非常重要，患者都要逐条逐项严格去做，并持之以恒，做到"双有效"，即有效药物、有效剂量。

三级预防：主要是预防卒中致残后逐渐变成更为严重的残疾。患者应积极地进行康复治疗，控制其残疾的发展，并尽可能使功能障碍得到代偿、矫正或补偿，增强功能，提高和改善个人生活能力，继续参加社会活动，提高生活质量。

此外，要注意定期身体检查，生活起居规律（适当参加体育锻炼，注意调节饮食，养成良好的饮食习惯，改变不良的生活方式），适量运动（有氧运动，如快步走路、慢跑、慢速游泳等，根据自己的体力情况和喜好，选择适合自己的运动），注意运动安全，保持健康心态，积极治疗原发病。

加强宣传教育，及早检查和发现各种卒中的危险因素，定期随访，并按照不同的严重程度，坚持进行有效的针对性干预，是防治脑卒中的重要一环。每年至少测量血压 2 次，特别是 35 岁以上人群。对已确诊高血压的患者，必须进行规范化的抗高血压治疗，定期复查、巩固疗效，避免治疗时轻时重、不规则用药和血压高低波动。对有心脏病、糖尿病、高血压性心脏病的患者，除接受有关专科的治疗、监测外，同时也应列为防治的重点。对已确诊或拟诊为短暂性脑缺血发作者，应重点干预、定期随访治疗并监测。戒烟，特别是合并有其他因素者，宜规劝其戒烟。饮酒限量。减少钠与脂肪摄入，对饮食偏咸、过腻的中老年人，建议改善饮食结构，保持清淡，多食蔬菜水果。进行有规律的体育锻炼。注意保持良好的生活习惯，保持心情舒畅，防治便秘。认识脑卒中的症状，一旦出现可疑的迹象，应立即就诊。

（四）脑卒中健康管理病案

1. 脑卒中患者建档

张某，男，50 岁，2016 年 10 月 12 日初诊。

主诉：右侧肢体乏力 11 小时，加重伴言语不利 3.5 小时。

现病史：患者于今早 10 点左右无明显诱因出现后枕部昏闷感，11 点出现右侧肢体乏力、行走不稳，未予以重视，18 点半休息起床后出现右侧肢体乏力加重，伴言语不利，无头晕及恶心欲吐，无饮水呛咳，无视物模糊及复视，无心慌、胸闷、胸痛，无头痛、发热、咳嗽，遂来我院急诊，急诊医师综合查体及阅片后拟"急性脑梗死"收住入院。刻诊：右侧肢体乏力加重，伴言语不利，无头晕及恶心欲吐，无饮水呛咳，无视物模糊及复视，无心慌、胸闷、胸痛，无头痛、发热、咳嗽，睡眠正常，二便可，神志清楚，舌质红，苔薄白，脉弦。

既往史：有高血压病 3 级（极高危）病史 10 年；2008 年行冠脉支架植入手术；有心脏早搏病史；有高脂血症病史；有胆管结石病史；有右肾囊肿病史；有胃下垂病史；否认糖尿病史；否认病毒性肝炎病史；否认外伤史；否认输血史。有去痛片过敏病史；无食物过敏史。

诊断：① 西医诊断：脑梗死；高血压病 3 级（极高危）；高脂血症；冠状动脉支架植入后状态。② 中医诊断：中风病，风痰阻络证。

2. 三观信息采集

四诊信息采集：神志清楚,右侧鼻唇沟变浅,示齿对称,伸舌右偏,言语不利,吐字欠清楚,语声正常,未闻及特殊异味,舌质红,苔薄白,脉弦。

辅助检查：体温 36.5℃,脉搏 55 次/分,呼吸 20 次/分,血压 120/70 mmHg。血常规：红细胞 $4.20×10^{12}$/L,血红蛋白 126.0 g/L,红细胞比积 39.300/L。血透肾功能、凝血功能未见异常。头颅 CT 示：脑萎缩;桥脑所见,伪影可能,不除外腔隙性梗死。

3. 健康状态辨识

生理病理特点：患者有中风病高危因素,本年老体弱,正气不足,起居失宜、饮食不节则易发病,风火夹痰夹瘀阻滞经络,气血运行不畅,发为中风。

体质：痰湿。五行体质：木型体质。阴阳体质：属阳性体质。

健康状态要素：病位：脑 125,经络 110,脾 86,肝 115。病性：风 125,火 83,痰 113,虚 82,瘀 93。

4. 处方

(1) 自助方案

1) 情志调摄：中风后的患者常会情绪不稳定导致病情反复或加重,患者应尽量自我调节以稳定情绪。

2) 饮食调理：避免油腻,宜予清淡饮食。患者意识清楚,可依据个人口味给予低脂肪、高蛋白质、低糖、富含纤维素和维生素的饮食。

3) 起居调摄：急性期卧床休息,为患者选择适当宽松的衣服,以利于穿脱和功能锻炼。保持乐观情绪,勿激动、发怒以免引起血压升高而加重病情。

4) 运动保健：暂不进行运动保健。

(2) 他助方案

1) 西医治疗：患者入院时已经错过溶栓时间窗,不能行溶栓治疗。目前患者处于脑梗死急性期,脑梗死可能进一步扩大或再发新的梗死,进而出现吞咽困难、呼吸困难、意识障碍、不能言语,若脑干等关键区域出现梗死可能压迫呼吸循环中枢而出现意识丧失、呼吸困难、肺部感染等病情而危及患者生命,告知家属患者病情危重。

药物治疗：拜阿司匹林,每次 100 mg,每日 1 次;泰嘉,每次 75 mg,每日 1 次;舒血宁,每次 20 mL,每日 1 次,静脉滴注;立普妥,每次 40 mg,每晚睡前 1 次;依达拉奉,每次 30 mg,每日 2 次,静脉滴注;泮托拉唑肠溶片,每次 40 mg,每日 1 次。

介入和手术治疗：鉴于患者目前情况,不采用介入和手术治疗。

综合治疗：患者处于急性期,宜卧床休息。注意观察病情和患者情绪变化,做好皮肤、口腔护理,防止肺部、口腔、皮肤及泌尿系统感染,保持呼吸道通畅,定时翻身拍背,注意大、小便的护理,预防褥疮的发生,保证营养供给。由医护人员密切配合,指导患者及家属予患者患侧肢体行良肢位摆放;待病情稳定后,行被动关节活动度训练。

2) 中医治疗：风痰阻络证治法：息风化痰,活血通络。

方药：半夏白术天麻汤加减。

法半夏 10 g　　茯　苓 15 g　　炒白术 12 g　　炒白芍 10 g　　陈　皮 12 g
天　麻 15 g　　鸡血藤 15 g　　忍冬藤 15 g　　川　芎 15 g　　当　归 12 g

生地黄 10 g　　黄　芪 15 g　　甘　草 6 g　　桃　仁 10 g　　红　花 10 g
薤　白 10 g　　丹　参 10 g

共 3 剂,每日 1 剂,每日 2 次,分早、晚服。

针灸治疗:患者病情稳定后尽早予以针灸康复治疗。针对患者中经络之半身不遂拟以疏通经络、调和气血为治则,取穴曲池、手三里、列缺、合谷、足三里、阴陵泉、三阴交、解溪;同时可予中频脉冲电治疗,取左侧肢体穴位,如手三里、天井、血海、足三里等。

推拿康复:待患者生命体征稳定、神经学症状不再发展后 48 小时开始康复治疗。予患者行偏瘫肢体综合训练、关节松动训练、手功能训练、作业疗法等。

5. 随访

二诊:经治 1 周后,患者右侧肢体乏力有所减轻,言语含糊,无明显心慌、胸闷及胸痛,无头晕及恶心呕吐,无饮水呛咳,二便可,睡眠差。查体:BP 145/80 mmHg,神志清楚,精神可,双肺呼吸音正常,心率 62 次/分,律齐,各瓣膜未闻及明显病理性杂音。腹软,腹部无压痛及反跳痛,肠鸣音正常。双肾区无明显叩击痛,双下肢无水肿。舌淡红,苔薄白,脉弦。辅助检查:入院后尿液分析、心梗三项、糖化血红蛋白、甲功三项未见明显异常。生化检查示:r-谷氨酰转移酶 9 U/L(正常范围:10~60 U/L),白蛋白 38.8 g/L(正常范围:40~55 g/L),高密度脂蛋白胆固醇 1.63 mmol/L(正常范围:1.16~1.42 mmol/L),天门冬氨酸氨基转移酶 14 U/L(正常范围:15~40 U/L),总胆固醇 5.48 mmol/L(正常范围:<5.18 mmol/L)。颈部血管彩超示:双侧颈总动脉粥样硬化斑块形成。头颈部 CTA 示:右侧锁骨下动脉近端管腔狭窄,狭窄程度为 30%~50%。动态心电图:窦性心律,全程可见室性早搏总数 192 个,全程可见室上性早搏总数 29 个,全程 ST-T 无明显动态改变。动态心电图提示有早搏,但患者尚无心慌、胸闷及胸痛,目前病情尚稳定,西医继续予以抗血小板聚集、调脂稳定斑块、营养神经、改善循环、制酸护胃及对症治疗;中药拟息风化痰、活血通络,兼以宽胸理气、通阳散结、养血安神,处方如下。

制半夏 10 g　　茯　苓 15 g　　陈　皮 12 g　　炒白芍 10 g　　川　芎 15 g
当　归 12 g　　鸡血藤 15 g　　忍冬藤 15 g　　生地黄 10 g　　黄　芪 30 g
葛　根 15 g　　薤　白 10 g　　酸枣仁 20 g　　柏子仁 10 g　　丹　参 10 g
首乌藤 10 g　　夏枯草 10 g　　瓜蒌皮 20 g　　甘　草 6 g

共 7 剂,每日 1 剂,每日 2 次,分早、晚服。

三诊:1 周后,患者诉右侧肢体无力较前好转,仍有言语含糊,睡眠稍好转,余未诉不适,舌淡红,苔薄白,脉弦。继续原有治疗;目前病情稳定,予以针灸理疗治疗。

四诊:1 周后,患者右侧肢体无力好转,言语含糊较前好转,纳食、二便及睡眠可,舌淡红,苔薄白,脉弦。患者经过 3 周的治疗,症状明显改善,病情稳定,对他助、自助指导未诉不适,治疗有效。目前患者已处于脑卒中恢复期,可继续目前药物治疗,同时进行针灸、康复治疗,以利于肢体功能的恢复。同时患者应注意饮食,保持平和的心态。根据肢体功能恢复情况选择合适的运动方式和时间,避免剧烈运动。采用合适的力度按摩患侧肢体,每日 1 次。

6. 评估反馈

患者经过个性化治疗后症状较前明显缓解,无其他不适,治疗效果佳。患者目前处于脑卒中恢复期,但仍有肢体功能障碍和言语含糊,并有再次脑卒中的危险因素,故需继续进行上述适合他的自助、他助等个性化治疗,定期复查血压、血脂等情况。经积极的药物、针灸、康复等综合治疗及适当的护理后,患者言语不利、肢体活动不利会逐渐缓慢恢复,但可能会遗留不同程度的后遗症。

（戴　红）

十四、老年性痴呆的健康管理

老年性痴呆又称阿尔茨海默病(Alzheimer disease，AD),是一种起病隐匿、慢性进行性发展的神经系统退行性疾病。该病以渐进性记忆障碍、认知功能障碍、语言障碍、执行功能障碍、视空间技能损害以及人格和行为改变等为主要临床特点,严重影响患者的社交、工作与生活能力。该病病因及发病机制目前尚未阐明,当前研究表明其特征性病理改变为 β-淀粉样蛋白沉积形成的细胞外老年斑和 tau 蛋白过度磷酸化形成的神经细胞内神经原纤维缠结,以及神经元丢失伴胶质细胞增生等。

(一)流行病学特征

当前研究结果显示,衰老是发生老年性痴呆的重要机制之一,其发病率随年龄增大而升高。国内老年患病率约为 2‰～5‰,且女性发病率高于男性,约(1.5～2)∶1,每年新发病约 1‰,65 岁以上人群,其患病率每隔 5 年可升高 1 倍,高龄老人患者可达 10%～20%。该病确诊患者存活时间多为 5～9 年,平均 3.3 年,是继心脑血管疾病、恶性肿瘤之后危害老年人生命的主要疾病之一。

此外,年龄、家族史、受教育程度、头部外伤史、高血压、肥胖、糖尿病和高胆固醇血症、血管性因素等是诱发老年性痴呆的危险因素。缺乏运动、社会活动减少、不良的饮食习惯、婚姻状态、抑郁情绪以及睡眠状况等也与本病的发生有一定关系。

(二)老年性痴呆的诊断及临床表现

1. 老年性痴呆的临床诊断

诱发老年性痴呆的病因至今未明,当前缺乏实用的临床诊断指标和病理分期指标。该病起病较缓,精神改变隐匿,发病确切日期难寻,常有头晕、头痛、多变的躯体症状或自主神经症状等。检查可见早期患者仍保持正常仪表,遗忘、失语等症状较轻时患者活动、行为及社会交往无明显异常;严重时则表现为不安、易激惹或少动,不注意衣着,不修边幅,个人卫生不佳;后期仍保留习惯性自主活动,但不能执行指令动作。当患者因痴呆症状明显而就诊时,多已发病 1 至 2 年半以上。

2. 老年性痴呆的临床表现

老年性痴呆的重要特征或首发症状是逐渐发生的记忆障碍。认知障碍是其特征性表现,并随病情进展而逐渐表现明显。语言功能障碍渐进性发生,最后出现完全性失语。早期还可出现视空间功能受损,表现为:① 严重定向力障碍:如在熟悉的环境中迷路或不认家门,不能区别左、右;在房间里找不到自己的床,辨别不清上衣和裤子以及衣服的上下和内外,不会使用筷子、汤匙等常用物品或工具,出现视失认和面容失认、意向性失用等。② 计算力障碍:表现为算错账或付错钱,最后连最简单的计算也不能完成。③ 精神障碍:表现有心情抑郁、情感淡漠、焦虑不安、兴奋、欣快和失控等,主动性减少,注意力涣散,白天自言自语或大声说话,害怕单独留在家中,少数患者出现不适当或频繁发笑。④ 部分患者出现幻觉、错觉、片段妄想、虚构、古怪行为、攻击倾向及个性改变等思维和行为障碍:如怀疑自己年老虚弱的配偶有外遇,怀疑子女偷自己的钱物,把不值钱的东西当作财宝藏匿,不合情理地改变意愿,持续忧虑、紧张和激惹,拒绝老朋友来访,言行失控,冒失的风险投资或色情行为等。疾病晚期可见四肢僵直、锥体束征、小步态、平衡障碍及二便失禁等,约 5% 的患者出现癫痫发作和帕金森病,伴帕金森病的患者往往不能站立和行走,整天卧床,生活完全依靠护理。

目前,临床根据老年性痴呆的病程进展及临床表现特征将其分为轻、中、重度。其病理分为以下 3 期:第 1 期(病期 1~3 年):主要表现为学会新知识有障碍,远期回忆能力有损害;视空间技能损害表现为图形定向障碍、结构障碍;语言障碍表现为列述一类名词的能力差,命名不能;人格障碍表现为情感淡漠,偶有易激惹或悲伤;运动系统正常,脑电图和 CT 检查表现均正常。第 2 期(病期 2~10 年):记忆力障碍表现为近及远记忆力明显损害;视空间技能损害表现为构图差,空间定向障碍;语言障碍表现为流利型失语;计算力障碍表现为失算;运用能力障碍表现为意想运动性失用;人格障碍表现为漠不关心,淡漠;运动系统表现为不安,脑电图表现为背景脑电图为慢节律,CT 检查表现为正常或脑室扩大和脑沟变宽。第 3 期(病期 8~12 年):此期表现为智力严重衰退,运动功能障碍表现为四肢强直或屈曲姿势,括约肌功能损害表现为二便失禁;脑电图表现为弥散性慢波,CT 检查表现为脑室扩大和脑沟变宽。

(三) 老年性痴呆健康管理内容

1. 管理目标与原则

(1) 管理目标:① 健康评估,普及筛查,管理风险。② 调整体质,系统维护,预防老年性痴呆的发生、发展、演变,协助治疗。

(2) 管理原则:分期、分体质、综合管理,即根据老年性痴呆的不同病理分期、不同严重程度,结合中医体质分类,注重整体状态,突出个性化管理。

2. 管理服务流程(图 10-20)

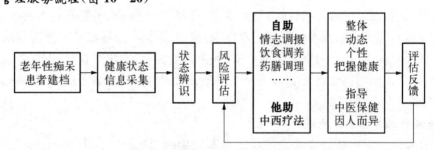

图 10-20 老年性痴呆的健康管理服务流程

(1) 三观信息采集:应用中医健康管理系统,采集三观(宏观、中观、微观)信息,包括四诊信息采集,老年性痴呆专项检查如简易精神状况量表(MMSE)、阿尔兹海默病认知功能量表(ADAS-cog),血液各项生化指标,影像学检查等。

(2) 中医健康状态辨识:建立中医健康档案,依据"中医健康状态辨识"系统,确定健康状态,包括生理病理特点、体质、健康状态要素、疾病风险等。

（3）风险评估：除了对老年性痴呆患者进行疾病风险预警外，尚需对一般健康管理人群进行疾病风险评估，高危人群包括存在高龄、吸烟、肥胖、一级亲属中有该病病史、孤僻的生活方式、头部外伤史、高血压、糖尿病、高胆固醇血症、血管性因素、缺乏运动、社会活动减少及不良饮食习惯等状态的人群。对于高危人群，建议定期进行筛查，随访，可进行智能状况检查和体格检查等。

（4）中医药保健指导：针对不同健康状态要素，系统推荐自助干预方案，再由健康管理师对方案进行确认优化，包括情志调节、饮食调养、起居调摄、运动保健、穴位调养、音乐调理等方面的中医药保健指导。

3. 西医全科管理

（1）治疗目标：由于老年性痴呆的病因及发病机制未明，目前缺乏真正有效的药物治疗，临床上以对症治疗为主。其治疗包括药物治疗改善认知功能及记忆障碍；对症治疗改善精神症状；良好的护理延缓病情进展。药物和康复治疗以改进认知和记忆功能，保持患者的独立生活能力，提高生存质量为目标。

（2）自助方案：对于初次诊断的患者，根据状态辨识结果分析致病风险因素，改变生活习惯，饮食清淡而富有营养，禁饮酒，多饮水，适当运动，保持理想体重，进行情绪管理，配合药膳食疗等。

（3）他助方案：老年性痴呆的病理机制是皮质神经元进行性变性。至病程晚期，患者神经元及突触已破坏，药物失去靶细胞则难以发挥作用。早期诊断及早期治疗可能对病情的发展有缓解作用，对改善症状有效。目前，针对该病患者存在递质系统障碍，对胆碱能系统缺陷的治疗研究较多，具体内容如下。

1）增强乙酰胆碱合成和释放的突触前用药：如胆碱和卵磷脂，治疗方便、安全，已广泛应用于临床。多年临床观察其对该病的症状有改善，但整体结果并不十分令人满意。

2）限制乙酰胆碱降解以提高其活性的药物：如毒扁豆碱，临床应用一般从每日 6 mg 开始，逐渐加量。显效范围 10～24 mg/d，分 4～6 次口服。患者在记忆、学习、行为和实际操作上似有改善，但随着治疗时间的延长，疗效反而减弱，且有副作用，因而其应用较为局限。

3）他克林：是中枢神经系统的强抗乙酰胆碱酶药。治疗从小剂量开始，40 mg/d 用 6 周，第 6 周增至 80 mg/d，第 13 周起 120 mg/d，第 19 周起 160 mg/d。判断是否有效则应观察 30 周。副作用是恶心、呕吐、转氨酶升高、灶性肝细胞坏死，因而在治疗前及治疗中均应检测肝功能。

4）突触后用药（即胆碱能激动剂）：氯贝胆碱为高选择性乙酰胆碱受体激动剂，可显著提高乙酰胆碱系统的活性。但它不通过血脑屏障，需在腹壁等处安置药泵，或通过导管给予脑室内注射。治疗后患者的记忆、情绪、行为、学习和生活自理能力可显著改善，但部分患者出现恶心，少数出现抑郁等不适症状。

综上所述，关于该病的神经递质障碍和有关的药物治疗已取得较大进展，但已知药物的治疗作用小，或疗效短。由于该病有多种递质系统障碍，应注意有针对性地选择用药，或联合用药。此外，学者们也试图用改善脑代谢的药物来治疗该病。

4. 中医健康管理

老年性痴呆，中医又称"痴呆""呆痴""神呆"等。该病多因年老肾亏、饮食失常、七情内伤、劳逸损伤等,夹杂血瘀、痰浊、气滞而导致脑髓不足,五脏阴阳气血虚损所产生。其病位在脑,与心、肝、肾等脏腑功能失调密切相关。

(1)状态特征:老年性痴呆的病位证素为脑、心、脾、肝、肾;病性证素为气虚、血虚、阴虚、阳虚、血瘀、痰阻、气滞。

中医认为五脏虚损是导致衰老的主要原因之一。若年老久病缠身,更易导致气血亏虚及心、脾、肾等脏器虚损,引起精髓空虚,脑失所养,神明失司而痴呆。年老体衰,气血津液运行障碍,气机不畅则为气滞,水湿不化则为痰阻,血运不利则为血瘀,出现气滞、血瘀和痰浊停滞,闭阻脑络,蒙蔽清窍,使神明不清,渐而发展为痴呆。病性多属本虚标实。其临床分型有肾精亏虚型、脾肾阳虚型、肝肾阴虚型、瘀阻脑络型、痰浊阻滞型、肝郁脾虚型等。根据证素辨证的结果和系统推荐的方案,由健康管理师选择或另行确定中医干预方案,或推荐专家会诊。

(2)辨证论治

1)肾精亏虚证

症状体征:头晕空痛,耳鸣耳聋,反应迟钝,记忆力减退,神疲乏力,腰膝酸软,诸症逐渐加重,舌质淡,脉沉细。

治法:补肾填精,增髓益智。

方药:左归丸合龟鹿二仙膏加减。

常用药:鹿角胶、熟地黄、山茱萸、枸杞子、女贞子、牛膝、杜仲、菟丝子、山药、炒白术、茯苓、炙甘草。

2)心脾两虚证

症状体征:思虑过度,神疲乏力,少气懒言,纳差食少,心悸失眠,头晕健忘,形体消瘦,面黄虚浮,舌淡胖,脉细无力。

治法:养心补脾,益智安神。

方药:归脾汤加减。

常用药:生黄芪、白术、当归、珍珠母、茯神、远志、酸枣仁、木香、丹参、川芎、炙甘草。

3)肝阳上亢证

症状体征:急躁易怒,头晕目眩,失眠健忘,烦热盗汗,面赤舌红,脉弦细数,常伴有高血压病史,发病较快。

治法:滋阴补肾,平肝潜阳。

方药:杞菊地黄丸或天麻钩藤饮加减。

常用药:熟地黄、山茱萸、山药、牡丹皮、茯苓、泽泻、枸杞子、菊花、杜仲、天麻、钩藤、石决明、栀子、牛膝。

4)肾阳亏虚证

症状体征:腰膝酸冷,尿频,遗尿,甚则二便失禁,头晕健忘,形寒肢冷,面白虚浮,舌质淡嫩,脉沉细无力。

治法:健脾补肾,温阳益智。

方药:右归饮加减。

常用药:巴戟天、肉苁蓉、石斛、生地黄、熟地黄、山茱萸、五味子、肉桂、茯苓、麦冬、附子、菖蒲、远志、丹参、红花。

5）肝郁血瘀证

症状体征：情志抑郁，胆怯易惊，多疑多虑，悲伤易哭，失眠健忘，面青唇紫，舌暗有瘀斑瘀点，脉弦细涩。

治法：疏肝解郁，活血通络。

方药：血府逐瘀汤加减。

常用药：当归、川芎、生地黄、桃仁、红花、枳壳、赤芍、柴胡、川牛膝、三七、地龙、炙甘草。

6）痰蒙清窍证

症状体征：精神淡漠，表情呆滞，反应迟钝，记忆力减退，默默不语，形体肥胖，舌淡苔滑，脉濡缓。

治法：祛湿化浊，豁痰开窍。

方药：半夏白术天麻汤或苏合香丸加减。

常用药：制半夏、白术、天麻、茯苓、泽泻、陈皮、甘草、生姜。

除此以外，可配合针灸与耳针进行辨证取穴，采用补泻手法配合治疗。

（3）自助方案

1）情志调摄：对高危人群可根据个人爱好，选择弹琴、下棋、书法、绘画、听音乐、阅读、种植花草等方式放松心情，怡情益智。

2）饮食调摄

① 常用食物：食用维生素 E、维生素 C 和 β 胡萝卜素丰富的食物如橄榄油、麦胚油、玉米油、花生油、芝麻油等，可增强抗氧化作用，延缓衰老。注意补充食用菌、豆类及其制品、鱼类、乳类、芝麻酱、各种蔬菜和水果等食物，使机体获得足量的矿物质及微量元素，以调节神经肌肉的兴奋性，维持心功能的正常活动，防治动脉硬化，增强脑的血流量，改善老年人的认知能力。适量增加核桃、鱼油等必需脂肪酸含量较多的食物，以增加维持大脑正常功能不可缺少的营养物质。低胆固醇饮食，限制糖的摄入，以免出现神经过敏或神经衰弱等障碍等。

② 常用食疗方

黄芪猴头菌鸡汤：猴头菌 150 g，黄芪 30 g，鸡肉 300 g，菜心 50 g，绍酒 10 g，生姜 15 g，葱白 20 g，盐适量。将鸡肉洗干净后切成块；猴头菌水发后洗干净，切成片状，发猴头菌的水用纱布过滤待用；黄芪洗净后切成片；生姜、葱白均切成细条；菜心洗干净待用。锅烧热后放入植物油，加入黄芪、姜、葱、鸡块一起煸炒后，加入绍酒、发猴头菌的水和适量的清水，用旺火烧沸后，改用文火煮 60 分钟，放入猴头菌，煮半小时后放入盐调味即可。先捞出来鸡块放置在汤碗底部，再捞出来猴头菌片盖在上面。汤中加入菜心，略煮片刻倒进汤碗，趁热食用。功效：健脾益气，养血补脑。

扁豆粳米粥：扁豆 20 g，粳米 50 g。扁豆洗净，与粳米一起置锅中，加清水 500 mL，急火煮开 5 分钟，改文火煮 30 分钟即成，趁热食用。功效：健脾益气，祛湿化浊。

龙眼肉粳米粥：龙眼肉 30 g，粳米 50 g。龙眼肉洗净，置锅中，加清水 500 mL，再加入粳米，急火煮开 5 分钟，改文火煮 30 分钟即成，趁热食用。功效：补益心脾。

银耳瘦肉粥：银耳 20 g，瘦肉 50 g，粳米 50 g。将银耳洗净备用，猪瘦肉洗净，切成丝状，二者同置锅中，加清水 500 mL，加粳米，急火煮开 3 分钟，改文火煮煎 30 分钟即成，趁热食用。功效：滋阴补虚。

杞子炒肉丝：枸杞子 20 g,猪瘦肉 50 g。将枸杞子洗净备用,猪瘦肉洗净,切成丝状。起油锅,将枸杞子、肉丝同炒,加食盐、调味后食用。功效：滋阴益肾。

松仁粳米粥：松子仁 20 g,粳米 50 g。松子去壳留仁,置锅中,加清水 500 mL,加入粳米,急火煮开 3 分钟,改文火煮煎 30 分钟即成,趁热食用。功效：滋补肝肾。

山药羊肉羹：山药 30 g,羊肉 50 g。将山药洗净,切成丝状,羊肉洗净,切成丝状,二者同置锅中,加清水 200 mL,急火煮开 3 分钟,去浮沫,加黄酒、葱、姜、食盐,改文火煮煎 20 分钟即成,分次食用。功效：滋补肝肾。

3) 起居调摄：遵循顺应自然、天人合一、四季调神的原则,起居规律,睡眠充足,劳逸结合。

4) 运动保健：根据个体差异,遵循循序渐进、持之以恒的原则,选择适宜的运动形式,如散步、慢跑、太极拳、八段锦、五禽戏、广播操等,避免剧烈运动,以轻微出汗为宜。每周运动 3～5 天,每次约 30 分钟。

5) 经络调理：根据患者情况,适当选用督脉刮痧按摩、足底反射法或耳穴贴。

6) 音乐疗法：依据辨识结果,结合五音应五脏理论选择适宜的中国传统音乐,以调理脏腑功能。

(4) 病后管理：已经明确诊断为老年性痴呆的患者,除了积极接受检查和治疗外,病后管理应根据患者的轻重程度,分别制订详细的管理计划,内外结合,进行有效管理。

1) 建立家庭病床：对患者建立健康档案,按照家庭病床的要求进行医疗管理。

2) 陪护人员教育：在指导培训陪护人员了解患者的陪护要求,并掌握基本的急救知识和康复训练技能基础上,教育陪护人员对患者要有爱心、耐心和恒心,对患者予以理解和包容。

3) 观察生命指征：注意观察该病患者的血压、脉搏、呼吸、心率、体温等生命指征变化。由于患者认知功能受损,对于疾病的敏感性、自知力下降,一旦并发其他疾病,也很难用语言表达。对于进食困难、小便失禁、胃肠道功能障碍的患者,要记录患者 24 小时的出入量,出现异常情况要及时请医生诊治,以防水、电解质平衡失调。此外,对于患者的血常规、尿常规、肝功能、肾功能等生化指标也要定期观察。

4) 行为监督管理：在体贴患者的基础上,鼓励患者尽量独立完成日常洗漱、洗澡、饮食、按时服药、用水用电、起居安全等生活行为,帮助患者养成规律的作息时间,白天可适当增加一些有益的活动或适当的体育锻炼,尽量减少睡眠时间,晚上创造安静的入睡条件,不做刺激性谈话或激烈的活动等,避免患者白天休息,夜间吵闹。外出时加强人员陪护,佩戴"爱心救助卡"和急救药品,为施助者提供信息帮助,以防走失。饮食三餐定时定量,温软清淡而富有营养,无刺无骨,防范误吸误服等。定时提醒患者排尿、排便,并及时清理污物。

5) 加强益智活动：帮助患者进行丰富的益智活动,以加强智力锻炼。如通过益智玩具进行逻辑联想、思维灵活性训练;经常让患者对一些图片、实物、单词做归纳和分类,进行分析和综合能力训练;给患者讲述一些事情,讲完后可以提一些问题让患者回答,进行理解和表达能力训练;尽可能地让患者多了解外部的信息,鼓励与他人的接触交流,不要使其处于封闭的生活环境,进行社会适应能力训练;留意生活中处处存在的数字概念和计算,帮助患者进行数字概念和计算能力的训练等。

6）注重情感交流：充分把握一切可以沟通的机会，给予患者必要的关爱和情感支持。针对不同的情感障碍类型实施对应的心理干预：① 对于早期患者，可辅助心理治疗。尽量安排平静安稳的环境，避免患者产生紧张、焦虑情绪，并注意保持亲切和蔼的态度以增加其安全感。② 对于注意力障碍的患者，应开展一些新奇多样化的活动，投其所乐，吸引患者的注意力，以消除其忧愁与孤独感。③ 对于淡漠、恐惧的患者，应时常给予鼓励和赞赏，让患者讲出以往的故事，并耐心倾听，投以关爱的眼神、轻柔的抚摸与拥抱等，以唤起患者积极的情绪和自信心。

7）防范危险因素：妥善保管和处理危险物品，如电源、煤气、火种、锋利刀具、有毒有害物品等，防止意外事故的发生。家住楼房的家庭，阳台门及窗户应当加锁，防止患者坠楼。卧床患者应防范坠床。对认知障碍的患者应防范走失等。

5. 随访

定期随诊，做好详细的随访记录，并针对性地进行健康教育与指导，让患者及家属了解该病的发展进程、轻重程度、危险因素及防范措施，向患者解释自助的重要性，使之理解中医健康管理的意义，自觉地付诸实践，长期坚持。

随诊间隔：根据患者的病理分期、轻重程度及家庭情况，由健康管理师视具体情况而定。开始可安排每周或每月随访 1 次，如有特殊需要可适当增减随访次数。

6. 评估反馈

每次随访后评估中医状态变化情况，随访持续一段时间后，及时评估患者的情绪变化并统计跌倒、误服、误吸、走失、自伤或伤人的次数，及时调整安全管理方案。

7. 三级预防

老年性痴呆是老年人中危害甚大的疾病之一。随着人的寿命不断提高，对此病的预防对老年人来说是非常重要的。

一级预防：面向一般人群，建议养成合理的膳食习惯，适当运动，保持心情舒畅。预防病毒感染，减少铝中毒，加强文化修养，减少头外伤等。

二级预防：针对确定的和可能性大的易患病人群和无认知功能缺陷的老年人，每年做 1 次头颅 CT 等影像学检查、血液生化检查、精神心理测试等专科检查，做到早期筛查，状态分类，针对欲病人群做到早发现、早干预。

三级预防：对老年性痴呆患者进行建档、健康教育、规范化治疗及随访，延缓病程发展。虽然老年性痴呆患者的认知功能减退，但仍应尽量鼓励患者参与社会日常活动及家庭活动，包括脑力和体力活动。尤其是早期患者，尽可能让患者独立完成更衣、沐浴、进食、二便等日常活动，以维持和保留其基本生活能力。鼓励患者读书、读报、编织、布艺、书法、绘画、演奏乐器、跳舞、打牌、打字等，增加大脑的运动，提高患者的生活乐趣及理解力、记忆力等，以延缓疾病的进展。

（四）老年性痴呆患者健康管理病案

1. 老年性痴呆患者建档

钟某，男，75 岁，2016 年 8 月 23 日初诊。

主诉：记忆力减退，判断力差 3 月余。

现病史：患者独自生活 10 年（在家常喜欢听歌、读报），3 个月前因迷路走失后，恰经邻居街头发现，遂接与子女同住，发现其记忆力减退，判断力差，时有说话不清，不知所云，偶有失认、失用，懒惰思卧，不愿与人交流，不修边幅，爱捡饮料瓶、废纸片等垃圾。纳食、睡眠一般，偶有小便失控感，大便稍干。舌瘦色淡，脉沉细。查生化指标均在正常范围。脑 CT 显示：轻微脑萎缩。

既往史：否认糖尿病、肾病、高血压等病史。无特殊家族史。无食物、药物过敏史。

诊断：① 西医诊断：阿尔茨海默病。② 中医诊断：痴呆，肝肾不足证。

2. 三观信息采集

四诊信息采集：记忆力减退，判断力差，时有说话不清，不知所云。纳食、睡眠一般，偶有小便失控感，大便稍干。舌瘦色淡，脉沉细。

辅助检查：身高 173 cm，体重 86 kg，BMI 28.73 kg/m²，血压 140/86 mmHg。颅脑 CT 及 MRI：轻度脑萎缩。心电图：窦性心律；大致正常心电图。B 超：脂肪肝；胆、胰、脾、双肾、膀胱、输尿管等未见明显异常。膝关节 MRI：右膝关节内积液，滑膜病变。生化检查：未见明显异常。

3. 健康状态辨识

生理病理特点：痴呆又称"呆病"。该病轻者可见近事遗忘，反应迟钝，寡言少语，但日常生活能部分自理；病重者常表现为远事也忘，时空混淆，不识亲友，言语重复或错乱，或终日不语，神情淡漠或烦躁，日常生活完全需要他人帮助。本病多因先天不足，或年老体迈，或后天失养，以及六淫、七情、饮食、劳倦、疫毒等导致髓海不足，神机失用，发而为病。因此，该病的发生与年龄有较大关系，肝肾不足是痴呆的主要病理特点。

体质：血虚。五行体质：水型体质。阴阳体质：属阴性体质。

健康状态要素：病位：肾 130，肝 95，脾 82。病性：血虚 135，精亏 114。

4. 处方

（1）自助方案

1）情志调摄：接与子女同住，注重亲情互动，保持平和的心态，多与他人倾诉、交流。根据个人爱好音乐、爱读报等习惯，订阅患者喜爱的报纸，选择播放健脾补肾的歌曲、音乐，放松心情，怡情益智。

2）饮食调理：三餐规律饮食，合理搭配，适当多食豆类和瘦肉、绿叶蔬菜、萝卜和水果，少食肥甘厚味、油炸、过咸和辛辣刺激性食物。

常用食疗方可选山茱萸粥：山茱萸 15～20 g、粳米 100 g、白糖适量，用砂锅煮粥，连食 14 天为 1 个疗程。

3）起居调摄：起居规律，按时睡眠和起床，保证每天 8 个小时的睡眠时间，督促其做适当的家务劳动和运动。

4）运动保健：结合患者的兴趣爱好，选择散步、快走、保健操、郊游等有氧运动，尽量每天坚持，每周至少 5 次以上，强度适中。尽量避免爬山登高、上下楼梯等损伤膝关节的活动，以免加重其滑膜病变。

5）经络调理

① 经络拍打、穴位按摩：选用适当的按摩槌、棒等经常拍打肾经、肝经、脾经、膀胱经、督

脉等,适当刺激百会、四神聪、血海、足三里、太冲等穴位。

② 耳穴贴压:取内分泌、肝、脾、肾、皮质下、交感、神门等相应部位,每次取 3～4 穴,王不留行贴压,每日 1 次,两耳交替进行。

6) 音乐疗法:选择播放患者喜爱的山西民歌及养心醒脾入肾的民族音乐,如《紫竹调》《十面埋伏》《梅花三弄》等。

（2）他助方案

1) 西医治疗:他克林,治疗从小剂量开始,每日 40 mg,用 6 周,第 6 周增至每日 80 mg,第 13 周起每日 120 mg,第 19 周起每日 160 mg。判断是否有效则应观察 30 周。治疗前及治疗中均检测肝功能。

2) 中医治疗:肝肾不足证治法:补肾益髓,填精养神。

方药:七福饮加减。

| 熟地黄 15 g | 人 参 10 g | 当 归 15 g | 黄 芪 10 g | 白 术 12 g |
| 远 志 12 g | 酸枣仁 12 g | 桑 椹 12 g | 补骨脂 12 g | 甘 草 6 g |

共 14 剂,每日 1 剂,每日 2 次,分早、晚服。

嘱 2 周后复诊。

5. 随访

医师第 1 次回访:患者精神较前改善,其余症状如前,服用上述药物无明显不适。守原方继服 14 剂,定期随访,做好详细的随访记录,并针对性地进行健康教育与指导,让患者及家属了解该病的发展进程、轻重程度、危险因素及防范措施,向患者解释自助的重要性,使之理解中医健康管理的意义,自觉地付诸实践,长期坚持。

医师第 2 次回访:患者对自助、他助指导执行情况良好,无诉不适,精神意识清楚,每日上下午自行户外活动 2～3 小时,简单智力测试正常,近期记忆力下降,饮食、睡眠正常,秋冬、冬春寒冷季节交替时有小便失控症状,大便偏干,食用香蕉、红薯等大便通畅。平素舌淡红,苔薄白,有时见白腻苔,有时舌红少苔,脉弦。

医师第 3 次回访:患者平素活动正常,饮食、睡眠佳。每日唱歌、读报,自娱自乐,时间概念逐渐减退,对昼夜更替、季节转化不敏感,精神意识清楚,时有小便失控,偶有大便失控。

医师第 4 次回访:患者偶感下肢无力,每日上下午自行户外活动时间减少,饮食、睡眠正常,二便偶有失控,精神尚可,时有不能辨识不常见的亲朋好友。

6. 评估反馈

根据目前治疗效果评价,患者老年性痴呆症状出现明显延迟,但伴随年龄增高,身体功能逐渐减退,不排除患者症状逐步加重,应进一步加强中医健康管理及西医全科管理,尤其注重有针对性的中医药保健指导及个性化治疗,提高生存质量,延缓病情发展。

（李琳荣）

十五、肿瘤的健康管理

肿瘤(tumor)是指机体在各种致瘤因子作用下,局部组织细胞异常增生所形成的新生物。根据新生物的细胞特性及对机体的危害程度,又将肿瘤分为良性肿瘤(benign tumor)

和恶性肿瘤(malignant tumor)两大类,而癌症即为恶性肿瘤的总称。其临床特点是早期常无特殊症状、局部表现、全身性症状和系统功能紊乱等。伴随人们生活方式的改变,肿瘤的发病年龄趋于年轻化,恶性肿瘤逐渐成为威胁人类健康的主要慢性疾病之一。

（一）流行病学特征

在过去的 30 年间,我国恶性肿瘤死亡率呈上升趋势,平均每 4 个死亡的中国人中,就有 1 个人死于恶性肿瘤。根据国际癌症研究中心(IARS)估计,未来全球癌症年均发病人数将会以 3%～5% 的速度递增,预计至 2020 年,全球将有 2000 万新发病例,死亡人数将达到 1200 万。不同种类的肿瘤在不同地区和人群间的分布有所不同,据全国肿瘤登记中心报告,我国恶性肿瘤发病第一位者为肺癌,其次为胃癌、肝癌、结直肠癌和食管癌。此外,其发病还存在性别差异,男性发病第一位者为肺癌,其次为胃癌、肝癌、食管癌和结直肠癌;女性发病第一位者为乳腺癌,其次为肺癌、结直肠癌、胃癌和宫颈癌。

恶性肿瘤的发生是一个多病因、多步骤的复杂生物学过程,其病因和发病机制迄今尚未完全明了,但总体来讲,恶性肿瘤的发生与机体内、外因素的相互作用有关。外在因素包括化学因素、物理因素、生物因素,内在因素包括免疫因素、激素水平、代谢功能及遗传因素等。

（二）肿瘤的诊断及临床表现

1. 肿瘤的诊断

肿瘤的诊断大致分为两大步骤:一是定性,即确诊是良性还是恶性肿瘤,并明确其组织学类型和分化程度;二是分期,即明确病变范围,了解癌症的浸润转移情况,以判断预后并确定治疗原则。用于肿瘤诊断的方法包括内镜、影像学、生化、骨扫描、PET－CT 检查、肿瘤标志物、细胞学、组织病理学、基因检测等。组织病理学诊断是目前肿瘤定性诊断的标准方法。

肿瘤的诊断标准:① 影像学检查、内镜检查提示异常包块、占位或异常淋巴结肿大。② 起病隐匿,病程长且肿瘤组织所在器官系统和生理功能紊乱,如肺部肿瘤出现咳嗽、咳血、胸痛等,鼻咽部肿瘤出现鼻塞、回吸性血涕等。③ 不明原因乏力、消瘦、发热和贫血是肿瘤患者常见的全身性症状。④ 肿瘤相应的特异肿瘤标志物升高,如 AFP 是早期诊断原发性肝癌最敏感、最特异的指标,CA19－9 首选用于胰腺癌,CA15－3 是乳腺癌的特异性标志物。⑤ 组织病理学检查证实后即可确诊。

2. 肿瘤的临床表现

肿瘤早期常无特殊症状,甚至毫无症状。恶性肿瘤的表现分为局部表现、全身性症状和系统功能紊乱三方面。恶性肿瘤形成的局部肿块生长较快,表面不平,不易推动;不明原因乏力、消瘦、发热和贫血是肿瘤患者常见的全身性症状;系统功能紊乱是指肿瘤组织所在器官系统和生理功能紊乱,如肝肿瘤除有肝大或肝区疼痛外,还可出现食欲不振、腹胀等胃肠功能失调的表现。

（三）肿瘤健康管理内容

1. 管理目标与原则

（1）管理目标:① 迅速有效地治疗肿瘤原发灶,延长患者生存期。② 调整整体功能状态,预防肿瘤转移和复发,预防肿瘤治疗导致的相关副作用,提高患者生存质量,延长生存期。

（2）管理原则:分期、分级、联合、综合,即根据肿瘤的不同类型、不同分期,多种药物联合,注重调节整体状态,突出个性化管理。

2. 管理服务流程(图 10 - 21)

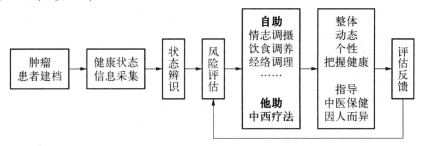

图 10 - 21　肿瘤的健康管理服务流程

(1) 三观信息采集:应用中医健康管理系统,采集三观(宏观、中观、微观)信息,包括四诊信息采集与肿瘤标记物、病理学检查、影像学检查、淋巴结彩超,必要时做骨扫描、PET - CT 检查,建议进行血常规、生化全套、心电图、二便常规等检查,或提供有效的相关资料。

(2) 健康状态辨识:建立中医健康档案,依据"中医健康状态辨识"系统,确定健康状态,包括生理病理特点、体质、健康状态要素、疾病风险、预后等。

(3) 风险评估:除了对肿瘤患者进行疾病风险预警外,尚需对一般健康管理人群进行肿瘤风险评估,其最直接的危险因素是肿瘤标志物升高。肿瘤标志物升高的高危人群包括高龄、吸烟、肥胖、饮酒、病毒感染、炎症、一级亲属中有肿瘤病史、不良的生活方式、工作中长期接触辐射、某些化学药品或生物污染等。对于高危人群,建议定期进行筛查,通过检测肿瘤标志物、淋巴结检查等及早发现。

(4) 中医药保健指导:针对不同健康状态要素,系统推荐自助干预方案,健康管理师对方案进行确认优化,包括情志调节、饮食调养、起居调摄、运动保健、穴位调养、音乐调理等方面的中医药保健指导。

3. 西医全科管理

(1) 治疗目标:① 彻底切除肿瘤,有效控制肿瘤转移,保护正常组织。② 减轻患者痛苦,提高生存质量。③ 防止复发与转移。④ 治疗其他伴发的相关疾病。目前肿瘤的治疗强调其长期治疗的目标是降低死亡率、延长生存期、提高生存质量。

(2) 自助方案:对于初次诊断的患者,根据状态辨识结果分析致病风险因素,改变生活习惯,禁烟、酒,多摄入新鲜水果,加强营养,适当运动,进行情绪管理,配合药膳食疗等。

(3) 他助方案

1) 外科治疗:手术治疗是肿瘤治疗的主要手段。

良性肿瘤和早期恶性肿瘤可采取根治术;恶性肿瘤局部外侵或转移淋巴结累及一些重要的组织器官,可采取姑息性手术,主要目的是减轻疼痛、梗阻等症状。

此外,还可以根据患者具体情况,选取减瘤术、局部复发的手术治疗、转移灶的手术治疗、急症的手术处理。

2) 放射治疗:放射治疗可作为某些恶性肿瘤的单一手段,也可作为综合性根治某些肿瘤的综合治疗手段,还可作为肿瘤姑息性治疗的手段用于临床。对射线中度或高度敏感的局限病变肿瘤如鼻咽癌、宫颈癌、前列腺癌等可采取根治性放疗。

术前放疗可杀灭瘤周围亚临床灶、缩瘤提高切除率，减少术时播散危险，如肺尖癌、直肠癌等；术后放疗用于控制术后残留病灶，提高根治机会，如乳腺癌、非小细胞肺癌。放疗与化疗综合应用，可提高肿瘤局控、降低远处转移；晚期恶性肿瘤采用放疗可缓解肿瘤压迫、镇痛、止血以减轻患者的痛苦、改善生存质量，并可能延长部分患者的生存时间。

3）化学治疗：化学治疗是恶性肿瘤的主要治疗手段之一，目前临床上多采取联合化疗。晚期和播散性肿瘤采用全身诱导化疗以达到缓解病情、提高生存质量、延长生存时间或治愈肿瘤的目的。在有效的局部治疗后，针对可能存在的微小转移灶进行化疗，可防止复发、转移。对可用局部治疗手段治疗的局限性的肿瘤，在手术或放疗前使用化疗，可减小手术范围。

4）生物治疗：分子靶向治疗无化疗药物的细胞毒性作用，用药更安全，可用于 KPS 评分低、无法耐受化疗的患者；可能对化疗和放疗失败患者有效；与常规抗癌治疗联合可以提高抗肿瘤效果。

细胞因子、干扰素、白细胞介素、肿瘤坏死因子可辅助治疗，增加疗效。肿瘤疫苗利用肿瘤细胞或肿瘤抗原物质诱导机体产生特异性细胞免疫和体液免疫反应，从而抑制肿瘤的生长、转移和复发，其针对性强，不伤及无关的正常组织。

4. 中医健康管理

该病中医又称"瘿瘤""瘰疬""积聚""癥瘕""癖""岩""癌"等，可发生于五脏六腑、四肢百骸，其基本病机为正虚邪实，也包括脏腑失调、气滞血瘀、痰湿凝聚、毒热内结等。该病多是由于正气内虚，感受邪毒，或情志抑郁、饮食损伤、素有旧积等因素，使脏腑功能失调，气血津液运行失常，产生气滞、血瘀、痰凝、湿浊、热毒等病理变化，蕴结于脏腑组织，相互搏结，日久积渐成块而成。

（1）状态特征：不同的肿瘤其病变部位不同，如脑瘤病位在脑，肺癌病位在肺等。但由于肝主疏泄，条达气机，脾为气血生化之源，肾主髓，藏元阴、元阳，故肿瘤的发展与肝、脾、肾的关系较为密切。按照肿瘤的病因可以将肿瘤的病性证素概括为癌毒、痰、瘀、热、湿。

同样的肿瘤，因其患病个体自身差异，可表现为不同的证，其论治也有所不同；不同的肿瘤，若有相同的证，也可用同样的方药治疗。但由于肿瘤可发生于五脏六腑、四肢百骸，很难囊括每一个证型，故我们参考中华人民共和国中医药行业标准《恶性肿瘤中医诊疗指南》总结出肿瘤的四个常见基本证型，即气血两虚型、气滞血瘀型、痰湿凝聚型、毒热内结型。根据证素辨证的结果和系统推荐的方案，由健康管理师选择或另行确定中医干预方案，或推荐专家会诊。

（2）辨证论治

1）气血两虚证

症状体征：头昏目眩，面色淡白或萎黄，唇甲淡白，神疲乏力，少气懒言，自汗，心悸失眠，形体瘦弱，舌淡而嫩，脉细弱。

治法：健脾益气、养血补血。

方药：八珍汤加减。

常用药：人参、白术、茯苓、当归、川芎、白芍、熟地黄、甘草。

中成药：参芪扶正注射液、康艾注射液、八珍颗粒、金水宝胶囊等。

2）气滞血瘀证

症状体征：肿块质硬,疼痛剧烈,胀痛或刺痛拒按,胸胁胀闷、走窜疼痛,性情急躁易怒,面色晦暗,或有爪甲紫黑,舌紫暗或见紫斑,脉涩或弦。

治法：理气活血、化瘀散结。

方药：柴胡疏肝散合血府逐瘀汤加减。

常用药：陈皮、柴胡、川芎、香附、枳壳、芍药、甘草、桃仁、红花、当归、生地黄、牛膝、莪术、三棱。

中成药：康力欣胶囊、桂枝茯苓丸、鳖甲煎丸、金龙胶囊、大黄䗪虫丸等。

3）痰湿凝聚证

症状体征：肿块质软,不痛或隐痛,经久不消,伴头重如裹,颈项酸痛,脘痞,遍体不舒,周身倦怠,肢体关节酸痛重浊,屈伸不利,四肢困倦,舌淡,苔白厚腻,脉滑或濡。

治法：化痰祛湿、软坚散结。

方药：涤痰汤合参苓白术散加减。

常用药：茯苓、浙贝母、甘草、陈皮、胆南星、制半夏、白芷、枳实、石菖蒲、白扁豆、白术、薏苡仁、威灵仙。

中成药：小金胶囊、内消瘰疬丸、参丹散结胶囊等。

4）毒热内结证

症状体征：发热,面红目赤,汗出,甚至神昏谵语,肿块质硬、疼痛剧烈、翻花溃烂、胬肉高突,口干、口渴喜冷饮,或吐血、衄血,大便秘结,小便短赤,舌红,苔黄或黄腻,脉滑数。

治法：清热解毒,消癥散结。

方药：五味消毒饮合桃红四物汤加减。

常用药：金银花、野菊花、白花蛇舌草、山慈菇、蒲公英、紫花地丁、紫背天葵、川芎、白芍、桃仁、红花。

中成药：华蟾素注射液、复方斑蝥胶囊、艾迪注射液、鸦胆子油乳注射液等。

（3）自助方案

1）情志调摄：情志调摄是肿瘤患者自助的重要内容,应树立战胜疾病的信心,松弛身心,适当地疏泄,保持平和的心态。可根据个人爱好,选择弹琴、下棋、书法、绘画、听音乐、阅读、旅游、种植花草等方式放松心情。

2）饮食调理

① 注意营养结构合理,食物多样化。肿瘤专家徐光炜教授总结出该病饮食调理宜十多十少：少食多餐,少烫多温,少硬多软,少盐多淡,少糖多蜜,少酒多菜,少陈多鲜,少肉多素,少炸多炖,少熏多炒,忌烟酒,忌食霉变食物,忌偏食,忌狼吞虎咽,忌暴食,忌不洁瓜果等。可适当食用芦笋、山药、薏苡仁、猕猴桃、香菇、银耳、猴头菇、胡萝卜、大枣、山楂等抗癌食物。

② 常用食疗方

芦笋粥：鲜芦笋50 g,粳米100 g,红枣15枚。将鲜芦笋洗净、切碎,红枣拣杂后洗净,再将芦笋、红枣与淘净的粳米同入锅,加水适量,煨煮成稠粥。早、晚分服。功效：健脾和胃,防癌抗癌。

芦根薏仁绿豆汤：芦根、薏苡仁、绿豆各30 g。先将芦根用水煎半小时,弃芦根,留汁备用;洗净薏苡仁、绿豆,放入芦根汁,用文火煮烂,加冰糖适量即可。早、晚分饮。功效:防癌抗癌,滋阴清热。

百合胡萝卜猪肝粥:百合18 g,凤尾草18 g,蛇莓18 g,败酱草18 g,大米50 g,胡萝卜50 g,猪肝50 g,精盐适量,花椒8粒。将凤尾草、蛇莓、败酱草用清水迅速漂洗一下,捞入事先缝好的纱布内,用线将口扎紧;百合、大米分别淘洗干净,胡萝卜洗净切成小丁,猪肝亦切成小丁。砂锅内放适量清水,将药袋、大米、百合依次放入,烧开后改小火煮20分钟,放入胡萝卜丁、猪肝丁、精盐及花椒,烧开后再煮10分钟,去药袋即可。早、晚分服。功效:抗癌防癌,解毒化痰。

银耳红枣粥:银耳10 g,红枣5枚,粳米100 g。将银耳用冷水泡发,并洗净;将粳米、红枣淘洗干净,加水煮粥,煮至半熟时加发好的银耳,同煮至粥烂熟即成。每日服1剂,温热食用。功效:防癌抗癌,滋阴润肺,养胃生津,益气生血。

若化疗期间出现骨髓抑制,也可适量增加动物骨髓,如用牛骨髓、羊骨髓炖的汤,或用鸡血、鸭血、鹅血、猪血制作的饮食。同时可适当吃些黑色食品,如黑芝麻、黑米等。

若引起肝损伤,出现转氨酶升高,此时应适当吃些苦瓜、绿豆芽、香菇、木耳、猴头菌、猕猴桃、蜜桃、苹果、葡萄等,多喝绿茶、乌龙茶水。若肝功损伤严重,可以用五味子20 g、枸杞子20 g炖鲫鱼汤。

若出现肾功异常,要限制蛋白质的摄入。合并水肿者要少吃盐,多吃动物肾脏、菠菜和红苋菜,也可多吃一些有利尿作用的食物,如黄瓜、冬瓜、丝瓜。

3) 起居调摄:肿瘤患者的居室最好向阳,有充足的日照。保持通风,使空气保持清新。卧床患者应定时翻身、清洁,防止褥疮。患者房间及用品要定时清洗和消毒,避免发生感染。

4) 运动保健:根据自己的病情和体质情况,适当选择散步、太极拳等较低运动量的运动。依据辨识结果选择运动,避免剧烈运动。运动时注意保持有氧运动,选取空气清新、阴凉的环境运动。

5) 经络调理:针灸对于改善肿瘤患者临床症状(如疼痛)及抗肿瘤治疗引起的副反应有明显的效果。可根据患者情况,适当选用。

① 穴位按摩:内关、中脘、足三里、支沟、地仓、大迎、颊车、下关、合谷、梁丘、血海、太冲等。

② 耳穴贴压:胃、神门、心、交感、皮质下、阿是穴等相应部位,每次取3~4穴,王不留行贴压,每日按压2~3次,每穴每次按压30~60秒,以自觉酸胀并能耐受为度,两耳交替进行。

6) 音乐疗法:结合年龄、个性特征、文化程度、职业、精神状态等情况选择不同的音乐。

5. 随访

随诊时应强调自助与他助相结合,让患者了解该种治疗可能出现的副作用,副作用一旦出现应及早报告;向患者解释自助的重要性,使之理解中医健康管理的意义,自觉地付诸实践,长期坚持。

随诊间隔:患者在结束治疗之后,要重视定期复查,在治疗后1~2年每3个月随诊1次,以后每0.5~1年随诊1次,直至终身。

每次评估患者中医状态变化情况,及时调整自助方案。

6. 评估反馈

通过复查了解患者疾病的治疗和康复的情况，及时发现肿瘤是否有复发或加重的情况，以利于及时制订进一步的治疗和康复计划。复查主要包括生活质量评估、体格检查、常规实验室检查、肿瘤标志物及既往异常的影像学检查等，对容易有转移、复发的部位应重点检查。

7. 三级预防

一级预防：面向一般人群，避免接触致癌物，改变不良生活方式，合理营养膳食，控制感染，接种肿瘤疫苗等。

二级预防：对高危人群做干预性治疗和长期监护，警惕肿瘤的早期信号，早期诊断、治疗癌前病变和早期癌。

三级预防：针对已确诊的癌症患者进行研究、治疗和随访，防止癌症患者病情恶化，提高生存质量和生存率，减少癌症及治疗的并发症。

（四）肿瘤患者健康管理病案

1. 肿瘤患者建档

刘某，男，58 岁，2016 年 11 月 23 日初诊。

主诉：反复咳嗽、咳血 2 月余，加重伴胸痛 3 日。

现病史：患者于 2 个月前无明显诱因出现咳嗽，为阵发性干咳，痰少而黏，偶有痰中带血，并有左侧胸部隐痛，咳嗽时加重，无明显胸闷、气喘等不适，无头晕、头痛、无潮热、心悸等不适，未予重视，自购止咳药服用（药物不详），近日咳嗽、咳血加重，前来就诊。刻诊：咳嗽，少痰，痰黏夹少量血丝，左侧胸痛，纳差，形体偏瘦，口唇紫暗，口干少饮，大便干燥，小便黄少，舌暗红，苔薄黄，脉弦数。

既往史：既往体健。吸烟 30 余年，每天半包；饮酒 20 余年，每日 2 两。否认心脏病、脑血管疾病、肝炎、结核等病史。否认食物、药物过敏史。

诊断：① 西医诊断：肺癌。② 中医诊断：癌病，瘀毒阻肺证。

2. 三观信息采集

四诊信息采集：咳嗽，为阵发性干咳，痰少而黏，偶有痰中带血，并有左侧胸部隐痛，咳嗽时加重，纳差，形体偏瘦，体重较 2 个月前降低 1 kg，平素多食，性格急躁，口唇紫暗，口干少饮，大便干燥，小便黄少，舌暗红，苔薄黄，脉弦数。

辅助检查：身高 175 cm，体重 55 kg，体温 36.7℃，心率 78 次/分，血压 132/90 mmHg。理化检查：胸腹部＋头颅增强 CT：左肺上叶舌段可见一类圆形肿块影，最大截面约 3.4 cm×5.6 cm；相应舌段支气管呈"鼠尾样"变窄，增强后见强化；余两肺纹理增粗，未见明显实质性病变，双侧胸腔未见积液；双侧腋窝见多个淋巴结，最大约为 5 mm×6 mm；肝、肾、脾未见明显异常；头颅 CT 未见明显异常。颈部淋巴彩超：右侧颈部Ⅲ区及左侧颈部Ⅳ区均探及少许淋巴结，右侧大者约 14.0 mm×6.0 mm，左侧大者约 15.0 mm×5.0 mm。骨扫描：未见明显异常。肿瘤标志物：血清癌胚抗原（CEA）40 ng/mL，神经元特异性烯醇化酶（NSE）19.54 ng/mL，细胞角蛋白 19 片段抗原（CYFRA21－1）为 10.61 ng/mL，鳞状细胞癌相关抗原（SCC）14.5 ng/mL，胃泌素释放肽前体（ProGRP）20 ng/mL。病理检查：术后病检："左肺上叶"中分化鳞状细胞癌。

3. 健康状态辨识

生理病理特点：癌病是多种恶性肿瘤的总称，临床表现主要为身体肿块逐渐增大，表面高低不平,质地坚硬,时有疼痛、发热,并常伴纳差、乏力、日渐消瘦等全身症状。本病的病因多为外感六淫、内伤七情、饮食失调及久病正虚等,以致脏腑阴阳气血失调,气滞血瘀、痰结毒聚,聚而成积。患者全身表现形体偏瘦、体重降低,为阴精虚弱,失于濡养所致。局部表现肺中结节肿块,为气滞血瘀、痰结毒聚而成。邪实与正虚并存,且贯穿疾病始终。

体质:瘀血。五行体质:金型体质。阴阳体质:属阴虚体质。

健康状态要素:病位:肺160,经络95,肝72。病性:癌毒135,痰124,瘀97。

4. 处方

(1) 自助方案

1) 情志调摄:该患者平素脾气急躁,要注意松弛身心,适当地疏泄,保持平和的心态;不要因为生病而过度改变原来的生活节奏,要多与人接触交流,不要把注意力过多地集中在病情上,生活中择其乐而从之,迁其忧而弃之。

2) 饮食调理:禁烟、酒,适当摄入新鲜水果,加强营养,粗细结合,不吃鹅肉、鸡肉、鱼、海鲜等发物。注意营养结构合理,食物多样化。少食多餐,少烫多温,少硬多软,少盐多淡,少糖多蜜,少酒多菜,少陈多鲜,少肉多素,少炸多炖,少熏多炒;忌烟酒,忌食霉变食物,忌偏食,忌狼吞虎咽,忌暴食,忌不洁瓜果等。

3) 起居调摄:居室最好向阳,有充足的日照;保持通风,使空气保持清新;保证每天充足的睡眠,起居规律。

4) 运动保健:选择空气清新、阴凉的环境适度运动,选择太极拳、八段锦、五禽戏等运动以调身、调息、调心。

5) 经络调理

① 穴位按摩:内关、中脘、足三里、支沟、地仓、大迎、颊车、下关、合谷、梁丘、血海、太冲等。

② 耳穴贴压:胃、神门、心、交感、皮质下、枕、阿是点等相应部位,每次取3~4穴,王不留行贴压,每日按压2~3次,每穴每次按压30~60秒,以自觉酸胀并能耐受为度,两耳交替进行。

6) 音乐疗法:夜晚选取舒缓的轻音乐系列如《月光》《春水》《童年》等缓解焦虑,促进睡眠;白天可根据五行音乐疗法选择金系阴韵的《秋风清露》、土系阳韵的《黄庭骄阳》、木系的《花语》等。

(2) 他助方案

1) 西医治疗:① 外科治疗:全麻下行胸腔镜辅助下左肺上叶切除术加淋巴清扫术。② 化疗:采用GP方案。

2) 中医治疗:瘀毒阻肺证治法:行气活血,解毒消结。

方药:血府逐瘀汤加减。

蒲　黄 15 g	茜　草 15 g	川　芎 15 g	赤　芍 15 g	当　归 10 g
柴　胡 15 g	枳　壳 15 g	甘　草 3 g	玄　参 20 g	麦　冬 15 g
知　母 15 g	延胡索 15 g	瓜蒌皮 15 g	薤　白 15 g	熟地黄 15 g
川牛膝 15 g				

共14剂,每日1剂,每日2次,分早、晚服。

嘱 2 周后复诊。

5. 随访

医师回访,患者术后 1 个周期 GP 方案化疗后 7 天,咳泡沫痰,无咳血,食欲差,睡眠稍差,大便稍干,舌暗红,苔薄黄,脉弦数。化疗后坚持每周复查血常规、肝功能、肾功能,如有不适随时就诊,并按周期进行化疗;3 个周期化疗结束后全面复查,若肿瘤无进展者继续原方案化疗至 6 个周期,若肿瘤进展则需更换化疗方案。

6. 评估反馈

根据目前治疗效果评价,患者经过术后坚持化疗,以及个性化治疗,未发现有明显肿瘤复发征象。

7. 再评估反馈

患者术后化疗 2 个周期后病情暂未有明显加重,但要注意定期全面复查,病情若出现加重要升级化疗药,建议进行终身随访。

(马维骐)

参 考 文 献

［1］ 慢性阻塞性肺疾病诊治指南(2013 年修订版)[J]. 中国医学前沿杂志(电子版),2014,24(2):67 - 80.

［2］ Fang X C, Wang X D, Bai C X. COPD in China:the burden and importance of proper management [J]. Chest, 2011, 139(4):920 - 929.

［3］ 包鹤龄,方利文,王临虹. 1990—2014 年中国 40 岁及以上人群慢性阻塞性肺疾病患病率 Meta 分析 [J]. 中华流行病学杂志,2016,37(1):119 - 124.

［4］ 钟南山. 慢性阻塞性肺疾病在中国[J]. 中国实用内科杂志,2011,31(5):321 - 322.

［5］ Mannino D M, Buist A S. Global burden of COPD:risk factors, prevalence, and future trends[J]. Lancet, 2007, 370(9589):765 - 773.

［6］ Yang G, Wang Y, Zeng Y, et al. Rapid health transition in China, 1990 - 2010:findings from the Global Burden of Disease Study 2010[J]. Lancet, 2013, 381(9882):1987 - 2015.

［7］ Yin P, Wang H, Vos T, et al. A Subnational Analysis of Mortality and Prevalence of COPD in China From 1990 to 2013:Findings From the Global Burden of Disease Study 2013[J]. Chest, 2016, 150(6):1269 - 1280.

［8］ American Thoracic Society Foundation. The Global Burden of Lung Disease, 2014.

［9］ National Emphysema Treatment Trial Research Group. A randomized trial comparing lung-volume-reduction surgery with medical therapy for severe emphysema[J]. N Engl J Med, 2003, 348(21):2059 - 2073.

［10］ 夏维,严洁,毛文君,等. 65 岁以上终末期肺病患者肺移植疗效及预后分析[J]. 器官移植,2015(6):382 - 387.

［11］ 于丽丽,王天芳,焦扬,等. 基于专家问卷调查的慢性阻塞性肺疾病常见中医证候要素的研究[J]. 中华中医药杂志,2011(7):1504 - 1507.

［12］ 刘燕鸿. COPD 稳定期患者中医证素分布规律及其与诱导痰 IL - 8 的相关性研究[D]. 福州:福建中医药大学,2013.

[13]　苏强,陈海涛.史锁芳教授运用黑地黄丸治疗慢性阻塞性肺疾病的经验[J].浙江中医药大学学报,2009,33(6):821-822.

[14]　许璧瑜.浅谈慢性阻塞性肺疾病的三级预防策略[J].全科护理,2008,6(35):3224-3226.

[15]　高晓平.呼吸系统疾病食疗智慧[M].北京:中国医药科技出版社,2012.

[16]　史锁芳.慢性阻塞性肺病中西医结合治疗[M].北京:人民卫生出版社,2013.

[17]　周仲英.中医内科学[M].第7版.北京:中国中医药出版社,2007.

[18]　中国老年学学会骨质疏松委员会中医药与骨病学科组.中医药防治原发性骨质疏松症专家共识[J].糖尿病天地·临床,2016,10(12):559-564.

[19]　孔晶,王鸥,邢小平.2014版NOF防治骨质疏松症临床指南解读[J].药品评价,2015,12(15):8-12.

[20]　陶天遵,邱贵兴,朱汉民,等.原发性骨质疏松症的治疗与预防[J].中华骨与关节外科杂志,2015,8(5):377-384.

[21]　胡军,张华,牟青.骨质疏松症的流行病学趋势与防治进展[J].临床荟萃,2011,26(8):729-731.

[22]　李静,陈德才,王覃.2016年《美国内分泌医师协会与美国内分泌协会绝经后骨质疏松症诊疗指南》解读[J].中国全科医生,2017,20(8):891-895.

[23]　中华医学会骨科学分会骨质疏松学组.骨质疏松性骨折诊疗指南[J].中华骨科杂志,2017,37(1):1-10.

[24]　吴立兵,刘刚,刘晶晶,等.骨折风险预测简易工具在评估骨质疏松性骨折风险的价值研究[J].北京医学,2016:38(4):302-304.

[25]　夏丽颖.中药治疗原发性骨质疏松作用机制研究进展[J].上海中医药大学学报,2017,31(2):95-98.

[26]　梁文娜,李西海,李亚婵,等.基于证素辨证探讨绝经后骨质疏松症中医病理状态辨识[J].中华中医药杂志,2016,31(1):72-74.

[27]　梁文娜,李西海,李灿东.绝经后骨质疏松的核心病机——骨痿[J].中国老年学杂志,2015,35(18):5333-5335.

[28]　谢幸,苟文丽.妇产科学[M].北京:人民卫生出版社,2013.

[29]　林雪娟,李灿东,梁文娜,等.围绝经期综合征中医证素特点研究[J].辽宁中医药大学学报,2011,13(4):101-103.

附　录
中医经典养生名言

一、养生之理

1. 上古之人,其知道者,法于阴阳,和于术数,食饮有节,起居有常,不妄作劳,故能形与神俱,而尽终其天年,度百岁乃去。——《素问·上古天真论》

2. 虚邪贼风,避之有时,恬淡虚无,真气从之,精神内守,病安从来。——《素问·上古天真论》

3. 美其食,任其服,乐其俗,高下不相慕,其民故曰朴。是以嗜欲不能劳其目,淫邪不能惑其心,愚智贤不肖不惧于物,故合于道。所以能年皆度百岁而动作不衰者,以其德全不危也。——《素问·上古天真论》

4. 黄帝曰:余闻上古有真人者,提挈天地,把握阴阳,呼吸精气,独立守神,肌肉若一,故能寿敝天地,无有终时,此其道生。中古之时,有至人者,淳德全道,和于阴阳,调于四时,去世离俗,积精全神,游行天地之间,视听八达之外,此盖益其寿命而强者也,亦归于真人。其次有圣人者,处天地之和,从八风之理,适嗜欲于世俗之间,无恚嗔之心,行不欲离于世,被服章,举不欲观于俗,外不劳形于事,内无思想之患,以恬愉为务,以自得为功,形体不敝,精神不散,亦可以百数。其次有贤人者,法则天地,象似日月,辨列星辰,逆从阴阳,分别四时,将从上古合同于道,亦可使益寿而有极时。——《素问·上古天真论》

5. 阴平阳秘,精神乃治,阴阳离决,精气乃绝。——《素问·生气通天论》

6. 阴阳者,天地之道也,万物之纲纪,变化之父母,生杀之本始,神明之府也。治病必求于本。——《素问·阴阳应象大论》

7. 是故圣人不治已病治未病,不治已乱治未乱,此之谓也。夫病已成而后药之,乱已成而后治之,譬犹渴而穿井,斗而铸锥,不亦晚乎? ——《素问·四气调神大论》

8. 五脏坚固,血脉和调,肌肉解利,皮肤致密,荣卫之行,不失其常,呼吸微徐,气以度行,六腑化谷,津液布扬,各如其常,故能长久。——《灵枢·天年》

9. 智者之养生也,必顺四时而适寒暑,和喜怒而安居处,节阴阳而调刚柔。——《灵枢·本神》

10. 春秋冬夏,四时阴阳,生病起于过用,此为常也。——《素问·经脉别论》

11. 风雨寒热不得虚,邪不能独伤人。卒然逢疾风暴雨而不病者,盖无虚,故邪不能独伤人。此必因虚邪之风,与其身形,两虚相得,乃客其形。两实相逢,众人肉坚。其中于虚邪也,因于天时,与其身形,参以虚实,大病乃成。——《灵枢·百病始生》

12. 夫以蕞尔之躯,攻之者非一涂;易竭之身,而外内受敌。身非木石,其能久乎?——《养生论》

13. 清虚静泰,少私寡欲。知名位之伤德,故忽而不营,非欲而强禁也。识厚味之害性,故弃而弗顾,非贪而后抑也。——《养生论》

14. 少不勤行,壮不竟时;长而安贫,老而寡欲;闲心劳形,养生之方也。——《养性延命录》

15. 形生愚智,天也;强弱寿夭,人也;天道自然,人道自己。夫始而胎气充实,生而乳食有余,长而滋味不足,壮而声色有节者,强而寿;始而胎气虚耗,生而乳食不足,长而滋味有余,壮而声色自放者,弱而夭。——《养性延命录》

16. 养生大要,一曰啬神,二曰爱气,三曰养形,四曰导引,五曰言语,六曰饮食,七曰房室,八曰反俗,九曰医药,十曰禁忌。过此已往,义可备焉。——《养性延命录》

17. 彭祖曰:养寿之法,但莫伤之而已。大冬温夏凉,不失四时之和,所以适身也。——《养性延命录》

18.《明医论》云:疾之所起,自生五劳,五劳既用,二脏先损,心肾受邪,腑脏俱病。五劳者,一曰志劳,二曰思劳,三曰心劳,四曰忧劳,五曰疲劳。五劳则生六极,一曰气极,二曰血极,三曰筋极,四曰骨极,五曰精极,六曰髓极。六极即为七伤,七伤故变为七痛。——《养性延命录》

19. 诸药饵法,不废世务。凡欲饵药,但须精审,不可轻服。——《颜氏家训·养生篇》

20. 夫养生先须虑祸,全身保性,有此生然后养之,勿徒养其无生也。——《颜氏家训·养生篇》

21. 夫生不可不惜,不可苟惜。涉险畏之途,干祸难之事,贪欲以伤生,谗慝而致死,此君子之所惜哉!行诚孝而见贼,履仁义而得罪,丧身以全家,泯躯而济国,君子不咎也。——《颜氏家训·养生篇》

22. 夫养性者,欲所习以成性,性自为善,不习无不利也。性既自善,内外百病自然不生,祸乱灾害亦无由作,此养性之大经也。善养性者则治未病之病,是其义也。——《备急千金要方·养性序》

23. 养生有五难:名利不灭,此一难也;喜怒不除,此二难也;声色不去,此三难也;滋味不绝,此四难也;神虚精散,此五难也。——《答难养生论》

24. 王侯之宫,美女兼千。卿士之家,侍妾数百。昼则以醇酒淋其骨髓,夜则房室输其血气,耳听淫声,目乐邪色,宴内不出,游外不返。王公得之于上,豪杰驰之于下,及至生产不时,字育太早,或童孺而擅气,或疾病而构精,精气薄恶,血脉不充,既出胞脏,养护无法,又蒸之以绵纩,烁之以五味,胎伤孩病而脆,未得坚刚,复纵情欲,重重相生,病病相孕,国无良医,医无审术,奸佐其间,过谬常有,会有一疾,莫能自免。当今少百岁之人者,岂非所习不纯正也。——《备急千金要方·养性序》

25. 斋戒谓之信解,安处谓之闲解,存想谓之慧解,坐忘谓之定解,信定闲慧四门通神谓之神解。——《天隐子养生书·神解》

26. 兼三才而言谓之易,齐万物而言谓之道德,本一性而言谓之真如,入于真如,归于无为。——《天隐子养生书》

27. 非华堂邃宇、重裀广榻之谓也。在乎南向而坐,东首而寝;阴阳适中,明暗相半。——《天隐子养生书·安处》

28. 安则物之感我者轻,和则我之应物者顺,外轻内顺而生理备矣。——《苏沈良方·问养生篇》

29. 安乐之道,唯善保养者得之。——《寿亲养老新书》

30. 与其救疗于有疾之后,不若摄养于无疾之先。盖疾成而后药者,徒劳而已。已病而不治,所以为医家之法,未病而先治,所以明摄生治理。——《丹溪心法》

31. 特消息否泰而行之藏之,量其才能而负之荷之,以不流于物故谓之摄,以安其分故谓之养。——《泰定养生主论》

32. 及其老也,血气既衰,戒之在得。——《论语·季氏》

33. 人有三死,而非其命也,行己自取也。——《孔子家语》

34. 养生以不损为延命之术,不损以有补为卫生之径,居安虑危,防未萌也。不以小恶为无害而不去,不以小善为无益而不为。——《事林广记·防患补益》

35. 养德养生无二术。——《医先》

36. 若识透天年百岁之有分限节度,则事事循礼,自然不贪不躁不妄,斯可以却未病而尽天年矣。——《医学入门·保养说》

37. 避风寒以保其皮肤六腑,则麻黄、桂枝、理中、四逆之剂不必服矣。节劳逸以保其筋骨五脏,则补中益气、却劳健步之剂不必服矣。戒色欲以养精,正思虑以养神,则滋阴降火、养营凝神等汤又何用哉!薄滋味以养血,寡言语以养气,则四物、四君、十全、三和等汤又何用哉!——《医学入门·保养说》

38. 老者安之,弗以筋力为礼,广筵尚席,何当勉强支陪,衰年之戒,一也;戒之在得,举念浑无去取,家之成败开怀,尽付儿孙,优游自如,清心寡欲,二也;衣薄绵轻葛,不宜华丽粗重,慎于脱着,避风寒暑湿之侵,小心调摄,三也;饮温暖而戒寒凉,食细软而戒生硬,务须减少,频频慢餐,不可贪多,慌慌大咽,四时宜制健脾理气补养之药,四也;莫为寻幽望远而早起,莫同少壮尽欢而晚归,惟适性而已,五也。——《寿世保元·老人》

39. 绝戒暴怒,最远房室,更慎起居,尤忌忧郁,顺就寒暄,节调饮食。《红炉点雪·戒忌箴》

二、养生之法

(一) 四时起居养生

1. 春三月,此谓发陈,天地俱生,万物以荣,夜卧早起,广步于庭,被发缓形,以使志生,生而勿杀,予而勿夺,赏而勿罚,此春气之应,养生之道也。逆之则伤肝,夏为寒变,奉长者少。——《素问·四气调神大论》

2. 夏三月,此谓蕃秀,天地气交,万物华实,夜卧早起,无厌于日,使志无怒,使华英成秀,使气得泄,若所爱在外,此夏气之应,养长之道也。逆之则伤心,秋为痎疟,奉收者少,冬至重病。——《素问·四气调神大论》

3. 秋三月，此谓容平，天气以急，地气以明，早卧早起，与鸡俱兴，使志安宁，以缓秋刑，收敛神气，使秋气平，无外其志，使肺气清，此秋气之应，养收之道也。逆之则伤肺，冬为飧泄，奉藏者少。——《素问·四气调神大论》

4. 冬三月，此谓闭藏，水冰地坼，无扰乎阳，早卧晚起，必待日光，使志若伏若匿，若有私意，若已有得，去寒就温，无泄皮肤，使气亟夺，此冬气之应，养藏之道也。逆之则伤肾，春为痿厥，奉生者少。——《素问·四气调神大论》

5. 夫四时阴阳者，万物之根本也。所以圣人春夏养阳，秋冬养阴，以从其根，故与万物沉浮于生长之门。——《素问·四气调神大论》

6. 故阳气者，一日而主外，平旦人气生，日中而阳气隆，日西而阳气已虚，气门乃闭。是故暮而收拒，无扰筋骨，无见雾露，反此三时，形乃困薄。——《素问·生气通天论》

7. 体欲常少劳无过度，食去肥浓，节酸咸，减思虑，损喜怒，除驰逐，慎房室，春夏泄泻，秋冬闭藏。——《博物志》

8. 修养之士当书月令置座左右，夏至宜节嗜欲，冬至宜禁嗜欲。——《嫩真子》

9. 当春之时，食味宜减酸增甘以养脾气。春阳初生，万物发萌，宿疾发动，清风和气，眺虚敞之处，用摅滞怀，勿饥腹多食、顿去棉衣。——《春季摄生消息论》

10. 当夏饮食之味，宜减苦增辛以养肺。心气当呵以疏之、嘘以顺之。贪凉兼汗身当风而卧，多风痹。——《夏季摄生消息论》

11. 当秋之时，饮食之味，宜减辛增酸以养肝气。肺盛则用呬以泄之。——《秋季摄生消息论》

12. 冬月阳气在内，阴气在外，老人多有上热下冷之患，不宜沐浴。不可早出以犯霜威。切忌房事。不可多食炙煿、肉面、馄饨之类。——《冬季摄生消息论》

13. 今以顺四时、调养神志而治未病者，是何意邪？盖得身全命长者，所以为圣人之道。——《丹溪心法》

14. 若夫顺四时之气，起居有时，以避寒暑，饮食有节及不暴喜怒以颐神志，常欲四时匀平而无偏盛则安。——《医门法律·和畅性情》

15. 劳则阳气衰，宜乘车马游玩，遇风寒则止。行往坐卧，各得其宜，不可至疲倦。——《脾胃论》

16. 上士别床，中士异被。服药百裹，不如独卧。——《千金翼方·养生禁忌》

17. 色使目盲，声使耳聋，味使口爽。苟能节宣其宜适、抑扬其通塞者，可以增寿。——《千金翼方·养性禁忌》

（二）精神情志养生

1. 阴气者，静则神藏，躁则消亡。——《素问·痹论》

2. 心安而不惧。——《素问·上古天真论》

3. 故智者之养生也，必顺四时而适寒暑，和喜怒而安居处，节阴阳而调刚柔。——《灵枢·本神》

4. 淫邪不能惑其心。——《素问·上古天真论》

5. 志意者，所以御精神，收魂魄，适寒温，和喜怒者也。——《灵枢·本脏》

6. 不知持满，不时御神。——《素问·上古天真论》

7. 心好利人，不喜权势，善附人也。——《灵枢·阴阳二十五人》

8. 婉然从物，或与不争，与时变化。——《灵枢·通天》

9. 余知百病生于气也，怒则气上，喜则气缓，悲则气消，恐则气下，寒则气收，炅则气泄，惊则气乱，劳则气耗，思则气结。——《素问·举痛论》

10. 怵惕思虑者则伤神，神伤则恐惧，流淫而不止。因悲哀动中者，竭绝而失生。喜乐者，神惮散而不藏；愁忧者，气闭塞而不行；盛怒者，迷惑而不治；恐惧者，神荡惮而不收。——《灵枢·本神》

11. 以钟鼓道志，以琴瑟乐心……故听其《雅》《颂》之声，而志意得广焉。——《荀子·乐论》

12. 人生而有欲，欲而不得，则不能无求；求而无度量分界，则不能不争，争则乱，乱则穷。先王恶其乱也，故制礼义以分之，以养人之欲，给人之求，使欲必不穷物，物必不屈欲。两者相持而长。是礼之所起也。——《荀子·礼论》

13. 凡治气养心之术，莫径由礼，莫要得师，莫神一好。——《荀子·修身》

14. 身劳而心安，为之；利少而义多，为之；事乱君而通，不如事穷君而顺焉。故良农不为水旱不耕，良贾不为折阅不市，士君子不为贫穷怠乎道。——《荀子·修身》

15. 不乐寿，不哀夭，不荣通，不丑穷。——《庄子·天地》

16. 天地与我并生，而万物与我为一。——《庄子·齐物论》

17. 静而圣，动而王，无为也而尊，朴素而天下莫能与之争美。——《庄子·天道》

18. 知天乐者，无天怨，无人非，无物累，无鬼责。——《庄子·天道》

19. 哀莫大于心死，而人死亦次之。——《庄子·田子方》

20. 凡道无所，善心安爱。心静气理，道乃可止……定心在中，耳目聪明，四肢坚固，可以为精舍……心全于中，形全于外，不逢天灾，不遇人害……大心而敢，宽气而广，其形安而不移。——《管子·内业》

21. 任意自适，不以外物伤和气，不敢做过当事情，酌中恰好即止。——《停骖录摘抄》

22. 量可学乎？公曰：某幼时，有犯者未尝不怒，始忍于色，中忍于心。久则自熟，殊不与人较。某何曾不自学来。——《四友斋丛说》

23. 太医孙君昉，字景初，为士大夫发药，多不受谢。自号四休居士。山谷问其说，四休笑曰：粗茶淡饭饱即休，补破遮寒暖即休，三平二满过即休，不贪不妒老即休。山谷曰：此安乐法也。夫少欲者，不伐之家也。知足者，极乐之园也。——《四休居士诗三首并序》

24. 精神之于形骸，犹国之有君也。神躁于中而形丧于外，犹君昏于上国乱于下也。——《养生论》

25. 君子知形恃神以立，神须形以存，悟生理之易失，知一过之害生，故修性以保神，安心以全身，爱憎不栖于情，忧喜不留于意，泊然无感，而体气和平。——《养生论》

26. 及其壮也，血气方刚，戒之在斗。——《论语》

27. 勿欺心，勿妄想，守廉耻。——《清寤斋心赏编》

28. 曰忍，曰方便，曰依平分。——《清寤斋心赏编》

29. 神强者长生，气强者易灭。柔弱畏威，神强也；鼓怒骋志，气强也。凡人才所不至而极思之，则志伤也；力所不胜而极举之，则形伤也。积忧不已，则魂神伤矣；积悲不已，则魄神

散矣。喜怒过多,神不归室;憎爱无定,神不守形。汲汲而欲,神则烦;切切所思,神则败。——《彭祖摄生养性论》

30. 一切病皆生于心。——《医先》

31. 存谓存我之神,想谓想我之身。闭目即见自己之目,收心即见自己之心。心与目皆不离我身,不伤我神,则存想之渐也。——《天隐子养生书·存想》

32. 身者,屋也;心者,居室之主人也。主人能常为之主,则所谓窗户栋梁垣壁皆完且固,而地元之寿可得矣。——《三元参赞延寿书·地元之寿起居有常者得之》

33. 医家既知修德,又当爱惜自己精神。医之难者,难于此也。——《医学入门·保养说》

34. 然保养之义,其理万计,约而言之,其术有三:一养神,二惜气,三堤疾。忘情去智,恬淡虚无,离事全真,内外无寄,如是则神不内耗,境不外惑,真一不杂,则神自宁矣。此养神也。抱一元之根本,固归精之真气,三焦定位,六贼忘形,识界既空,大同斯契,则气自定矣。此惜气也。饮食适时,温凉合度,出处无犯于八邪,癃寐不可以勉强,则身自安矣。此堤疾也。——《摄生集览》

35. 暮而收拒,勿扰筋骨,无见雾露。——《素问·生气通天论》

36. 心为五脏六腑之大主而总统魂魄,兼赅志意,故忧动于心则肺应,思动于心则脾应,怒动于心则肝应,恐动于心则肾应,此所以五志为心所使也。——《类经·疾病类·情志九气》

37. 夫气贵舒而不贵郁,舒则周身畅利,郁则百脉违和,故曰喜则气缓,然缓者,因有徐和、畅利之义。——《红炉点雪·忌忧郁》

38. 《少有经》曰:少思、少念、少欲、少事、少语、少笑、少愁、少乐、少喜、少怒、少好、少恶,行此十二少,养生之都契也。——《养性延命录》

39. 山谷四印云:我提养生之四印,君家所有更赠君。百战百胜不如一忍,万言万当不如一默。无可简择眼界平,不藏秋毫心地直。我肱三折得此医,自觉两瞳生光辉。团蒲日静鸟吟诗,炉熏一柱试观之。——《寿亲养老新书·古今嘉言》

40. 凡怒忿、悲思、恐惧,皆损元气。夫阴火之炽盛,由心生凝滞,七情不安故也。——《脾胃论·安养心神调治脾胃论》

41. 元气有定数,谨护保全也。——《医学源流论》

42. 所忌最是怒。怒心一发,则气逆而不顺,窒而不舒。伤我气,即足以伤我身。——《老老恒言·戒怒》

43. 心者,神之舍;目者,神之牖。目之所至,心亦至焉。——《老老恒言·燕居》

44. 心不可无所用,非必如槁木、如死灰,方为养生之道。静时固戒动,动而不妄动。道家所谓不怕念起,唯怕觉迟。至于用时戒杂,杂则分,分则劳。唯专则虽用不劳,志定神凝故也。——《老老恒言·燕居》

（三）饮食养生

1. 天食人以五气,地食人以五味。五气入鼻,藏于心肺,上使五色修明,音声能彰。五味入口,藏于肠胃,味有所藏,以养五气,气和而生,津液相成,神乃自生。——《素问·六节藏象论》

2. 五味所入：酸入肝，辛入肺，苦入心，咸入肾，甘入脾，是为五入。——《素问·宣明五气》

3. 五味所禁：辛走气，气病无多食辛；咸走血，血病无多食咸；苦走骨，骨病无多食苦；甘走肉，肉病无多食甘；酸走筋，筋病无多食酸。是谓五禁，无令多食。——《素问·宣明五气》

4. 阴之所生，本在五味；阴之五宫，伤在五味。是故味过于酸，肝气以津，脾气乃绝；味过于咸，大骨气劳，短肌，心气抑；味过于甘，心气喘满，色黑，肾气不衡；味过于苦，脾气不濡，胃气乃厚；味过于辛，筋脉沮弛，精神乃央。是故谨和五味，骨正筋柔，气血以流，腠理以密，如是则骨气以精，谨道如法，长有天命。——《素问·生气通天论》

5. 是故多食咸，则脉凝泣而变色；多食苦，则皮槁而毛拔；多食辛，则筋急而爪枯；多食酸，则肉胝䐽而唇揭；多食甘，则骨痛而发落。此五味之所伤也。故心欲苦，肺欲辛，肝欲酸，脾欲甘，肾欲咸。此五味之所合也。——《素问·五脏生成》

6. 此五者，有辛酸甘苦咸，各有所利，或散或收，或缓或急，或坚或软，四时五脏病，病随五味所宜也。——《黄帝内经·脏气法时论》

7. 食过则癥块成疾，饮过则痰癖结聚。——《彭祖摄生养性论》

8. 饱则伤肺，饥则伤气，咸则伤筋，酢则伤骨。——《备急千金要方·道林养性》

9. 养性之道，不欲饱食便卧及终日坐久，皆损寿也。人欲小劳但莫至疲，及强所不能堪胜耳。人食毕，当行步踌躇有所修为快也。故流水不腐，户枢不朽蠹，以其劳动数故也。故人不要夜食，食毕但当行中庭如数里可佳。饱食即卧生百病，不消成积聚也。食欲少而数，不欲顿而多，难消，常如饱中饥、饥中饱。故养性者，先饥乃食，先渴而饮，恐觉饥乃食，食必多，盛渴乃饮，饮必过。食毕当行，行毕使人以粉摩腹数百过，大益也。——《养性延命录·食诫》

10. 人之当食，须去烦恼，如食五味必不得暴嗔，多令人神惊，夜梦飞扬。——《备急千金要方·道林养生》

11. 久饮酒者烂肠胃，渍髓蒸筋，伤神损寿。——《备急千金要方·道林养生》

12. 夫善养老者，非其食勿食。——《千金翼方·养老大例》

13. 人子养老之道，虽有水陆百品珍馐，每食必忌于杂，杂则五味相扰，食之不已，为人作患。——《千金翼方·养老食疗》

14. 春月少酸宜食甘，冬月宜苦不宜咸。夏要增辛聊减苦，秋辛可省但加酸。季月少咸甘略戒，逢然五脏保平安。若能全减身康健，滋味偏多无病难。春寒莫放绵衣薄，夏月汗多须换著。秋冬衣冷渐加添，莫待病生才服药。唯有夏月难调理，内有伏阴忌冰水。瓜桃生冷宜少餐，免至秋来成疟痢。心旺肾衰切宜记，君子之人守斋戒。常令肾实不空虚，日食须当去油腻。太饱伤神饥伤胃，太渴伤血多伤气。饥渴饮莫太过，免致膨脖损心肺。醉后强饮饱强食，未有此身不生疾。人资饮食以养生，去其甚者将安适。食后徐行百步多，手摩脐腹食消磨。夜半灵根灌清水，丹田浊气切须呵。饮酒可以陶情性，大饮过多防有病。肺为华盖倘受伤，咳嗽劳神能损命。慎勿将盐去点茶，分明引贼入其家。——《孙真人卫生歌》

15. 清晨一碗粥，晚饭莫教足。撞动景阳钟，叩齿三十六。大寒与大热，且莫贪色欲。醉饱莫行房，五脏皆翻覆。火艾漫燃身，争如独自宿。坐卧莫当风，频于暖处浴。食后行百步，常以手摩腹。莫食无鳞鱼，诸般禽兽肉。自死禽与兽，食之多命促。——《事林广记·孙

真人枕上记》

16. 豆令人重,榆令人暝,合欢蠲忿,萱草忘忧。——《养生论》

17. 能甘淡薄,则五味之本自足以补五脏,养老慈幼皆然。——《医学入门·保养说》

18. 斋乃洁净之务,戒乃节身之称。其法在节食调中、摩擦畅外者也。——《天隐子养生书·斋戒》

19. 主身者神,养气者精,益精者气,资气者食。食者生民之天,活人之本也。——《寿亲养老新书·饮食调治》

20. 病之生也,其机甚微,馋涎所牵,忽而不思。病之成也,饮食俱废,忧贻父母,医祷百计。——《饮食箴》

21. 爽口作疾,厚味措毒。——《养老论》

22. 味有出于天赋者,有成于人为者。天之所赋者,若谷菽菜果,自然冲和之味,有食人补阴之功,此《内经》所谓味也。人之所为者,皆烹饪调和偏厚之味,有致疾伐命之毒,此吾子所疑之味也。——《茹淡论》

23. 方怒不可食,不可太饱大饥。饮食欲相接而温和,宜谷食多而肉食少,不宜食肉汁,忌寒湿物,食之令肌肉不生,阳气潜伏,四肢怠惰之症,疼痛沉重,时当湿雨则泄利,大便后有白脓血痢,或肠澼下血。病此乃诸阳气不行阳道之故也。——《脾胃论·脾胃将理法》

24. 安身之本,必资于食。不知食宜者,不足以存生。——《备急千金要方·食治》

25. 后人奔走于名利而饥饱失宜,沉酣于富贵而肥甘之是务。不顺四时,不和五味,而疾生焉。戒乎此则人元之寿可得矣。——《三元参赞延寿书》

26. 慎言语则中气不散而上越,节饮食则中气不滞而下泄。——《医先》

27. 早饭可饱,午后即宜少食,至晚更必空虚。——《老老恒言·饮食》

28. 食物有三化:一火化,烂煮也;一口化,细嚼也;一腹化,入胃自化也。——《老老恒言·饮食》

29. 食后微滓留齿隙,最为齿累,以柳木削签,剔除务尽。——《老老恒言·饮食》

30. 茶能解渴,亦能致渴,荡涤津液故耳。——《老老恒言·饮食》

31. 粥宜空心食,或作晚餐亦可。但勿再食他物加于食粥后。食勿过饱,虽无虑停滞,稍觉胀胃即受伤。——《老老恒言·饮食》

32. 以老年而商补法,鄙意以为唯董文敏所传延寿丹一方最为无弊。延寿丹者,思翁年登耄耋,服此神明不衰,须发白而复黑,精力耗而复强。——《世补斋医书·老年治法》

（四）导引养生

1. 吹呴呼吸,吐故纳新,熊经鸟申。——《庄子·刻意》

2. 缓节柔筋而心和调者,可使导引行气。——《灵枢·官能》

3. 昔陶唐氏之始,阴多滞伏而湛积,水道雍塞,不行其源,民气郁阏而滞著,筋骨瑟缩不达,故作为舞以宣导之。——《吕氏春秋·古乐》

4. 中央者,其地平以湿,天地所以生万物也众,其民食杂而不劳,故其病多痿厥寒热,其治宜导引按跷。故导引按跷者,亦从中央出也。——《素问·异法方宜论》

5. 华佗曰:古之仙者,为导引之事,以求难老。吾有一术,名五禽之戏:一曰虎,二曰鹿,三曰熊,四曰猿,五曰鸟。亦以除疾,兼利蹄足,以当导引。体有不快,起作一禽之戏,怡

而汗出，因以著粉，身体轻便而欲食。普施行之，年九十余，耳目聪明，齿牙完坚。——《后汉书·方计略》

6. 虎戏者，四肢距地，前三掷，却二掷，长引腰，侧脚仰天，即返距行，前、却各七过也。鹿戏者，四肢距地，引项反顾，左三右二，左右伸脚，伸缩亦三亦二也。熊戏者，正仰以两手抱膝下，举头，左擗地七，右亦七，蹲地，以手左右托地。猿戏者，攀物自悬，伸缩身体，上下一七，以脚拘物自悬，左右七，手钩却立，按头各七。鸟戏者，双立手，翘一足，伸两臂，扬眉鼓力，各二七，坐伸脚，手挽足距各七，缩伸二臂各七也。——《养性延命录》

7. 清旦未起，先啄齿二七，闭目握固，漱满唾，三咽气，寻闭不息自极，极乃徐徐出气，满三止，便起狼踞鸱顾，左右自摇，亦不息自极，复三，便起下床，握固不息，顿踵三还，上一手，下一手，亦不息自极三；又叉手项上，左右自了捩，不息复三，又伸两足及叉手前却，自极复三。皆当朝暮为之，能数尤善。平旦以两手掌相摩令热，熨眼三过，次又以指搔目四眦，令人目明。按经文拘魂门、制魄户，名曰握固，与魂魄安门户也。此固精明目留年还白之法，若能终日握之，邪气百毒不得入。——《养性延命录·导引按摩》

8. 清旦初起，以左右手交互从头上挽两耳，举，又引鬓发，即流通，令头不白、耳不聋。又摩手掌令热，以摩面，从上下二七止，去汗气，令面有光。又摩手令热，从体上下，名曰干浴，令人胜风寒时气，寒热头痛，百病皆愈。——《外台秘要·养生导引法》

9. 每朝早起，啄齿并漱口，唾满口，咽之。缩鼻闭气，以右手从头上引左耳二七，复以左手从头上引右耳二七，令人耳聪延年。——《修真秘要·神仙杂术》

10. 两手拓两颊，手不动，搂肚肘使急，腰内亦然；住定，放两肘，头向外，肘髓腰气散尽，势大闷始起，来去七通。——《外台秘要·养生导引法》

11. 两足跟相对，坐上，两足趾相向外扒，两膝头拄扒，使急，始长舒两手。两向取势，一一皆急三七。——《外台秘要·养生导引法》

12. 跪一足坐上，两手臂内卷，足努踹向下，身外扒，一时取势向心，来去二七，左右亦然。——《外台秘要·养生导引法》

13. 坐抱两膝下去三里二寸，急抱向身极势，足两向，身起欲似胡床，住势还坐，上下来去二七。——《外台秘要·养生导引法》

14. 外转两脚，平踏，向阴端急蹙，将两手捧膝头，两向极势捩之二七毕，身侧两向取势二七，前后努腰。——《外台秘要·养生导引法》

15. 两足相踏，令足掌合也。蹙足极势，两手长舒，掌相向脑项之后，兼至髓，相挽向头，髓手向席，来去七，仰手七，合手七，始两手角上极势，腰正，足不动。——《外台秘要·养生导引法》

16. 一足踏地，一足屈膝，两手抱犊鼻下，急挽向身极势，左右换易四七。——《外台秘要·养生导引法》

17. 旧导引方太繁，崇贵之人不易为也。今此术不择时节，亦无度数，乘闲便作，而见效且速。——《外台秘要·养生导引法》

18. 擦涌泉，摩肾俞，手挽弓，壁立足。——《修龄要旨》

19. 第一，龙相。以两手上托，兼似挽弓势，左右同。又叉手相捉头上过。第二，龟引。峻坐，两足如八字，以手托膝摇动。又左顾右顾，各三遍。第三，麟盘。侧卧，屈手承头，将近床脚,屈向上,傍骨质展上,脚向前拗,左右同。第四,虎视。两手据床,拔身向北后视左右同。第五,鹤举。起立,徐徐返拗引颈,左右挽,各五遍。第六,鸾趋。起立,以脚徐徐前踏,又握固,以手前后策,各三遍。第七,鸳翔。以手向背上相捉,抵身,徐徐宛转,各五遍。第八,熊迅。以两手相叉,翻覆向胸臆测,抱膝头上,宛转各三遍。第九,寒松控雪。大坐,手据膝,渐低头,左右摇动中,徐徐回转,各三遍。第十,冬柏凌风。两手据床,或低或举,左右引,细拔回旋,各三遍。第十一,仙人排天。大坐,斜身偏倚,两手据床如排天,左右同。第十二,凤凰鼓翅。两手交搥膊并连臂,反搥背上连腰脚,各三遍。数度为之,细拔回旋。但取使快为主,不得过度,更至疲顿。——《遵生八笺·延年却病笺》

20. 养心坐功法:时正坐,以两手作拳,用力左右互相虚筑各六度。又以一手按腕上,一手向下拓空如重石。又以两手相叉,以脚踏手中各五六度。能去心胸间风邪诸疾。关气为之,良久,闭目,三咽三叩齿而止。——《遵生八笺·延年却病笺》

21. 养肝坐功法:时正坐,以两手相重按髀下,徐捩身左右各三五度。又以两手拽相叉翻覆向胸三五度。此能去肝家积聚、风邪毒气。余如上。——《遵生八笺·延年却病笺》

22. 养脾坐功法:时大坐,伸一脚,屈一脚,以两手向后反掣,各三五度。能去脾脏积聚、风邪,喜食。——《遵生八笺·延年却病笺》

23. 养肺坐功法:时正坐,以两手据地,缩身曲脊向上三举,去肺家风邪、积劳。又行反拳捶脊上,左右各三五度。此法去胸臆间风毒。闭气为之,良久,闭目咽液,三叩齿为止。——《遵生八笺·延年却病笺》

24. 养肾坐功法:时正坐,以两手指从耳左右引胁三五度。可挽臂向空抛射,左右同,缓身三五度。更以足前后逾,左右各十数度。能去腰肾膀胱间风邪、积聚。余如上法。——《遵生八笺·延年却病笺》

25. 卧功五段:仰卧,伸两足,竖足趾,伸两臂,伸十指,俱着力向下,左右连身牵动数遍。仰卧,伸左足,以右足屈向前,两手用力攀至左,及胁,攀左足同,轮流行。仰卧,竖两膝,膝头相并,两足身外,以左右手各攀左右足,着力向外数遍。仰卧,伸左足,竖右膝,两手兜住右足,底用力向上,膝头至胸,兜左足同,轮流行。仰卧,伸两足,两手握大拇指,首着枕,两肘着席,微举腰摇动数遍。——《老老恒言·导引》

26. 立功五段:正立,两手叉向后,举左足空掉数遍,掉右足同,轮流行。正立,仰面昂胸,伸直两臂向前,开掌相并,抬起,如抬重物,高及首,数遍。正立,横伸两臂,左右托开,手握大拇指,宛转顺逆摇动,不计遍。正立,两臂垂向前,近腹,手握大拇指,如提百钧重物,左右肩俱耸动,数遍。正立,开掌,一臂挺直向上,如托重物,一臂挺直向下,如压重物,左右手轮流行。——《老老恒言·导引》

27. 坐功十段:趺坐,擦热两掌,作洗面状,眼眶、鼻梁、耳根各处周到,面觉微热为度。趺坐,伸腰,两手置膝,以目随头左右瞻顾,如摇头状,数十遍。趺坐,伸腰,两臂用力,作挽硬弓势,左右臂轮流互行之。趺坐,伸腰,两手仰掌,挺肘用力,齐向上,如托百钧重物,数遍。趺坐,伸腰,两手握大拇指作拳,向前用力,作捶物状,数遍。趺坐,两手握大拇指向后托实坐处,微举臀,以腰摆摇数遍。趺坐,伸腰,两手置膝,以腰前纽后纽,复左侧右侧,全身着力,互行之,不计遍。趺坐,伸腰,两手开掌,十指相叉,两肘拱起,掌按胸前,反掌推出,正掌挽来,数遍。趺坐,两手握大拇指作拳,反后搥背及腰,又向前左右交搥臂及腿,取快而止。趺坐,

两手按膝,左右肩,前后交纽,如转辘轳,令骨节俱响,背觉微热为度。——《老老恒言·导引》

28. 坐久则络脉滞,居常无所事,即于室内时时缓步,盘旋数十匝,使筋骸活动,络脉乃得流通。习之既久,步可渐至千百,兼增足力。步主筋,步则筋舒而四肢健;懒步则筋挛,筋挛日益加懒。——《老老恒言·散步》

29. 肾有久病者,可以寅时面向南,净神不乱思,闭气不息七遍,以引颈咽气顺之,如咽甚硬物。如此七遍后,饵舌下津令无数。——《素问遗篇·刺法论》

30. 凡行气欲除百病,随所在作念之。头痛念头,足痛念足,和气往攻之,从时至时便自消矣。——《养性延命录·服气疗病篇》

31. 道者,气也,保气则得道,得道则长存。神者,精也,保精则神明,神明长生。精者,血脉之川流,守骨之灵神也。精去则骨枯,骨枯则死矣。是以为道务实其精。——《养性延命录·服气疗病篇》

32. 凡行气,以鼻内气,以口吐气,微而引之,名曰长息。内气有一,吐气有六。内气一者,谓吸也;吐气六者,谓吹、呼、唏、呵、嘘、呬,皆出气也。凡人之息,一呼一吸,元有此数。欲为长息吐气之法,时寒可吹,温可呼,委曲治病,吹以去热,呼以去风,唏以去烦,呵以下气,嘘以散滞,呬以解极。——《养性延命录·服气疗病篇》

33. 不炼金丹,且吞玉液,呼出脏腑之毒,吸来天地之清。——《寿世保元》

34. 胎从伏气中结,气从有胎中息。气入身来谓之生,神去离形谓之死。知神气可以长生,固守虚无以养神气。神行则气行,神住则气住。若欲长生,神气相注。心不动念,无去无来,不出不入,自然常住。勤而行之,是真道路。——《胎息经》

35. 其效初不甚觉,但积累百余日,功用不可量,比之服药,其效百倍。——《苏沈良方·上张安道养生诀》

36. 凡人修养摄生之道,各有其法。如平昔燕居之日,大概勿要损精、耗气、伤神。此三者,道家所谓全精、全气、全神是也。三者既失,真气耗散,体不坚矣。——《神隐书·摄生之道》

37. 真人之息,息之以踵。凡人之息,息之以喉。——《修真秘要·真人调气诀》

38. 无大异也。但修养涉于方外玄远,而非恒言恒道。保养不外日用食息,而为人所易知易行。——《医学入门·保养说》

39. 清心释累,绝虑忘情,少思寡欲,见素抱朴,学道之功夫也。心清累释,足以尽瑕。绝虑忘情,足以静世。思欲俱泯,足以造道。素朴纯一,足以知天下安乐之法。——《红炉点雪·静坐功夫》

40. 人心若与天心合,颠倒阴阳只片时。——《丹书》

(五) 房室养生

1. 人产而不学者二:一曰息,一曰食。非此二者,无非学与服。故贰生者食也,孙(损)生者色也,是以圣人合男女必有则也。——《养生方》

2. 尧曰:人有九缴窍十二节皆设而居,何故而阴与人俱生而先身去?舜曰:饮食弗以,谋虑弗使,讳其名而匿其体,其使甚多,而无宽礼,故与身俱生而先身死。尧曰:治之奈何?舜曰:必爱而喜之,教而谋之,饮而食之,使其题额坚强而缓事之,必鹽之而勿予,必乐矣而

勿写,材将积,气将褚,行年百岁,贤于往者。舜之接阴治气之道。——《养生方·十问》

3. 七损:一曰闭,二曰泄,三曰渴,四曰勿,五曰烦,六曰绝,七曰费。——《天下至道谈》

4. 八益:一曰治气,二曰致沫,三曰智时,四曰蓄气,五曰和沫,六曰窃气,七曰寺赢,八曰定倾。——《天下至道谈》

5. 洞玄子曰:夫天生万物,唯人最贵。人之所上,莫过房欲。法天象地,规阴距阳。悟其理者,则养性延龄;慢其真者,则伤神夭寿。——《素女经·洞玄子》

6. 人复不可都绝阴阳,阴阳不交,则坐致壅阏之病,故幽闭怨旷,多病而不寿也。——《抱朴子·释滞》

7. 凡男不可无女,女不可无男。若孤独而思一交一接者,损人寿,生百病。——《养性延命录·御女损益篇》

8. 男破阳太早,则伤其精气;女破阴太早,则伤其血脉。——《三元延寿参赞书》

9. 合男女必当其年,男虽十六而精通,必三十而娶,女虽十四而天癸至,必二十而嫁。——《妇人大全良方·求男论》

10. 房中者,情性之极,至道之际,是以圣王制外乐以禁内情,而为之节文。——《汉书·艺文志》

11. 嗜欲之性,固无穷也。以有极之性命,逐无涯之嗜欲,亦自毙之甚矣。——《元气论》

12. 强勉房劳者,成精极,体瘦,尫羸,惊悸,梦泄,遗沥,便浊,阴痿,小腹里急,面黑,耳聋。——《三元参赞延寿书》

13. 消息之情,不可不去,又当避大寒大热,大风雨、日月蚀、地动雷电,此天忌也。醉饱喜怒,忧悲恐惧,此人忌也。山川神祇杜穗、井灶之处,此地忌也。既避三忌,犯此忌者,既致疾病,子必短寿。——《玉房秘诀》

14. 凡人气力,自相有强盛过人,亦不可抑忍。久而不泄,至生痈疽。若年过六十而有数旬不得交接,意中平平者,可闭精勿泄也。——《素女经》

15. 元黑有限,人欲无涯。火生于木,祸发必克。尾闻不禁,沧海以竭。少之时,血黑未定,既不能守夫子在色之戒,及其老也,则当寡欲闲心,又不能明列子养生之方,吾不知其可也。麻衣道人曰:天、地、人,等列三才。人得中道,可以学圣贤,可以学神仙。——《三元参赞延寿书·天元之寿精气不耗者得之》

16. 淫声美色,破骨之斧锯也。世之人若不能秉灵烛以照迷津,伏慧剑以割爱欲,则流浪生死之海,害生于思也。——《阴符经》

17. 惟人之生,与天地参,坤道成女,乾道成男。配为夫妇,生育攸寄,血气方刚,惟其时矣。成之以礼,接之以时,父子之亲,其要在兹。彼昧者,徇情纵欲,惟恐不及,济以燥毒。气阳血阴,人身之神,阴平阳秘,我体长春。血气几何? 而不自惜! 我之所生,翻为我贼。女之耽兮,其欲实多,闺房之肃,门庭之和。士之耽兮,其家自废,既丧厥德,此身亦瘁。远彼帷薄,放心乃收,饮食甘美,身安病瘳。——《格致余论·色欲箴》